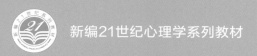

新编21世纪心理学系列教材

心理咨询与治疗

雷秀雅 吴宝沛 杨 阳 孟泽龙 主编

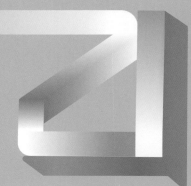

Counseling and
Psychotherapy

中国人民大学出版社
·北京·

内容简介

《心理咨询与治疗》从作者团队多年的心理咨询与治疗临床实践、研究与教学经验出发，以国内心理咨询专业人才培养的需求为目标，依托首批国家级一流本科课程"心理咨询与治疗"建设经验编写而成。

全书共分四篇（理论篇、伦理篇、技术篇和实践篇）、15章内容，系统而翔实地介绍了心理咨询与治疗的基本理论、伦理基础、关键技术和具体实践。在每章内容的组织上，以案例导入，将重点知识思考、难点问题讨论等与知识讲解有机结合，增强学习者理解、运用知识的能力。

本教材呈现出三个重要特点：首先，结合心理咨询与治疗职业发展状况，第一次将伦理作为重要篇章呈现，相对于重理论与技术的同类教材，更有利于培养学生的职业规范意识。其次，第一次将远程心理咨询实践纳入心理咨询与治疗教材的编写中，这是随着技术的进步，心理咨询出现的新内容，体现了教材与时俱进的特点。最后，从本土心理咨询与治疗实践出发，将课程思政潜移默化地融入每章内容设计中。

本教材内容翔实、案例丰富、论述深入浅出，适合作为心理学、应用心理学等专业的教材，也可供初入心理咨询与治疗行业的新手参考使用。

主编简介

雷秀雅 日本山口大学心理学博士，北京林业大学人文社会科学学院心理学系教授。中国心理学会注册心理督导师，首批国家级一流本科课程"心理咨询与治疗"主讲人。北京市教学名师，北京市优秀教师。主要从事儿童与青少年心理咨询与治疗教学、研究与实践。著有《透视心灵：绘画心理分析技术》《自闭症儿童教育心理学的理论与技术》《儿童心理问题评估与咨询》等多部专著。

吴宝沛 香港中文大学教育心理学博士，北京林业大学人文社会科学学院心理学系副教授。中国心理学会注册心理师。研究方向为进化心理学、社会认知、社会情绪和道德判断。担任《心理学报》《心理科学进展》《心理科学》等期刊审稿人，撰写了相当数量的科普文章。译有《猿猴的把戏》《机器人叛乱》等七部作品，著有《爱人、情人和怪人》《臭皮囊》。

杨　阳 日本前桥工科大学心理学博士，北京林业大学人文社会科学学院心理学系副主任，副教授。北京神经内科学会脑科学与人工智能专业委员会委员。讲授课程包括"认知心理学""大学生心理健康""社会心理学"等。主要研究领域涉及认知神经科学、脑信息学、健康心理学、特殊儿童心理学等。

孟泽龙 中国科学院心理所博士，北京林业大学人文社会科学学院心理学系讲师。主要从事儿童阅读发展及其障碍等方面的研究。主要讲授课程包括本科课程"教育心理学""人际交往心理学""大学生心理健康"等，研究生课程"心理测量技术与应用""专业综合技能培养"等。

2021 年 3 月 1 日，2020 版"心理健康蓝皮书"《中国国民心理健康发展报告（2019—2020)》发布会在京成功举行。报告指出，2020 年国民对心理健康状况的意识增强，表现乐观，需求多重，但地区和人群差异明显。顺应国民对心理健康多重个性化需求，培养出高质量社会心理服务专业人才，已是高校应用心理学专业所肩负的重要历史使命。

纵观我国心理咨询与治疗行业的发展，可谓跌宕起伏。从 1929 年，章士钊先生与弗洛伊德通信，并翻译了《弗洛伊德传》，再到我国第一个临床心理学家丁瓒先生倡导与推动心理卫生运动，并在 1935 年创办中国第一个心理咨询机构开展心理服务工作，在 90 多年的时间里，我国心理咨询与治疗行业经历了起步、发展、停滞、再崛起、再发展的一波三折的发展过程。

作为有着多年心理咨询与治疗教学、科研和临床经验的专业工作者，作为心理学教师，对目前我国心理咨询与治疗现状及其发展，我做了如下分析：

首先，随着社会进步，人民在追求高品质生活的同时，对心理健康服务的需求也日益增加。至此，近二十年来，我国心理咨询与治疗行业得到迅速发展。具体表现在：第一，党和国家的重视程度方面，在党的十八大报告里有关全面提升公民道德素质的内容中提到，要注重人文关怀和心理疏导，培育自尊自信、理性平和、积极向上的社会心态。第二，专业人才培养方面，目前我国高等院校中，以心理咨询与治疗为人才培养特色的应用心理学专业就有 200 多家。应用心理学专业学习者人数日益增加的同时，报考者的学习能力也逐步提升。就以我任职的北京林业大学应用心理学专业为例，十几年前，我们学生入校人数在 50 名左右，且入学成绩在学校排名中并非名列前茅。近几年来，不仅学生人数增至 80 多名，且入学成绩也排在学校前列。第三，大众的关注程度方面，特别是 2019 年底新型冠状病毒感染疫情暴发以来，公众对于自身的心理健康也空前关注，心理社会服务已经成为应对困境不可缺少的资源。2021 年，由毕淑敏同名小说改编的一部心理咨询与治疗行业剧《女心理师》火了。电视剧能够火，除了心理学之外的各种因素外，大众对心理咨询行业的关注度高也是一个重要原因。我和我的同事一起很认真地追剧之后，达成了相对一致的看法。尽管剧中有许多"专业模糊"点，但对一般人认识心理咨询与治疗，理解这个职业对个体身心健康发展的重要性还是有着非常重要的意义的。

其次，心理咨询与治疗行业规范亟待强化。改革开放以来，我国心理咨询与治疗职业得到快速发展的同时，也出现了一系列问题。第一，专业资质认定方面乱象丛生。《人力资源社会保障部关于公布国家职业资格目录的通知》（人社部发〔2017〕68号）文件中，国家职业资格目录清单中没有心理咨询师，也就是说国家取消了国家心理咨询师职业资格。之后，各种资格的心理咨询师证书纷纷出台，其中有中国心理学会临床心理学分会注册系统颁发的较为正规的职业资质证书，但更多的是各种机构和个人颁发的不正规职业证书。这无疑成为我国心理咨询与治疗发展过程中最棘手的问题，严重阻碍着该职业的良性发展。第二，国家职业标准不完善。什么人可以从事心理咨询与治疗职业？心理咨询师需要经过怎样的专业知识学习和具备怎样的临床经验才能从业？这些心理咨询与治疗职业从业规范及制度并不完善，影响着职业的发展质量和进程。第三，职业化人才培养模式不成熟。全国应用心理专业学位研究生教育指导委员会、CPS心理咨询注册系统都对应用心理学专业硕士的课程做了相关规定，但仍然没有彻底解决我国学历教育中人才培养方案存在系统性漏洞的问题。2007—2017年我从事过人社部原心理咨询师二级和三级的培训工作，讲授"基础心理学""心理咨询"与"心理测量"等三部分，也是北京二级心理咨询师面试的评审专家。在教学培训实践中发现，大到专业人才培养方案，小到具体教学内容，都存在一些需要解决的问题；也目睹了很多拿到国家心理咨询师资格证，却不会做咨询的从业者的尴尬处境。导致这种现象的原因很多，我认为最主要的原因是没有一个系统完善的人才培养模式。第四，就业方向不明确。心理咨询与治疗方向的学生，目前就业20%左右集中在学校（包括大中小学校），也有一小部分在医院就业（1%左右），还有20%左右的学生即便在相关心理服务机构工作，也不做心理咨询师的工作，一半左右的学生毕业后就不再从事心理咨询相关工作了。因此，没有明确的就业岗位去向，是目前心理咨询与治疗行业发展的又一问题。

最后，心理咨询与治疗职业发展需要社会各方面齐心协力。我一如既往地坚信我国心理咨询行业属于朝阳产业，会越来越好，而这需要国家、行业协会和人才培养单位的共同努力。国家层面要制定心理咨询与治疗职业发展规划、政策、行政法规和有关法律。行业协会需要在政府与行业间起到沟通桥梁的作用，制定并执行行规行约和各类标准，协调本行业内部的职业行为，并对行业服务、竞争、经营作风进行严格监督等。人才培养单位需要对照对标国家标准，科学有序地培养出高质量专业人才。

2020年，我主讲的北京林业大学应用心理学专业核心必修课"心理咨询与治疗"获批首批国家级一流课程，这是对我和我的同事多年从事心理咨询与治疗教学工作的肯定，也激励我们在促进行业发展、培养高质量专业人才中做出更多贡献。本教材就是我和我的同事肩负当代心理学人的使命，在推动心理咨询与治疗事业发展中贡献出的微薄之力。

这是我主编的第二本"心理咨询与治疗"教材。本教材在继承同类教材科学性、系统性和实践性基础上，根据心理咨询与治疗行业发展特点、相关研究成果及专业教学发展特点，做了适当的改革和创新。具体创新点如下：

首先，本教材定性为心理咨询与治疗专业导论教材。为何要将本教材定性为导论教材，这要从我在教学实践中发现的问题说起。我发现，无论是在校专业学生，还是心理咨询自主学习者，普遍存在知识获取碎片化的问题，即从不同渠道依据自己的兴趣与现实需要获取知识。这就导致学习者出现知识储备量不小，但科学性和系统性不足，知识缺乏准确性，使用时容易出现错误、误人误己等问题。作为导论教材，本教材希望学习者在掌握"普通心理学""心理学史""发展心理学""社会心理学""人格心理学"及"变态心理学"等知识后，再系统学习本教材。对本教材的学习，会为学习者后面深入学习精神分析疗法、认知行为疗法、来访者中心疗法及家庭系统疗法等技术，开展相关心理咨询与治疗实践打下良好基础。

其次，本教材构建了新的教材结构。根据心理咨询与治疗行业发展状况，本教材在结构上分为四个篇章：理论篇、伦理篇、技术篇和实践篇。本教材的一大创新是基于目前职业发展的需要，把伦理篇独立列出。相对于其他职业，心理咨询与治疗工作中的伦理问题具有独特性和复杂性，这就要求心理咨询师必须重视对伦理知识的学习。我在长期的心理咨询督导过程中发现，无论是资深咨询师还是新手咨询师，在工作中出现伦理问题都是极为普遍的。本教材将伦理篇单列，一方面是强调咨询伦理在基础学习阶段的重要性，另一方面也希望为学习者打下良好的职业伦理基础。

再次，本教材在章节设置上以学习者为中心，力求教与学有机结合。本教材以学习者为本，在章节结构设置上力求做到知识层次清晰、案例分析恰当、随文问答及时、前沿研究到位和关注学习者的人格发展。

（1）知识层次清晰。在内容设置上，知识点之间有层次，概念与相关理论讲解清晰明了，使学习者能准确掌握知识。

（2）案例分析恰当。在编写结构上，编者从丰富的教学与临床实践经验出发，以案例导入，且每一个知识点会从学习者视角出发，列举恰当实用的案例，使学习者通过案例加深对理论的理解，同时做到举一反三。本教材以本土案例为主，或本土案例和外来案例相比较，增强学习者对舶来知识与技术的运用能力。

（3）随文问答及时。多元章节问题（重点知识思考和难点问题讨论等）与知识讲解有机结合，可提高学习者的主动学习热情，进而提高教学效果。根据内容需要设置问题提问环节，引导学习者边思考边学习，进而提高其学习能动性。

（4）前沿研究到位。重点内容结合前沿相关研究成果做讲解，使学习者能够在掌握基础知识的同时，了解前沿信息，加深其对知识的思考，进而推动心理咨询与治疗领域的科研进展。

（5）关注学习者的人格发展。本教材在学习目标设定上强调素质目标的达成，并设计了具体措施，即在每一章后面设定了"专业育人专栏"。"专业育人专栏"由"心共勉"和"课程启示"两部分组成。"心共勉"部分结合章节内容，选择名人名言，引发学生在专业学习的基础上，思考"课程启示"中提出的问题，并思考这些问题对个人成长和专业发展的启示。

最后，本教材采用电子资料支撑，内容更加丰富。本教材纸质版与电子版相结合，将影像视频、网站及课件等相关知识电子资料汇总，以电子资料库形式提供给学习者，以拓宽学习者的学习视野，提升其学习质量。

本教材共有四篇，十五章。前三章是理论篇。第一章心理咨询与治疗绪论主要就心理咨询与治疗的概念、心理咨询与治疗的产生和发展以及我国心理咨询与治疗的发展历史进行讲解；第二章心理咨询与治疗的理论发展与取向部分，主要就心理咨询与治疗理论发展轨迹、经典心理咨询与治疗理论体系及理论取向等内容做介绍；第三章心理咨询与治疗的研究方法，就心理咨询与治疗研究的意义、内容及范式进行讲解。

伦理篇由第四、五、六、七和八章等五章组成。第四章心理咨询与治疗伦理概述，主要内容为心理咨询与治疗伦理的特点及历史、总则与决策；第五章心理咨询与治疗师的专业胜任力，就心理咨询与治疗师的人格特质、专业胜任力与责任及其个人成长做了讲解；第六章多重关系与边界伦理，主要内容包括：多重关系、边界、跨界及性关系等伦理问题的解释和有效处理；第七章心理咨询与治疗中的文化与价值伦理，就多元文化伦理议题、文化伦理决策及价值中立问题进行讲解；第八章心理咨询与治疗中的保密原则，主要内容包括：保密原则，保密例外原则，特殊人群与情境的保密及保密的相关法律问题。

技术篇由第九、十、十一和十二章等四章组成。第九章就心理咨询与治疗的基本设置、目标及过程进行讲解；第十章就会谈技术、观察技术、评估技术及个案概念化技术进行讲解；第十一章对精神分析疗法、行为疗法、认知行为疗法及来访者中心疗法的主要特点进行介绍；第十二章从整合的视角、方法、过程及策略等方面进行讲解。

实践篇由第十三、十四和十五章等三章组成。第十三章对线下心理咨询与治疗领域、基本类别等进行讲解；第十四章主要包括线上心理咨询与治疗现状、常用疗法及线上心理咨询与治疗伦理等内容；第十五章心理咨询与治疗案例分析报告撰写，介绍了人口学资料、心理咨询过程及咨询效果评估的撰写方式。

本教材由北京林业大学多年从事心理咨询与治疗教学和科研，且临床实践经验丰富的教师完成。由雷秀雅负责教材框架设计并负责实践篇内容，吴宝沛负责伦理篇、杨阳负责理论篇、孟泽龙负责技术篇的知识和文字校对工作。具体章节的撰写分工如下：第一章，李佳璟；第二章，雷秀雅和彭越；第三章，杨阳；第四章，雷秀雅；第五章，蒋家丽；第六章和第七章，吴宝沛；第八章，孙雨薇；第九章，孟泽龙；第十章，李子颖；第十一章，李雨笛；第十二章，李立言；第十三章，杨阳；第十四章，孟泽龙；第十五章，雷秀雅。

在此特别说明，本教材涉及的所有案例均为非真实案例，其中来访者姓名也均为化名。

本教材是在继承前人研究成果基础上完成的，在此对教材中直接或间接借鉴、参考及使用资料的作者表示敬意和谢意，希望本教材也能为心理咨询与治疗的发展助一臂之力。

希望本教材能够满足学习者在心理咨询与治疗职业规范、基础知识与技能、实习与实践等方面的学习要求，为培养高质量心理咨询与治疗人才做出贡献。

本教材还存在诸多不足之处，希望同行及读者多多批评指正，真诚欢迎大家提出宝贵意见！

雷秀雅

2022 年 10 月 20 日于北京

目录

理论篇

第一章　心理咨询与治疗绪论

第一节　心理咨询与治疗的概念 ··· 004

第二节　心理咨询与治疗的产生和发展 ··· 010

第三节　心理咨询与治疗在我国的发展 ··· 019

第二章　心理咨询与治疗的理论发展与取向

第一节　心理咨询与治疗理论发展轨迹 ··· 032

第二节　经典心理咨询与治疗理论 ··· 035

第三节　心理咨询与治疗理论取向 ··· 046

第三章　心理咨询与治疗的研究方法

第一节　心理咨询与治疗研究的意义 ··· 054

第二节　心理咨询与治疗的研究内容 ··· 060

第三节　心理咨询与治疗的研究范式 ··· 064

伦理篇

第四章　心理咨询与治疗伦理概述

第一节　心理咨询与治疗伦理的特点及历史 ·············· 076
第二节　心理咨询与治疗伦理总则与实践 ················ 085
第三节　心理咨询与治疗伦理决策与实践 ················ 094

第五章　心理咨询与治疗师的专业胜任力

第一节　心理咨询与治疗师的人格特质 ················· 103
第二节　心理咨询与治疗师的专业胜任力与责任 ·········· 108
第三节　心理咨询与治疗师的个人成长 ················· 114

第六章　多重关系与边界伦理

第一节　多重关系与边界问题概述 ···················· 125
第二节　心理咨询与治疗过程中的跨界行为表现 ·········· 134
第三节　与性有关的多重关系现象 ···················· 138

第七章　心理咨询与治疗中的文化与价值伦理

第一节　心理咨询与治疗中的文化多样性 ················ 149
第二节　心理咨询与治疗中的价值观 ··················· 155
第三节　心理咨询与治疗中的价值观议题处理 ············ 160

第八章　心理咨询与治疗中的保密原则

第一节　保密原则 ······························· 169
第二节　保密例外原则 ···························· 177
第三节　特殊人群与情境的保密 ····················· 181

技术篇

第九章　心理咨询与治疗的设置

第一节　心理咨询与治疗的基本设置 ················· 194
第二节　心理咨询与治疗的目标 ···················· 199
第三节　心理咨询与治疗的过程 ···················· 205

第十章　心理咨询与治疗的基本技能

　　第一节　会谈与观察技术 ………………………………………………… 222

　　第二节　参与性、影响性技术与评估技术 …………………………… 230

　　第三节　个案概念化技术 ……………………………………………… 237

第十一章　经典心理咨询与治疗技术

　　第一节　精神分析疗法 ………………………………………………… 247

　　第二节　行为疗法 ……………………………………………………… 253

　　第三节　认知行为疗法 ………………………………………………… 257

　　第四节　来访者中心疗法 ……………………………………………… 267

第十二章　心理咨询与治疗整合技术

　　第一节　整合疗法概述 ………………………………………………… 274

　　第二节　整合疗法的过程和策略 ……………………………………… 279

　　第三节　常见的整合疗法 ……………………………………………… 283

实践篇

第十三章　线下心理咨询与治疗实践

　　第一节　我国线下心理咨询与治疗的发展 …………………………… 298

　　第二节　线下心理咨询与治疗的基本类别 …………………………… 306

　　第三节　人际关系问题与其他问题 …………………………………… 312

第十四章　线上心理咨询与治疗实践

　　第一节　线上心理咨询与治疗现状 …………………………………… 324

　　第二节　线上心理咨询与治疗两大常用疗法 ………………………… 327

　　第三节　线上心理咨询与治疗的流程、类别及伦理 ………………… 331

第十五章　心理咨询与治疗案例分析报告撰写

　　第一节　心理咨询与治疗案例分析 …………………………………… 343

　　第二节　心理咨询与治疗案例分析报告 ……………………………… 349

　　第三节　心理咨询与治疗案例分析报告框架 ………………………… 359

参考文献 …………………………………………………………………… 367

后　记 ……………………………………………………………………… 382

理论篇

    每个领域的基础理论都是学习者必须重视的知识点，因为基础理论能为学习者提供良好分析问题的视角和依据，是专业学习的必备基础。作为本教材的开篇，理论篇主要包括心理咨询与治疗的概念、基本理论和相关研究三大部分内容，具体为第一章心理咨询与治疗绪论、第二章心理咨询与治疗的理论发展与取向及第三章心理咨询与治疗的研究方法。通过本部分学习，使学习者正确掌握心理咨询与心理治疗两大核心概念，了解它们产生和发展的历史过程，初步学习和了解心理咨询与治疗的经典核心理论及相关研究方法，为后续的学习打下扎实的理论基础。

第一章

心理咨询与治疗绪论

　　有专家指出，心理咨询与治疗有可能成为中国新兴的、快速发展的、有巨大需求和巨大经济潜力的热门行业，其也吸引着越来越多人的关注。对于想要深入学习心理咨询与治疗的学习者，首先要从宏观视角对这一专业领域进行理解和把握。本章内容将梳理心理咨询与心理治疗的概念、心理咨询与治疗的产生和发展以及心理咨询与治疗在我国的发展等问题，帮助读者先见森林，再见树木。

学习目标

1. 通过本章学习，理解心理咨询和心理治疗的定义、核心特征及两者的关系，了解心理咨询与治疗的产生及其发展历史，了解心理咨询与治疗在我国的发展及发展阶段的大致划分情况，了解心理咨询与治疗近年来的发展趋势。
2. 通过本章教学，帮助学生在实践中把握心理咨询与治疗的特点及适应症，了解心理咨询与心理治疗的联系和区别，提高学生的职业化水平。
3. 通过本章教学，引导学生思考如何系统进行心理咨询与治疗的专业学习，实现从自我成长到助人自助的过程。

导入案例①

　　丽莎（化名），女，22岁，某"211"大学法学专业本科大四学生，主要家庭成员有爸爸、妈妈和姐姐，丽莎的爸爸是一名律师，妈妈是一名医生，家庭关系较为融洽。丽莎自幼喜欢写作，在大学期间加入了学校的记者团，工作出色。新冠病毒感染疫情期间，她写作的多篇"战"疫报道被院、校两级官方媒体转载，丽莎的梦想则是成为一名自媒体"大V"。

　　丽莎和姐姐的本科专业都是爸爸为她们选的，姐姐本科毕业后在父母的建议下继续学习法学专业，目前正在攻读某"985"大学法学硕士，成绩优异。鉴于此，丽莎的父母非常希望她能像姐姐那样继续攻读法学硕士，毕业后找一份稳定的工作，并经常对丽莎说："你要像你姐姐一样考上研究生，毕业之后做个律师，端个'铁饭碗'，这样爸爸妈妈也就放心了！"

　　目前，丽莎正面临本科毕业的就业选择困境，她想追求自己的梦想，毕业后从一名普

---

① 本案例根据作者心理咨询临床实践案例改编而成，非真实案例。

通新媒体编辑做起，积攒"粉丝"，为有朝一日成为自媒体"大 V"做准备；但又不想因违背父母的意愿而让他们失望。因为陷入这样的纠结之中，丽莎近一周以来情绪低落、食欲不振、经常失眠。带着这样的问题，丽莎走进了学校的学生心理健康中心，预约了心理咨询。

在丽莎的心理咨询过程中，咨询师不但相信丽莎完全有能力选择自己的人生道路，也相信其父母是通情达理的人。咨询师的行动主要分为三个步骤。

第一，引导、帮助丽莎宣泄不良情绪。

第二，启发丽莎厘清自己的真实想法和个人优势，帮助她做出更适合自己的选择。在此过程中，咨询师不给出具体建议，而是将成长和自我探索的机会留给来访者丽莎。

第三，与丽莎讨论应如何与父母沟通她的真实想法，咨询师与丽莎进行多次角色扮演练习，由咨询师分别扮演她和她父母，以向她展示如何沟通，并讨论如何沟通才能获得最佳的效果。

在经过为期一个月每周一次的心理咨询后，丽莎的负性情绪得到了有效缓解，她变得更自信了，而且掌握了一些新的沟通技巧。她主动与父母进行了深入、有效的沟通，表达了自己的真实想法，并与父母一起分析了自己的优势和未来规划。最终，丽莎一家对于她的就业去向达成统一意见。在短短一个月的时间里，丽莎收获了一次宝贵的成长。

第一节　心理咨询与治疗的概念

现如今，人们对于心理咨询与治疗并不陌生，像本案例中的丽莎一样，越来越多的人开始接触并了解心理咨询与治疗，并在遇到心理困惑时选择主动求助。读完上述案例后，大家可以思考以下问题："究竟什么是心理咨询与治疗呢？接受心理咨询帮助的对象有哪些人？提供心理咨询帮助的是什么人？这种帮助的特点又是什么呢？"带着这些问题，我们来一起走进本节的内容，了解心理咨询与治疗的概念。

心理咨询与心理治疗就像两条起源不同的河流，最终不觉间汇聚到了一起。尽管心理咨询与心理治疗均已有近百年的历史，但想明晰二者的确切定义却并不容易。每个国家、每位实践者和研究者对其都有着不同的理解，关注的重点也不尽相同。在本节中，我们将就国内外对心理咨询与心理治疗发展较为重要的定义进行归纳总结，并对二者的关系进行系统梳理。

一、心理咨询的定义

（一）国内外学者对心理咨询的定义

1. 国外学者对心理咨询的定义

（1）美国心理学会的定义。

心理咨询的官方定义最早出现于美国。20 世纪 50 年代，美国心理学会的咨询心理学分会把心理咨询定义为："帮助个体克服其个人成长中的障碍——无论这些障碍出现在什么地方，并帮助他们最大限度地开发其个人潜能。"（Division of Counseling Psychology，APA，1956）这一定义比较注重咨询目标的阐释。

（2）美国研究者帕特森对心理咨询的定义。

美国研究者帕特森（C. H. Patterson）是较早对咨询进行定义的学者，他认为："咨询是一种人际关系，在这种关系中咨询人员提供一定的心理气氛或条件，使对象发生变化，做出选择，解决自身的问题，并且形成一种有责任感的独立个性，从而成为更好的人和社会成员。"（Patterson，1967）这一定义较为详细地就咨询的目标和帮助过程的特点做出了说明。

（3）人本主义流派咨询师罗杰斯对心理咨询的定义。

罗杰斯（C. R. Rogers）对心理咨询的定义为："咨询是一个过程，其间辅导者与当事人的关系能给予后者一种安全感，使其可以从容地开放自己，甚至可以正视自己过去曾否定的经验，然后把那些经验融合于已经转变了的自己，做出统合。"（林孟平，1988）这一定义突出表达了人本主义流派对心理咨询过程的看法。

（4）美国《哲学百科全书》对心理咨询的定义。

心理咨询有以下重要特征：主要着重于正常人；对人的一生提供有效帮助；强调个人的力量和价值；强调认知因素，尤其是理性在选择和决定中的作用；研究个人在制定总目标、计划以及扮演社会角色方面的个性差异；充分考虑情景和环境因素，强调人对环境资源的利用和必要时会改变环境（江光荣，2012）。

2. 国内学者对心理咨询的定义

（1）钱铭怡的定义。

中国著名的心理学专家钱铭怡（1994）将心理咨询定义为"通过人际关系，应用心理学方法，帮助来访者自强自立，促使他们成长的过程"。

（2）《中国大百科全书·心理学》的定义。

《中国大百科全书·心理学》（2011年版）对心理咨询的定义："一种以语言、文字或其他信息为沟通形式，对求助者予以启发、支持和再教育的心理治疗方式。其对象不是典型的精神病患者，而是有教育、婚姻、职业等心理或行为问题的人。"

（3）《心理学百科全书》的定义。

李维主编的《心理学百科全书》对心理咨询定义如下："咨询者就访谈时提出的心理障碍或要求加以矫正的行为问题，运用相应的心理学原理及技术，借助一定的引导，与访谈者一起进行分析、研究和讨论，揭示引起心理障碍的原因，找出行为问题的症结，探索解决的可能条件和途径，共同协商出摆脱困境的对策，最后使来访者增强信心，克服障碍，维护心理健康。"

（二）心理咨询定义的核心特征

以上就是国内外关于心理咨询定义的代表性观点，从中可以看出，心理咨询应该具有以下一些核心特征。

1. 心理咨询是一种帮助性人际关系

心理咨询是一种帮助性人际关系，在这种人际关系中，咨询师与来访者扮演不同的角色。咨询师帮助来访者更好地理解他自己，更有效地生活。来访者在咨询过程中需要接收新的信息，学习新的行为，学会调整情绪以及解决问题的技能。在此过程中，咨询师要意识到自己作为帮助者的角色，而来访者也不能过分依赖咨询师。

2. 心理咨询的目的是消除心理障碍

在今天激烈的人际竞争中，人们背负着沉重的精神压力，心理健康水平低的人越来越多，很多人处于心理亚健康状态。每一个背负心理伤痛的人都饱受煎熬，甚至于付出生命的代价。心理咨询工作者的职责就是帮助人们缓解和消除心理障碍，回归健康的精神家园，享受生活的快乐和幸福。

3. 心理咨询是一种专业化服务

心理咨询与日常生活中的"聊天""谈心"有很大的区别。咨询师必须是受过严格专业训练，拥有这项服务所必需的知识和技能（尤其是具有接受他人的基本态度和理解他人的能力），并得到权威机构认可的专业人员。无论是咨询师还是来访者，都应该清楚地意识到这一点。

4. 心理咨询也是一种社会服务

咨询师可以在大中小学、医院、诊所、康复中心和工业企业提供个别或团体的指导和咨询服务，可以帮助人们在个人、社会、教育、职业等诸多方面实现更好的发展，而不限于某个领域或某些问题。所以，心理咨询常常被认为是一种社会服务，通过咨询这个过程，咨询师可以帮助在各个方面遇到困惑的人们做出决定和解决问题。

二、心理治疗的定义

（一）国内外学者对心理治疗的定义

1. 国外学者对心理治疗的定义

（1）美国心理学会的定义。

美国心理学会（APA）把心理治疗解读为，心理专家帮助患有抑郁、焦虑或其他的精神失常的精神类疾病或需要通过帮助来治疗身体疾病的病人等解决问题，从而使他们活得更健康、快乐、有品质。

（2）沃尔培格的定义。

美国精神科医师沃尔培格（L. R. Wolberger）认为，从临床观点来说，心理治疗是一种"治疗"工作，即由治疗师运用心理学的方法，来治疗与病人精神有关的问题。治疗师必须是受过训练的专家，他们尽心与病人建立治疗性的关系，试图消除病人心理与精神上的症状，并使病人获得人格上的成长与成熟（雷秀雅，2010）。

（3）弗兰克的定义。

英国心理治疗家弗兰克（J. Frank）认为："心理治疗是受过专业训练的、为社会所认可的治疗师通过一系列目的明确的接触或交往，对患有疾病或遭受痛苦并寻求解脱的人所施加的一类社会性影响。"（钱铭怡，2016）

2. 国内学者对心理治疗的定义

（1）中国心理学会的定义。

中国心理学会（2007）将心理治疗定义为："在良好的治疗关系基础上，由经过专业训练的心理师运用临床心理学的有关理论和技术，对心理障碍患者进行帮助的过程，以消除或缓解患者的心理障碍或问题，促进其人格向健康、协调的方向发展。"

（2）陈仲庚的定义。

我国心理学家陈仲庚（1989）认为，心理治疗是治疗师与来访者之间的一种合作努力的行为，是一种伙伴关系，心理治疗是关于人格和行为的改变过程。

（3）医学教育网的定义。

医学教育网（2019）将心理治疗定义为："心理治疗又称精神治疗，指以良好的医患关系为桥梁，应用心理学的方法，影响或改变病人的感受、认识、情绪及行为，调整个体与环境之间的平衡，从而达到治疗目的。心理治疗可以广泛地应用于临床与心理的许多疾病与问题。"

以上是国内外关于心理治疗定义的代表性观点，接下来我们来了解心理治疗定义的核心特征。

（二）心理治疗定义的核心特征

我们对心理治疗的核心特征总结如下：

1. 从心理层面解除病痛

心理治疗过程的目的是要减轻求治者的心理困难，应用语言和非语言的交流方式，影响求助者的心理状态，改变其不正确的认知活动，减少其情绪障碍，解决其心理上的矛盾，从而达到治疗疾病的目的。

2. 适应症广泛

一般心理问题、严重心理问题、各种心身疾病等均可进行心理治疗。轻至中度的抑郁症、双相情感障碍、精神分裂症或其他严重精神障碍的症状稳定阶段，心理治疗也可以将药物治疗、物理治疗等医学治疗方法作为重要的辅助治疗手段来使用，患者可以通过心理治疗获得更多的社会性康复。需要注意的是，心理治疗专业人员需要结合自己的受训和从业经历，判断自己是否适合接诊某位来访者，或者是某种类型的来访者，必要时及时给予解释和转诊，以保护来访者的权益。

3. 更多是对人的潜意识进行工作

心理治疗强调人格的改造、行为方式的矫正，重视症状的消除，有的治疗体系（如心理动力学）不重视病人理性的作用，而是针对其潜意识进行工作，费时较长，从数周到数年不等（钱铭怡，2016）。

三、心理咨询与心理治疗的关系

（一）对二者间关系的认识

心理咨询与心理治疗之间的关系是怎样的呢？这是心理学工作者需要探讨的一个重

要命题。根据现有的研究，对于二者关系的认识主要有以下三种观点。

1. 二者间无差别观点

该观点认为心理咨询与心理治疗含义相同，没必要对两者进行区分。从心理咨询的角度出发，心理治疗可以被看作"障碍性咨询"或"治疗性咨询"，即也属于心理咨询的范畴。目前我国许多心理咨询门诊实际上也在做心理治疗工作，二者间并没有清晰的界限。

2. 二者间无关联观点

该观点认为心理咨询与心理治疗是两回事。持该观点的研究者试图分别赋予心理咨询与心理治疗不同的内涵，但这是一项非常有难度的任务。因为心理咨询与心理治疗的联系实在是太紧密了，即使我们能够区分出若干不同，其共性仍是显而易见的；即使我们能够在理论上找到若干差异，其实践中的联系也是无法避免的。

3. 二者间既有联系又有区别观点

该观点认为心理咨询与心理治疗既相互区别又相互联系。如著名心理学工作者江光荣教授（2012）对心理咨询与心理治疗的异同点进行了总结。他认为心理咨询与心理治疗的本质是相同的，都是专业助人活动，依凭同样的心理学理论，应用一些相同的策略和技巧，但在服务对象、专业工作者和帮助特点等方面"同中有异"。

（二）心理咨询与心理治疗的区别与联系

1. 心理咨询与心理治疗的区别

（1）工作对象不同。

心理咨询的工作对象主要是正常人、正在恢复或已复原的病人，心理治疗则主要针对患有心理障碍的人进行工作（钱铭怡，2016）。

（2）问题性质不同。

心理咨询所着重处理的是正常人所遇到的各种问题，如人际关系、职业、学业问题等；心理治疗的适用范围则主要为某些心理障碍、行为障碍、心身疾病等。

（3）用时长短不同。

心理咨询一般用时较短；而心理治疗则费时较长，治疗时长几次至几十次不等，甚至更长时间。

（4）工作目标不同。

心理咨询工作的目标是针对某些具体问题；而心理治疗工作不仅针对具体问题的解决，而且注重人格的成长。

（5）意识层面不同。

心理咨询在意识层次进行，更重视其教育性、支持性、指导性工作，工作重心在于找出已经存在于来访者自身的内在因素，并使之得到发展，或在对现存条件分析的基础上提供改进意见；心理治疗的某些学派，主要针对无意识领域进行工作，并且其工作具有对峙性，重点在于重建病人的人格（钱铭怡，2016）。

（6）历史起源不同。

心理咨询起源于心理卫生运动等；心理治疗起源于精神分析的创立（这部分内容将

在第二节详细介绍）。

（7）资质要求不同。

《中华人民共和国精神卫生法》第二十三条明确规定："心理咨询人员不得从事心理治疗或者精神障碍的诊断、治疗。心理咨询人员发现接受咨询的人员可能患有精神障碍的，应当建议其到符合本法规定的医疗机构就诊。"心理咨询师主要为接受系统心理学教育的心理学专业人员，主要为大中小学教师及社会工作者；而心理治疗师主要为接受医学院系统训练的精神科医生。

江光荣（2012）就二者间的区别整理出了表格（见表1-1）。

表1-1　心理咨询和心理治疗的区别

	心理咨询	心理治疗
接受帮助者	可称作"当事人""来访者"，主要是在适应和发展上发生困难的正常人	可称为"病人"，主要有：（1）（康复期的）精神病人；（2）神经症病人；（3）人格障碍者或品行障碍者；（4）遭受心理创伤的人
给予帮助者	（1）咨询师，在心理学系、教育心理学系或临床心理学系接受训练；（2）临床心理学家，在临床心理学系接受训练；（3）社会工作者，在社会学系或社会工作系接受训练	（1）精神科医生，主要在医学院接受训练；（2）临床心理学家，主要在心理学系或临床心理学系接受训练
障碍的性质	正常人在适应和发展方面的障碍，如人际关系问题、学业和学习问题、升学就业问题、婚姻家庭方面的问题	神经症、人格障碍、行为障碍、心身疾病、性心理异常、处在缓解期的某些精神障碍
干预的特点	强调教育的原则和发展的原则，重视当事人理性的作用，重视发掘利用当事人潜在的积极力量，自己解决问题；用时较短，从一次会谈到数十次不等	强调人格的改造、行为方式的矫正，重视症状的消除，有的治疗体系（如心理动力学和行为治疗）不重视病人理性的作用；费时较长，从数周到数年不等

2. 心理咨询与心理治疗的联系

（1）目标的一致性。

心理咨询与心理治疗都强调在良好的人际关系氛围中，运用心理学方法解决心理或精神方面的问题。这些共同点可以从学者们关于心理治疗的定义中得到证明。如陈仲庚指出，心理治疗是治疗师与来访者之间的一种努力合作的行为，是一种伙伴关系。曾文星、徐静认为，心理治疗是指应用心理学的方法来治疗病人的心理问题，其目的在于，通过治疗师与病人建立的关系，善用病人求愈的愿望与潜力，改善病人的心理与适应方式，以解除病人的症状与痛苦，并帮助病人促进人格的成熟。美国精神科医师沃尔培格认为心理治疗是针对情绪问题的一种治疗方法，它由一位经过专门训练的人员以慎重细密的态度与来访者建立起一种业务性的联系，用以消除、矫正或缓和现有的症状，调节异常行为方式，促进积极的人格成长和发展。从以上几则定义中可以看出，心理咨询与心理治疗在要达成的目标上是一致的。

（2）理论和方法的一致性。

在心理咨询与治疗中，传统的三大理论体系是：精神分析疗法、行为疗法和来访者中心疗法。此外，20 世纪 20 年代在日本兴起的森田疗法及 20 世纪中期在美国兴起的理性情绪疗法等各种理论，在心理咨询和心理治疗中都是通用的。

（3）遵循原则的一致性。

心理咨询与心理治疗所遵循的原则是一致的。比如，理解、尊重、保密、疏导、促进成长等基本原则是在这两种工作中都必须遵循的。此外，它们对从业者的工作态度和职业道德也有同样的要求。在本书中，我们侧重介绍心理咨询与心理治疗的共同和重合的部分，因此在本书后面章节的用语上倾向于把两者视为同义。

第二节　心理咨询与治疗的产生和发展

一、心理咨询与治疗的产生背景

（一）心理治疗的产生背景

1. 精神分析的理论与技术的创立

（1）麦斯麦术的施行。

心理治疗的历史可以追溯至 19 世纪末弗洛伊德创建精神分析的努力，甚至可以追溯至 18 世纪麦斯麦（Franz Anton Mesmer）的麦斯麦术的施行。麦斯麦术是一种催眠术，并被用于对患者的治疗。但是，麦斯麦以动物磁性来解释这一现象，认为磁性会从治疗师那里传至患者身上。当这一解释没有得到证实时，麦斯麦术便被贬斥为骗术而不为人们所信任。

（2）催眠治疗方法的实施。

直至 19 世纪，研究者才开始以催眠暗示解释这种现象，并以催眠的方法治疗癔症患者。弗洛伊德就是从学习催眠和同事一起尝试对癔症患者进行治疗开始，进而在探索的过程中提出了自己的理论观点，创立了精神分析的理论与技术。1896 年，他开始使用"精神分析"一词。

2. 弗洛伊德的研究成果

1895 年，弗洛伊德与同事布洛伊尔（Breuer）一起发表了《癔症研究》一书，同年放弃催眠法，开始尝试对梦进行分析。1899 年，弗洛伊德的《梦的解析》一书出版。《日常生活的心理病理学》发表于 1901 年，标志着其精神分析理论体系化的初步完成。该理论不仅适用于对心理障碍的解释，也适用于对正常心理现象的解释。

3. 心理治疗的开端

（1）弗洛伊德的学说的提出。

弗洛伊德的学说提出标志着心理治疗真正的开端。但是，精神分析学说在其刚问世时并未得到人们的认同。随后，弗洛伊德的周围渐渐聚集起一批年轻的追随者，定期在奥地利的维也纳召开"心理学星期三讨论会"来促进和推动精神分析理论的发展。

（2）精神分析理论观点的发展。

1910 年以后，由于学术观点的分歧，阿德勒、荣格等人从弗洛伊德的团体中分裂出去，自成体系。这种分裂造成了弗洛伊德团体势力的削弱，但从某种意义上来看，却促成了精神分析新的理论观点的诞生。

（二）心理咨询的产生背景

建立在科学理论基础上的心理咨询，从世界范围来说，始于 20 世纪初期。在美国，随着职业指导运动、心理卫生运动和心理测量技术的兴起，心理咨询才作为一门新兴学科出现。

1. 职业指导运动

（1）"就业辅导局"成立。

在职业指导运动方面，现代的专业咨询服务最早是由职业指导之父——帕森斯（F. Parsons）于 1908 年率先开展起来的。他在美国波士顿组织成立了"就业辅导局"。

（2）《职业选择》的出版。

帕森斯于 1909 出版《职业选择》一书，对人们在择业方面经常遇到的问题提供了一些有价值的建议。此书为心理咨询的诞生奠定了一定的基础，它在心理咨询方面的价值在于提出了帮助个人择业的方法论。帕森斯认为，一个人的职业必须与其本人的兴趣、能力和个性相结合，为了从事理想的职业，不仅要对环境（如成功的条件、工作的性质等）进行正确的评估，也要对自我有正确的认识。

（3）就业指导课程的开设。

作为美国密歇根州一个学区的督学，戴维斯（J. B. Davis）是第一个在公立学校建立系统的指导课程的人。他在 1907 年就建议该学区所辖学校每周为学生开设一次指导课程，以塑造学生的人格，避免问题行为的发生。这种做法虽然不是真正意义上的心理咨询，却是早期心理咨询的主要表现方式——学校指导的雏形。

2. 心理卫生运动

（1）改善精神病患者待遇的呼吁。

在心理卫生运动方面，美国耶鲁大学学生比尔斯（C. M. Beers）是一个较早的实践者。比尔斯的哥哥患有癫痫，他唯恐哥哥把病传染给自己，终日生活在紧张、恐惧、焦虑的状态下，最终导致精神失常而住进精神病院。在 3 年的住院生活中，他受到种种粗暴残酷的对待，目睹了精神病院的恶劣环境及其他住院病人所受到的种种非人待遇。出院后，他立志将自己的余生贡献给改善精神病患者待遇的事业。他四处奔走，呼吁改善精神病院的医疗条件，改革对心理疾病患者的治疗方法和手段，并从事预防精神病的活动。

（2）心理卫生组织的建立。

在得到社会各方面的鼓励和赞助后，比尔斯于 1908 年 5 月成立了"康涅狄格州心理卫生协会"，这是世界上第一个心理卫生组织。经过比尔斯和同行们的努力，"美国全国心理卫生委员会"于 1909 年 2 月成立。比尔斯的贡献在于使精神病学家、心理学家乃至全社会在观念上发生了深刻变化，并发起了美国乃至全世界的心理卫生运动，他本人也被视为心理咨询的先驱者之一。

3. 心理测量技术的兴起

在心理测量技术方面，第一次世界大战期间，美国军队面临着对征募的士兵进行甄别和分类的需要，因而委托一些心理学家设计了一种智力测验，这样就可以在培训过程中识别和淘汰那些智力低下的人。当时设计的两个测验（军队甲种团体智力测验和军队乙种团体智力测验）在军队中的成功尝试推动了其他行业对各种测验的使用，心理测量学家也不断设计出适用于各种情况的新测验。

二、心理咨询与治疗的发展阶段

（一）心理治疗运用于精神疾病医治阶段

1. 对精神疾病的认识

19世纪的西方在精神疾病的认识研究方面取得了较大进展。这种研究大体有两个角度，即医学角度和心理学角度。

（1）医学角度。

在医学角度，德国著名精神病学家克雷丕林（E. Kraepelin，1856—1926）做出了重要贡献。克雷丕林依据躯体医学的研究思路，于19世纪末对大量精神病人的异常行为进行观察，在此基础上探索基本的疾病单元，并提出精神疾病的第一个现代分类体系。克雷丕林因此被看作是现代精神医学的奠基人。克雷丕林代表的是异常心理的医学模式。

（2）心理学角度。

从心理学角度来认识和治疗心理障碍与维也纳医生麦斯麦的名字联系在一起。由麦斯麦创立的麦斯麦术中的治疗要素就是我们后来所说的催眠作用。但当时科学界还不能理解催眠现象和麦斯麦术，连麦斯麦自己也说不明白这种方法是怎样治好患者的。麦斯麦被斥为江湖骗子，只得再迁居瑞士，于1815年郁郁而终。

催眠直到19世纪40年代由于英国医生布雷德（J. Braid，约1795—1860）的研究才被科学界接受。布雷德抛弃了动物磁力说，称催眠状态为神经性睡眠，认为它是一种非自然的睡眠状态，并将诱发这种特殊状态的操作称为催眠术。从此以后，催眠治疗方法逐渐被治疗者采纳，尤其在法国得到发展。

2. 对精神疾病的研究和治疗

19世纪后半叶，对精神病和神经症的研究和治疗在欧洲取得了很大进展，心理治疗开始被运用于精神疾病的医治。

（1）南锡学派。

法国南锡的李厄保（Liébeault，1823—1904）把催眠术应用于歇斯底里症的治疗，收到了疗效。其后，另一医生伯恩海姆（H. Bernheim）成为李厄保的助手，他们也在理论上对催眠术进行了研究，被称为南锡学派。

（2）巴黎学派。

在巴黎，由沙可（J. Charcot，1825—1893）和让内（P. Janet，1859—1947）先后主持的萨尔拍屈里哀学派（又称巴黎学派）也对神经症和催眠做了大量研究。

两个学派关于歇斯底里和催眠的看法各树一帜，互相对立。其中巴黎学派和沙可的名声更大，萨尔拍屈里哀医院俨然成了国际上最负盛名的精神、神经疾病研究中心（江光荣，2012）。

（3）精神分析体系。

法国医生的成就直接影响了弗洛伊德。弗洛伊德于1885—1886年去巴黎就学于沙可，后又于1889年赴南锡向伯恩海姆学习催眠。沙可等人的观点对弗洛伊德回国后从事歇斯底里症和催眠的研究有很大启发作用。弗洛伊德在心理治疗的历史上是一位划时代的人物。他创立的精神分析体系是心理治疗的第一个完整的体系。精神分析治疗体系在这一阶段心理治疗领域里一直是这一体系以及由此体系衍生出来的支系占据着统治地位（Garfield & Bergin，1994）。

（二）科学心理学介入心理咨询与治疗阶段

1. 心理治疗的实验验证

20世纪初，巴甫洛夫的条件作用研究取得伟大的成功，巴甫洛夫学说揭示了部分行为获得的机制（应答性条件作用）。巴甫洛夫的"实验性神经症"研究已经蕴含着这样的思想：异常行为（神经症）也缘于条件作用。1913年，华生发表了著名的论文《行为主义者心目中的心理学》，主张即使最复杂的行为也是由条件作用形成的。1920年，华生做了一个经典实验，证明人的情绪反应可由条件作用来获得。在做了这个被称作"小阿尔伯特实验"的实验之后，华生还设想了几种可用来消除不良情绪反应的程序，其中一种类似于后来的系统脱敏训练，这个设想在1924年由华生的学生琼斯（M. C. Jones）以实验方式进行了验证。

2. 行为主义介入心理治疗

在20世纪四五十年代，赫尔及其弟子多拉德（J. Dollard）和米勒（N. E. Miller）的工作延续了巴甫洛夫条件作用的方向。赫尔对以巴甫洛夫式条件作用为核心的学习做了更系统的研究，而多拉德和米勒则在《人格与心理治疗》（1950，1965）一书中把精神分析的理论概念改造为以赫尔的学习理论术语来表达的东西，这为行为主义者进入心理治疗领域奠定了基础。

作为操作性条件作用研究方向的代表人物，斯金纳在20世纪30年代末发现了另一类型的条件作用——操作性条件作用。到了20世纪50年代，斯金纳开始把他的学说的应用范围扩展到人类生活的各个方面，其中包括对多种非适应性行为的矫正。

20世纪50年代第一个正式将操作性条件作用原理应用于临床治疗的研究是由艾朗和迈克尔开展的。艾朗在其导师迈克尔的指导下，在巴西一所精神病医院进行了多次行为矫正，他让工作人员应用强化、消退、回避条件作用等程序来改变患者的行为，这些行为包括扰乱护士的工作、粗暴的举动、拒食、说假话等等。这一研究证实操作性行为技术可以成功地矫正精神病人的某些行为和症状。

（三）心理咨询与治疗的职业发展化阶段

1. 职业指导运动中的心理咨询

帕森斯强调，职业指导包括职业的方向定位、个人的分析及咨询服务三个方面的内容。由于当时在测试、咨询的理论和技术方面的欠缺与不足，这三个过程也仅局限于职业的方向定位，被应用在职业分析上。尽管如此，帕森斯的功绩在于，他在青少年中实施心理咨询活动，将心理咨询理解为一种学习过程，发表了心理咨询人员的培养计划，沟通了学习教育、咨询服务和社会发展的关系，为心理咨询的社会性服务功能打下了基础，奠定了现代心理咨询的理论基石（张日昇，2009）。

2. 心理咨询参与心理卫生运动

1930 年 5 月 5 日，华盛顿成立了国际心理卫生委员会，心理卫生运动迅速推广。其宗旨是："完全从事于慈善的、科学的、文艺的、教育的活动，尤其关心世界各国人民的心理健康的保持和增进对心理疾病、心理缺陷的研究、治疗和预防以及增进全世界人民的幸福。"

3. 心理测量技术运用于心理咨询

在心理测量技术方面，测量兴趣、态度和能力的技术逐步发展起来，作为科学手段直接在心理咨询中得以使用，促进心理咨询进入职业发展化阶段。

（四）现代心理咨询与治疗的发展阶段

1. 建立心理治疗师培训及认证体系

（1）在德语国家（主要指德国、奥地利和瑞士），心理治疗师的培训一般在获得一定的学位，如社会学、哲学、神学、心理学和医学等学位的基础上，完成与心理治疗相关的正规培训：①心理治疗的理论培训；②精神病学诊断培训；③关系的培训，包括小组督导和以行为治疗为导向的案例督导；④自我分析或自我体验；⑤治疗实践，包括精神分析取向和行为治疗取向的培训（温培源等，2001）。

（2）西方国家如英、美、加、澳和新西兰等国，从事心理治疗或咨询工作的主要有下列几类专业人士：精神科医生、临床心理学家、辅导或咨询心理学家、社会工作者、精神科护士等。这些专业人士有各自的专业学会，每一专业学会制定自己会员的资格认定标准，通常以"标准学历"（在学会认可的大学里取得临床心理学硕士或博士学历）为准则（李晓虹，杨蕴萍，2005）。

2. 制定职业道德规范

（1）1953 年，美国心理学会（APA）正式出台了第一部伦理学法典，被作为各州心理学认证委员会的基本原则和标准（Jones，2003）。

（2）美国各州都有自己的法律和管理标准，违反管理标准的行为会被注册部门取消注册资格，受到渎职的指控，严重的欺骗行为触及刑法，会被追究法律责任（Pope，Vasquez，1998）。

随着心理治疗的职业化发展，各国职业的伦理学标准也在不断修改，对从业人员的职责做出了更为细化和明确的要求（李晓虹，杨蕴萍，2005）。

3. 拓展研究领域

心理咨询与治疗领域的研究逐渐丰富，逐渐集中于发展和验证心理治疗模型与方法的有效性、心理治疗与认知神经科学结合的临床治疗研究、质性研究与量化研究相结合的研究、西方的心理治疗理论和方法与东方的哲学思想和方法结合的研究几方面，具体内容将在第三章进行详细介绍。

三、心理咨询与治疗的发展趋势

心理咨询与治疗已有近百年的历史，近年来，呈现出一些新的发展趋势（聂衍刚，蒋洁，2011）。根据过往研究，可归纳为以下几点。

（一）心理咨询与治疗呈现出整合的发展趋势

1. 表现

心理咨询与治疗发展至今，疗法已达几百种。面对纷繁多样的心理治疗理论与疗法，折中与整合的现象应运而生。所谓折中，多用于对心理治疗的临床技术方法及非理论性的综合现象，即折中更多地用于技术层面。所谓整合更多地用于理论水平上的兼收并蓄。整合一词常用于更为理论性的现象，如创立理论体系、框架或在概念水平上对心理治疗模型的融合。这两种情况均被认为是整合的倾向（全国卫生专业技术资格考试用书编写专家委员会，2022）。

心理疗法的整合问题成为一种有影响力的趋势是从 20 世纪 80 年代早期开始的，有两个最为明显的标志：其一是具有国际性影响的出版物《整合与折中心理治疗杂志》正式刊行；其二是 1983 年，折中主义理论立场的临床心理学家成立了一个国际组织——心理治疗整合探索协会。

2. 原因

（1）疗法种类剧增。

心理咨询与治疗的各种疗法由 20 世纪初的几种，增加至 50 年代的几十种，再到几百种之多，让人感到目不暇接。

（2）理论模型不足。

每一种心理治疗的学派都有其长处，都能从不同的角度对心理障碍进行解释和治疗，但每一种理论模型也都有一定的不足。

（3）各种疗法疗效相近。

经过对各种心理治疗的学派、模型和疗法的大量疗效的研究发现，各种疗法疗效相近，没有哪一种疗法能够包治百病，独占鳌头。

（4）通力寻求影响治疗效果的共同因素。

由于不同学派的治疗均具有有效性，因此不同心理咨询与治疗学派各有千秋，而不同学派的模型之中可能包含着影响治疗效果的相同因素。

（5）来自社会和公众的压力与要求。

公众希望心理治疗能面对所有人群进行服务，进入保险计划；能够在更短的时间内达到更好的治疗效果，而不是像以往那样经年累月仍无法完成治疗。社会经济和政治的压力（如保险公司仅仅支付短期治疗费用，公众认为某些长程治疗是不必要的）也使心理治疗专业人员不得不跳出以往单一的治疗框架，寻求最为经济和有效的整合治疗之路。

（二）心理咨询与治疗呈现出适应多元文化环境的发展趋势

1. 表现

彼得森（Pedersen，1991）认为多元文化主义目前已经成为继精神分析、行为主义、人本主义之后影响心理学的第四势力。

在 1979 年前，心理学领域内发表的以文化研究为主题的论文只有 300 多篇，特别是从 1879 年科学心理学诞生到 1959 年的 80 年间，关于文化方面的心理学研究论文还不到 10 篇。可是，在 2000 年至 2002 年的短短 2 年内，以文化研究为主题的心理学论文却激增至 8 000 余篇。考虑到心理学期刊的数目并没有大量增加，在论文篇数上的这种巨变，说明心理学的研究确实发生了一个范式的转移。

2. 应用

在多元文化旗帜下，心理咨询与治疗专业人员的应用路线并不完全相同。一些人努力摆脱欧美所谓主流文化的桎梏，探索适合本民族、本地区的本土化的咨询与治疗理论和方法，这是以特殊文化为核心的多元路线；另一些人则尝试建构可广泛统整人类文化差异的咨询与治疗理论和方法，这是以整合文化为核心的多元路线。

（三）心理咨询与治疗趋于重视心理危机干预的任务取向

1. 表现

心理危机干预的研究最早源于林德曼，并且经卡普兰等的工作得到了补充与发展。危机干预是近四十年来国外常用于自杀患者和自杀企图者的一种有效心理社会干预方法，强调干预的时间紧迫性和干预的效果，尽可能在短时间内帮助当事人恢复已失衡的心理状态水平，肯定他（她）的优点，确定他（她）已采用过的有效应对技巧，寻找可能的社会支持系统及明确治疗目标。

国外从 20 世纪 50 年代开始提供热线电话或危机干预服务，并成立了国际心理救援组织（亦译为益友会），许多国家和地区加入了此组织。近年来，我国香港、上海、天津、南京、北京等地也开展了这方面的热线电话咨询工作，积累了一些经验，取得了一定的社会效益，由于及时予以干预、帮助和支持，成功化解了一些自杀危机，在自杀的社会和心理预防方面做出了一定的贡献。

2. 应用

（1）个人危机的处理。

个人危机的处理主要是面向儿童、妇女等弱势群体以及对由艾滋病等恶性疾病带来的身心伤害的处理（翟书涛，2005）。

（2）自杀预防。

随着现代生活的节奏越来越快，人们面对的压力越来越大，现代人的抗逆力也越来越差，处理自杀事件成为一项迫在眉睫的任务。

（3）重大灾难及危机的国家心理卫生干预服务。

重大突发灾难发生时，原有解决问题的手段和支持系统无法应付，从而产生涉及广大人群的心理危机。联合国和世界卫生组织非常重视这一问题，于 1999 年出版培训手册。"9·11"恐怖袭击后，美国加强了重大危机及灾难心理卫生服务。2003 年"非典"、2008 年汶川地震及 2010 年玉树地震、甘肃舟曲县的泥石流事件引发了人们对灾难心理危机干预的全面高度关注，特别是自新冠病毒感染疫情暴发以来，我国各地及大中小学对心理危机干预的研究与实践更加重视。心理危机干预的任务要求也成为心理咨询与治疗的一大发展趋势。

（四）心理咨询与治疗趋于重视积极心理品质的培养

1. 表现

传统的心理咨询与治疗主要集中于人类的消极一面，当代心理咨询与治疗拓宽了研究应用的领域，更加重视培养积极的心理品质。在关于心理预防的研究中，研究者们发现，在抵御心理疾患中起到缓冲作用的是人类的积极力量：勇气、乐观、人际技能、信仰、希望、忠诚、坚忍等。在塞利格曼（Seligman）的大力提倡之下，美国心理学界掀起了一场声势浩大的"积极"运动。

《美国心理学家》杂志于 2000 年与 2001 年连续发表了两期关于积极心理学的专刊，同时，《人本主义心理学》杂志随后也推出了一个积极心理学的专辑。这三期专刊使积极心理学由美国走向了世界，积极心理学也因此成为一个世界性的运动。美国心理学史家舒尔兹（Schultz）认为积极心理学和进化心理学是当代心理学的最新进展（杜·舒尔兹等，2005）。

2. 应用

随着积极心理学成为一种世界性的潮流，积极认知、情绪、人格等品质的培养在心理咨询与治疗领域也受到了广泛重视。

例如在抑郁症的治疗方面形成了两个具有可操作性的研究结果。第一，积极情绪与认知行为疗法的结合。具体做法包括：给予不良反应事件新的积极评价，赋予普通生活事件积极的意义，追求并努力实现较为现实的目标等。弗雷德里克森（Fredrickson）于2000 年的研究发现，指导来访者发现日常生活中的积极意义可以促进积极情绪的产生，有效减轻抑郁症状，提高主观幸福感。第二，PPT 干预技术。具体做法包括：自我评估，明确自己的 5 个突出优点，写一份关于自己一生的满意成果的总结，向最要感谢的人表达自己的谢意等。塞利格曼于 2006 年的研究发现，PPT 心理干预技术可以显著降低抑郁水平，甚至比常规的抑郁治疗手段（心理治疗和药物治疗）有更高的缓解率。在焦虑症的治疗方面，主要与放松疗法结合使用。弗雷德里克森于 1998 年研究发现，放松疗法可诱发"满意"情绪，这可加速实验条件下恐惧和焦虑的消除。

（五）短程心理咨询与治疗逐渐发展起来

1. 表现

早期的心理咨询与治疗方法大多费时较长，有些甚至要持续数年之久。然而，许多来访者由于经济或其他原因往往只能来一两次或几次，这使治疗效果大受影响。于是短程心理咨询与治疗的理论和方法便逐渐发展起来。

最初，人们大多以心理咨询的时间或次数来划分长程和短程，如有人以 10 次为界，有人以 30 次为界。但目前多数学者认为，短程心理咨询与治疗不只是晤谈次数较少或时间较短，更重要的是治疗师需要具备时间敏感性，并使咨询与治疗具有时效性。其中，尽早确认当事人的问题焦点及心理状态，是治疗师可以在较短时间内达成目标的关键（Budman & Gurman，1988）。

以精神分析为代表的早期治疗方法之所以耗时过长，是由于要分析清楚致病的原因很困难。短程心理咨询与治疗理论认为，心理问题往往十分复杂，有些问题影响因素过多，短时间内很难厘清；有些问题可能互为因果，一味探究原因便可能陷入"鸡生蛋、蛋生鸡"的矛盾之中。与其花费大量时间分析问题的原因，不如尽快寻找解决问题的办法（郑日昌等，2006）。

短程心理咨询与治疗的谈话是目标导向而非问题导向，主要是引导当事人思考此时此地可以做些什么让问题不再继续下去，而不是去纠缠问题的原因。由于此种咨询与治疗主要专注于解决问题，因而被称为焦点解决取向的短程治疗，治疗师的工作是引导当事人自己设定改变的目标，充分利用自己的资源去做那些容易做到的事，以小的改变带出大的改变（Walter & Peller，1992）。

2. 优点与挑战

（1）优点。

相比于长程心理咨询与治疗，短程心理咨询与治疗具有以下几个优点：一是医患双方都知道治疗要在一定时间内取得尽可能大的进步。研究表明，有时间限制的短程心理咨询与治疗优于无时间限制者。二是有利于心理咨询与治疗的科研和培训。三是短程心理咨询与治疗效率高、成本低。相比之下，长程心理咨询与治疗收集科研资料费时过长，如 Kernberg 等（1972）花费 18 年时间才收集了 42 例材料，这样太不经济。

（2）挑战。

短程心理咨询与治疗同时也面临着挑战。一是如何在有限的时间内取得好的疗效。治疗师需要知道，他怎样操作，患者的态度和行为才能发生迅速而持久的改变。治疗的焦点在于研究患者怎样才会改变其态度和行为。二是如何构建有效的短程心理咨询与治疗结构，能够同时适合不同患者的需要。三是如何使短程心理咨询与治疗的方法适合中国人的心理，符合中国的文化，更易为患者所接受。

（六）网络咨询/线上治疗逐渐发展起来

1. 表现

时代在发展，心理咨询与治疗也与时俱进。随着电脑的普及、网络的迅速发展与网民的骤增，采用电脑网络扩大服务范围，成为心理咨询与治疗的新趋势。例如，最早在美国的 Shrink Link 网站有六位临床心理学家和一位精神科医师，他们对收到的电子邮件通常可在 24 小时之内回复，至多不会超过 72 小时，每封回函收费 20 美元，仅 1995 年 2 月份的付费上网者便达 450 人，以后上网求助的人数更是不断增加（Shapiro & Schulman，1996）。

　　新的服务行业催生了新的专业用语，人们通常将此种心理学服务称为网络咨询或线上治疗，特别是新冠病毒感染疫情暴发后，网络心理咨询与治疗更为普及，网络心理咨询与治疗的音视频交流平台和方式也更加多元，网络咨询受到越来越多的关注。

2. 优点与挑战

（1）优点。

不受时间、空间限制，实施方便、经济；易于记录和保存，有利于督导和研究。

（2）挑战。

一是网络服务的局限。网络服务的局限包括电子布告和网上测验无法针对个人问题进行咨询和治疗，电子邮件、线上交谈和网络电话只能算是信函咨询、电话咨询或视频咨询，其效果比面对面深入交谈要差得多。二是伦理问题。自网络咨询服务兴起以来，各个专业组织都对其伦理问题给予了密切关注。例如，美国注册心理咨询师协会（National Board for Certified Counselors，NBCC）在 1995 年成立专门小组，研究网络咨询的发展及可能涉及的伦理问题，并于三年后公布了网络咨询伦理守则，其中包括保密、伤害、收费等问题共 13 条，尽管备受争议，但毕竟为促进网络咨询的健康发展迈出了可喜的一步。网络咨询的伦理问题也成为近年来专业工作者们讨论的重点问题。

第三节　心理咨询与治疗在我国的发展

一、心理咨询与治疗在我国的历史

　　"心理学有一个很长的过去，却只有一个很短的历史。"这句话对于心理工作者来说并不陌生，而对于中国本土心理咨询与治疗来说，应该是有一个更长的过去，却有一个更短的历史。

（一）传统医学典籍中蕴含的心理治疗思想

中国古代医学典籍中，就蕴含着丰富的传统心理治疗思想（全国卫生专业技术资格考试用书编写专家委员会，2022）。

1. 义理开导法

"导之以其所便，开之以其所苦"（《黄帝内经》），通过言语开导与安慰帮助人调节情绪与行为。

2. 以情志相胜法

"怒伤肝，悲胜怒"，"喜伤心，恐胜喜"，"思伤脾，怒胜思"，"忧伤肺，喜胜忧"，

"恐伤肾，思胜恐"等。

3. 习见习闻法

"夫惊以其忽然而遇之也，使习见习闻则不惊矣"，通过反复进行，以个体习惯的方式，使受惊敏感的个人恢复常态。

4. 消愁怡悦法

"七情之病者，看书解闷，听曲消愁，有胜于服药者矣"，通过怡情移志来帮助个体调节和消除消极情绪。

5. 气功引导法

"导引神气，以养形魄，延年之道，驻形之术"，通过气功的演练，调心养神，使个体的心理和生理皆发生变化。

（二）心理咨询与治疗传入我国的路径

1. 职业指导方面的传入

在职业指导方面，受美国的职业指导运动的影响，1917年，我国在江苏地区成立"中华职业教育社"组织，开展职业指导，进行调查研究、分析和介绍职业等工作（陈仲庚，1989）。

2. 心理测量方面的传入

在心理测量方面，约从20世纪第一个十年开始，已有一批心理学界、教育学界的人士开始从事心理测验的编制、修订和测查工作，到20世纪30年代至40年代已有专门的《测验》杂志创刊，并出版20余种相关著作（彭凯平，1989）。

3. 心理治疗理论的传入

在心理治疗理论方面，精神分析理论在20世纪一二十年代就已传入我国，那时已有人撰写介绍精神分析理论的文章，并有介绍释梦、自由联想等技术的文章发表，亦有精神分析的译著面世。20世纪30年代已有人撰文以行为治疗的原理分析心理障碍，并认为应该通过这个原理进行治疗。美国学者莱曼（R. Lyman）于1933年在北京协和医院主持神经精神科工作时，其专业培训中包括精神分析的培训，中国的戴秉衡那时也曾讲授过精神分析原理。

4. 心理咨询实践的发展

在心理咨询实践方面，20世纪30年代，丁瓒曾在重庆主持创立过心理门诊，在北京开设过心理卫生咨询门诊，做过心理咨询相关工作，但留下的文字资料较少。同一时期，上海的大夏大学心理学会曾设立了一个儿童心理诊察所，对儿童心理方面的问题进行诊治。

总体而言，尽管部分西方的心理咨询与治疗理论和技术很早就已传入中国，但相关记载较少，只有少数几次尝试的零散报告（全国卫生专业技术资格考试用书编写专家委员会，2022）。

二、心理咨询与治疗在我国的发展阶段划分

总体而言，在新中国成立以前，心理咨询和心理治疗工作的开展较为零散，虽然在职业指导、心理测量等方面开展过一些工作，但它们并不属于当今所说的心理咨询与心理治疗的主流，而且也未形成较大的规模和体系。新中国成立后，心理咨询和心理治疗事业在曲折中得到了较大的发展。

钟友彬教授于 1991 年根据对国内公开发表研究论文的统计分析，把我国心理咨询与心理治疗的发展分为三个阶段：空白阶段（1949—1978 年）、准备阶段（1979—1985 年）和初步发展阶段（1986—1990 年）。钱铭怡教授（2018）则将新中国成立后心理咨询和心理治疗的发展划分为四个不同阶段：启动阶段（1949—1965 年）、空白阶段（1966—1977 年）、准备阶段（1978—1986 年）和初步发展阶段（1987 年以后）。接下来将就两种划分方法进行简单介绍。

（一）钟友彬教授的三阶段划分法

钟友彬教授认为，我国心理咨询与治疗方面的工作起步较晚，比发达国家（如美国）至少落后了半个世纪。他根据对国内公开发表的研究论文的统计分析，把我国的心理咨询与治疗工作分为空白、准备和初步发展三个阶段，见表 1-2。

表 1-2　各历史阶段公开发表过的论文数

年度	1949 年以前	1949—1978	1979	1980	1981	1982	1983	1984	1985	1986	1987	1988	1989	1990
论文篇数	无资料可查	8	1	1	2	1	4	2	2	7	10	17	18	20
发展阶段	空白阶段		准备阶段							初步发展阶段				

注：资料取自以下刊物：①《中华神经精神科杂志》（1955 年创刊）；②《中国神经精神疾病杂志》（1975 年创刊）；③《中国心理卫生杂志》（1987 年创刊）；④《心理学报》；⑤《心理学通讯》；⑥其他有关刊物。

资料来源：钟友彬.中国国内心理治疗与咨询工作概况.中国心理卫生杂志，1991，5（1）：38-40.

1. 空白阶段（1949—1978 年）

（1）1949 年以前，没有开展系统的专门心理治疗。20 世纪 40 年代，精神科医生粟宗华和心理学家黄嘉音合著的《一个自认为是皇后的女孩》是一本报告心理治疗案例的小册子，其中叙述的方法主要是建议、鼓励和说服，实际上属于支持性心理疗法。另外，心理学家丁瓒曾在某地毯厂医务室做过心理咨询工作，可惜未留下多少文字资料。这一时期可能由于国内长期战乱，经济落后，而且精神科医生和从事应用心理学研究的人太少，无暇顾及心理治疗。

（2）从 1949 年中华人民共和国成立到 1978 年这 29 年又可划分为两个阶段。在 1949 年到 1965 年的 16 年内，国内受苏联学术界影响，没有开展心理咨询工作。在"保护性医疗"的名义下进行的心理治疗也只是解释、安慰和鼓励，即一般支持性心理疗法，而

且主要治疗神经衰弱，而对强迫症、恐怖症和性变态等则毫无办法。暗示疗法也只用于少数歇斯底里病人。在这一时期发表的 8 篇论文中有 5 篇是对神经衰弱的"快速综合治疗"，主要是思想鼓励下进行的药物、理疗的综合，而心理治疗主要是向病人解释病的性质，消除他们的疑虑等等。总之，没有超出支持性心理疗法的范围。1966 年到 1978 年这 12 年内，心理学包括心理咨询与治疗处于被批判的时期。因此，在 1949—1978 年的这一历史阶段，专门的心理咨询与治疗可以说是一片空白。

2. 准备阶段（1979—1985 年）

1978 年后，国家实行改革开放政策，平均每年发表不到两篇心理咨询与治疗相关的文章。在此期间，在推动心理咨询与治疗工作发展方面，我国的各种准备工作主要表现在以下方面：

（1）在人员培训方面，这一时期举办了多次全国或地方不同规模的心理咨询与治疗讲习班、培训班。少数医学院校安排学生到国外学习，美国行为疗法和心理分析学家代表团也来华访问并讲学，初步培养了一批心理咨询与治疗工作人员。

（2）在学术交流方面，1979 年在北京举行的医学心理学学术年会上就已有心理咨询和心理治疗的学术报告和经验交流。之后，在全国各地心理学学术会议上都有这项内容。

（3）在门诊心理咨询方面，进入 20 世纪 80 年代以后，许多精神病院和综合医院精神科相继开设了心理咨询门诊。此后，部分大学也开始尝试设立学生心理咨询机构。1985 年，在上海，由教师、几名研究生和本科生开设了"跨世纪心理咨询所"，帮助同学选择专业、指导人际关系，并进行心理障碍初步的诊断和治疗。

以上这些都为心理咨询与治疗事业在我国的发展打下了初步基础。

3. 初步发展阶段（1986—1990 年）

自 1986 年起，在刊物上发表的有关心理咨询与治疗的研究成果逐年增多，到 1990 年 10 月，不到 5 年时间发表论文或病例报告 72 篇。在此期间，我国的心理咨询与治疗工作开展和学术研究还表现在以下几个方面。

（1）在门诊心理咨询方面，这一阶段的心理咨询门诊已较为普遍，水平有所提高。1986 年后，许多大专院校成立心理咨询研究会。1987 年后，许多综合医院也相继成立心理咨询门诊。部分大城市已建立救急性质的"热线电话"咨询服务，心理咨询与治疗的工作还在发展。

（2）在人员培训方面，心理咨询与治疗专业人员的培训已不能满足于启蒙式的培训，学员们要求了解各个心理治疗的理论系统。这一阶段，曾邀请国内外专家举办过多次全国性专题讲习班，并进行操作演习。

（3）在学术交流方面，学术交流、研讨的质量逐步提高，在 1988 年 5 月召开的全国性心理治疗座谈会上，已有较为成熟的研究报告。

（4）在出版专著方面，由于人员培训的需要和学术交流的结果，这一阶段已陆续有心理咨询与治疗专著出版。自从 1987 年《咨询心理学》（张人骏著）出版以后，到 1990 年 10 月止，已出版这类著作 10 余种。少数是国外专家写的或是由国外同类书直接翻译的，多数是国内专家独立编著的。

（二）钱铭怡教授的四阶段划分法[①]

1. 启动阶段（1949—1965 年）

启动阶段只有少部分专业人员做了零散的心理治疗工作。在此阶段影响最大的工作是 20 世纪 50 年代末至 60 年代初对神经衰弱的快速综合治疗。1958—1959 年，中国科学院心理研究所医学心理组、北京医学院精神病学教研组和北京大学卫生院及心理学系合作，首先在北京大学对患神经衰弱的学生们进行了快速综合治疗，而后治疗对象扩展到工人、军队干部和门诊病人。这种疗法综合了医学治疗、体育锻炼（如学习太极拳、气功、跑步等）、专题讲座和小组讨论等形式，以巴甫洛夫学说来解释神经衰弱的病因，以解释、鼓励、要求和支持等方式对病人进行治疗。从所发表的许多文章和研究报告来看，治疗取得了较好的疗效。后来这一疗法又被应用于精神分裂症、高血压及慢性病中，同样取得了较好的疗效。20 世纪 80 年代末至 90 年代初，李心天教授将此法做了总结和提炼，称之为"悟践疗法"。

2. 空白阶段（1966—1977 年）

受"文化大革命"的影响，在这一时期心理学被斥为伪科学，心理咨询和心理治疗更是处于被批判的地位，当时思想政治工作代替了一切，因此 1966—1977 年，几乎没有心理学文章或心理学著作发表，故称之为空白阶段。值得一提的是，钟友彬等人从 20 世纪 70 年代中期开始，利用业余时间秘密尝试采用心理分析疗法对某些神经症患者进行治疗，这为此后创立认识领悟心理疗法奠定了一定的基础。

3. 准备阶段（1978—1986 年）

在准备阶段，有关心理咨询和心理治疗的文章开始在专业杂志上发表，虽然发表论文的数量不多，但毕竟有了一个好的开端。这一时期还引进、出版了一批西方著名心理治疗家的著作，如弗洛伊德、荣格、弗洛姆、霍妮（K. Horney）等人的著作。

（1）1979 年，中国心理学会医学心理学专业委员会成立。这一专业委员会成立后，积极组织医学心理学学术会议，在每次学术会议上都有心理咨询和心理治疗方面的临床报告、经验交流和研究探讨，这对心理咨询和心理治疗在全国范围内的推广起到了积极的作用。在准备阶段，各种不同形式的心理咨询和心理治疗讲习班、培训班开始在全国一些城市和地区陆续出现，这些讲习班和培训班大多属于启蒙性质，传授内容多为某些治疗（如行为治疗）的基础理论及基本技巧，且培训时间较短，但它为我国心理咨询和心理治疗事业培养了初级人才，为他们日后进一步学习与实践打下了基础。

（2）从 20 世纪 80 年代初开始，一些精神病院和综合性医院的精神科开始设立心理咨询门诊，开展临床心理咨询与治疗工作，当时三级甲等医院的评定条件之一即为医院是否设置了临床心理科。此外，上海、北京的一些高校也相继开展了大学生心理咨询工作。虽然从整体看，当时心理咨询和心理治疗工作的开展还不够普及，所采用的心理咨

---

① 钱铭怡. 心理咨询与心理治疗. 北京：北京大学出版社，2016.

询与治疗方法还较少（多为支持性疗法和行为疗法），且心理咨询与治疗的水平也有限，但这些工作仍在心理学界及精神病学界产生了一定的影响，为下一步发展打下了良好的基础。个别有识之士如钟友彬、鲁龙光等已开始进行所谓心理治疗中国化的努力，他们不断探索与中国国情相结合的心理分析、疏导的治疗方法。

4. 初步发展阶段（1987 年以后）

1987 年以后，我国心理咨询和心理治疗事业进入初步发展阶段，其主要标志有以下五点。

（1）研究水平不断提高。

在初步发展阶段，公开发表的有关心理咨询和治疗的论著在数量和质量上较之以前都有了较大幅度的提高。在数量方面，钟友彬对 1990 年以前国内公开发表的文章进行了统计分析，结果表明 1987 年发表的文章数量首次达到了 10 篇，以后连年递增，至 1990 年达到 20 篇。钱铭怡曾对《中国心理卫生杂志》《中国临床心理学杂志》和《中国健康心理学杂志》这三种专业杂志中的文章进行过统计，发现 1994 年和 1998 年是两个发表数量的高峰。在质量方面，能昌华等研究者对 1982—1994 年我国专业杂志中发表的心理治疗文章的类型进行过统计，在这些文章中最多的是个案报告及案例观察，对照研究文章仅 29 篇。而钱铭怡通过对《中国心理卫生杂志》和《中国临床心理学杂志》这两本专业杂志 1998 年发表的有关心理治疗的文章的统计发现，仅这两本杂志在这一年中发表的研究论文总数就已超过 1982—1994 年这 12 年发表的论文总数的一半（对照研究文章总数为 16 篇）。这一数字反映了我国心理咨询与心理治疗专业工作者水平的提高及研究工作的深入。另外，1987 年以后由我国专家自己著写及编著的心理咨询与治疗著作也陆续问世。其中比较引人注目的是钟友彬的《中国心理分析——认识领悟心理疗法》、鲁龙光的《心理疏导疗法》和许又新的《神经症》等。

（2）专业培训和管理逐步规范。

为了进一步规范管理，中国心理学会和中国心理卫生协会于 1993 年颁布了《卫生系统心理咨询与心理治疗工作者条例》。同年，中国心理学会制定了《心理测验管理条例（试行）》和《心理测验工作者的道德准则》。2001 年，我国劳动和社会保障部委托中国心理卫生协会组织有关专家，制定了《心理咨询师国家职业标准（试行）》。近几年，中国心理学会临床与咨询心理学专业委员会承担了建立"中国心理学会临床与咨询心理学专业机构和专业人员注册系统"的工作，并于 2007 年在中国心理学会常务理事会上一致讨论通过了《中国心理学会临床与咨询心理学专业机构和专业人员注册标准》及《中国心理学会临床与咨询心理学工作伦理守则》等文件。

（3）相继成立了若干全国性的学术组织。

中国心理卫生协会于 1990 年 11 月在北京成立了自己的下属分支——心理治疗与心理咨询专业委员会。1991 年年初，中国心理卫生协会中的又一分支——大学生心理咨询专业委员会成立。中国心理学会也于 2001 年 11 月成立了心理咨询专业委员会（筹）。这些组织成立后，积极举办国际性及全国性学术交流与合作研究，组织撰写高水平的学术著作，培训从业人员，开展形式多样的科普工作，有力地推动了我国心理咨询与心理治疗事业的发展。

（4）心理咨询与心理治疗机构大量出现。

在心理咨询与心理治疗机构大量出现阶段，全国各地城市已普遍在综合性医院建立了心理门诊，在高等院校成立了大学生心理咨询机构，一些城市甚至在条件较好的中小学也配备了专职心理咨询人员。此外，还出现了专门的心理治疗中心及私人执业的心理门诊。

（5）心理咨询与心理治疗专业期刊相继问世。

中国心理卫生协会于 1987 年创办了《中国心理卫生杂志》，于 1993 年创办了《中国临床心理学杂志》和《中国健康心理学杂志》。这三个专业杂志的相继问世，促进了心理卫生领域的信息交流、学术研究和科学普及工作，推动了我国咨询心理学和临床心理学的发展。

三、心理咨询与治疗在我国的发展现状

随着对心理咨询师专业角色的明确定义，各专业学会建立了一系列职业道德规范、培训标准及职业证书制度，心理咨询逐渐发展成一种明确的专门职业。

1. 和心理咨询与治疗相关的政策文件

近些年来，国家加大重视心理健康问题，出台了多项心理健康促进政策，印发了《中华人民共和国精神卫生法》等多项心理健康方面的文件，部分如下。

（1）《关于加强中小学心理健康教育的若干意见》《中小学心理健康教育指导纲要》。1999 年和 2002 年，教育部先后出台了有关加强中小学生心理健康教育的政策——《关于加强中小学心理健康教育的若干意见》和《中小学心理健康教育指导纲要》，对中小学心理健康教育的目的、任务、方法、形式和具体内容都做出了明确的规定。

（2）《中国精神卫生工作规划（2002—2010 年）》。2002 年 4 月 10 日，卫生部、民政部、公安部和中国残疾人联合会联合出台了《中国精神卫生工作规划（2002—2010年）》，旨在发展我国精神卫生事业，使精神卫生服务能最大限度地满足人民群众的需求，适应国民经济和社会发展的需要。

（3）《中华人民共和国精神卫生法》（中华人民共和国主席令第 62 号）。2012 年 10 月26 日，全国人民代表大会常务委员会颁布了《中华人民共和国精神卫生法》（中华人民共和国主席令第 62 号），旨在发展精神卫生事业，规范精神卫生服务，维护精神障碍患者的合法权益。

（4）《全国精神卫生工作规划（2015—2020 年）》。2015 年 6 月 18 日，国家卫生计生委、中央综治办、发展改革委等 10 部委制定了《全国精神卫生工作规划（2015—2020年）》，规定以健全服务体系为抓手，以加强患者救治管理为重点，以维护社会和谐为导向，完善工作机制，推动精神卫生事业全面发展。

（5）《关于加强心理健康服务的指导意见》。2016 年 12 月 30 日，国家卫生和计划生育委员会等 22 部委联合印发《关于加强心理健康服务的指导意见》，这是我国第一个关于加强心理健康服务的宏观政策指导性文件，对于提升全社会对心理健康问题的重视具有十分重要的意义。

(6)《严重精神障碍管理治疗工作规范（2018年版）》。2018年5月28日，为贯彻落实《精神卫生法》《全国精神卫生工作规划（2015—2020年）》，适应精神卫生工作的发展需要，结合《国家基本公共卫生服务规范（第三版）》对严重精神障碍管理治疗工作的有关要求，国家卫生健康委员会编制了《严重精神障碍管理治疗工作规范（2018年版）》。

(7)《全国社会心理服务体系建设试点工作方案》。2018年11月16日，为贯彻落实党的十九大提出的"加强社会心理服务体系建设，培育自尊自信、理性平和、积极向上的社会心态"的要求，通过试点工作探索社会心理服务模式和工作机制，国家卫生健康委员会等10部委制定了《全国社会心理服务体系建设试点工作方案》。

(8)《探索抑郁症防治特色服务工作方案》。2019年9月11日，国家卫生健康委员会印发了《探索抑郁症防治特色服务工作方案》。该方案旨在贯彻落实《健康中国行动（2019—2030年）》心理健康促进行动有关要求，加大抑郁症防治工作力度，鼓励社会心理服务体系建设试点地区探索开展抑郁症防治特色服务。该方案确定了试点地区到2022年的工作目标，包括公众对抑郁症防治知识知晓率达80％，抑郁症就诊率提升50％、治疗率提高30％，非精神专科医院医师对抑郁症识别率提升50％等。

(9)《关于加强学生心理健康管理工作的通知》。2021年7月12日，教育部办公厅发布《关于加强学生心理健康管理工作的通知》，旨在进一步提高学生心理健康工作的针对性和有效性，切实加强专业支撑和科学管理，着力提升学生心理健康素养。

2. 注册系统的注册标准和办法

2007年，在中国心理学会常务理事会的直接领导下，以中国心理学会临床与咨询心理学专业委员会为主，建立了"中国心理学会临床与咨询心理学专业机构和专业人员注册系统"。该注册系统包括六个细分的注册标准和办法。

(1) 临床与咨询心理学专业硕士培养方案注册标准。

(2) 临床与咨询心理学专业博士培养方案注册标准。

(3) 临床与咨询心理学实习机构注册标准。

(4) 心理师注册标准。

(5) 督导师注册标准。

(6) 继续教育或再培训项目的注册标准。

与注册工作配套，中国心理学会还公布了《中国心理学会临床与咨询心理学工作伦理守则》。这一举措对我国心理咨询专业的职业化无疑具有非常重要的意义。

3. 跟心理咨询与治疗相关的工作类型

目前，跟心理咨询与治疗有关的工作大致分为以下四方面。

(1) 医疗机构的心理咨询与治疗。

(2) 高等学校的心理健康教育。

(3) 中小学的心理健康教育。

(4) 民间和社区的心理卫生工作。

这四个方面的工作近几年呈现出高速发展的局面。主要原因有以下四个。

(1) 社会转型期社会成员适应难度增大，心理困难增加。

（2）大众对生活质量要求提升，提高了对心理健康的重视程度。

（3）居民收入增加，对心理健康服务的"消费能力"提高。

（4）官方介入，政策主导性质的推动。

专栏 1-1

中国心理咨询与治疗百年发展史上的 15 件大事[①]

第一件大事：章士钊先生与弗洛伊德通信并获得回信。

1929 年，章士钊先生与弗洛伊德通信，并收到弗洛伊德的回信。章士钊可能是我国最早甚至唯一与弗洛伊德有过直接交流的学者。

第二件大事：丁瓒先生成为中国第一位临床心理学家。

1935 年，丁瓒先生在南京参与了中国心理卫生协会的成立过程，创立了中国第一个心理咨询的机构，成为中国第一位临床心理学家。1945—1947 年，丁瓒先后出版《心理卫生论丛》《青年心理修养》，两部著作成为我国医学心理学领域最早的心理卫生著作。新中国成立以后，丁瓒大力支持中国科学院心理所的建立，并引进留学归国的科学家，为中国科学和心理学的建设做出了不可磨灭的贡献。

第三件大事：快速综合疗法的大规模应用。

1958—1959 年，中国科学院心理所联合精神科医生创新推出快速综合疗法，用快速综合疗法治疗神经症和心身疾病是国内心理治疗最初的大规模尝试。

第四件大事：钟友彬先生创立了有中国特色的心理治疗方法。

20 世纪 80 年代，钟友彬先生在北大六院成立最早的心理咨询门诊——神经衰弱门诊，通过临床实践发现神经衰弱的根本因素在于心理因素，发展出了中国心理分析（又名认识领悟疗法），这一疗法是具有中国特色、较为适合中国人的心理疗法，同时促进了心理治疗与心理分析相关领域的发展。

第五件大事：中德高级心理治疗师讲习班的开设。

1988 年，在昆明开设的第一次中德高级心理治疗师讲习班，结束了中国精神科无正规心理治疗培训的历史。1996 年，非营利的学术组织——德中心理治疗研究院在德国注册成立，并正式开设连续的培训项目，中方由万文鹏教授任教。二十多年来，大批毕业学员已发展为中国心理咨询行业的骨干力量。

第六件大事：中国心理卫生协会心理治疗与心理咨询专业委员会的成立。

1990 年 11 月，中国心理卫生协会心理治疗与心理咨询专业委员会成立，陈仲庚先生任第一任主任委员，委员会起草了卫生系统心理治疗、心理咨询人员的管理条例，主要包括人员标准及伦理规定，成为新中国成立后第一部相关规范。

第七件大事：人本主义取向的心理咨询课程班的开设。

1998 年，香港中文大学和北京师范大学合办人本主义取向的心理咨询课程班，由林孟平先生任教，为国内心理学研究生的培养模式奠定了坚实基础，为心理咨询业界的研

---

① 整理自中国心理学会临床心理学注册工作委员会第七届大会暨中国心理学会临床与咨询心理学专业委员会 2021 年学术会议视频资料。

究和实务等工作培养了大量优秀学者。

第八件大事：中国心理学会临床与咨询心理学专业委员会的成立。

2004 年，中国心理学会临床与咨询心理学专业委员会正式成立，委员会旨在促进学术发展、学术交流以及人才培养，委员会的成立标志着学术界认可临床和咨询心理学作为心理学的一个重要分支，这对中国临床和咨询心理学的发展起到了积极的推动作用。

第九件大事："中国心理学会临床与咨询心理学专业机构和专业人员注册系统"的建立。

2007 年 2 月，"中国心理学会临床与咨询心理学专业机构和专业人员注册系统"建立，同年发表了两个重要文件：《中国心理学会临床与咨询心理学专业机构和专业人员注册标准》（第一版）和《中国心理学会临床与咨询心理学工作伦理守则》（第一版）。这两个文件的发表标志着中国的心理咨询与治疗的发展走上了专业化的道路，具有跨时代的意义。

第十件大事：中国心理学会组织专业人员进行"5·12"汶川大地震震后心理援助。

2008 年 5 月，"5·12"汶川大地震成为心理学界在灾难救援方面最大的挑战和考验。中国心理学会组织专业人员进行震后心理援助，成为新中国成立以来最大的心理援助行动，为之后的灾后心理援助奠定了实践基础。

第十一件大事：第五届世界心理治疗大会在北京成功举办。

2008 年 10 月 12 日至 15 日，第五届世界心理治疗大会在北京成功举办，共有 1 500 人参会，成为第一个在中国举办的大型国际性心理咨询与治疗会议。

第十二件大事：全国人民代表大会颁布《精神卫生法》。

2012 年，全国人民代表大会颁布了《精神卫生法》，自 2013 年 5 月 1 日起正式实施。《精神卫生法》的实施一方面保护了患者的权益，另一方面规范了精神卫生服务行业，对精神卫生事业的发展发挥了重要的促进作用。

第十三件大事：第 21 届国际心理治疗联盟世界心理治疗大会在上海举行。

2014 年 5 月，第 21 届国际心理治疗联盟世界心理治疗大会在上海举行，此举让心理治疗的国际舞台上有了中国身影、中国声音。大会的主题是全球化时代的心理健康服务，对国内加强心理治疗行业的建设产生了深远影响。

第十四件大事："武汉宣言"的发表和全国临床与咨询心理学学历教育联盟成立。

2016 年 6 月，一些国内知名心理学学者就学历教育相关问题发表了"武汉宣言"，就在中国发展临床与咨询心理学研究生的一些主要问题进行表述。在"武汉宣言"精神的推动下，几位教授给时任教育部部长陈宝生写信并收到回信。2018 年 11 月，全国临床与咨询心理学学历教育联盟成立，该联盟制定了临床与咨询心理学研究生培养方案，推动了临床与咨询心理学研究生学历教育的发展。

第十五件大事：全国 22 个部门联合出台了《关于加强心理健康服务的指导意见》。

在 2016 年召开的全国卫生与健康大会上，习近平总书记强调，要加大心理健康问题基础性研究，做好心理健康知识和心理疾病科普工作，规范发展心理治疗、心理咨询等心理健康服务。2016 年 12 月，全国 22 个部门联合出台的《关于加强心理健康服务的指导意见》，成为新中国成立后第一个关于加强心理健康服务的宏观政策指导性文件，引领了心理健康工作的发展，极大地推动了临床与咨询心理学的学科建设。

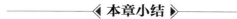

◀ 本章小结 ▶

　　本章从心理咨询与治疗的概念开始讲起，从宏观上对心理咨询与心理治疗的概念、心理咨询与治疗的产生和发展历史、心理咨询与治疗在我国的发展进行了梳理和总结。重难点在于掌握心理咨询与心理治疗的联系和区别。希望通过本章的学习，学习者不仅能形成对心理咨询与治疗的初步了解，更能从整体上把握心理咨询与治疗的发展脉络，为接下来的知识学习打好基础。

◀ 课后思考 ▶

1. 心理咨询与心理治疗的概念、核心特征及二者的异同点是什么？
2. 请简要描述心理咨询与心理治疗的产生过程。
3. 请简述心理咨询与心理治疗的发展历史。
4. 请谈谈心理咨询与治疗在我国的发展可以如何进行阶段划分。

◀ **专业育人专栏-1** ▶

"心共勉"

各美其美，美人之美，美美与共，天下大同。

——费孝通

课程启示：

自我成长与专业发展专题思考：良好人际、专业支持、助人活动

问题	个人思考	自我成长启示	专业发展启示
如何评价你个人的人际关系特点			
如何看待心理咨询与治疗通过专业力量服务于社会			
如何理解自我成长与助人自助的关系			

第二章

心理咨询与治疗的理论发展与取向

　　如果没有专业理论的支撑，心理咨询与治疗师就无法为服务对象提供专业的助人服务。在职业学习中，有些心理咨询与治疗师对基本理论一知半解，或者专业理论掌握得不系统、不扎实。特别是在网络高度发达的背景下，专业知识获取的途径多样化，获取的知识呈碎片化的问题更加凸显。针对上述问题，本章通过对心理咨询与治疗相关理论的讲述，使学习者能够系统、科学、正确地掌握心理咨询与治疗的专业知识，明确自己的治疗取向，为服务对象提供更好的专业服务。

学习目标

1. 使学习者系统掌握心理咨询与治疗基本理论及其发展轨迹；了解经典心理咨询与治疗流派在理论上的核心概念、病理解释及治疗理念。
2. 夯实理论基础，提升心理咨询与治疗临床实践中的专业运用能力。
3. 培养学生尊重科学、善于思考及勇于创新的能力。

导入案例

　　黄刚（化名）是某高校应用心理学专业一名研二学生。在某心理咨询与治疗服务机构进行专业实习时，接到一例咨询案例。[①]

　　咨询形式为线上咨询。咨询在受督的专业设置下完成。来访者通过网络求助获得了黄刚的专业帮助。根据来访者事先提供的个人信息资料（来访者为大二在校学生，目前因学业状况没有达到自己的预期而感到焦躁不安），黄刚与督导协商，并获得实习公司同意后，认为其可以胜任该咨询工作，之后他完成了与来访者的工作预约相关事宜。第一次线上咨询，黄刚在做了真实身份介绍后，对来访者介绍说：我是心理动力学治疗取向的咨询师，我在咨询过程中会使用精神分析方法等。

　　第一次咨询结束接受督导时，督导提出如下建议：

　　第一，思考"心理咨询师确立明确的理论取向应该具备什么样的条件"。

---

① 本案例根据作者心理咨询与治疗临床实践和督导工作中的案例改编，非真实案例。

第二，应根据来访者的问题而选择咨询方法。

第三，必须进一步加强心理咨询与治疗的基础理论学习。

第一节　心理咨询与治疗理论发展轨迹

一、心理咨询与治疗理论的产生与发展

（一）弗洛伊德创立了第一个完整的心理治疗理论体系

1. 精神创伤是引起精神疾病的主要原因

正如大家所熟知的，身为奥地利著名精神病学家和心理分析学派创始人的弗洛伊德，于 19 世纪末在其所从事的临床治疗工作中逐步发展了心理分析学说及有关的治疗方法。弗洛伊德在其医学实践中发现，强调疾病的生物和理化致病原因的传统生物医学模式，并不能全面地解释疾病的发病原因。经过多年的临床实践研究，他力图突破单纯依靠躯体治疗的方式，开创了一个新的治疗领域。他以精神创伤是引起精神疾病的主要原因为探究的核心，开创了心理治疗体系。

2. 创立第一个完整的心理治疗理论体系

弗洛伊德主张用精神分析方法来发掘病人被压抑到潜意识的心理矛盾以治好病人。这就突破了过去那种纯粹靠医药、手术和物理方法医治病人的生物医学模式的束缚，开创了一条治疗的新途径。自弗洛伊德创立第一个完整的心理治疗体系以来，随着各心理学理论的日趋完善和发展，心理咨询和治疗理论在心理学的应用领域不断发展。

（二）心理咨询与治疗理论的发展

1. 传统心理咨询与治疗理论的发展

（1）新精神分析治疗理论。

自弗洛伊德之后，心理动力治疗取向有了很大的发展和改变，一些新理论的发展已经超出了弗洛伊德经典精神分析的范畴，发展出了新精神分析理论。荣格在集体潜意识方面的研究更加深入，创立了分析心理学，阿德勒关注社会兴趣和自卑心理，创立了个体心理学。霍妮和弗洛姆则强调社会、文化对人类行为的影响，创立了精神分析的文化学派。新精神分析学派强调文化和社会因素对人格的影响。新精神分析学派把治疗的过程看成是治疗者和来访者之间的相互探索，在治疗关系上更强调两者力量的均衡。

（2）认知行为治疗理论。

20 世纪 50 年代，从行为主义视角出发，在对精神分析的治疗原理和技术进行解析的基础上，发展出了行为主义治疗理论。20 世纪 60 年代，班杜拉发展出社会学习理论，将经典条件反射和操作性条件反射与观察学习结合在一起，把认知作为行为疗法的一个

合理成分，出现了大量的认知行为治疗方法。

（3）以人为中心治疗理论。

罗杰斯作为西方现代心理学领域的第三思潮——人本主义心理学派最有影响的代表人物之一，在心理治疗实践和研究的基础上，逐步形成了独具特色的"以人为中心"的心理治疗理论。人本主义反对精神分析只研究不正常的人，忽视对健康人群积极心理品质的关注，也反对行为主义心理学把人当作"一只较大的白鼠或一架较慢的计算机"的机械论观点。它强调人人都具有自我实现的趋向，咨询师应使用与来访者共情同感的、接纳的态度去面对其心理上存在的问题，充分相信来访者能够通过自己的力量实现自我帮助，从而修正来访者的自我概念。以人为中心治疗理论作为一种咨询哲学在坚持其基本观念和思想的前提下，不断地扩展着它的治疗领域。

（4）整合理论。

由于认识到传统治疗理论中没有一种理论能够全面解释人类行为的复杂性，自20世纪80年代早期开始，心理治疗的特点就是迅速开展走向整合的运动。这个运动旨在超越某一派理论的局限，吸收其他理论中的精华，将不同治疗理论的最好部分结合起来，以发展出一个更完整的理论模式（陈晓惠，葛明贵，2006）。

2. 后现代影响下出现的新的心理咨询与治疗理论

后现代心理学是西方心理学发展中出现的一个新的取向，它强调心理现象的建构特性和心理学知识的文化相对性，由此心理咨询与治疗领域出现了新的理论模型。

（1）社会建构主义理论。

作为后现代世界观中最具代表性的治疗观点，社会建构主义强调来访者的事实，而不是争论这种事实是否正确或合理。对社会建构主义而言，事实是以语言的使用为基础的，当人们认为某种问题需要说出来时，问题才真的存在。在治疗过程中，他们把来访者当作自己生活领域的专家，采用合作伙伴的治疗关系。后现代疗法中最有代表性的是问题解决疗法和叙事疗法。

（2）多元文化的心理咨询与治疗理论。

在后现代心理学的影响下，传统心理咨询和治疗理论忽视文化因素的不足日益显现出来，多元文化的心理咨询与治疗理论在这种背景下产生了。这一理论并不是独立于传统咨询理论的理论流派，只是一种具有整合倾向的研究取向。

图2-1是心理咨询与治疗理论产生与发展结构图。

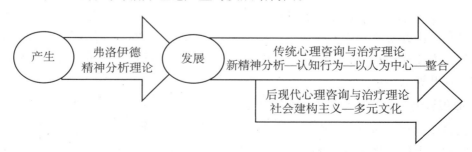

图 2-1 心理咨询与治疗理论产生与发展结构图

二、我国心理咨询与治疗理论的发展

（一）心理咨询与治疗理论的发展趋势

随着国际各领域的交流不断加深，全球化、本土化和国际化已经成为非常重要的概念。在心理咨询与治疗领域，随着后现代心理学的兴起和多元文化思潮的影响，全球化和本土化也逐渐成为两大主要发展趋势。无论是全球化还是本土化，都可以理解为一个过程，是事物发展过程中不断适应环境和保持个性的过程。

1. 全球化趋势

"全球化"是当代人们所耳熟能详的热门概念。具体是指在全球范围内国与国、地区与地区的联系不断强化升级的历史变迁过程，其间的政治、经济、文化、社会等多元领域日益走向深度融合与相互依存，对于国家意识的全球意识逐渐上升为一种主流意识形态（檀有志，2021）。心理咨询全球化既是多元文化论兴起的产物，也是学科自身发展的需要，即打破现代心理咨询理论和技术的局限性，使心理咨询发展成一门真正的人类的心理咨询学。

2. 本土化趋势

心理咨询与治疗的本土化是指在心理咨询和治疗过程中，一国、一定区域或民族在引进或使用外来的心理语言、理论、方法、临床治疗操作规范等时与本国的语言、文化、社会、人文等实际特点相结合，并使其成为本土心理咨询与治疗一部分的过程（汪卫东，李桂侠，2013）。本土化可以理解为尊重文化多元和重视自身文化举措的实施过程。心理咨询与治疗发展的本土化趋势是指在临床或研究中要考虑到求助者不同的社会文化因素，所用的概念、理论、方法要能切实反映求助者的文化背景。相对于其他领域，心理咨询与治疗中的本土化特点突出，如来访者问题产生的文化背景、认知层面的本土文化特性及对环境和他人的文化态度等，这些都是助人服务职业必须要考虑的问题，无不在强调本土化发展的重要性。

（二）我国心理咨询与治疗的理论现状

1. 我国心理咨询与治疗理论主要来源于国外

2010年，我国学者付艳芬和黄希庭等人的研究显示，我国心理咨询与治疗从业者所使用的理论以国外来源占较大比例。毕竟我国心理咨询与治疗事业刚起步，借鉴国外成熟的理论、方法和经验可以缩短我们心理健康专业服务人员在摸索阶段所花的时间，在短期内尽快开展工作。

2. 心理咨询与治疗本土化理论亟待加强

我们也要看到，国外的理论根植于国外的文化环境，尤其是白人为主的文化环境，只有当它们与本国文化和国情融合之后才能显现其适宜性。心理咨询与治疗需要本土化，需要中国化。然而，就目前的研究现状来看，我国本土化和本土理论的成果并不理想，虽然有少数学者提出了本土化或本土理论和方法，但很多都未得到实践验证或推广度还远远不够。究其原因，估计是国内研究者和实践者的角色没有很好地统一起来。国内学者提出的认识领悟疗法、道家认知疗法、意象对话技术，相对于美国的 400 多种心理治疗理论来说，力量单薄。

3. 以整合理论为主

我国心理咨询与治疗从业者的理论取向以整合理论为主，与美国所进行的几项调查结果一致，多数美国临床医生认为自己是"折中"或"综合的理论取向"。整合实践中使用最多的理论是认知主义，整合理论的联合方式以认知和行为主义理论最为常见。整合或折中主义的实践包括理论整合、技术折中、共同因素、同化整合。而我国的整合实践只局限于技术折中。

4. 不同机构的从业者其理论取向各不相同

来自"学校""医院"和"其他"三类不同机构的从业者在不同理论的使用倾向上存在显著差异。例如，医院从业者选择整合理论的倾向最强；其他机构从业者选择理性情绪理论的倾向最强；学校从业者在理论取向选择方面更加均衡，但在精神分析理论的选择上相比其他两类倾向明显更强。这些差异可能是由这些从业者自身的专业背景、面对的对象及其实践环境不同造成的（付艳芬等，2010）。

第二节　经典心理咨询与治疗理论

心理咨询和治疗自产生以来发展迅速，各种理论与技术门类众多，但从业者在实践工作中的主要理论导向一直集中在心理动力学、认知行为主义和人本主义三大理论流派上。

一、精神分析理论

在精神分析理论中，跟心理咨询与治疗相关的部分主要有意识层次理论、人格结构理论、心理防御机制理论和性本能理论。

（一）意识层次理论

1. 理论框架

弗洛伊德借助于针对癔症患者的工作，逐渐发现病人的情绪状态并不一定都可以被意识到，认为人的行为会受无意识驱动的影响。他提出了一个地形学模型范式，即人的精神活动由三个层次组成，分别是意识、无意识以及夹在中间的前意识（米切尔，布莱克，2007）。

2. 问题与疾病产生机制解析

在人的心理活动中，意识、无意识和前意识处于一种动态平衡之中。无意识之中的各种本能冲动或原始欲望一直都在积极活动，有时还很急迫，力求在意识中得到表现，但因为其不能为社会道德、宗教法律所容许，所以当其出现时，就会在意识中唤起焦虑、羞耻感和罪恶感，对其加以抵抗。

弗洛伊德认为，无意识中的冲动和欲望并不会因为压抑而屈服，而是仍在不断活动，伺机宣泄。活动的结果之一是产生神经症，弗洛伊德发现病人的许多躯体症状没有器质性的原因，实际上都是来源于无意识。意识与无意识的冲突是各种类型神经症产生的根源，心理治疗的目的就是要让无意识层面的东西变成意识中的内容，从而释放能量。

（二）人格结构理论

1. 本我、自我和超我

弗洛伊德通过研究人的精神生活，进一步提出了人格结构理论。他认为人的精神活动可以分为三个层次——本我、自我和超我，三个层次彼此联系、相互交织。

2. 问题与疾病产生机制解析

弗洛伊德认为人格的这三种构成不是静止不动的，而是本我、自我和超我在不断交互作用着。自我在超我的监督下，按现实可能的情况，只允许来自本我的冲动有限地表现。在弗洛伊德看来，上述三者保持均衡、协调，就会实现人格的健康发展。本我是个体生存必要的原动力，超我负责监督、控制个体按社会道德准则行事，而自我对上按照超我的要求去做，对下吸取本我的动力，调整其冲动欲望，对外适应现实环境，对内调节心理平衡。弗洛伊德认为人的一切心理活动都可以在这种人格动力学的关系中得到阐明。如果三者失调，就会产生心理障碍，威胁人格发展，心理治疗的目的就是帮助患者建立更强大的自我，从而平衡好三者的关系（弗洛伊德，周珺，2019）。

（三）心理防御机制理论

1. 理论框架

由于人格结构中的自我经常面对着调节本我、超我和外界现实的压力，往往会产生焦虑，于是人的自身就发展出了一种无意识的心理机能来保护自身，这便是心理防御机制。

2. 问题与疾病产生机制解析

心理防御机制可以降低焦虑、减少情绪冲突，能够暂时使人们恢复心理平衡，消除心中的不安。我们每个人都会使用心理防御机制，但是一旦人们被心理防御机制控制，或防御机制本身调节不良，就会导致异常行为的发生。心理防御机制种类繁多，按照心理成熟水平主要可以分为三类：不成熟的心理防御机制、中间型心理防御机制和成熟的心理防御机制。常见心理防御机制中如压抑、否认、投射、退行等是不成熟的心理防御机制，合理化、反向形成是中间型心理防御机制，幽默和升华属于成熟的心理防御机制（刘运合，杨伊生，2008）。

（四）性本能理论

1. 生本能与死本能及其作用

弗洛伊德强调本能的作用，按照他的观点，人的行为是由一些非理性的力量、原始驱动力和无意识动机决定的。他将本能分为两种：一种是"生"的本能，指的是与生存有关的自我本能或与种族保持相关的性本能；另一种是"死"的本能，有时也被称为攻击和破坏，它和生本能一样是人格中的重要力量，如果向内投射则体现为自我谴责、自我惩罚等，向外投射则体现为对他人或事物的攻击性或侵略性。两种本能有机地结合在一起，生命就在它们的冲突和相互作用中表现出来。

2. 力比多及其作用

弗洛伊德性本能理论中最有影响力的还是他的力比多理论。他认为以性欲为基础的种族保存的本能背后还有着一种内驱力叫作力比多。力比多又称性力，是一种力量，本能借助这个力量以达到其目的。

弗洛伊德认为个体从出生起便会因为追求快乐受到力比多的支配。力比多驱使人寻求快感的满足，为人的行为提供动力。在这里，性的概念被扩大了，不再是人们一般概念上的性或性生活，它包括了与生命得以延续和发展有关的广泛内容在内，如运动、艺术、旅游等。个体在其生存与发展过程中，不仅趋向于身体快感的满足，而且在力比多的推动下，趋向于有利于其生存的其他快感（米切尔，布莱克，2007）。

（五）精神分析理论的评价

1. 精神分析理论的优点

（1）促使精神分析学从一种精神病学方法发展为普通心理学。

首次提出将心理学研究的对象由意识的世界进一步扩大到无意识的世界，因此，精神分析理论不仅对现代心理学理论影响深远，它在 20 世纪人类文化理论中也占有举足轻重的地位（邱海颖，2015）。

（2）重视对人的动机、需要、情绪、情感等的研究，克服了传统实验心理学重认知、轻感情，重行为、轻欲望的倾向。

精神分析理论强调了性欲和潜意识在人类行为中的重要性，在此理论之前，性欲（尤其是童年时期的性欲）是不被认可的。它对内外倾、焦虑、自卑感、优越感和防御机制的研究一直处于先导地位，并为其他学派所吸取。

（3）精神分析理论是人格理论的重要流派之一。

弗洛伊德对成年人人格结构的分析包含许多合理成分，它强调自我在人格结构中的核心作用，强调自我的整合、组织经验、协调、控制功能，这与当代多数人格理论家的看法是一致的。弗洛伊德的人格理论还对文学、艺术、社会学、人类学、宗教史等方面产生了较大影响，在今天看来，精神分析理论不仅影响着心理学，而且对整个人类的思想都产生了一定影响。

（4）精神分析理论属于经验性的研究。

对于治疗实践而言，精神分析对那些遭受了各种障碍，包括癔症、自恋、强迫-冲动行为、人格障碍、焦虑、恐惧和性问题的人似乎特别有效（Luborsky，2008）。此外，精神分析的观点在解释一些咨询过程中的问题时很有帮助，如其在了解当事人取消面谈、半途中止治疗及拒绝探讨自己等阻抗心理，了解移情的价值，以及了解自我防御的过度使用等方面都有着重要的启示作用。

2. 精神分析理论的缺点

（1）精神分析理论有太强的生物决定论色彩。

它单纯强调人的生物本性的作用，人成了自己的生物欲求的奴隶。同时，精神分析理论过分强调性本能的作用，把性驱力看成心理发展的基本动力以及心理障碍的根本原因，用性失调和性压抑作为一切神经症的成因等说法不符合事实。而且此理论通常以许多不容易被传递或理解的概念为基础，如本我、自我、超我等，术语过于复杂晦涩。

（2）忽视环境及社会力量的作用。

在弗洛伊德的理论体系里，社会力量只限于家庭成员，并只以不变的方式与儿童性驱力发生相互作用。冲突的复杂性、多样性被惊人地单纯化、公式化了，这显然是有违事实的。

（3）理论研究对象具有局限性。

精神分析理论仅以精神病患的心理现象为研究基础，以之推论一般人，有以偏概全之嫌。

（4）理论多为假设与推想。

弗洛伊德的诸多论断来自假设和推想，缺乏科学实证，且其描述往往采用有意图的、极端的修辞方法以达到强调的目的，不免具有一种形而上学的片面性（朱立元，2005）。

二、认知行为理论

（一）行为主义的基本理论

行为主义中跟心理咨询与治疗相关的理论主要来自经典条件反射理论、操作性条件反射理论和观察学习理论。

1. 经典条件反射理论

（1）概念。

经典条件反射是指通过学习之前发生的动作配对创造一个反应。这一理论最早可追溯到俄国生理学家谢切诺夫，他在1863年出版了《脑的反射》一书，认为一切有意识和无意识的活动都是一种反射活动。在20世纪20年代，巴甫洛夫通过用狗进行实验阐述了经典条件反射。他在实验室中研究狗的消化过程时，无意中发现狗不仅仅在食物出现时才分泌唾液，巴甫洛夫将这种后天习得的反射行为称为条件反射。行为主义心理学创始人华生进一步把巴甫洛夫的理论引入了学习领域。因此，心理学研究的任务就是确定刺激-反应之间的规律，以便预测行为和控制行为（叶浩生，1998）。

（2）经典条件反射理论在心理咨询与治疗中的作用。

经典条件反射理论已成为行为治疗最基本的理论之一。该理论中有关条件反射的形成、泛化和消退等的原理，可以解释人的某些行为是通过学习得来的，一种刺激物或情境亦可以泛化到另一种刺激物或情境中去。条件反射形成或消退的规律已成为消除不良行为、塑造健康行为的重要方法。

2. 操作性条件反射理论

（1）概念。

操作性条件反射由美国行为主义心理学家斯金纳提出，又称为强化理论。"斯金纳箱"非常清楚地说明了行为强化的原理：当一个行为造成了有利的结果时，这个行为更有可能在将来的相似环境中被重复。因此，塑造行为的过程就是学习的过程。斯金纳设计了著名的"斯金纳箱"作为研究动物操作行为的实验仪器。饥饿的老鼠被关在箱子里，可以自由探索。它在探索中或迟或早地偶然压到箱内的一根杠杆，从而牵动食物库，一颗食物小丸落入箱壁下的小盘里，老鼠就得到了食物。由于这个压杠杆的行为每次发生时，都立即有一块食物出现，因此，每次老鼠被放在箱子里时就更可能去压下杠杆。相对于老鼠在箱中所展示出的其他行为，这个行为的可能性增加了。这就是操作性条件反射。

（2）经典条件反射理论在心理咨询与治疗中的作用。

斯金纳根据实验中得到的观点，提出了一套行为矫正术，广泛应用于各种社会机构，特别是学校、精神病院、弱智儿童教养所等场所，且卓有成效。他认为，包括心理疾病在内的大多数行为都是习得的，因此，心理咨询与治疗就是要以改变对来访者起作用的强化物的方式来改变其行为，有目的地奖赏那些需要保留、巩固的有益行为，忽视或惩罚那些需要弃除的不良行为，从而创造出一种新的行为模式（叶浩生，1998）。

3. 观察学习理论

（1）概念。

美国心理学家班杜拉在波波玩偶实验中发现，成人的暴力行为会被儿童通过观察和模仿而习得。个体在很多习得行为的过程中并未直接得到过强化，学习的产生是通过观察他人的行为和其强化结果而得以实现的。班杜拉认为，人的社会行为是通过观察学习获得的，模仿学习可以在既没有模型也没有奖励的情况下发生，个体仅仅通过观察他人的行为反应就可达到模仿学习的目的（叶浩生，1998）。

（2）观察学习理论在心理咨询与治疗中的作用。

首先，强调人的行为是内部过程和外部影响交互作用的产物。其次，班杜拉认为认知因素在人的活动的组织与调节中起着核心作用，社会学习是信息加工理论和强化理论的综合过程。再次，强调观察学习的重要性。他认为许多行为模式都是通过观察别人的行为及其后果而学来的，他尤其强调模仿对象及其特征对激发特定行为的重要性。最后，强调自我调节的作用。他认为某个特定行为既会产生外在的后果，也会产生自我评价的反应，所以行为的强化来源于外界反应与自我评价。

总之，在提倡模仿学习观点的社会学习论者看来，人们的大量行为都是通过模仿而习得的。人的一些不良行为往往就是通过这一渠道形成的，如儿童的许多不良行为多来自对家长行为的模仿。当然，模仿也有助于人们学会许多重要的技能，并能有效地对一些不良行为加以矫正，建立新的行为模式。

（二）认知心理理论

对心理咨询与治疗影响最大的认知心理理论，是艾利斯的理论与认知失调理论。

1. 艾利斯的 ABC 理论和不合理信念

（1）ABC 理论。

艾利斯提出了 ABC 理论模型，A 是指诱发事件，B 是指个体在诱发事件后相应产生的信念，C 是特定情境下个体情绪和行为的反应。这一理论显示 A（诱发事件）并不是导致 C（情绪和行为后果）的原因，人们对诱发事件的信念（B）才是真正的原因。在现实生活中，只有改变对事件的信念（B），才能从根本上改变自己的情绪和行为 C（段兴华等，2003）。

例如，两位同学一起走在校园里，迎面碰到他们的老师，但老师没有与他们打招呼。其中一个学生可能会想：老师可能正在想别的事情，没有注意到我们，即使是看到我们而没理睬，也可能有什么特殊的原因。而另一个学生却可能认为：我昨天在课堂上讲闲话了，被老师狠狠地瞪了一眼，今天他是故意不理我的。两种不同的想法就会导致两种不同的情绪和行为反应。前者可能觉得无所谓，仍然可以保持良好的学习生活状态，而后者可能忧心忡忡，以至于无法冷静下来好好学习。与这个例子类似的是"半杯水"理论。同样是半杯水，有人看到时会想到自己还有半杯水；有人则很悲观，会想自己只剩半杯水了。对同样的事情，人们的想法各有不同，情绪体验也有所不同。

随后，艾利斯进一步完善了其 ABC 理论，拓展为 ABCDEF 六个部分。其中，D 是辩论，指使用各种方法帮助来访者重新认识自己的不合理信念，E 是咨询或治疗效果，F 是一种新的情感。

（2）不合理信念。

艾利斯认为，所有严重的情绪问题都源于荒诞的、未经证实的不合理信念。不合理信念指的是在对客观事物歪曲理解的基础上凭空想象，或在不合逻辑的推理基础上固执地认为，事情应当或必须是这样或那样的。不合理信念通常具有以下三个特征。

第一，绝对化要求。这是指人们以自己为中心，对某一事物怀有认为其必定会发生或不会发生的信念，它通常与"必须""应该"等字眼联系在一起。例如："我必须获得成功""别人应该都喜欢我"等等。一位妈妈因为孩子不听话而非常着急生气，表示："我已经对他那么好了，想要什么给什么，没想到这孩子不但不领情还躲着我，你说气不气人？我是他妈妈，他就该听我的。"这些其实就是所谓的绝对化要求。这个思维方式是不正确的，然而又是为大多数人所认可的，甚至认为是天然合理的。但是，这些绝对、一定、必须的观念肯定只会让个体苦恼和相对更长久地沉溺于痛苦之中而不能自拔。

第二，过分概括化。这是一种以偏概全、以一概十的非理性思维方式的表现，就像以一本书的封面来判定其内容的好坏一样。例如一个学生一直以来成绩都非常优异，因为一次考试失利就彻底地否定了自己，觉得自己一无是处，人生失去了意义。这种思维往往会导致个体的自卑。

第三，糟糕至极。这种想法表现为：认为如果一件不好的事发生了，将是非常可怕的、非常糟糕的，甚至是一场灾难。如一个参赛选手认为，一旦我输了就完蛋了。糟糕至极的不合理信念会将事情的结果推论到最坏。

在人们的不合理信念中，往往都可以找到上述三种特征。每个人都会或多或少地具有不合理的思维与信念，而对于那些有严重情绪障碍的人，这种不合理思维的倾向尤为明显。情绪障碍一旦形成，往往是难以自拔的，此时就急需进行治疗（段兴华等，2003）。

2. 认知失调论

（1）费斯廷格[①]的认知失调论。

认知失调论是社会心理学的基本理论之一，有些心理学家又称之为认知不和谐。认知失调论是由费斯廷格在 1957 年的《认知失调论》一书中提出来的。费斯廷格认为认知元素主要由新旧两种态度组成，即当个体处于一种新的环境状态中时，就会产生两种关于环境的态度，一种是原来固有的态度（旧态度），一种是在心理上将出现新认知（新态度）。而这两种态度无外乎有三种关系：一是两个态度间和谐；二是不和谐；三是二者毫不相关。简言之，认知失调就是指两种态度互相冲突的状况。如，毛毛一直很爱妈妈，认为妈妈温和，从不会对自己发脾气（旧态度）。但那天自己和同学玩，回家晚了，妈妈大发雷霆并不听自己做任何解释，这让毛毛很困惑（新态度）。

（2）认知失调论在心理咨询与治疗中的作用。

为了消除因两种态度不一致而产生的焦虑、抑郁及不良行为，费斯廷格认为可采取多种方式进行自我调适。如针对新的态度进行分析，寻找否定的理由，获得新旧观念的一致；也可以根据事情的具体情况，获得更多对新观念或态度的解释和理解，提升新观念的可信度，借以彻底取代旧认知，从而获得心理平衡；还可以不断寻求新旧观念的共同点，强化新旧观念间的一致性因素，弱化并搁置二者间的冲突点，寻找暂时的认知平衡等。

（三）行为主义理论与认知心理理论的优缺点

1. 行为主义理论的优缺点

（1）行为主义理论的优点。

第一，研究对象客观。行为主义将人可观察的行为作为研究对象，反对将不可捉摸的心理、意识现象作为研究对象，这对消除传统心理学的主观性具有积极作用。在心理学研究方法上，它主张通过客观的实验观察来研究行为，巩固了实验心理学的方法学基础（罗鸿，2007）。

第二，应用范围广泛。行为主义主张运用条件反射原理来训练和矫正人的学习行为。一方面，这一理论可以用于正常人非正式的自我改善或个人适应，例如改善学习习惯、集中注意力、提高社交技能、减少喝酒抽烟、控制体重、减轻对考试的焦虑、减轻抑郁和孤独感等。另一方面，它还可服务于有严重精神病或病理障碍的人，在现实运用中有较强的实效性（张厚粲，2003）。

---

① 利昂·费斯廷格（Leon Festinger，1919—1989），美国社会心理学家。主要研究人的期望、抱负和决策，并用实验方法研究偏见、社会影响等社会心理学问题。他提出的认知失调论有很大影响。1959 年获美国心理学会颁发的杰出科学贡献奖，1972 年当选为国家科学院院士。

第三，应用研究较早。行为主义心理学在早期学术界发挥着至关重要的作用，在当今的社会实践中，无论是儿童的不良行为矫正还是司法界对劳改分子的思想改造，基于行为主义理论的方法技术依然发挥着重要作用（罗鸿，2007）。

（2）行为主义理论的缺点。

第一，过于强调环境决定论。行为主义过于强调环境决定论，忽略意识和主观经验的倾向，在分析问题时并未给个人的自由意志留有位置（张厚粲，2003）。行为主义否认生理和遗传对心理的作用，忽视刺激-反应之间人的主体性因素的作用，把人看成是一架被动的刺激-反应的机器，认为只要给定适宜的环境刺激，就可以塑造人的相应的行为反应，并认为只要知道人的反应，就可以推知他所受到的环境刺激，把环境特别是社会环境看作是人的行为的决定力量。

第二，过于重视外部行为。行为主义过于重视对外部行为的研究，夸大了采用外在行为控制的效果，过分排斥心理现象，忽略了机体内部的认识或心理过程，忽视了人的主观能动性，这是其理论的主要局限（张厚粲，2003）。

第三，缩小了心理学研究的范围。行为主义主张在人类和动物研究的基础上，运用行为科学技术解决全社会的行为问题，明显夸大了行为理论在社会中所起的作用（罗鸿，2007）。同时，行为主义否认意识、心理、内省及相关的概念，竭力主张运用客观方法研究动物和人的客观行为，其极端发展犯了客观主义的错误，这样就难免缩小了心理学的研究范围，不仅难以真正客观地研究动物和人的心理，反而限制了对它们的研究，使心理学成为没有心理的心理学。又由于行为主义过分强调人和动物的同一性，否定中枢神经系统在行为中的重要作用，认为它仅起联络和传导作用，从而使心理学成为没有头脑的心理学。

第四，造成心理学生物学化倾向。行为主义起源于动物心理的研究，强调动物心理研究的客观化倾向，践行摩尔根的吝啬律，从而避免了动物心理研究中的拟人化倾向；但行为主义却过于极端，矫枉过正，采用动物做被试并把从动物实验中发现的活动规律推广到人类身上，忽视了人类的特殊性，难免走上人性生物学化的道路。而且，行为主义否认人的心理和意识的存在，把人的行为都归结为刺激-反应的联结，而刺激-反应又被分析还原为肌肉收缩和腺体分泌等生理活动。受吝啬律的影响，行为主义坚持人的行为都可以用生理学的术语加以解释，把人的心理现象还原为人的生理现象，从而走上了生物还原化的道路。

2. 认知心理理论的优缺点

（1）认知心理理论的优点。

第一，认知心理理论重视人，把人看成是有理性和能动性的个体，把认知视为调整和改变人们行为的关键（曾兴华，2007）。该理论强调了人的主动性，在当今主流文化思想环境中受到广泛认同（谢博等，2009）。

第二，在认知心理理论的指导下，逐渐发展出了许多具有操作性的技术，因此该理论相比于精神分析、人本主义等治疗理论来说更具操作性，相比于行为主义来说更显人性化（谢博等，2009）。

第三，不同于精神分析主要聚焦于人的潜意识，认知心理理论重视意识，重视人们的认知对其身心产生的影响。相比于看不见、抓不到的潜意识，能够用语言描述的想法、信念更容易被人们理解和接受（陈苏明，2003）。

（2）认知心理理论的缺点。

第一，过分强调认知和理性的作用，忽视了动机和情绪在人格中的作用，忽视了人类生存环境、文化对人类本身心理问题影响的复杂性。以理性主义的武器去改变非理性的病理现象，可行性受到质疑（谢博等，2009）。

第二，过于强调正面思考的力量，忽视当事人的过去的重要性，忽视潜意识因素的影响，忽视感觉的影响，不太重视情绪在治疗中扮演的角色（曾兴华，2007）。由于对情感的否认，认知心理理论难以解释人类常见的矛盾心理，即那些不相容的思想或知觉状态（Giacomantonio，2012）。

第三，未关注治疗关系对来访者的影响（谢博等，2009）。

第四，认知的概念界定不清晰，缺乏确定性，不同的咨询师对认知概念的理解较难统一（曾兴华，2007）。

第五，由于对问题起源的忽视，该理论缺乏解释其自身持久治疗的能力：它不能解释治疗如何永久地结束了病理的出现，因为它没有找出并解决病理的原因。换言之，它可以教会来访者改变其认知扭曲，但不能提供这些扭曲再次出现的预测因素或先兆（Giacomantonio，2012）。

三、人本主义治疗理论

（一）罗杰斯的核心理论

1. 罗杰斯的自我理论

人格理论是罗杰斯心理治疗观的理论依据。他在1951年出版的《来访者中心疗法：其实践、含义和理论》中首次提出了人格理论，并在1959年出版的《治疗、人格及人际关系的理论》中进一步完善了该理论。

第一，罗杰斯认为，人都有一种基本的动力来源，即自我实现的倾向。这种倾向促使人发挥潜能和创造力。期望达到人生最高的境界，为人们提供了获得治愈的内部资源。自我实现的过程，就是个体努力认识、实践、自我决定和自我完善的过程。罗杰斯人格理论的核心是经验和自我概念。当自我概念与知觉的经验协调一致，个体就是健康的，能够达到自我实现；反之，个体就会心理压抑、产生各种心理问题，在自我实现中遇到障碍。咨询或治疗就是要帮助来访者排除这些障碍以重新确立好驱动力。

第二，罗杰斯曾说："人基本上是生活在他个人的和主观的世界之中的，即使他在科学领域、数学领域或其他相似的领域中，具有最客观的机能，这也是他的主观目的和主观选择的结果。"人具有主观性，这是在心理咨询与治疗过程中要注意的一个基本特性。自我并非一个固定存在的实体，而是回应外界经验的产物，即人所得到的感觉是他自身对真实世界感知、翻译的结果。来访者作为一个人也有自己的主观的目的和选择，这也是导致来访者中心一词出现的原因。

第三，以人为中心的治疗取向的人性观是积极和乐观的。罗杰斯认为人是有价值和尊严的，相信人基本上是诚实的、善良的、可以信赖的。他认为"人性本善"，而某些"恶"的特性则是由防御造成的结果而并非出自本性。而且，他认为每个人都可以做出自己的决定，若能有适宜的环境，一个人将有能力指导自己，调整自己的行为，控制自己的行动，从而达到良好的主观选择与适应（陈冠宇，刘恕华，2020）。

2. 罗杰斯的治疗理念

（1）以来访者为中心。

罗杰斯坚信来访者具有自我成长、远离不适应，并趋向心理健康的内在能力，因此把来访者的作用放在首要位置（曾昱，2011）。传统的心理咨询与治疗一般以治疗师为中心，由治疗师安排治疗方案的设计、过程的实施和结果的评估，被治疗者被称为"病人"，在治疗过程中处于被动、遵从和接受的位置。罗杰斯的治疗理念则以来访者为中心，由来访者决定咨询或治疗过程，来访者是独立自主的人，具有自我成长和发展的能力。罗杰斯还强调，治疗师不对来访者进行任何指导，治疗师在心理咨询与治疗过程中主要通过面部表情传达真诚、接纳和共情，以一种深入而不干涉的方式帮助来访者发展，促进来访者成长。

（2）良好的工作关系。

罗杰斯的来访者中心疗法强调的是咨询师与来访者之间的情感关系，咨询师通过与来访者建立相互尊重、相互关心、真诚相待的良好关系，以便深刻且感同身受地理解来访者。心理咨询的成功不主要取决于咨询师的专业知识和训练，而是取决于咨询师这个人本身和他对待来访者的态度。

（二）存在主义的分析理论

1. 存在主义的产生

存在主义不是由哪一个人或群体建立起来的，而是 20 世纪四五十年代自发地产生于欧洲的一种哲学思想。它发源于帮助人们处理生活中的困境，如孤独、焦虑、无意义等，强调人的生命是"让自己经历的人生充满意义，并担负相应责任的过程"（程明明，樊富珉，2010）。

2. 弗兰克尔①的意义心理学

弗兰克尔作为存在主义的代表人物建立了意义心理学，帮助来访者寻找生命的目标和价值，树立起积极的人生态度，以此来面对生活。他坚信："在任何环境下，人都有选择的自由。"因为人在任何条件下都可以站在自己的立场进行选择并且战胜环境所施加的限制，人们面对挫折和困难时的态度便是生命意义的体现。按照弗兰克尔的观点，生命在任何情况下都有意义，他指出现代人有生活的工具，但经常没有生活的意义，这种生活无意义和空虚的状态，被称为"存在空虚"。咨询的目的在于促使个体通过日常事务、

---

① 维克多·弗兰克尔（Viktor Emil Frankl，1905—1997），维也纳第三心理治疗学派——意义疗法与存在主义分析（existential psychoanalysis）的创办人。

苦难和爱来发现存在的意义和目的（科里，2021）。

3. 罗洛·梅[①]的存在主义思想

　　罗洛·梅也是发展存在主义的代表人物之一，他认为个人是否心理健康，主要看个体是否对自身的存在感到真实和有价值。他提出存在需要勇气，我们的选择决定了我们成为什么样的人。此外，罗洛·梅还在存在主义哲学的基础上提出了焦虑理论，将焦虑定义为："因为某种价值受到威胁而所引发的不安，这个价值则被他个人视为存在的根本。"焦虑是一个人存在的特点，所以每个人都无法避免焦虑的产生，如死亡、自由、无意义的威胁都会产生焦虑。他将焦虑分为正常焦虑和神经症焦虑两类：正常焦虑由特定事件引发，时间较短，对象明确，对阐述我们的价值观起作用；神经症焦虑则是指个体对客观威胁做出不适当反应，阻碍我们的自我觉知。

　　总之，存在主义反对将治疗看作是一些技术，其根本在于理解做人的意义是什么。根据存在主义的观点，人们在生活中有着自我觉知的能力，有了这种觉知，我们就成为自由的人，有责任选择我们生活的方式。对自由和责任的觉知可能会增加焦虑，这是人类的另一个基本特点（夏烨，丁建略，2008）。

（三）人本主义治疗理论的优缺点

　　人本主义治疗理论强调以来访者为中心，充分尊重人的价值和尊严，尊重个体的自由选择，致力于促进来访者的个人成长与自我探索。这与心理咨询的本质不谋而合，即都强调心理咨询是一种助人自助的活动，解决来访者心理问题的关键在于其自身。由此可见，人本主义治疗理论在心理咨询与治疗中具有十分重要的意义，但该理论也不可避免地存在一些局限性。

1. 人本主义治疗理论的优点

　　（1）罗杰斯是在对传统治疗理论的批判基础上创立以人为中心的治疗理论的，为心理咨询与治疗提供了新的视角和方法。

　　（2）人本主义治疗理论强调从整体上理解人的动机和人格，认为人性研究的重点是意识经验，人的意识具有创造性和无限发展的潜在可能，这有利于调动来访者的积极性，使其参与到心理咨询与治疗的过程中。

　　（3）该理论强调咨询过程中咨访之间平等的关系。通过创设良好的咨询环境和气氛，鼓励来访者自我探索、内省，发现和判断自我的价值，发挥自己的潜能，认识自己的问题，并最终解决自己的问题。强调咨询中的真诚、尊重和共情，为来访者创造环境，无条件的关怀，设身处地地为其着想，帮助来访者依靠自己的力量走向自我实现，有助于充分调动来访者的主观能动性。

　　（4）该理论以人为中心的思想不仅在心理咨询和治疗中产生了重大影响，从而融入了其他治疗理论体系中，而且，该理论超出了心理学领域，渗透到教育学等社会科学领域。

　　总而言之，这一治疗理论开创了新的视野，把人性和价值提到临床心理学研究的首

---

① 　罗洛·梅（Rollo May，1909—1994），"美国存在心理学之父"，人本主义心理学的杰出代表。

位，开拓了以人为本的心理咨询与治疗思路，极大地促进了心理治疗理论的多样化发展（刘辉，2005）。

2. 人本主义治疗理论的缺点

（1）该理论未摆脱自然主义人性论的束缚。该理论过分强调人性自然因素的作用，忽视了外部社会环境和社会实践在人性的形成和发展中的重要意义（罗鸿，2007）。

（2）该理论具有个人本位主义倾向，过分强调个体自我实现和自我选择的作用，而忽视了社会实现对个人自我实现的决定性影响（刘辉，2005）；并且夸大了来访者在咨询和治疗过程中的作用，使咨询师显得过于消极被动（王中杰，王淑敏，2008），如在治疗过程中既不诊断也不评价，完全依赖来访者自身的"自我指导能力"（龙晓东，1996）。

（3）该理论将个体的情绪感受摆在首位，而理性的力量却退居次要地位，有重情轻理之嫌（王中杰，王淑敏，2008）。

（4）该理论过分强调人的能动性，却忽略了人的客观存在性。如果不加思索、无条件地尊重每位来访者的所思所感，且不加任何评价与指导，则可能会使一些来访者更加迷惑不解，进而对咨询失去信心，最终影响咨询效果（朱唤清等，2010）。

（5）该理论缺乏实证性的检验和支持，过分强调主观经验的重要性（罗鸿，2007）。

第三节　心理咨询与治疗理论取向

一、心理咨询与治疗理论取向的界定与发展现状

（一）心理咨询与治疗理论取向的界定

1. 理论取向

心理治疗师经常会被询问是遵从哪一个治疗学派的。这实际涉及的是心理治疗师的理论取向问题，即从事心理治疗的工作者究竟认同哪一心理治疗的理论流派，并且在临床实际工作中主要运用哪种治疗方法（贾晓明等，2002）。

在心理治疗中，治疗师的理论取向不仅对治疗过程和结果有重要影响，还会对其职业满意度产生影响（Vasco，1993），对从业人员的培训也有重要影响，所以，从20世纪70年代起，就有不少西方的心理学者开始研究心理治疗师的理论取向。

在心理咨询与治疗职业领域的临床实践中，并非人人都清楚"取向"的定义。从名称来看，就有"心理治疗取向""理论取向"和"心理咨询与治疗取向"等多个称谓。鉴于此，很多学习者在心理咨询与治疗取向问题的认识上存在一定的偏差。如本章导入案例中的黄刚，误认为心理咨询与治疗取向是单单凭借个人兴趣而定的，且在职业学习一开始时就应该确定下来。现实中，也存在许多从业者因为自身取向而排斥其他心理咨询与治疗理论的问题。

2. 对取向的理解

心理咨询理论取向是一面镜子，它不仅能照出心理咨询师对心理咨询的信念，也能

照出心理咨询师对心理咨询行业的种种潜意识情结（贾晓明等，2002）。总之，对心理咨询与治疗领域中的取向问题，可以有以下几点理解。

第一，由于心理治疗早于心理咨询产生，在心理咨询与治疗职业发展早期，与取向相关的概念主要是"心理治疗取向"，这一状况延续至今仍然有一定影响力。

第二，随着心理咨询的职业化发展，取向也与心理咨询链接，但基本上以心理咨询与治疗理论流派划分取向，故"理论取向"被提及得更为普遍。

第三，目前，在心理咨询与治疗领域存在"心理治疗取向""理论取向"和"心理咨询取向"多称谓并用状态，但实质内涵特指从业者更认同哪种心理咨询与治疗理论，故"理论取向"一词更为准确。

（二）心理咨询与治疗理论取向的发展现状

1. 取向划分状况

由于历史原因和概念界定的不清晰，目前心理咨询与治疗领域关于取向划分并没有统一标准。常见的划分标准是按传统和影响力大小划分，以及按理论名称划分。

（1）按传统和影响力大小划分。

很多从业者从历史发展和影响力视角出发，只认可以精神分析理论为基础的心理动力治疗取向、以行为主义理论为基础的行为治疗取向、以认知与行为主义理论为基础的认知行为治疗取向、以人本主义理论为基础的人本治疗取向，以及以家庭系统理论为基础的家庭治疗取向。

（2）按理论名称划分。

目前，越来越多的心理咨询与治疗从业者习惯以理论名称作为取向的划分标准，因此就出现了众多的心理咨询与治疗取向。如格式塔治疗取向、积极心理学治疗取向、短程焦点治疗取向、建构主义治疗取向、艺术治疗取向和具身心理治疗取向等。

2. 传统心理咨询与治疗取向

关于传统心理咨询与治疗取向，精神分析理论、行为主义理论、认知心理理论和人本主义理论四大经典理论，我们在前文中论述较多，在此就不再赘述了。关于家庭治疗取向，本教材会在第十二章做详细介绍，这里只做简单介绍。

家庭治疗是20世纪50年代发展起来的一种新的心理治疗技术，它关注整个家庭环境对个体心理和行为的塑造作用。家庭治疗取向的治疗师认为我们生活中的主要力量在个体外部，即家庭中。家庭治疗是将所存在的问题从个体转向关系的一种思考和实践的方式。家庭治疗的学派众多，如结构式家庭治疗、分析式家庭治疗、体验式家庭治疗、策略式家庭治疗、叙事式家庭治疗，但所有的家庭治疗师都把系统观作为他们的理论基石。家庭治疗理论认为，家庭是一个开放的、相对稳定又蕴含变化的系统（赵芳，2010）。

3. 其他具有代表性的理论取向

当前，心理咨询与治疗的理论流派非常之多，各种治疗取向也应运而生，这里仅就部分具有一定代表性的理论取向做简单介绍。有些具有代表性，但将在本教材的后续内容里有详尽介绍的这里就不再提及，如格式塔治疗取向、短程焦点治疗取向及叙事治疗取向等。

（1）后现代治疗取向。

20世纪后半叶，由于科学技术的飞速发展，人类逐渐进入了后工业和后现代社会。与此相应，在一些发达国家出现了所谓后现代主义，对世界和人的本质提出了许多新的看法，对现代主义做了全面反思和批判。后现代取向的治疗师认为，任何一个来访者都是一个特殊的个体，每个人都有自己独特的成长和生活环境，因此将其诊断归类为某种精神疾病并采用所谓正确治疗方案的模式是不适宜的，心理治疗应该是个别化而不是系统化的。后现代主义并非一种独立的思潮，它包含着许多相互矛盾的概念和思想。法国和德国的浪漫主义、结构主义、存在主义，欧洲传统的虚无主义、不可知论，美国的反形而上学和社会批判论等，均是后现代主义思潮的源头（蒋京川，叶浩生，2005）。

（2）积极心理学治疗取向。

积极心理学是20世纪末由马丁·塞利格曼[①]联合其他心理学家一起发起的心理学运动。在积极心理学诞生之前，心理学的研究对象多是消极的心理特质，如各类精神疾病、消极心理状态、消极行为表现等。积极心理学从另一个角度出发，采用科学的原则和方法研究积极心理特质对社会和个体的影响及贡献，研究主观幸福感、心流体验、善良等人类的积极心理品质，关注人类的健康幸福与和谐发展（李金珍等，2003）。

（3）具身心理治疗取向。

历史上虽然有不少心理治疗流派强调身体的作用，但缺乏系统、明晰的理论基础。近年兴起的具身概念为心理治疗更加重视身体提供了一种整合的"范式"或可供解释的"元理论"。具身理论认为，治疗师与来访者的相遇是具身的，治疗师的身体是两者接触的至关重要的一个部分。人类通过身体来理解世界及其交互作用的关系。认知不只存在于大脑中，心理治疗也不只存在于言语中。当前，国际上对心理治疗具身方法的兴趣越来越大（黄伟红等，2020）。

二、心理咨询与治疗理论取向选择的相关因素

早期的研究者倾向于认为心理治疗师理论取向的选择主要受培训、督导、经济条件等环境因素的影响，但后来的研究者更关注心理咨询与治疗者的人格、认识论特性等个性因素的重要性（刘晓敏等，2012）。

（一）影响理论取向选择的环境因素

1. 指导者和培训的影响

（1）指导者。

心理咨询与治疗从业者在职业学习和发展过程中需要接受导师、督导的个别指导，那么他最初选择的导师或督导的理论取向就会对其产生极大影响。

（2）学习和培训。

大学和研究生培训时学过的课程、理论、毕业论文和所阅读的读物，都是最初选择

---

① 马丁·塞利格曼（Martin E. P. Seligman 1942— ），美国心理学家，著名的学者和临床咨询与治疗专家，积极心理学的创始人之一。

理论取向时的重要影响因素（Steiner，1978）。

2. 社会环境因素

（1）社会文化与宗教信仰。

对于一个心理咨询与治疗从业者而言，自身所处的社会文化环境对其理论取向的选择有着一定的影响。如加拿大、英国和美国，移民增长导致了人口结构的改变，使选择多元文化和女性主义取向的治疗师增多（Poznanski，2003）。例如在马来西亚的伊斯兰教社区，由于尊重和热爱父母是穆斯林的宗教义务，所以治疗师选择理论取向时可能会基于他们的父母，尤其是父亲抚养他们的方式，例如不强加、公平、专注和倾听等，显然，这种养育方式与人本主义理论很吻合（Zakaria，2011）。

（2）社会经济环境

心理咨询与治疗职业发展与地域经济发达程度关联密切。一般情况下，经济发达地区人们对自身心理健康的重视程度高，更容易探究自我，精神分析和认知心理理论取向更容易获得从业者的认同。而经济相对比较落后的地区，求助一般是为了解决孩子的成长问题，所以行为主义理论更容易获得咨询师或治疗师的认可。当然，心理咨询与治疗是否纳入保险付费也是决定理论取向的一个重要因素。

（3）学习和工作环境。

心理咨询与治疗从业者所处的学习环境和工作环境都会对其理论取向产生较大的影响，且其影响通常具有较大的交互性：一方面自己更容易选择那些与自己认同理论比较相像的工作环境；另一方面环境也会影响其理论取向的选择。

（二）影响心理咨询与治疗从业者理论取向选择的个人因素

1. 性别与年龄

作为影响选择的重要个体因素，性别与年龄对于心理咨询与治疗从业者理论取向也具有一定影响。有研究显示，年长的治疗师倾向于选择精神分析/动力学取向，年轻的治疗师则更可能用折中模式和较新的方法，选择认知行为取向和行为治疗取向的治疗师也比较多（Ogunfowora，2008；Zook，1989；Poznanski，2003）。

2. 人格特征

心理咨询与治疗职业学习者和从业者，自身的性格特点，包括自我监控能力等都会对其理论取向产生影响。高自我监控者能更好地依据他人和环境调节自己的行为，低自我监控者则相反。研究显示，高自我监控者更倾向于使用折中的行为取向，而低自我监控者则倾向于选择精神分析取向（Matthews，1988）。

3. 认识论特性

有研究显示，不同认知特性会对心理咨询与治疗学习者和从业者的理论取向产生一定影响。如果将认识论分为机械论和有机论来考虑，则行为主义者偏向机械论，其次是精神动力学取向者，人本/存在主义取向者偏向于有机论，认知取向和系统取向者则没有显著的偏向（Vasco，2007）。如果将认识论分为经验主义、理性主义和隐喻主义，则行为取向治疗师的经验主义得分最高，其次是认知取向者，而人本和精神动力学取向者则得分最低；认知取向者理性主义得分最高，其次是行为取向者，人本和精神动力学取向者得分最低；精神动力学取向者隐喻主义得分最高，行为取向者则最低（Vasco，2008；Arthur，2001）。

（三）影响心理咨询与治疗从业者理论取向转变的因素

1. 咨询师与治疗师与理论取向的和谐

心理咨询与治疗从业者的理论取向并不是一直维持不变的，理论取向发生转变也是较为常见的现象。如咨询师小 L 因对人本主义心理学产生兴趣而选择去读应用心理学专业的研究生，毕业后在一所大学从事学生心理咨询工作，受自身性格和临床实践经验的影响，小 F 对心理咨询与治疗领域中的理论都有了深刻认识，改变了明显的人本主义理论取向，逐步趋于理论整合。

有研究者认为，咨询师和治疗师是否能维系某种理论取向，取决于从业者与理论之间的"和谐"发展，当治疗师感受到"不和谐"时，不仅会导致对理论取向不满意，还会使治疗师逐渐偏离"理想的理论实践"（Chwast，1987）。

2. 影响从业者与理论二者间和谐的因素

影响理论取向转变的因素很多，但主要集中在人格特点、培训和临床经验三个方面。其中，人格特点最为重要。有些研究者甚至认为，虽然培训、督导和早期的临床经验等都会决定咨询师最初的理论取向，但理论取向的维持只与人格相关（Arthur，2001）。表 2-1 是从业者和理论间的匹配示意图（刘晓敏等，2012）。

表 2-1　认知行为/行为取向和精神分析/动力学取向从业者的人格和认识论特点

认知行为/行为取向	精神分析/动力学取向
1. 不是关注内心及其复杂性的思索者，他们验证假设时需要具体的、客观的、可观察的和可测量的物理感官刺激	1. 他们在思考时首先关心的是内心世界，思考方式更多地依赖于直觉，有计划、有想象力，喜欢建立理论和实验
2. 认为环境因素是导致行为的重要因素	2. 关心内心世界、梦、记忆和自由联想
3. 认为自己是理性的和经验性的	3. 认为自己是严肃的、复杂的、有形而上学观点的
4. 在治疗中设置界限、测量行为、改变行为并希望强化它	4. 在治疗中关注的是情感和内省，而不是焦点问题及其改变
5. 关注思想多于关注感情	5. 有抑郁、情绪化、焦虑和内省的倾向
6. 不太接受来访者的攻击，也不太接受亲密接触	6. 在治疗中有互动式的情感反应，接受治疗中的攻击和能量
7. 喜欢稳定，很现实，喜欢把现象拆分为元素加以分析	7. 鼓励改变，对人整体的观察重于对部分的了解
8. 认为治疗中重要的驱动力是提高、发展和丰富生活	8. 对危险的人和事很敏感，会避免风险
9. 趋向于自我聚焦、自我实践，有很强的自我认同感，倾向于独立于其他人	9. 喜欢创新，在认知结构之外行动，喜欢按照自己的想象去创造对病人独一无二的理解
10. 通常是脚踏实地的、传统的、没有艺术感，守时，讲秩序，喜欢做预言，是稳定的和现实的	10. 通常展现出一种灵活的、可变的、具有创造性的、不循规蹈矩的、充满想象力的、个人化的和活跃的人格特点
11. 自我评价是积极的，具有创造性、实践性、支配性，自信、外向	11. 自我评价是被动的、不太现实的、谦虚的、反应性的，而不是活跃的

──────◀ **本章小结** ▶──────

　　心理咨询与治疗是以一定的心理学理论为基础的，本章介绍了心理咨询与治疗常见取向的理论基础。心理动力取向重视人的潜意识、本能及创伤经验，以此作为分析心理症状的突破口。认知行为取向重视人的不合理认知、行为的塑造和改变机制，以强化、模仿作为理解和改变不良行为的依据。人本主义取向强调人的潜能与价值，重视人内心的真实体验，把寻找自我作为心理咨询与治疗的主要目标。此外，家庭治疗取向认为我们生活中的主要力量在个体外部，即家庭中。后现代治疗取向认为心理问题的产生源于来访者深陷在一个毫无作用充满问题的故事中生活，咨询师与来访者可以通过对话重新建构生活的意义。积极心理学治疗取向主张关注来访者积极的情感体验和人格特质，使来访者激发起自身的力量。通过本章学习，希望学习者能够重视专业基础理论知识的学习，特别是在确定自身理论取向时，应在广泛了解心理咨询与治疗系统理论基础之上，结合个人特征，选择最适合自己、最有利于自身职业发展的理论取向。

──────◀ **课后思考** ▶──────

1. 不同心理咨询与治疗理论对心理问题病理的解读有何不同？
2. 分析我国心理咨询与治疗理论发展趋势，思考自己可以贡献哪些力量。
3. 不同心理咨询与治疗理论各自适合什么样的来访者？
4. 作为心理咨询与治疗专业的学习者，你如何看待自己的理论取向问题？
5. 分析自己的人格特质与心理咨询与治疗理论间的和谐程度。

◀ **专业育人专栏-2** ▶

"心共勉"

合抱之木，生于毫末；九层之台，起于垒土；千里之行，始于足下。

——老子

课程启示：

自我成长与专业发展专题思考：理论、基础、个性

问题	个人思考	自我成长启示	专业发展启示
专业基础知识学习对个人成长的重要性			
百家争鸣对于事物发展的重要性			
如何处理自己与专业理论的关系			

第三章

心理咨询与治疗的研究方法

随着时代发展和科技进步，心理咨询与治疗所面临的问题也在发生变化，相关专业知识以及可采用的问题解决方案也在不断推陈出新。然而，过往的相关专业著作与教材中，有关心理咨询与治疗研究的介绍却颇为稀少，相关的研究是如何开展的呢？如果要进行心理咨询与治疗研究，有哪些研究范式可供参考呢？为了回答这些问题，本章围绕心理咨询与治疗研究的意义、内容和范式进行梳理，希望能为行业内的学生、教师以及从业者提供较为全面的信息，帮助其掌握获取最新的行业研究成果信息的技能。

学习目标

1. 通过学习，了解心理咨询与治疗研究的概念与现状，并理解其重要性。
2. 了解心理咨询与治疗研究的不同类别与特点。
3. 掌握心理咨询与治疗研究的基本框架、流程与方法。
4. 培养查询心理咨询与治疗最新研究成果的能力，尝试构思一个心理咨询与治疗研究。

▶ 导入案例

李琳是某高校心理咨询中心的心理咨询师，擅长基于认知行为疗法的心理咨询。由于新冠病毒感染疫情暴发，李琳所在高校的心理咨询转为线上咨询。李琳尝试通过网络用认知行为疗法为一名居家在线学习的大学生减轻躯体化症状，经过四次咨询，效果不佳。想到自己在线下心理咨询中使用认知行为疗法对躯体化症状成功干预的若干经验，李琳感到困惑，于是她翻开了手边的专业书籍，想要找到以下问题的答案：

1. 是否有证据能证明网络认知行为疗法适用于对躯体化症状的干预？
2. 是否有类似的心理咨询案例报告可作为咨询操作的参考？
3. 如果网络认知行为疗法可被用于对躯体化症状进行干预，其背后的关键作用机制与影响因素是什么？

然而，翻遍了手边的专业书籍，李琳仍然没有找到这些问题的答案。此时，还有什么办法能帮李琳解除心中的疑惑吗？

第一节 心理咨询与治疗研究的意义

一、心理咨询与治疗研究的概念

（一）心理咨询与治疗研究的定义

1. 定义

心理咨询与治疗研究是指按照科学研究的方法和要求，针对心理咨询与治疗相关问题进行的知识整理、数据搜集、统计与分析等研究工作。此类研究通常针对特定心理问题或障碍，围绕"某类干预方法是否有效""为何有效"等问题展开。研究的主题可以是具体的理论取向与技术选择（根据来访者的不同表现与诉求，研究什么样的干预技术有效）或干预效果的关键影响因素（如情绪、认知、关系、求助动机、咨访关系等），也可以是对领域内某问题的研究成果的概括性总结（如针对心理咨询与治疗中关于保密研究的文献回顾等）。由于心理咨询与治疗过程本身的复杂性以及在实际操作中的高度个性化，本领域的研究开展仍面临诸多挑战。

2. 定义讨论

按照钱铭怡教授（2011）的总结，过去二十年国际学界对心理咨询与治疗的研究聚焦于四个方面。第一，发展和验证心理治疗模型和方法的有效性，即基于循证医学框架开展研究。这类研究多采用随机对照试验（randomized controlled trial，RCT）设计，并以相同标准同时在多部门联合开展相关研究。第二，心理治疗与认知神经科学结合的临床治疗研究，例如采用认知行为治疗（CBT）干预心境障碍的前后脑功能磁共振成像变化的研究。第三，质性研究与量化研究相结合，例如对心理咨询与治疗的"过程-效果"研究。第四，将西方的心理治疗理论和方法与东方的哲学思想和方法结合的研究，例如在世界各国方兴未艾的对正念（mindfulness）疗法的研究等。

（二）心理咨询与治疗研究的类型

按照不同的分类方法，心理咨询与治疗研究可以被分为多种类型。

1. 按研究内容划分

按照研究内容划分，可将心理咨询与治疗研究分为过程研究（psychotherapy process research）和效果研究（psychotherapy outcome research）。这也是目前国际学界对心理咨询与治疗研究最主要的分类方法。

过程研究是针对心理咨询与治疗过程的科学研究。它包括对构成心理咨询或治疗的事件的精确、系统和有控制的观察与分析。以心理咨询为例，虽然其基本要素很简单，可概括为来访者、来访者所经历的痛苦或疾病、咨询师以及咨询师提供的帮助，但由于心理咨询形式和环境的多样性以及来访者的个体差异性，心理咨询师需要根据来访者不同的实际情况（例如造成痛苦的原因）和所使用的咨询理论来安排和设定咨询过程，而咨询过程也可以被看作是一系列操作和事件，它们中的任何一个都可以成为影响最终咨询效果的变量。因此，心理咨询与治疗过程中涉及的所有变量都能成为过程研究的对象，例如咨询设置、咨询目标设定以及咨询同盟的构建等。

效果研究则是以研究某种（或某些）心理咨询或干预是否能在特定个体或群体身上产生期望的临床效果为目标的科学研究。该研究类型更多是以循证医学的框架为基础，通过实验设计为判断咨询或干预效果搜集证据而进行的实证研究。例如，研究者可通过随机对照试验、结果测量和统计数据分析验证干预结果的有效性。

2. 按研究目的划分

按研究目的划分，可将心理咨询与治疗研究分为基础研究和应用研究。

基础研究是指为了取得关于心理治疗或干预的可观察的事实的基本原理或新知识，不以特定或具体的应用为目的而开展的实证性工作或理论性工作。换句话说，无论是通过实证性数据分析探究心理咨询技术的内在作用机制，还是在理论层面对特定心理现象进行分析，抑或是对心理咨询理论进行更新和扩展，只要满足"增加新的知识"且"不以实用为主要目的"条件的研究，均可被认为是基础研究。但也需要指出，虽然基础研究主要以认识为目的，但并不否认某些基础研究也具有广泛的应用价值。

应用研究是指为了达到某一具体的实用目的或目标而获取有关心理咨询与治疗的新知识所进行的独创性研究。例如，采用随机对照试验设计进行的效果研究往往被用于验证某项干预技术的临床有效性，这通常可被认为是应用研究。但是，在心理治疗领域，针对随机对照临床试验是应用的还是基础的，也发生过争论。例如，博尔科韦茨和米兰达（Borkovec & Miranda，1996）曾提出，采用随机分组范式的心理治疗研究应该属于基础研究，对于研究结果的解释应该聚焦于被治疗者发生改变的内在机制（产生结果的原因）而非治疗的效果（结果）。针对这样的观点，博伊特勒和卡尔诺（Beutler & Karno，1999）等研究者进行了反驳。可见，一些心理咨询与治疗研究在"基础"和"应用"的分类上有时存在交叉与重叠，分类的基本依据还是要回到研究的主要目的。

3. 按研究方法划分

首先，从获取研究资料的方式、研究视角以及基本方法学角度，可将心理咨询与治疗研究分为量化研究和质性研究。量化研究是指着重探讨与咨询或治疗研究对象有关的数量特征、关系和变化，并以此就心理现象、变化趋势进行解释、预测的研究方法。典型的量化研究设计重视对研究对象群体共性的探究，主要方法有调查法、相关法和实验法。由于研究所需的资料和数据往往可以批量获取，因此量化研究方法常被用于大样本研究。质性研究主要是以现象学（phenomenology）、诠释学（hermeneutics）、人种志（ethnography）、扎根理论（grounded theory）等理论和方法为基础，通过对与心理咨询和治疗相关的现象发展过程及其特征的深入分析和详细考察，解释现象背后的本质和变化发展的规律的方法。典型的质性研究方法重视研究个体的差异性，包括实地研究、文献研究等。

此外，按照美国《治疗工作指南》（A Guide to Treatments that Work）对心理治疗

研究方法的分类标准，可将心理咨询与治疗研究分为六种类型。类型Ⅰ是研究设计最严谨的研究类型，研究中有对比组、随机分配、双盲评定，有清楚的剔除和进入标准、好的诊断方法、被试的组成、清晰的统计方法等，这类研究就是所谓符合"金标准"的研究；类型Ⅱ主要是干预性的临床试验，但缺乏某些Ⅰ型研究的特点；类型Ⅲ是仅有方法学的思考，研究中没有严格的控制，是开放式的研究，具有某种观察的主观倾向，其所得到的结果只适用于为进一步的研究提供方向；类型Ⅳ是对第二手资料进行的评论性研究；类型Ⅴ是指没有第二手资料的评论性研究；类型Ⅵ的研究包括案例研究、论述文、议论文等。而在所有这些类型的研究中，最受推荐的是随机对照研究，即所谓类型Ⅰ研究。

4. 按研究数据量划分

按研究数据量划分，心理咨询与治疗研究包括个案研究、小样本研究、大样本研究和大数据研究。

个案研究就是对单一的研究对象（$n=1$）进行深入而具体研究的方法，其研究对象可以是个人，也可以是个别团体或机构。在心理咨询与治疗领域，个案研究是一种常被用到的研究方法，也是一种研究个性心理的最直接的研究方法。在典型的心理咨询个案研究中，研究对象往往是咨询师的来访者，作为研究者的咨询师通常会设定严格的研究入组标准，筛选出符合研究要求的来访者，在获得对方知情同意以后开展研究。它可以是对来访者在心理咨询过程中心理发展过程的全面系统研究，也可以是对某一心理侧面的研究。例如，李洁等人（2021）通过依恋取向的亲子沙盘游戏治疗成功干预了一个 6 岁活跃退缩幼儿，并通过研究探讨了影响干预效果的关键因素。个案研究的优点是便于对研究对象进行比较全面深入的考察；缺点是代表性较弱，有时缺乏典型性。

小样本（small sample）通常指样本容量小于 30 的样本（$n<30$），是与"大样本"相对的概念。小样本研究，顾名思义，就是指在研究对象是小样本情况下进行的研究。小样本在进行统计分析时会在分析方法上受到很多限制，统计功效也相较大样本偏低，因此更多出现在质性研究中。例如，胡姝婧等人（2014）对 15 位当事人进行访谈，通过当事人对领悟的看法，总结出了领悟的概念界定。

大样本（large sample）是指样本容量大于等于 30 的样本（$n\geqslant30$）。大样本研究就是指在研究对象是大样本情况下进行的研究。大样本相较小样本抽样误差更小，并且有更高的统计功效，能够反映研究对象的共同特征，因此通常只被用在基于统计学或机器学习的量化研究中。例如，刘彬彬等人（2013）调查了广东地区 9 802 位消化内科门诊患者中的难治性肠易激综合征患者，发现这类患者的抑郁症状、焦虑症状和抑郁合并焦虑症状伴发率高。

大数据（big data）指的是所涉及的资料规模巨大到无法通过主流软件工具在合理时间内进行撷取、管理、处理并整理的资讯。大数据是数据集合，以容量大、类型多、存取速度快、应用价值高为主要特征。目前绝大部分的大数据来源于互联网，5G 时代的到来为大数据研究提供了更好的条件。人的网络行为与心理健康状态息息相关，于是心理健康相关主题的研究与大数据也产生了联系。例如，常建霞（2021）通过采集 35 254 条微博数据，分析了河南省 17 个地市在新冠病毒感染疫情期间公众的焦虑情绪及其时空分异。

5. 其他类型研究

在心理咨询与治疗研究领域，国内外也有一些研究者使用元分析（meta-analysis）或文献计量学分析开展研究。这些方法不同于传统的研究分类方法的划分类型，涉及多种研究方法的交叉混合，研究对象也不是由"人"直接产生的一手数据，而是文献，因此单独进行介绍。

美国学者格拉斯（Glass）于 1976 年将元分析定义为"以综合已有的发现为目的，对单个研究结果进行综合的统计学分析方法"，也称为"典型或定量元分析"。简单来说，元分析是将多个分析研究的结果荟萃成一个结果。目前元分析的研究大多数基于数据库或者文献的搜寻，将多篇文献的结果进行整理融合，最终得出一个综合性结论。在心理咨询与治疗领域，元分析也经常被用来呈现针对某个特定主题的相关研究结果的集中性趋势。例如，霍伊特等人（Hoyt et al.，2018）研究了心理治疗效果研究中效应量计算的问题，发现不同研究中效应量计算方法与流程并不一致，最终推荐了一套提升研究可比较性的效应量计算标准化程序。我国研究者任志洪等（2019）则利用元分析结构方程模型（结合元分析和结构方程的方法）验证了接纳承诺疗法的效果和作用机制。

文献计量学是以文献或文献相关媒介为研究对象，采用数学、统计学等计量方法，研究文献和文献工作系统的规律与科学管理以及探讨科学技术动态特征的一门学科。文献计量学分析的对象主要是文献量（各种出版物，尤以期刊论文和引文居多）、作者数（个人集体或团体）、词汇数（各种文献标识，其中以叙词居多）、文献发表来源等，分析的目的是揭示学科领域的历史发展、著述活动、出版物以及利用的模式。由此也可看出，虽然都是对文献进行定量分析，元分析更关注文献所承载的研究结果，而文献计量学分析关注的是文献本身的相关信息。在心理咨询与心理健康领域，付艳芬等人（2013）对我国心理健康服务理论研究进行了 30 年文献计量学分析，发现了我国开展心理健康服务理论研究的区域分布特点与数量增长趋势。

二、心理咨询与治疗研究的对象与意义

（一）心理咨询与治疗研究的对象

1. 心身关系

心身关系是哲学、心理学等学科的基本问题，也是心理咨询与治疗领域研究的主要对象之一。在心理咨询与治疗发展的历史上，几乎所有的主流流派都强调用心理因素解决心理问题的基本理念，概括起来可以说是"心病须用心来治"或"以心治心"。例如，精神分析是通过分析患者的无意识动机，让患者了解自己的内心冲突或创伤根源而达到心理治疗目的；认知疗法把认知过程作为心理或行为决定因素，认为人的心理和行为问题是由错误或偏差的认知所致，因此强调治疗的关键是发现患者的错误认知并加以矫正，即重构认知。各流派虽然不强调通过身体来进行心理治疗，但是也注意到了躯体化症状的存在。

医学与生理学的发展使人们明确认识到了"以心治心"的局限性，尤其是针对心理疾病与心理障碍，其产生的原因与脑内功能、结构的改变密切相关。脑损伤或是脑内神经递质分泌的变化都有可能对个体的情绪或情感造成直接影响。例如，病理学研究发现抑郁症发病跟突触间隙5-羟色胺的浓度降低有关。因此，选择性5-羟色胺再摄取抑制剂（selective serotonin reuptake inhibitor，SSRI）作为当前抗抑郁的主流药物被开发，用于选择性抑制突触前膜对5-羟色胺的回收，从而达到调节5-羟色胺的浓度，改善患者情绪的目的。近年，研究者开始热衷于研究"肠脑轴"（gut-brain axis），它是在人体内由大脑、肠道共同构成的系统。这两者互相以荷尔蒙和神经信息的形式进行沟通，共同调节我们的情绪反应、新陈代谢、免疫系统、大脑发育与健康。已有研究表明，肠道菌群在肠脑轴中发挥着重要的作用，一些精神疾病的发作可能与肠道菌群的变化有关。

总之，人的身体与心理之间存在密切联系，对于这些联系是如何存在的，以什么形式存在的，还有待各学科领域进一步研究。对于心理咨询与治疗领域，这也是一个非常值得研究的课题。

2. 心理健康

心理健康是指心理的各个方面及活动过程处于一种良好或正常的状态。世界卫生组织（WHO）将心理健康定义为"一种个体在环境中以及个体与环境间的平衡状态，它不仅是没有精神障碍，还是支撑个体思考、学习以及理解他人情绪和反应的能力，是个体幸福感与有效发挥心理机能的基础"。心理健康的理想状态是保持性格完好、智力正常、认知正确、情感适当、意志合理、态度积极、行为恰当、适应良好的状态。

心理咨询与治疗的目标是协助求助者矫正行为、缓解情绪、调整状态、重新构建合理认知模式；促进良好心理素质的形成和健康人格的发展，提高生活信心；最终改变求助者自我认知，使其自我成长、完善人格，提高生活质量。不难看出，心理咨询与治疗的目的正是让求助者恢复和保持心理健康。如何能高效达到这个目的，就成为重要的研究课题。

3. 心理障碍

心理障碍是指一个人由于生理、心理或社会原因而产生各种异常心理过程、异常人格特征、异常行为方式，是一个人表现为没有能力按照社会认可的适宜方式行动，以致其行为的后果对本人和社会都是不适应的。当心理活动异常的程度达到医学诊断标准时，我们就称之为心理障碍，心理障碍强调的是这类心理异常的临床表现或症状。

心理治疗研究大多是围绕心理障碍的诊断、治疗、复发预防来开展的。

（二）心理咨询与治疗研究的意义

1. 促进心理咨询与治疗相关科学发展

心理咨询与治疗研究旨在研究各类心理问题及障碍的发生、发展规律，以及干预方法、效果和作用机制，以增进人们的心理健康，提高生活质量。随着社会不断发展，我国的心理咨询与治疗行业已发生了显著的变化，有组织地开展研究，可以深入系统地总结以往实践经验，加深对人的生命和疾病现象及其发生、发展规律的认识，发展新理论，开拓研究新领域，攻克技术新难关，寻求维护人类健康和防治疾病的最佳途径和方法，提高咨询与治疗技术和质量，满足人民对幸福生活的美好需求。

2. 提高从业人员素质

加强科学研究，不单单是出成果的问题，关键在于通过科学研究，提高从业者观察问题、思考问题的能力，秉承严谨细致的工作作风，培养勤于思考、勇于探索的性格，通过了解、参与科学研究，促进业务素质的提高，形成正确的理论认识，进一步指导实践高质量开展。

另外，对于我国的专业人员可以开展的科研工作，钱铭怡教授给出了建议：（1）在研究内容方面，追踪国际研究热点，不仅进行心理咨询与治疗的临床研究，也积极开展心理咨询及治疗的基础研究。具体而言，应提倡进行咨询与治疗的过程-效果研究，开展治疗模型及方法研究，推动循证治疗的研究。（2）在研究方法方面，积极开展随机对照研究；学习新的研究方法和技术，不仅进行量化研究，也积极进行质性研究。（3）在研究时程方面，对治疗效果的研究不仅进行干预前后的对比，而且进行纵向的追踪研究。（4）在研究合作方面，提倡开展多中心的合作研究（如进行针对某一障碍的特定心理治疗的循证研究），提倡与不同学科的研究者进行合作研究（如心理治疗人员与认知神经科技工作者合作对特定障碍者在心理治疗前后的脑影像变化的研究）等。

3. 推动学术交流

随着人类社会科学文化的发展，产生了科学技术的交流活动，学术交流是科学劳动的一种特殊方式和必需手段。学术交流来源于科学研究，反过来又促进科学研究和学术水平的提高。通过学术交流，尤其是国际学术交流，新的科学知识得以广泛传播，心理咨询与治疗领域的科研人员互相启发，共同进步，活跃学术思想，加快研究的脚步。

4. 回应社会需求

2018年4月，中华医学会健康管理学会发布的《中国城镇居民心理健康白皮书》显示，当前中国城镇居民有73.6％处于心理亚健康状态，存在不同程度心理问题的城镇居民有16.1％，而心理健康的城镇居民为10.3％。这些数据表明，当前我国居民对心理健康管理有较强需求。临床与咨询心理学实践性强，所涉领域广，除了需要了解心理学各学科基本知识、心理咨询与心理治疗专业理论知识以外，还需要了解其他人文社会科学和医学相关理论知识。心理咨询与治疗研究的推进，有助于所需知识的补齐，并提升我国心理健康服务及心理学社会应用与研究水平，促进社会心理服务体系的完善。

5. 推动行业与社会发展

心理治疗的相关研究对心理治疗专业发展起到了重要作用，在国外已经得到验证。在德国，早在20世纪60年代初，一项研究结果证明了心理动力学治疗的有效性，这使心理治疗指南得以进入1967年德国政府制定的健康治疗体系。而目前在德国，心理动力学治疗、认知行为治疗等的治疗费用已经纳入医疗保险，是因为这些学派的治疗效果通过了德国联邦科学顾问委员会下设的心理治疗科学委员会的严格审查。审查中最重要的一项内容是要有科学的实证性研究的证据，即需要有至少三项采用该疗法对不同的心理障碍的研究证实其在临床实践中确实有效。这样的例子表明，行业与社会的发展离不开科学研究的推动，提升心理咨询与治疗相关研究的质量，有助于推进我国社会心理服务体系以及健康中国的建设。

第二节　心理咨询与治疗的研究内容

一、心理咨询与治疗的基础与技术研究

（一）心理咨询与治疗的理论研究

在心理咨询与治疗的理论研究中，较为常见的类型有理论创新综述和理论创新探索或实践两种。

1. 理论创新综述类

刘陈陵和王芸（2016）针对来访者自我改变的动机的提升方法，围绕国外对于自我决定理论（self-determination theory，SDT）与成瘾行为治疗中发展起来的动机访谈（motivational interviewing，MI）技术的整合研究进行了综述。首先，研究者通过对文献进行梳理，明确了来访者动机是心理咨询与治疗产生有效性的重要因素。其次，使用自我决定理论框架对心理咨询与治疗的动机进行概念化，并且回顾了基于自我决定理论的心理咨询与治疗的动机分类的研究；同时，回顾了临床技术中的动机访谈的概念与相关研究。再次，基于自我决定理论与动机访谈在人性观、治疗理念上的共性，以及在概念与结构上的互补性提供了新的整合框架和文献支持。最后，对整合框架进行总结，并对其未来发展与应用前景进行展望。

2. 理论创新探索或实践类

孔德生等人（2003）根据折中整合心理咨询理论，结合自身多年理论研究与实践经验，总结了一套折中整合的心理咨询与治疗实践方法。首先，研究者将折中整合疗法的实践原则总结为人性化原则、实用性原则和整体性原则。其次，对于疗法的实施过程与实施步骤，研究者分别从认知、情绪和行为三个方面阐述了具体的干预实施方法，各个方面均涉及了不同取向心理咨询技术的折中整合。最后，进行总结。

（二）心理咨询与治疗的技术研究

心理咨询与治疗的技术研究重点关注助人实践中涉及的具体技术使用对最终咨询或治疗效果的影响，因此大部分技术研究都偏向于过程-效果研究。其中部分研究聚焦于过程变量，例如咨询师行为变量、当事人行为变量，或者咨询师与当事人的关系变量；部分研究则更加关注效果变量，例如心理咨询后的即时效果、会谈效果，或者使用特定干预技术的临床治疗效果。两类研究的类型都呈现出多样化的特点，既包含随机对照分组的临床实证研究，也不乏综述类与元分析类的总结性研究。

1. 过程研究

王铭等人（2022）对于真实关系在心理治疗中的概念、作用以及近十年的研究进展

进行了综述研究。首先，研究者强调"'当事人-治疗师'关系是预测心理治疗效果最强有力的指标之一"，引出治疗关系的三元模型，并强调真实关系在其中的重要作用。其次，研究者界定了真实关系的定义和结构，并回顾了其发展历史，同时对真实关系、疫情和工作同盟三种当事人-治疗师关系的概念进行了辨析。再次，从真实关系与治疗效果、真实关系与治疗过程的角度分别回顾了近十年的主要研究进展。最后，对于真实关系的意义、影响以及在未来实践中的作用进行了评价与展望。

2. 效果研究

刘明矾等人（2022）基于以往研究结果——绝大多数抑郁症患者经历过痛苦的侵入性回忆的消极表象，通过实验比较了表象修编（imagery rescripting，IR）与认知重建（cognitive restructuring，CR）技术对具有侵入性表象的亚临床抑郁个体的干预效果。研究者将100名具有侵入性表象的亚临床抑郁个体随机分入表象修编组、认知重建组以及候诊组（waiting-list，WL），并在2个月后进行追踪随访。最终得出结论：针对实验中的被试群体，表象修编技术是减轻抑郁症状的有效手段，且干预效果优于基于言语的认知重建技术。

3. 心理咨询与治疗有效性研究

（1）有效性评价指标。

对于心理咨询与治疗的有效性评价，学界公认的评价指标主要有三个，分别是疗效、实效与效率。

疗效是判断某一治疗方法对某一病症是否存在特异性效果的指标。"疗效研究直接的目标是将治疗效应从其他类型的变量中分离出来，最终的目标是决定某种治疗方法能否导致积极的治疗改变。"疗效研究在方法论上特别强调随机对照试验，主张将同一病症的病人随机分成两组，实验组采用某种治疗方法，控制组即候诊组（wait-list）采用安慰剂治疗或常规治疗。由于实验组与控制组在其他方面都相同，有效地控制了其他导致治疗改变的变量，因此组间差异就是由实验组的治疗方法导致的。随机对照试验是疗效研究的"金标准"，当代关于心理治疗有效性的结论，以及实证支持治疗清单的建立，大都建立在随机对照试验及其元分析的基础之上。

实效是判断某一治疗方法能够推广到真实临床情境的程度的指标，包括可执行性、成本效益率、对其他人群（如少数民族、性少数群体、残疾人）的适应程度等。"实效研究的最终目标是决定某种能够导致治疗改变的治疗方法，能否在更具外部效度的条件下（如真实情境中）予以实施。"高实效意味着这种治疗方法容易从实验室情境推广到日常实践情境，可执行性强、成本低、风险小、效益高。实效研究并没有像随机对照试验一样的合适的、成熟的方法论，其研究成果也远少于疗效研究的成果。1995年《消费者报告》曾进行过一个名为"心理健康：治疗有帮助吗？"的大型调查，这是历史上非常著名的实效研究，证明了心理治疗确实有效、时间持续越长获益越多等一系列结论。最近的一个实效研究，系统回顾了初级保健中抑郁症患者心理治疗的有效性，结果发现，与其他疗法相比，认知行为疗法能够以更少的资源获得相似的效果。

效率是判断某一治疗方法起作用的快慢程度及持久性程度的指标。霍华德等人

（Howard，Kopta，Krause，& Orlinsky，1986）首次研究了治疗效果与会谈次数的关系，结果发现：心理治疗类似药物治疗，心理治疗越多，改善的可能性越大；"剂量"增加，收益递减。14％的病人在首次会谈后即有改善，53％的病人在 8 周的会谈后改善，75％的人在 26 次会谈后改善，83％的人在 52 次会谈后改善。汉森和兰伯特（Hansen，& Lambert，2003）研究发现，大约 1/3 的人在第 10 次会谈结束时康复，50％的人在第 20 次会谈结束时康复，75％的人在第 55 次会谈结束时康复。哈斯等人（Haas，Hill，Lambert，& Morrell，2002）发现，病人在治疗早期（如前三次会谈）获得的积极反应，可以预测最终的治疗结果及疗效的持久性，显著改善的病人中约 80％是治疗的快速反应者。此外，一项最近的元分析研究显示，心理治疗比药物治疗更为持久，病人在治疗过程中所获得的应对技能，在治疗终止后仍在持续改善着他们的生活状况。

（2）我国的有效性研究现状。

郭仁露等人（2015）对我国心理咨询与治疗领域研究热点进行了知识图谱分析。结果发现，在与疗效有关的知识图谱区域，关键词"疗效"处于区域的中心位置，与大多数关键词距离较近，聚合度很高。这说明该研究领域的多数专家、学者的研究文献都以"疗效"为立足点和突破口。一方面，表明心理咨询与治疗"疗效"研究是目前我国心理咨询与治疗研究的热点问题之一；另一方面，表明我国心理咨询与治疗研究关注点仍处于考察"心理治疗（干预）是否有效"的问题阶段。同时，各类精神疾病的关键词"精神分裂症""脑卒中""焦虑"和"抑郁"，各种治疗方法的关键词"团体心理治疗""支持性心理治疗""积极心理治疗"，以及各种表示心理治疗是否有效的指标性关键词"生活质量""人际关系"等距离关键词"疗效"都很近，聚合度很高。这说明我国的心理咨询与治疗在朝着考察心理咨询与治疗有效的原因方面推进。

（三）心理咨询与治疗的本土化研究

心理咨询与治疗的本土化研究主要包括临床实证量化研究、理论研究以及综述研究等形式。在临床实证量化研究中，研究者往往使用本土化的心理咨询与治疗技术对特定群体进行干预，并验证其效果。例如，杨加青等人（2005）通过临床实验验证了使用中国道家认知疗法并用盐酸米安色林的方法治疗老年抑郁症的效果。理论研究通常通过理论解析与论述，将特定取向的国外心理咨询与治疗理论跟我国的文化或国情相结合，提出可用于我国民众的新方案。综述研究则是通过汇总和梳理实证类型的本土化研究，对关注的特定本土化心理咨询或治疗技术进行总结和评价。以下提供理论研究和综述研究的示例。

1. 理论研究示例

赵健（2022）论述了基于中国画的本土化美术治疗对于听障大学生心理疗愈的可行性与优势。首先，研究者对美术治疗的定义及其在西方的发展历史进行了论述。其次，分析了中国画的特点，强调中国画主题"气韵生动"，体现出"生命的节奏"，并且潜藏"道学精神意蕴"，可以起到"自我慰藉和康复治疗"的作用。再次，分析了听障大学生的生理心理特点，以及中国画对于听障大学生心理疗愈的适用性。最后，总结了将中国画美术疗法应用于听障大学生心理调适和自我意识提升的实践方向：一是发挥中国画审美教育功能，帮助听障大学生进行情绪调适及人格建构；二是利用中国画自由笔墨游戏，帮助听障大学生进行艺术体验及情感整合；三是开展中国画创作体验活动，引导听障大学生达成艺术思考及团队精神。

2. 综述研究示例

卢佳等人（2021）以悟践疗法、心理疏导疗法、道家认知疗法为例，对国内本土化认知行为治疗（CBT）的发展现状进行了综述研究。首先，研究者介绍了我国认知行为治疗本土化的发展历史，以及各本土化流派的产生背景和特点。其次，对国内 CBT 本土化主要流派的共同点进行了总结，主要包括"强调认知的关键作用""努力建构本土化的心理病理学说""治疗程序标准化""治疗结果实证化"以及使用"东方式说服策略"。最后，研究者总结了国内 CBT 本土化发展存在的问题，并提出了对 CBT 本土化的展望与思考。

二、脑科学与心理健康研究

（一）脑科学与心理健康研究现状

1. 脑科学与心理健康研究进展

脑科学，又称神经科学，是研究脑和神经系统的结构与功能的交叉性学科。脑科学涉及的研究范围包括但不局限于探讨大脑的工作原理和发现大脑疾病的异常机制。自 20 世纪 50 年代里奥克（David Rioch）成立第一个神经科学实验室以来，基于脑的研究受到大量科学研究者的关注。

人脑是人的心理主要的物质器官，是心理发展的重要源泉。人类的学习、记忆、思维和智力，乃至身心健康都离不开大脑功能的活动。20 世纪 90 年代以来，脑科学研究技术和大脑研究本身均取得了长足发展。在脑科学研究技术上，随着神经影像学的发展[包括功能性磁共振成像（fMRI）、正电子发射断层成像（PET）、单光子发射体层成像（SPECT）]、电生理学和人类的遗传分析的发展，结合心理学的实验技术，神经科学家和心理学家开始解决诸如认知与情感的神经基础等科学问题。得益于科学技术的爆发式发展，以及各国对脑科学研究的重视与投入，近 30 年来人类对脑的理解和认识有了极大的提升。但由于人脑的高度复杂性，有关人脑的高级功能和精神活动的组织方式，至今仍未被完全解明。

2. 我国脑科学与心理健康研究现状

当前我国社会经济和科技发展迅猛，人们的学习、工作和生活方式发生了深刻变革，节奏加快，各种压力所带来的情绪障碍（如焦虑症、抑郁症）的发病率有所提升，且逐渐呈现低龄化趋势。促进脑与心理健康业已成为国家重大需求，是"健康中国 2030"规划纲要的主要目标之一，其中正常个体发育基础研究和脑认知与精神疾病研究等是重点研究领域。

此外，合理利用脑科学的研究手段与最新成果，有助于加速心理咨询与治疗研究，更好地维护与促进民众的心理健康。我国也正式启动了"脑科学与类脑科学研究"重大科研项目，其研究目标包括探索大脑秘密，攻克包括精神分裂症、抑郁症、阿尔茨海默病等在内的危害人类身心健康的脑与精神疾病。

（二）脑科学与心理健康研究类型

1. 心理健康相关的神经机制研究[①]

具有严重心理问题，甚至是精神障碍的个体，无法按照社会认可的方式行动，以致其无法适应正常的社会生活。例如，重大挫折或应激可能引发个体的焦虑、恐惧或抑郁症状，有的个体甚至可能出现精神分裂症、继发性精神障碍等。探讨精神障碍的成因以及神经机制，对于预防、诊断和治疗精神障碍具有重要的意义。随着认知神经科学、生物医学的发展，运用脑成像技术、基因技术以及分析技术探讨心理障碍的神经机制，逐渐成为心理健康基础研究中的热点问题。目前，有关这一领域的研究主要集中考察了抑郁症、强迫症、精神分裂症等精神障碍的神经机制。例如，陈楚乔课题组采用元分析方法，量化定义了精神分裂症患者和健康者之间的轻微身体异常（MPAs），结果发现 MPAs 在精神分裂症患者身上有中等的效应值，这说明 MPAs 可能代表着假定的精神分裂症的内在表型。而王晶课题组则采用基于通路的分析方法，以参与相同代谢通路的一组基因为对象，检测了多个微效基因的叠加作用，鉴别了与性状相关联的代谢通路，对精神分裂症相关的全基因组关联学习的结果进行了机理层面的解释，结果发现离子通道在多种精神疾病的发生中都起着重要的作用。这些研究为后续精神疾病机理，以及相关药物靶点的研究提供了实验支持。

2. 心理健康相关的神经调控研究[②]

神经调控是通过侵入性或非侵入性技术，利用光、磁、电、超声等物理性或化学性手段改变神经系统信号传递，调节神经元及其所在神经网络活动性，最终引起特定脑功能改变的生物医学工程技术。根据不同的刺激手段，神经调控不但可以引起快速的、局部的功能改变，也可以引发持续的神经元功能和神经环路连接改变，如神经元可塑性变化以及神经环路重塑。因此，神经调控技术既是研究神经环路、解析脑功能的重要工具，又是治疗精神疾病以及神经系统疾病的有效手段。

第三节　心理咨询与治疗的研究范式

一、心理咨询与治疗的研究基本框架

心理咨询与治疗研究的核心要点包括以下几个方面。

（一）研究起点：文献综述

我国著名科学家卢嘉锡曾形象地把学术期刊的出版工作看作是科研工作的龙头与龙

① 俞国良，董妍. 我国心理健康研究的现状、热点与发展趋势. 教育研究，2012（6）：97-102.
② 张迪，于猛，刘霞. 神经调控技术简述. 山东大学学报（医学版），2020，58（8）：50-60.

尾，其中龙头指的是文献阅读——科研工作是在了解前人研究的基础上开展的，而龙尾是指发表学术论文——产出科研成果并进行展示。可见，科学研究都是从阅读文献开始的。因此，优秀的心理咨询与治疗研究的起点就是做好文献综述。

1. 什么是文献综述？

文献综述是在确定了选题后，在对选题所涉及的研究领域的文献进行广泛阅读和理解的基础上，对该研究领域的研究现状（包括主要学术观点、前人研究成果和研究水平、争论焦点、存在的问题及可能的原因等）、新水平、新动态、新技术和新发现、发展前景等内容进行综合分析、归纳整理和评论，并提出自己的见解和研究思路而写成的一种文体。它要求作者既要对所查阅资料的主要观点进行综合整理、陈述，还要根据自己的理解和认识，对综合整理后的文献进行比较专门的、全面的、深入的、系统的论述和相应的评价，而不仅仅是相关领域学术研究的"堆砌"。

文献综述根据研究的目的不同，可分为基本文献综述和高级文献综述两种。基本文献综述是对有关研究课题的现有知识进行总结和评价，以陈述现有知识的状况；高级文献综述则是在选择研究兴趣和主题之后，对相关文献进行回顾，确立研究论题，再提出进一步的研究，从而建立一个研究项目。

2. 如何写好文献综述？

检索和阅读文献是撰写文献综述的重要前提工作。一篇文献综述的质量如何，很大程度上取决于作者对与本题相关的最新文献的掌握程度。如果没有做好文献检索和阅读工作，就去撰写文献综述，是绝不会写出高水平的文献综述的。好的文献综述，可以为后来的研究奠定一个坚实的理论基础和提供某种延伸的契机。

（二）研究关键：问题提出

科学研究以问题为中心，以问题为导向，这是毋庸置疑的。没有问题便没有科学研究，也就不会有科学创新，人类社会也就不可能发展和进步。因此，问题意识是维系科学机体的生命线，也是科学研究的生命线。

1. 问题提出的作用

问题提出与文献综述在作用上是紧密相连的，两部分相结合共同构成研究的起始阶段——发现问题。两个部分的区别在于，文献综述是别人的研究，问题提出是从已有的、别人的研究中发现问题，提出问题，准备过渡到自己的研究。因此，问题提出是研究的关键，它关系到一项研究是否站得住脚。只有提出了好的科学问题，才有可能引出好的科学研究。

提出问题后，经过周密的设计，就进入论文写作的第三个部分实验研究或实证研究。由此可见，问题提出是从别人的研究进入自己的研究的关键一环：把最初的想法变成可以实证的科学问题。能否提出正确的、有理论意义或实际应用价值的科学问题，是科学研究和论文写作的关键环节。

2. 如何做好问题提出？

如何发现问题和提出问题？关键是要出现一个让研究者"感到惊异的事件"。好奇心与观察力是科学发现的主观因素，是科学家应当具备的重要素质。研究者需要做的是首先提出一个好问题，然后围绕问题确定研究目标和假设。

（三）研究逻辑[①]

当研究问题被提出后，研究者所要考虑的就是如何解决问题。其中涉及研究的逻辑问题。解决问题的关键在于，找到问题产生的原因。因果性是事件或对象的恒常关系在人们头脑里的反映，科学发现就是寻找事物或现象之间的因果关系及规律的人类认知活动。

（四）研究实施

研究实施包括四个基本要素：计划、汇聚、执行、评估与反思。计划指对实施新干预方法的行动方式、方法的预先设计，其目标是设计一连串的行动以推动干预方案的有效实施。汇聚指通过社会营销、教育培训、榜样示范等策略吸引恰当的社会力量参与实施过程。执行即根据预定计划去完成实施过程的行动。执行的质量可以从实施者的忠诚度、实施强度、任务完成的及时性、重要相关者参与度等方面来评价。评估与反思，包括对实施过程的质性和量化反馈，实施者个人和团队对干预方法和实施过程的反馈（比如个人的体会、建议等），应该贯穿实施的全过程。

（五）研究升华

在经过实施阶段之后，每一项研究都会产生结果，这看似是研究的结尾；但从某种意义上来说它也是一种开始——这些结果意味着什么？研究者需要对研究结果反复整理和分析，并对它们所代表的含义进行解释，而不是让整个研究最终停留在一些数值、指标或是碎片化的信息上。如果说学术论文是研究过程的记录和总结，"研究升华"部分对应的就是论文中的"讨论"。从回顾研究假设与结果到构想"宏伟愿景"，讨论部分起着反思整个研究的意义、不足以及对已有的和将来的学术研究有何影响的作用。

二、心理咨询与治疗的研究设计

（一）个案研究设计[②]

1. 定义

个案研究（case study）是心理学中历史最长的研究形式之一，通常是指对单一的研究对象进行深入而具体的研究的方法。学派时期弗洛伊德的精神分析理论，就是对一些临床个案观察和分析的成果。关于什么是"个案"，不同学者给出了不同的定义。王重鸣

---

①　蔡曙山．科学发现的心理逻辑模型．科学通报，2013，58（34）：3530 - 3543.
②　辛自强．心理学研究方法．2 版．北京：北京师范大学出版社，2017：246 - 248；威利格．心理学质性研究导论．2 版．郭本禹，王申连，赵玉晶，译．北京：人民邮电出版社，2013.

（2001）将其定义为"单一案例或有限数目的事例"；辛自强（2021）则将其定义为"能反映研究对象和内容的可被清晰界定的分析单元"。通常按照字面意义理解，个案就是单个的人。但在心理学研究中，个案可以是组织、人群、社团、病人、学校，甚至可能是民族国家或帝国；也可以是情景、经验或偶发事件，它们都可以被总结为"特定的分析单元"。

2. 个案研究设计示例

李洁等人（2021）从依恋理论与荣格分析心理学理论视角，针对一例 6 岁活跃退缩幼儿进行了包含 12 组个体沙盘游戏作品和 13 组亲子沙盘游戏作品的沙盘游戏治疗个案研究。研究目的是，从依恋与荣格分析心理学的理论视角，分析依恋取向的亲子沙盘游戏治疗的关键治愈因素。

研究者首先报告了个案的基本资料、受理原因、对个案的初始印象，以及问卷评估结果，确认个案的依恋类型为逃避混乱型，社会退缩类型为典型的活跃退缩型，并报告了沙盘游戏的设置。其次，研究者记录了依恋取向的亲子沙盘游戏进程，并将进程划分为幼儿的个体沙盘游戏阶段和亲子沙盘游戏阶段，对初试沙盘和重复出现的场景进行了分析，重点对每一次亲子沙盘游戏的过程和结果进行分析，并将整个过程分为"不安全依恋关系的呈现""不安全依恋关系的修复""不安全依恋关系的转化""安全依恋的建立"等四个子阶段。再次，研究者在个案结束后评估了亲子沙盘游戏治疗的效果，通过幼儿日常表现、问卷评估结果以及亲子关系表现确定了干预的有效性。最后，研究者将个案干预成功的关键因素总结为"在个体沙盘游戏阶段，咨询师与孩子建立了良好的治疗关系""在亲子沙盘游戏治疗初期，咨询师引导幼儿母亲讨论教养理念，评估其养育投入度与敏感性"等过程细节因素。

（二）描述性研究设计

1. 定义

描述性研究（descriptive study）是一种描述在研究时段内事件或研究对象状态的研究方法。这种研究方法的目的在于详细描述发生了什么，通过观察了解并描述与观察对象有关的现象、性质、特点以及发展变化过程等。它的特点是以客观描述为主，对结果尽量不做价值判断。

描述性研究通过对心理咨询相关研究对象或临床事件的各种特征进行描述，并进行初步分析和推论，为进一步开展分析性研究提供线索，因此是心理咨询与治疗研究的初步阶段。描述性研究一般不需要事先设对照组，只能尽量地控制非研究因素的影响。研究中的分组是自然形成的，研究者不能人为地控制实验条件，也无须检验任何变量对其他变量产生的影响。因此，描述性研究设计只是描绘一幅"画面"，至于其中所包含的问题以及问题产生的原因和影响则留给后续的实验或其他类型研究去解决。

2. 描述性研究设计示例

黄悦勤等人（2019）通过 2012 年启动的中国精神卫生调查，采用标准化的调查方法对中国精神障碍患病率和服务情况进行了全国范围的流行病学调查。研究者在全国 31

个省（市、自治区）157 个具有代表性的疾病监测点，采用多阶段聚类区域概率采样，对 7 种精神障碍（心境障碍、焦虑障碍、酒精/药物使用障碍、精神分裂症和其他精神病性障碍、进食障碍、冲动控制障碍和痴呆）进行了横断面流行病学调查。研究采用两阶段面对面访谈方式，由训练有素的专业访谈员和精神科医生进行，包括复合性国际诊断访谈、DSM-Ⅳ轴Ⅰ障碍结构化临床访谈、10/66 痴呆诊断筛查和老年精神状态检查。

32 552 名受访者在 2013 年 7 月 22 日至 2015 年 3 月 5 日接受了调查。结果表明，除痴呆外，任一精神疾病的加权 12 月患病率为 9.3%，加权终生患病率为 16.6%；焦虑障碍是我国最常见的障碍类别，其加权 12 月患病率为 5.0%，加权终生患病率为 7.6%；65 岁及以上老年痴呆的加权患病率为 5.6%。结论认为，2013 年我国大多数精神障碍患病率高于 1982 年、1993 年和 2002 年，但低于 2009 年。

（三）相关研究设计

1. 定义

相关研究描述两个或者更多变量间的线性关系，旨在确定变量间的关联程度以及共变关系。相关研究不能将一个变量的效应归因于另一变量，因为它不存在对感兴趣变量的人为操纵或控制，只是对本已存在的变量间的关联性进行描述，无法建立变量间的因果关系。因此相关研究设计是一种"被动"设计。

2. 相关研究设计示例

周忠英等人（2018）使用相关研究设计，通过两个子研究分别探讨了当事人会谈时的投入与即时会谈效果的关系，以及当事人咨询初期的投入与整体咨询效果的关系。

研究一招募武汉 7 所高校心理健康教育中心以及 1 家精神专科医院心理门诊的 142 名当事人（男 46 人，女 70 人，其余性别信息缺失）参加研究，其年龄为 14～29 岁（$M=20.84$ 岁，$SD=2.23$ 岁）；咨询次数为 1～35 次（$M=5.87$ 岁，$SD=5.34$ 岁），89.8% 的当事人咨询次数为 1～10 次。研究工具为"当事人的投入问卷"和"会谈评估问卷"，研究者将两份问卷折叠放入信封中，并附上邀请函。邀请当事人在某一会谈之后填写问卷，每人只填写一次。数据分析使用皮尔逊积差相关分析方法。

研究二招募武汉 4 所高校心理健康教育中心门诊共 38 名当事人（男 4 人，女 34 人）参加研究，其年龄为 17～26 岁（$M=20.41$ 岁，$SD=2.28$ 岁）；追踪这些当事人直到结案，咨询次数为 2～7 次（$M=4.39$ 岁，$SD=1.23$ 岁）。研究工具为《咨询效果评定量表》。研究二为追踪研究，收集数据为期三个月。在当事人进行第 1 次咨询之前，简单介绍研究的程序及意义，邀请当事人参与研究并在知情同意书上签字。从第 1 次会谈开始前到咨询结束，每次会谈当事人都要填写问卷。

结果发现，当事人会谈时的投入与即时会谈效果、在咨询初期的投入与整体咨询效果都呈现显著的正相关。进一步的回归分析发现，当事人在咨询初期的投入与整体咨询效果呈现正 U 形的偏态分布，少数投入水平最低的当事人获得中等水平的咨询效果，中等投入水平的当事人咨询效果最差，投入水平最高的当事人的咨询效果最好。

（四）实验研究设计

1. 定义

实验研究设计的基础是心理学研究中的实验法。实验法是心理学研究数据收集的重要方法之一，是基于研究假设，严格地控制、操纵或创设一定条件，有目的地引起或改变某种心理现象并加以观察、记录的研究方法。实验法通过对研究变量的严格控制，可观察自变量的变化是否引起因变量的差异，从而做出有关心理现象的因果解释。实验研究设计遵循的逻辑框架包含四个步骤，即操纵自变量、控制干扰变量、使个体变量保持恒定、观测因变量的变化。

2. 实验研究设计示例

黄佳雨等人（2021）为了考察在心理咨询知情同意呈现内容过程中，咨询师提供个人信息的数量对来访者求助意愿和来访者对咨询师的评价是否会产生影响，实施了一项实验研究。

研究者根据提供咨询师个人信息的数量多少，设计了长版和短版的模拟知情同意环节的视频，邀请年长（45岁）和年轻（22岁）的咨询师各1名，分别录制长版和短版视频。研究为二因素组间设计，自变量为视频中知情同意的呈现内容（短版视频和长版视频）和咨询师年龄（年长和年轻两个版本），调节变量为人际信任程度（预期不同的人际信任程度会影响被试对咨询师的评价和求助意愿）。选取非心理学专业、未接受过心理咨询的大学生97名，随机分为年长长版组（$n=24$）、年长短版组（$n=27$）、年轻长版组（$n=22$）、年轻短版组（$n=24$），向其播放内容不同的模拟心理咨询知情同意过程的视频，之后由其填写自编求助意愿问卷（SWSH）和咨询师评定量表（CRF-S），两个问卷的得分为因变量。

研究结果显示，被试大学生对视频中咨询师的评分，CRF-S总分和专业性维度分均是年长咨询师高于年轻咨询师（$p<0.05$），CRF-S总分和SWSH总分的知情同意呈现内容主效应无统计学意义（$p>0.05$）。研究获得结论：咨询师在知情同意中谈及个人信息的数量与来访者关于该咨询师的评价可能和来访者的求助意愿无关。

（五）其他研究设计

1. 纵向研究

从研究的延续性和被试样本的使用方式上可以将研究设计分为横断研究（cross-sectional study）和纵向研究（longitudinal study）。相较于只在单一时间点对研究对象进行观测与数据记录的横断研究，纵向研究是一种在较长时间内对同一个或同一批被试进行反复的、系统的调查、测量或实验的研究方法，因此也被称为追踪研究。

纵向研究设计的优势非常明显。首先，它有利于探讨个体发展过程的连续性和阶段性特点，多次的观测与研究能够描绘出心理变量的发展变化过程，这对于有关心理发展的研究具有很重要的意义。其次，纵向研究能够弥补相关研究不能推导因果关系的缺陷，即便不是使用实验法，研究者在进行纵向研究时也可以观测并分析出早期的心理变量对晚期的心理变量的影响，因此可以分析变量间的因果关系。最后，纵向研究有利于观察那些短期内看不出结果的心理现象。

2. 问卷编制

另外一种常见的"其他研究"类型是问卷或量表的编制。问卷和量表是实施调查法或测验法所必备的工具。随着心理学研究的不断深入以及研究范围的不断扩展，新的心理学理论以及概念总是在不断涌现，因此，研究工具的更新也需要与时俱进，才能保证新的心理学专业概念能被测定，从而促进研究者们对相关问题认识的增进，继而进一步推动心理学研究向前发展。

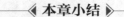

本章小结

本章介绍了心理咨询与治疗研究的概念、类型以及意义，并从理论研究、技术研究、本土化研究、脑科学研究的角度分别展示了心理咨询与治疗研究的丰富内容。为了让读者能够"读懂"心理咨询与治疗领域的研究文献，让行业从业人员能够掌握基本的研究方法，本章对心理咨询与治疗研究的基本框架以及设计要点进行了详细阐述，并提供了不同类型研究设计的示例。不管你是否有过相关研究经验，本章的内容都可以作为开展心理咨询与治疗研究之前整理思路的参考。

课后思考

1. 心理咨询与治疗研究可以分为哪几类？
2. 心理咨询与治疗的技术研究的关注点是什么？
3. 能否举一个心理咨询与治疗本土化研究的例子？
4. 如何在科学研究中做好问题提出？
5. 什么样的研究设计可以较好地解释变量间的因果关系？

──────◀ **专业育人专栏-3** ▶──────

"心共勉"

在自然科学中，创立方法，研究某种重要的实验条件，往往要比发现个别事实更有价值。

──巴甫洛夫

课程启示：

自我成长与专业发展专题思考：开拓、创新与贡献

问题	个人思考	自我成长启示	专业发展启示
你具备怎样的开拓创新意识			
你认为创新应该具备怎样的个性特质			
你如何看待研究在心理咨询与治疗中的作用			

伦理篇

良好的职业道德是从业者最基本的专业品质要求。心理咨询与治疗伦理规范的产生源于职业发展中的伦理纠纷问题不断增加，这也表明理论观念和伦理决策对于心理咨询与治疗从业者的重要性。本教材伦理篇占比最大，包括第四章心理咨询与治疗伦理概述、第五章心理咨询与治疗师的专业胜任力、第六章多重关系与边界伦理、第七章心理咨询与治疗中的文化与价值伦理、第八章心理咨询与治疗中的保密原则等五章，也体现出本教材对职业伦理教学的重视。本篇的主要教学目的是帮助心理咨询与治疗初学者强化专业伦理意识，构建正确的职业伦理观，准确有效掌握心理咨询与治疗的基本伦理原则和伦理规范，确保学习者在今后的学习和工作中能处理好伦理问题。

心理咨询与治疗伦理概述

有人说，心理咨询与治疗的过程，就是对来访者的生活经历进行伦理再讨论的过程，不知你是否同意这种观点？无论如何，心理咨询与治疗中的伦理问题，已是目前心理咨询师首先要面对、思考和解决的问题。心理咨询师的伦理敏感性，已经成为其专业胜任力的重要内容。本章首先就心理咨询与治疗伦理的概念、特点及发展进行讲解，再从伦理总则、决策及实践等方面进行全面解析。

学习目标

1. 通过学习，掌握心理咨询与治疗伦理的概念及其特点；深刻理解心理咨询与治疗的伦理总则，懂得遵循伦理守则是心理咨询师工作顺利进行的重要保障；了解伦理实践与专业实践的关系，熟悉心理咨询师伦理实践中的观点及其作用。
2. 掌握伦理决策方法，培养自身灵活运用专业知识进行伦理决策的能力。
3. 增强学习者的伦理、道德和法制观念，自觉培养公民意识和行为。

导入案例[①]

小柳，女，23 岁，是一名应用心理学专业心理咨询与治疗方向的研一学生。

最近，小柳通过朋友介绍接到一位来访者（女，25 岁）。来访者主诉，最近男友提出分手，尽管早有被分手的预感，但是这个结局还是很难接受。一个多月来，她的睡眠和饮食都不如以前，但正常上班没有问题，只是工作效率受到很大影响，越来越觉得生活很没意义。

说到咨询动机，来访者说，自己平日和父母沟通不是很好，加上朋友本来就少，男朋友是自己生活的主要支持，失去男朋友自己不知道今后的日子该怎样过。目前很苦恼，同事建议自己找找心理咨询师寻求帮助。

来访者的咨询目标，是希望能快点走出失恋困境，改善和父母的关系，并能交到一些朋友。

小柳评估了一下来访者的问题和自己的胜任力，觉得自己能胜任该咨询。因此，就

---

① 本案例根据作者心理咨询与督导临床实践案例改编而成，非真实案例。

与来访者建立了正式的咨访关系，并开始了咨询工作。

思考问题：

问题1：没有心理咨询职业从业资质的心理学专业研究生，小柳是否可以独立咨询？

问题2：小柳可不可以收取咨询费用？

问题3：小柳此次心理咨询可能出现哪些伦理风险，如何规避风险？

第一节　心理咨询与治疗伦理的特点及历史

一、职业伦理

随着社会的发展，社会分工越来越细，社会职业的数量、种类、结构、要求都在不断发展变化，保障职业者和服务对象的权益也成为职业发展的重要组成部分。其中，职业伦理起着不可替代的作用。

（一）职业伦理解释与功能

1. 职业伦理解释

职业伦理是一个在操作定义上有一定难度的概念，一般来说是指职业生活中的道德关系。我们可以从如下四个方面对其进行阐述与理解。

（1）职业伦理是处理职业关系时应遵循的原则。

从社会伦理学视角，职业伦理指职业活动中的伦理关系及其调节原则，如调节商业道德关系、医学道德关系、科学道德关系、教师道德关系等的原则。

（2）职业伦理是社会分工体系中明确个体责任的重要依据。

现代社会千百种职业和行业形成了错综复杂的职业关系与责任，人们正是通过自己的职业实践，来认识个人与个人、个人与社会之间的关系的，根据在社会职业系统中的角色及其功能性要求，明确自己的社会职业责任，如教师、医生及其他职业道德规范等。

（3）职业伦理是职业活动中责权利的充分体现。

职业活动中一切涉及伦理方面的问题均构成职业伦理的现实内容，都受职业活动中的权利、义务及责任制约，如心理咨询师和来访者的责权利等。

（4）职业伦理是一种社会价值理念。

职业伦理是社会伦理的一个组成部分，受社会价值观的制约，各行各业职业伦理都有一些共同的要求，如热爱本职工作、恪守职业规范等。

2. 功能

依据职业伦理上述分析，其功能可以概括为如下四点。

（1）调节各种人际关系。

职业伦理具有调节职业内部与外部各种人际关系的作用。职业活动中存在着多种人际关系，如职业人员内部的关系、职业人员与关系者间的关系。运用职业伦理不仅可以约束职业内部人员的行为，促进职业内部人员的团结与合作，也可以调节从业人员和服务对象之间的关系，确保职业服务质量，达到促进职业发展的目的。

（2）规范职业活动。

职业伦理是职业活动规范化的重要保障。职业伦理有助于塑造企业和行业形象，提高企业和行业信誉，促进企业和行业发展。

（3）确保职业活动稳定发展。

职业伦理是职业活动稳定发展的重要保障。职业道德能规范从业人员的职业行为，并激励和鼓励从业人员做好本职工作，进而确保职业活动的有序稳定发展。

（4）维护社会价值信念。

职业伦理是维护良好社会价值理念、提升社会道德水平的保障。职业伦理反映着行业从业者的价值观念和人生态度，职业良好的伦理规范，对整个社会道德水平的提高发挥着重要作用。

3. 伦理、道德与法律

伦理、道德与法律，是三个关联密切又有区别的概念。

（1）三者均属于社会规范。

社会的安定与发展要靠各种社会规范维系，常言道，无规矩不成方圆，社会规范是个人和社会利益的保障。作为社会规范的基本组成部分，伦理、道德与法律规范着人们的行为。三者均具有较强的时代性，随着社会的发展，伦理、道德和法律也会发生变化。

（2）伦理与道德关联密切又有着显著区别。

首先，伦理范畴侧重于反映人伦关系以及维持人伦关系所必须遵循的规则，道德范畴侧重于反映道德活动或道德活动主体自身行为的观念及情操。其次，在义务的规定上，伦理与道德上存在差异。伦理义务对成员的要求具有双向性特征，即关系的双方均有一定的义务，而道德义务的要求具有单向性特征。再次，伦理是客观法，是他律的，道德是主观法，是自律的。最后，伦理是对人们行为得当理由的说明，而道德则是对人们行为适当境界的表达（邹渝，2004）。

（3）法律是一种概括的、普遍的、严谨的行为规范。

法律是由国家制定或认可并依靠强制力保证实施，反映由特定社会物质生活条件决定的统治阶级意志，以权利和义务为内容，以确认、保护和发展对统治阶级有利的社会关系和社会秩序为目的的行为规范体系（张文显，2011）。

图4-1以自律与他律作为标准，呈现了伦理、道德和法律三者之间的关系。

（二）伦理理论

1. 伦理理论类型

人更多的是依据行为评价标准而选择行为方向和完成行为过程的。因此，行为评价的标准就尤为重要。伦理理论给予人们应该如何为人处事的观点和建议（Neil Brady，

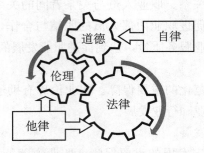

图 4 - 1　伦理、道德与法律的关系图

2007），不同的伦理理论从不同视角，为人们提出了不同的行为评价标准，即行为好坏的评价标准。目前，下列六种伦理理论具有较大影响力。

（1）美德伦理。

以道德价值观作为判断人的善良与丑恶标准的美德伦理是最具有影响力的伦理理论。该理论以不同的道德观为尺度或评价标准，衡量一个人行为的对与错。中国儒学学说和古希腊的伦理体系是影响力较大且较为成熟的美德伦理体系。如，孔子"仁"和"礼"为核心的伦理理论；古希腊"智慧""勇敢""节制"和"公平"四大传统美德等。

（2）结果伦理。

结果伦理依据结果主义[①]，以行为结果作为判断事物对错的标准，即一个人的行为对错要看该行为是否给人带来较大的利益。如，边沁的功利主义——幸福就是趋乐避苦；与此不同的是米尔的功利主义——幸福不单指个人的幸福，而是以全体人的幸福为标准等。简单地说，能给个人或大家带来快乐和满足的行为就是对的，而造成痛苦的行为就是错的，而不管行为的动机，行为是否规范、是否符合社会道德等。

（3）正义伦理。

正义伦理反对功利主义，以罗尔斯的正义论为依据。罗尔斯认为，每个人都有同等权利，社会应是一个最广泛的平等自由体系。一个社会无论效率多高，如果缺少了公正，就缺失了最重要的美德，就无法称之为美好的社会（罗尔斯，2011）。因此，正义伦理判断行为对错的准则就是看其是否公正与公平。

（4）关怀伦理。

在女权主义运动背景下产生的关怀伦理，强调判断行为对错的标准是看其是否体现了对弱势群体的关爱，是否存在歧视与偏见。关怀伦理理论提倡公平公正，是特别受心理学领域关注的伦理理论。这一理论一针见血地指出，某些伦理理论以正义为道德标准，而贬低关怀意识等。关怀伦理理论提示，关怀不能被误解，不能打着关怀的旗号，做着伤害他人的事等。

（5）职责伦理。

与上述伦理理论不同，职责伦理并不是以道德、正义等信念作为判断行为正确与否

---

① 结果主义：针对的是绝对主义（行为有一定的准则和规范，只需注重动作的意图，而不管结果如何），强调行为结果是否给人带来利益（边沁，2000）。

的标准，而是采取中立的态度，从行为后果所承担的责任上评价行为的对错。职责伦理以"形式合理性"为核心，即行为的合理性可以为其所使用的手段的不善提供合理性论证或补偿，不考虑行动的后果是否在终极意义上合乎人的目的（陆雄文，2013）。例如，某种行为如果出于责任，有良好动机，方式可以接受，即可以被认可。总之，职责伦理是把行为是否履行了职责作为对行为评价的手段与工具。

（6）叙事伦理。

叙事伦理作为文学理论术语，最先是由纽顿提出来的。纽顿认为，叙述本身就蕴含了伦理本质，因此所有叙事都是具有伦理性的。一种行为如果能够反映出个体生活及其生活环境中的文化和传统正在发生的情景，即可以被视为好的伦理行为（Newton，1995）。

2. 伦理理论对心理咨询与治疗的启示

在对上述六种伦理理论进行概括总结的基础上，就每种伦理理论对心理咨询与治疗实践的启示进行整理得出以下结果，见表4-1。

表4-1 各种伦理理论对心理咨询与治疗的启示汇总表

理论名称	行为标准	对心理咨询与治疗实践的启示
美德伦理	道德观标准	强调内在特质与性格，而非外在表现与行为
结果伦理	结果获益标准	强调行为结果的重要性
正义伦理	是否彰显正义	一种行为表现出的公正感对人的心理有较大影响
关怀伦理	是否给予关怀	关注人与人之间的关系而非行为
职责伦理	行为后果责任	顾及个体选择意图及行为本质
叙事伦理	叙事是否反映文化	强调叙述或者其背景在伦理决策中的重要性

综合上述伦理理论对心理咨询与治疗的启示，可以总结出以下三个共同特点（莱恩·斯佩里，2012）。

第一，伦理理论可以在心理咨询与治疗工作实践中，帮助咨询师对自己和服务对象的思想、态度及思考问题的方式有较好的理解和领悟。例如，如果知道你的来访者持结果伦理取向，你就能够更深入地理解其行为和思考特点，可以找到更有效的方法与其沟通，进而提高咨询疗效。

第二，各种伦理理论都很好地诠释了个体与价值观的关系，即一个人的伦理理论倾向表明了其价值观特点。如果心理咨询师特别看重关怀伦理，那么在心理咨询与治疗工作实践中，他就很容易以是否给予来访者关怀来判断自己的工作成效，也会用关怀标准来分析来访者的行为与思想等。

第三，与其他职业一样，心理咨询与治疗工作实践中，咨访双方更多时候并非存在一种伦理理论取向，懂得这一点才可以充分了解来访者和咨询师。这里特别要强调的是，咨询师有必要结合两种或多种伦理理论开展工作，从而确保较高的工作效率。如结果伦理会让咨询重视和分析结果；职责伦理会更加强调责任，解决价值冲突；关怀伦理则更加重视尊重与公平等。

二、心理咨询与治疗伦理概念

（一）心理咨询与治疗的伦理特点与伦理类别

1. 定义与特点

（1）定义。

与职业伦理的定义一样，心理咨询与治疗伦理在概念界定上也存在较大难度。一般情况下，心理咨询与治疗伦理在操作层面上可解释为：作为心理咨询与治疗从业者，心理咨询师或心理治疗师在工作过程中，必须以国家法律为准绳，且要严格遵循心理咨询与治疗专业伦理守则与标准行事；同时，要以来访者的福祉为前提，建立公正有效的咨访关系，确保咨访双方责权利得到充分体现。

（2）特点。

与其他职业相比，心理咨询与治疗在伦理上具有如下几个特点。

第一，工作关系特点。由于心理咨询与治疗工作是在咨询师或治疗师与来访者之间所建立的关系中开展的，因而心理咨询与治疗伦理中的关系伦理一般会表现出私密性特点，特别是在情感关系上，关系处理更为复杂。因此，心理咨询与治疗伦理明确规定，咨询师或治疗师在工作期间，不得与来访者建立除工作关系以外的关系，如恋情关系、经济关系等。

第二，公正原则特点。心理咨询与治疗工作以运用专业技能解决来访者的问题作为工作目标，所以很容易使来访者对咨询师产生崇拜、依赖和顺从等心理。这就要求咨询师或治疗师对咨访关系的平等与公正保持警觉，避免出现违背伦理原则的问题出现。

第三，文化与价值观特点。心理咨询与治疗中的咨访双方，在文化背景和价值观念上均有自己的体系。尽管心理咨询与治疗工作的目标并非对文化与价值观进行矫正，但咨访双方如果在此方面存在差异，则会给工作带来极大的影响。因此，在心理咨询与治疗伦理中，文化与价值观的有效应对十分重要。

第四，责权利特点。来访者的心理问题更多的是无目的和无意识的内隐性问题，很多是主观感受性的和内心深处的问题，并非都显现在情绪与行为上，这就使心理咨询与治疗的疗效评估变得复杂。与其他职业相比，在心理咨询与治疗过程中，明确咨访双方的责权利，一直都是非常复杂、易产生分歧和纠纷的问题。

第五，保密原则特点。心理咨询与治疗的工作是在私密的空间完成的，这就要求咨询师或治疗师不仅要对服务对象的个人信息保密，还要对整个工作过程与内容保密。

基于上述特点，本教材在伦理篇中，会针对相关内容进行系统分析与解释。

2. 心理咨询与治疗的伦理类别

心理咨询与治疗的伦理按性质可分为强制伦理、理想伦理及正义伦理三种类别。

（1）强制伦理。

强制伦理是对伦理行为的最低要求，与法律条文具有同等效应。如《中国心理学会临床与咨询心理学工作伦理守则》（第二版）规定："心理师应公正对待寻求专业服务者，不得因年龄、性别、种族、性取向、宗教信仰和政治立场、文化水平、身体状况、社会经济状况等因素歧视对方。""心理师不得与当前寻求专业服务者或其家庭成员发生任何形式的性或亲密关系。""不得给与自己有过性或亲密关系者做心理咨询或心理治疗。"以"不得"限定的伦理行为，均属于强制伦理（Gerald Corey，2021）。

（2）理想伦理。

理想伦理是指，心理咨询师或治疗师在伦理实践中不仅要遵循伦理规范，还要理解伦理规范及原则所蕴含的精神内核，确保来访者利益最大化。因为害怕违反伦理规定而不顾及来访者利益的所谓遵循伦理的实践，或者说纯粹避免风险的伦理实践，都是不完美和不理想的伦理实践（Gerald Corey，2021）。

（3）正义伦理。

正义伦理是基于正义和关怀伦理理论建立起来的一种伦理类别。在心理咨询与治疗工作中，专业人员采取一种为来访者尽力而为的积极态度，而不是仅限于遵守伦理守则，从而远离麻烦的伦理实践，就是一种彰显正义伦理的表现（Gerald Corey，2021）。

（二）心理咨询师伦理发展水平[①]

一个心理咨询师的发展一般会经历专业学习阶段、专业实习实践阶段、心理咨询师职业发展的初级阶段和资深咨询师阶段。对应着咨询师的发展，其伦理能力也具有四个阶段的发展水平。

1. 水平一：起步阶段的专业伦理发展水平

（1）起步阶段专业人员的特点。

起步阶段专业人员主要是指刚刚进入专业学习阶段的学生，相当于我们应用心理学咨询专业的本科生。主要任务是学习课程，并参与一定的实习实践体验及培训活动。

该阶段人员的专业特点主要表现为三点。首先，对专业学习充满了热情，有较强的学习动机；其次，专业的关注点会更多地放在自我分析上，缺乏专业间较为有效的学习互动；最后，对心理咨询本身缺乏真实的理解，更多是模仿有经验的咨询师，因此会表现出较高水平的专业学习焦虑。

（2）起步阶段专业伦理水平的特点。

起步阶段专业人员的伦理水平表现为两种截然不同的类别。

其一，高度重视伦理守则类别。这一类别的专业人员的伦理水平表现为三点。首先，严格按伦理守则行事，根据来访者的具体情况做到有的放矢，表现出较为刻板的伦理实践特点；其次，在伦理实践中，对危机管理过于担忧，以致影响咨询工作的正常开展；最后，缺乏伦理决策能力，遇到问题主要靠求助外在力量，如督导或专业教师。

其二，无视伦理守则类别。这一类别的专业人员，缺乏职业伦理素养，几乎没有伦理概念及敏感性，常常忽视职业伦理守则。

---

① 斯佩里. 心理咨询的伦理与实践. 侯志瑾，译. 北京：中国人民大学出版社，2012：16-19.

2. 水平二：动荡阶段的专业伦理发展水平

（1）动荡阶段专业人员的特点。

动荡阶段专业人员是指专业学习的高年级学生，相当于我们应用心理学咨询专业的硕士研究生。这个阶段的主要任务就是通过实习实践和专业技术培训，完成职业学习任务。

该阶段人员的专业特点主要表现为四点。首先，专业学习动机受临床实践效果的影响而起伏不定，专业认同处于摇摆中；其次，受心理咨询经验的影响，解决问题的方式处于自主解决与依赖他人这两者保持均衡的状态；再次，此时更关注来访者的问题，很容易被来访者的问题左右而陷入咨询困境中；最后，基本咨询能力，如共情能力、深层心理问题分析能力逐步趋于成熟，开始尝试独立行使职责。

（2）动荡阶段专业伦理水平的特点。

动荡阶段专业人员的伦理表现主要有如下三个方面。首先，开始思考伦理守则条例与其指导作用之间的关系问题，如会从来访者福祉出发，思考如何在执行伦理守则时，保障来访者的福祉不受影响；其次，该阶段专业人员对于一些复杂的伦理与法律问题缺乏适当的应对能力，多寻求外援解决问题；最后，随着独立解决伦理问题能力的增强，在独立解决问题还是依赖外援解决问题之间会犹豫不决。

3. 水平三：稳定阶段的专业伦理发展水平

（1）稳定阶段专业人员的特点。

稳定阶段专业人员是指那些已经完成专业学习与基础培训，并获得心理咨询资质的从业人员。

该阶段人员的专业发展特点主要表现为三点。首先，专业动机和认同基本处于相对稳定状态；其次，开始独立完成工作，对自身职业特点有了较为清楚的认识，懂得自己擅长与不擅长的领域；最后，遇到复杂案例还需要讨论和寻求外援。

（2）稳定阶段专业伦理水平的特点。

稳定阶段专业人员的伦理发展水平表现为以下三点。首先，对伦理守则有着较为清晰的理解和认识，能够准确把握伦理条目本身与其指导方针的深刻内涵；其次，懂得伦理守则是起点而不是终点的含义，即守则给出一个标准，具体如何执行要因来访者的具体情况而定；最后，逐渐呈现出伦理问题处理具有个性化特点的趋势，即在具体伦理问题的解决上，在遵循伦理守则的基础上，能制定独特的个性化策略。

4. 水平四：成熟阶段的专业伦理发展水平

（1）成熟阶段专业人员的特点。

成熟阶段专业人员是指有着丰富经验的资深咨询师。

该阶段人员的专业特点主要表现为四点。首先，专业认同和职业技能均已达到较高水平，能够完全胜任专业工作；其次，有着较高水平的工作省思能力，能够准确平衡心理咨询工作的各种关系；再次，能够独立应对较为复杂的案例，很好地处理咨询过程中的突发问题及棘手问题；最后，开始承担一定的职业培养型任务，即给年轻咨询师提供业务指导等。

（2）成熟阶段专业伦理水平的特点。

成熟阶段专业人员的伦理发展水平表现为以下三点。首先，对于心理咨询过程中的伦理问题有着较高的敏感性，并能依据伦理守则，高水平地处理各类较为复杂的伦理问题；其次，对伦理问题的处理不仅仅是规避风险，更能在伦理挑战中使来访者福祉得到最大化保障；最后，在伦理问题应对中，将美德及品质融入其中，既能反映出咨询师独特的人格魅力和风格，又能将来访者带入较好的自我提升状态。

表 4-2 是对上述四种伦理发展水平的概括总结。

表 4-2 心理咨询师伦理发展水平

水平	处理和应对伦理问题的方式
一	大多将伦理守则和条例视作不容批判和怀疑的，并心怀敬畏；对伦理问题持"严格按章办事"的姿态，牢记伦理守则并机械地运用；有些采取放任的态度，对伦理问题似乎无动于衷
二	倾向于将守则和条例视为指导方针而非规则；可能会轻视守则和条例的价值及其临床应用，也可能公开或暗地里挑战它们；可能有选择地寻求与自己一致的意见
三	将守则和条例视为伦理思考的起点而非终点，平衡权利和责任，做出决定；随着从强制伦理转向理想伦理，在生活中寻求个人和专业的平衡
四	平衡强制伦理和理想伦理；不仅承认守则的要求，而且超越了这些最低标准；继续发展自己的品质和美德，巩固整合个人方面和专业方面的生活观点

三、心理咨询与治疗伦理的产生与发展[①]

（一）国外心理咨询与治疗伦理规范的发展历史

1. 心理咨询与治疗伦理规范的产生

（1）心理咨询与治疗伦理规范的产生背景。

1989 年，美国心理学会（APA）针对 1 319 名会员做的随机调查中，有 679 名心理学家遇到过伦理学上的挑战和麻烦（Popek，1992）。在美国各州的心理咨询注册机构中，因为违反伦理学原则和行为规范而受到惩罚的案例中，与来访者发生性或非性的双重关系的就占 35%，非专业、非伦理或忽视的行为占 28.6%，欺骗性的治疗行为占 9.5%，犯罪行为占 8.6%，每年都能收到大量的投诉（Report of the Ethics Committee，1997）。正是因为服务对象对心理咨询与治疗的投诉日益增多，引起了社会的广泛关注，美国心理咨询的伦理学原则才走上了规范和正规的管理之路。

（2）美国心理学伦理机构的发展。

美国心理学会于 1938 年首次成立了科学及专业伦理学委员会，主要处理心理咨询中

---

① 刘伟志，袁玮，万能武，等．我国心理咨询业的伦理学探讨．医学与哲学（人文社会医学版），2006，27（10）.

的投诉问题，但因为没有正式而明确的伦理学标准，所以只能以舆论和劝说为主要处理方式。APA 认识到了伦理学标准制定的重要性，于 1947 年决定制定一部正式的伦理学法典，并随即成立了一个制定伦理学标准的委员会。1948 年，专门负责经验研究及起草法典的部门，给 APA 的 7 500 名成员发了一封信，请他们"通过对具体情况的描写反映出解决伦理学问题的经验，以便确定伦理学的主题"。委员会陆续收到 1 000 多份评论性事件报告。在认真分析、归类、总结的基础上，根据这些事件与附加评论于第二年制定了法典草稿，并发表在《美国心理学家》杂志上。1953 年，APA 推出《心理学工作者的伦理学标准》，由此 APA 结束了 60 年没有正式的伦理学标准的历史。1990 年，APA 再次进行调查研究，把伦理学标准修改为《心理学工作者的伦理学原则和行为规范》（Ethical Principles of Psychologists and Code of Conduct）。

（3）英国心理学伦理的发展。

英国咨询与治疗协会（BACP）也在 2002 年对旧的伦理和执业法规进行了修订，颁布了新的《关于咨询和治疗的伦理规范和执业完善框架》，新框架较之旧法规在各方面都更趋于完善。

2. 国外心理学工作者的伦理学原则、标准及管理机构

（1）伦理学原则与标准。

国外心理学工作者的伦理学原则包括诚信、自决、有益、无伤害、公正、自尊等条款。

国外心理学工作者的伦理学六大标准包括：心理咨询伦理学标准与公共责任；心理咨询职业关系的伦理学标准；心理咨询中咨询师与来访者关系的伦理学标准；心理咨询科学研究的伦理学标准；心理咨询专业写作与出版的伦理学标准；心理咨询教学的伦理学标准。

（2）管理机构。

美国对心理咨询行业进行规范和管理的部门有四个：专业伦理学委员会、州注册机构、民事法庭（主要处理渎职行为）以及刑事法庭。尽管这四个部门职能可能有一定的重叠，但每一个机构都有不同的执行标准，共同对心理咨询这一行业进行有效和严格的管理。

（二）我国心理咨询与治疗的伦理学现状

1. 我国心理咨询与治疗专业管理机构

我国目前管理心理咨询与治疗工作的相关协会有两个：中国心理学会（CPA）和中国心理卫生协会（CAMH）。中国心理学会创建于 1921 年，下设 41 个专业委员会，其中包括临床与咨询心理学专业委员会。中国心理卫生协会成立于 1985 年，现在下设 23 个专业委员会，其中包括心理治疗与心理咨询专业委员会。

2. 我国心理学工作伦理标准

1992 年，中国心理学会公布了《心理测验管理条例（试行）》和《心理测验工作者的道德准则》。《心理测验工作者的道德准则》中包含了 9 条道德准则，但没有说明违背该准则伦理问题的受理机构和监督管理机构。2001 年，原国家劳动和社会保障部开始试行国家心理咨询师资格认证的时候，劳动部委托中国心理卫生协会制定了《心理咨询师国家职业标准（试行）》，其中的 2.1 款包含了 6 条职业道德，涉及歧视、知情同意、避免双重关系、转诊和保密等。2007 年，中国心理学会公布了我国第一部专业伦理规范《中国心理学会临床与咨询心理学工作伦理守则》。2018 年，中国心理学会在对第一版进行修订的基础上，发布了《中国心理学会临床与咨询心理学工作伦理守则》（第二版）。

《中国心理学会临床与咨询心理学工作伦理守则》（第二版），主要由五个总则和十个标准组成。十个标准包括：专业关系，知情同意，隐私权和保密性，专业胜任力和专业责任，心理测量与评估，教学、培训和督导，研究和发表，远程专业工作（网络/电话咨询），媒体沟通与合作，以及伦理问题处理。

第二节　心理咨询与治疗伦理总则与实践

一、心理咨询与治疗伦理总则

根据《中国心理学会临床与咨询心理学工作伦理守则》（第二版），将善行、责任、诚信、公正及尊重制定为伦理总则。

（一）善行

1. 善行的界定

心理咨询师的工作是使寻求专业服务者从其专业服务中获益。心理咨询师应保障寻求专业服务者的权利，努力使其得到适当的服务并避免伤害。

2. 遵循善行原则的要点

善行作为心理咨询伦理总则中的第一条，是心理咨询师工作伦理的重中之重，其重要性不言而喻。为确保善行原则得到很好的贯彻执行，以下几方面是必须要注意的。

（1）确保来访者的福祉。

心理咨询师要以来访者的福祉为首要考虑要素。来访者的福祉可以释义为，来访者在心理咨询过程中的利益和权利得到充分保障。具体表现为，心理咨询师需要为来访者提供稳定、安全和舒适的工作环境，要以专业知识使来访者能在咨询中获益。

（2）保障来访者的权利。

心理咨询师应该努力善待每一位来访者，使其得到适当的服务。如果出现自己专业胜任力不足的情况，可以采取转介的方式确保来访者获得最好的服务。

（3）避免伤害。

在心理咨询工作中，咨询师不得以任何方式做出对来访者进行人格歧视、经济索取及情感欺骗等违背职业伦理的伤害行为。另外，来访者以寻求帮助为目的与咨询师建立工作关系这一特点，要求咨询师要以来访者的心理问题作为工作重点，而不能从自身专业兴趣出发开展工作，避免对来访者造成伤害。

知识点案例

咨询师小 D 无视善行原则①

咨询师：小 D，男，32 岁，国家三级咨询师，精神分析治疗取向，目前就职于某心理咨询机构。

来访者：一名大四女在校学生，临近毕业，因就业困惑前来咨询。

小 D 在与来访者开展工作中了解到，来访者家庭有四口人：父母及一个比自己大 2 岁的姐姐。来访者目前的主要问题是，已经毕业工作了的姐姐决定辞职，开始备战考研，并得到父母的支持。自己感觉如果她和姐姐同时读研，会给家庭带来经济负担，因此很苦恼。小 D 在与来访者进行生命早期深度心理分析后，来访者产生了无法摆脱的对母亲的愤怒情绪，认为母亲一直偏袒姐姐，不珍惜和爱护自己，内心更加痛苦不堪。与此同时，来访者也对小 D 产生了极大的不满情绪，认为是小 D 挑起了自己对父母的不满情绪。在这种情况下，小 D 觉得自己无法应对，又怕来访者脱落，在极力劝说下将来访者转介到自己所在机构内其他咨询师那里，结果后面的咨询不仅没有解决来访者的问题，反而使得来访者更加痛苦，与咨询机构产生了较大的纠纷。

案例分析：这种从自己的专业兴趣出发，而忽视来访者求助动机的行为，会给来访者带来极大伤害。出现纠纷后，又不顾来访者的利益，将其转介给与自己有利益关系的机构咨询师，更增加了对来访者伤害的可能性。这种不顾及来访者福祉的行为，严重违背了善行原则。

（二）责任

1. 定义

心理咨询师在工作中应保持其服务的专业水准，认清自己的专业、伦理及法律责任，维护专业信誉，并承担相应的社会责任。

2. 遵循责任原则的要点

（1）明确基本责任。

在心理咨询工作中，咨询师的基本责任具有三个方面。首先，作为公民必须要遵守国家法律法规，作为咨询师必须遵守职业伦理道德规范；其次，不断学习与提升专业技能，为来访者提供良好服务，完成咨询师的本职工作；最后，维护职业荣誉，积极主动参与社会心理健康建设，履行咨询师的社会责任。

（2）提升业务能力。

任何职业都需要从业者根据职业发展需要，在工作中不断学习，提升自己的业务能力。相对于其他职业，以助人为目标的心理咨询工作就更需要咨询师与时俱进，关注专业学术进展，有计划地参加继续教育培训，不断加强自身身心建设。只有这样，才能确

---

① 本案例根据作者心理咨询与督导临床实践案例改编而成，非真实案例。

保自己在良好专业技能支持和健康状态下，为求助者提供更好的服务。

（3）传播心理健康知识。

身心健康是关乎国计民生的大事。心理咨询师要利用专业特长，运用各种形式和机会大力宣传心理健康知识，主动参与心理宣教公益活动，要将教育大众、普及常识、公益助人纳入自己的工作之中。

知识点案例

咨询师小 F 的职业生活及其发展[①]

小 F，某高校应用心理学专业大学本科毕业，深造于某医学院临床心理学专业，取得心理学硕士学位后，就职于某大学学生心理健康中心。经过五年的心理咨询临床实践工作，通过了 CPA 注册心理咨询师申请，成为一名注册心理咨询师。

小 F 的日常工作：小 F 在学校心理健康中心平均每天承接 3 人次的个体咨询；每学年承担 32 学时的大学生心理健康课程的教学工作；主管中心的各种心理健康宣传工作。

小 F 的业务学习：小 F 有自己固定的督导师，每两星期左右接受一次 2 小时左右的专业督导，同时也积极参与中心组织的团体督导；工作后，小 F 就开始采用自学和集中专业培训的方式，系统学习 CBT 疗法；每年小 F 都会主动参加 8 小时左右的伦理培训。通过上述学习，小 F 的专业能力得到了很好的提升，确保能为学生提供优质咨询服务。

小 F 的专业研究活动：小 F 每年参与 1～2 次专业学术会议；积极参与各级别相关课题申请，主持学校学生思政课题 1 项，参与省部级相关课题 1 项；公开发表心理健康研究论文 1～2 篇。

小 F 的社会公益活动：小 F 经常利用休息时间，参与社区的心理健康知识普及工作，为自己所在社区的公众号义务制作各种心理健康小贴士 30 多个。

案例分析：作为一名心理咨询师，小 F 以其责任与担当，发展着自己的事业，也为心理咨询职业发展贡献出了自己的力量。

（三）诚信

1. 定义

心理咨询师在工作中应做到诚实守信，在临床实践、研究及成果发表、教学工作以及各类媒体的宣传推广中保持真实性。

2. 遵循诚信原则的要点

（1）客观评价自己的专业胜任力。

心理咨询师需要对自己的工作胜任力进行客观评估，确保为来访者提供良好服务。

[①] 本案例根据作者心理咨询与督导临床实践案例改编而成，非真实案例。

评估工作胜任力时，要防止因自己的主观性因素及能力局限，出现夸大自身工作能力的现象，进而影响服务质量。

工作胜任力评估可采用自我评估和他人评估两种方法。自我评估就是咨询师本人运用专业知识对自己的工作胜任力进行评估。他人评估是指，请督导或经验丰富的专业人员对自己的工作胜任力进行评估，也可采用二者相结合的方式。

（2）在专业活动中做到实事求是。

首先，心理咨询师在工作中应做到诚实守信，认清自己的专长与不足，了解自身擅长的治疗取向理论、技术和方法的利与弊，防止在助人工作中出现使用虚假信息、夸大疗效、隐瞒自己专业局限等行为。其次，在相关教学和研究工作中，也要坚持诚信原则，杜绝弄虚作假行为。防止这些因素对学习者造成负性影响。

（3）严禁以追逐利益为目的进行虚假营销。

心理咨询师在参与各种职业推广与经营宣传活动时，一定要恪守职业底线，不做虚假营销或使用欺骗性的信息手段，获取不正当利益。

知识点案例

本章导入案例分析：首先，小柳作为心理咨询专业的在校学生，在不具备心理咨询师资质的情况下，作为专业实习生，必须在学校专业教师或心理咨询督导师的指导下，与来访者开展心理咨询工作，并需将此情况向来访者说明，在获得来访者同意的前提下，方可开展工作。其次，作为在校生的心理咨询专业实习，小柳的工作可根据学校相关实习规定，决定是否收取咨询费用。一般情况下，实习心理咨询不能收取咨询费用或仅象征性收取一定的费用。最后，根据来访者的陈述，表面上看是失恋问题，但问题背后可能还存在着交往能力、家庭关系等潜在问题需要处理。这就需要咨询师具有较强的专业技能和丰富的临床经验，否则不仅无法保障来访者的福祉，也会使咨询师受到挫败而影响其专业成长。

（四）公正

1. 定义

心理咨询师应公平、公正地对待与自己专业相关的工作及人员，采取谨慎的态度，防止出现因自己潜在的偏见、能力局限、技术限制等导致的不适当行为。

2. 遵循公正原则的要点

（1）公平对待来访者。

心理咨询师应公平、公正地对待每一位来访者，不得以来访者的经济或社会地位、文化程度、问题性质、年龄及性别等因素对来访者产生偏见而导致不正当行为。

（2）咨访工作关系平等。

心理咨询工作中，咨询师与来访者之间应该建立平等互利的工作关系。但由于来访者是求助者，加之咨询师的主观认知或专业不足等因素，会出现咨询师的地位被抬高，处于居高临下的地位，从而导致咨访工作关系出现倾斜，影响来访者获利的情况。特别是在"知情同意书"制定时，一定要明确咨访双方的责权利，使来访者的利益得到保障。

（3）保持价值中立。

在心理咨询过程中，由于价值观不同，对咨访工作关系产生影响的案例时有发生。如果双方价值观截然不同，严重影响工作关系，咨询师可以采取转介形式结束咨询，切不可强行推行自己的价值观；如果价值观不同，但工作关系可以持续，咨询师需要保持高度觉知力，坚持价值中立原则，确保来访者的福祉不受损伤。

知识点案例

因来访者对咨询师崇拜而引发纠纷[①]

咨询师：YG 是一名具有较大影响力的资深咨询师，从业近 20 年。

来访者：女性，32 岁，没有固定职业，离异，患有抑郁症且服药 2 年多。目前生活来源主要靠父母接济。

来访者通过媒体了解到 YG 是一名资深咨询师，购买了 YG 几乎所有的线上课程，也参与了 YG 许多线下培训，对 YG 非常崇拜。由此她判断，YG 能帮助到自己，使自己的精神疾病得以康复，就以高价预约了 YG 的个体咨询。

在心理咨询工作开展中，来访者对 YG 言听计从，YG 也渐渐习惯了这种关系模式。直到来访者对 YG 产生过度依赖，在工作之外跟踪 YG，给 YG 带来极大困扰时，在无法控制的状态下，YG 强行单方面中断了咨访关系。这一行为引发来访者的极大不满，她开始通过各种渠道不断投诉 YG。

案例分析： 由于咨询师没能很好地处理咨访关系，从而导致来访者出现异常行为，无疑暴露出其专业胜任力不足的问题；与此同时，咨询师又单方面中断咨访关系，这本身对来访者就是一种伤害。引发这种伤害的主要原因，就是咨询师不仅没有处理好来访者对自己产生的移情，反而享受她对自己的崇拜。同时，在咨访工作关系建立之初，咨询师也没有向来访者明确其拥有的权利与义务。这些都严重违反了公平公正的原则。

（五）尊重

1. 定义

心理咨询师应尊重每位寻求专业服务者，尊重其隐私权、保密性和自我决定的权利。

2. 遵循尊重原则的要点

（1）尊重每一位来访者，以来访者为中心。

在心理咨询工作中，咨询师必须尊重来访者本人及其应有的权利，而这些都应在

[①] 本案例根据作者心理咨询与督导临床实践案例改编而成，非真实案例。

咨访工作关系的知情同意书中体现。不仅如此，在工作开展过程中，咨询师还必须遵循以来访者为中心的原则，努力使来访者在工作中感受到被尊重，且获得利益与成长。

（2）尊重来访者隐私权，提供安全有效的服务。

在心理咨询工作中，最能体现对来访者尊重的行为，是保护其隐私权，即对其个人信息、咨询内容及求助行为等严格保密。

（3）尊重来访者的自我决定权，实现助人自助。

咨询师的工作本身就是助人自助的过程。因此，咨询师在工作中要注重来访者个人的成长，而不是仅仅解决其"问题"，更不能将自己化身为教育者、拯救者及指导者替来访者做决定或强迫来访者按咨询师的意图去改变，而是要不断探究其个人发展力量，使其成为助己的核心力量。

知识点案例

被围观的心理咨询直播间现象分析[①]

晚上 11 点，某直播平台上，心理咨询直播间内人头攒动。主播与连麦网友几乎"无话不谈"，个人关于婚姻、家庭、情感、职场的私密话题被公开谈论着。

例如，主播问："你的意思是你闺蜜的爸爸向你表白了？"

求助者："对，所以闺蜜跟我翻脸了。"

又如，主播说："陪伴双相情感障碍的人是非常非常辛苦的。"

求助者："对，我也意识到了，我自己感到特别痛苦。"

再比如，主播说："千万不要与这个'渣女'纠缠，要不然你一辈子完蛋了。"

求助者："对对对。"

在高峰时段，求助者甚至需要排队连麦，花 10～50 元不等，可以与主播聊 15 分钟。且直播中，咨询师主播有带货营销行为。

看看新闻 Knews 记者在网络平台搜索发现，有心理咨询主播粉丝数量超过 100 万，但其资质并未经过平台审核认证。

案例分析： 众人围观之下的心理咨询连麦存在着职业伦理争议。有专家认为，既有"带货"又被"围观"的心理咨询直播违反了职业伦理保密性的规定。一方面，在被围观的情况之下，来访者很难畅所欲言，无法获得最基本的尊重和重视。另一方面，一些主播做直播带着卖货的目的，来访者很难得到主播的无条件积极关注。因为主播必须去权衡，说哪句话更容易吸引粉丝，说哪句话能帮助来访者。有时这两个目的是矛盾的。如果主播无意识地选择吸引粉丝的行为，或者刻意地还带点货，那么就已经严重违反心理咨询伦理了，他就无法让来访者获益了。在很大程度上，这既不尊重来访者，也会伤害来访者。因为在付费时间内，咨询师没有给来访者提供有效的服务。

---

① 看看新闻 Knews. "吸睛"更"吸金"：被"围观"的心理咨询直播间 . 2022 - 07 - 25.

二、心理咨询与治疗伦理实践

（一）关于心理咨询与治疗伦理实践的基本知识

伦理实践是心理咨询与治疗工作中不可避免的实践活动，良好的伦理实践是确保心理咨询与治疗工作顺利进行的重要支持与保障。作为心理咨询师，系统学习伦理实践相关知识是重要的提升专业技能的渠道。

1. 与伦理实践相关的几个重要术语

（1）个人伦理。

个人伦理是个体内部形成的生活、道德及信念标准及价值观，是指导一个人行为的基础，也是个体的伦理承诺。个体伦理一般具有两个特点：一是在个体伦理的形成过程中，家庭、成长环境及文化等因素产生的影响较大；二是个体伦理在不同发展阶段尽管有一些变化与波动，但会保持相对稳定的特点。

（2）专业伦理。

专业伦理是专业责任与行为所依据的原则与标准，是专业团体或领域应对伦理道德问题案例和情景时的工作指南。专业伦理的主要特点包括两个：一是专业伦理的产生基于对该领域伦理议题的讨论与研究，具有极强的专业性特点；二是根据伦理他律性特点，专业伦理守则对从业人员有强制性要求，即专业人士在处理专业方面的伦理道德问题时，应该遵循专业伦理所涵盖的道德价值观与行为规范。

（3）组织伦理。

组织伦理是将组织作为伦理规范的对象，将道德规则和伦理建设纳入组织发展中的一种系统决策伦理规范。组织伦理的特点包括两个：一是组织伦理强调组织和组织动力的作用，更加关注组织环境；二是组织伦理是一种善恶标准，约束着系统中组织和员工的职业行为。

（4）三者之间的关系。

个人伦理与专业伦理之间一般存在三种关系类型：一是高度匹配型关系，即个人伦理与专业伦理在道德观念上有较高的一致性，这种关系类型使专业人员能够更好地遵循伦理守则，减少伦理问题的出现；二是对立型关系，即个人伦理和专业伦理间存在较大的差距，甚至是对立的，这种关系类型的从业者存在较大的伦理问题风险；三是部分差异型关系，即二者之间在伦理观念上存在一些差距，属于这种类型的从业者人数最多。这类从业者，通过职业教育能够做到自觉遵守专业伦理守则。

专业伦理与组织伦理之间的关系非常复杂，既有较多的重合，又有明显的差距。两者之间的区别在于：专业伦理是从个体的角度分析伦理问题，其对象主要是从业者和专业实践中的伦理决策；而组织伦理是从系统角度看待伦理问题，其对象还包括专业管理机构和机构管理者。

2. 心理咨询与治疗伦理实践中的决策目标

（1）风险管理策略。

正如本章前文所述，从国内外心理咨询与治疗行业的发展来看，早期对职业伦理方面的关注相对较少。随着投诉与纠纷不断增加，心理咨询与治疗的职业伦理话题日渐增多，关注度也大大提升。相应地，专业伦理守则与伦理实践也在不断发展与完善。

基于消极伦理①观念，伦理作为一种防御风险策略，在心理咨询与治疗伦理实践决策中一直处于主导地位。当前，在心理咨询与治疗技能培训中，恪守伦理守则，规避可能发生的风险，确保心理咨询与治疗工作顺利进行，仍然是教师和督导们的主要工作之一。

（2）伦理敏感性。

心理咨询与治疗伦理实践中的另一个决策目标，就是基于积极伦理②理论构建的伦理敏感性。积极伦理理论认为，风险管理策略是一种非常必要的伦理决策目标，但并不是伦理决策的全部。积极伦理将伦理价值观而不是伦理守则和条例视为伦理实践的出发点，强调伦理敏感性是专业实践的核心，并认为伦理推理和决策基于环境，而不仅仅是一个线性过程。积极伦理认可自我关怀、个人和专业的成长是具有伦理敏感性的核心（莱恩·斯佩里，2012）。

（二）心理咨询与治疗伦理实践的观点

1. 伦理实践与专业实践的关系

（1）伦理实践与专业实践是紧密相连的整体。

首先，由于伦理价值观贯穿专业实践过程始终，因此伦理实践是专业实践过程中必须要考虑的重要因素。其次，良好有效的专业实践，应该建立在高度符合伦理的基础上，两者间不是平行的无关联关系。最后，当专业实践遇到矛盾和冲突时，伦理价值观的影响就会大于专业知识和经验，成为化解矛盾和冲突的重要手段。优秀的心理咨询师不仅有较好的专业实践能力，也必须具备较强的伦理实践能力（莱恩·斯佩里，2012）。

（2）伦理实践与专业实践都是一个发展的过程。

首先，与专业知识和技能一样，心理咨询与治疗从业者的伦理实践和专业实践能力也是不断发展和提升的过程。其次，一般情况下，心理咨询师伦理实践和专业实践能力会随着经验积累不断提升，但在提升的速度和水平上存在一定的个体差异。最后，心理咨询与治疗从业者的伦理实践和专业实践能力的发展并不是同步的，拥有丰富专业知识和咨询经验的咨询师也会出现伦理问题，甚至会出现严重的伦理问题。

（3）伦理实践和专业实践均与环境因素互相影响。

首先，影响心理咨询师伦理实践和专业实践的因素很多，除了咨询师个体伦理观等内部因素外，督导、培训及工作氛围等外在环境因素，也会对其伦理决策产生较大的影响。如督导和培训者的治疗取向及个体伦理观，工作环境中的伦理氛围等，都会对咨询师的伦理决策产生较大影响。其次，并非环境因素单向向伦理实践和专业实践施加影响，而是二者相互影响，个体的伦理实践和专业实践也会对环境产生影响。

---

① 消极伦理：通过道德禁令的形式呈现出一种边界清晰、定位准确、操作性强的道德规范，以及对想要避免之后果的一种更为直接的路径。不论是传统的宗教教义，还是现代的道德理论，似乎都呈现出人们对消极伦理的偏爱（马越，2016）。

② 积极伦理：主要表明行为者应该做什么，其显著特点之一就是行为界限具有模糊性。同时积极伦理可能要求行动者花费应有的时间与精力来完成某种伦理行为（马越，2016）。

2. 心理咨询与治疗伦理实践的三种观点

> **知识点案例**
>
> #### 因转介引发的伦理纠纷①
>
> 心理咨询师 HD 与来访者开展一段时间的咨询工作后发现，他与来访者有一位共同的朋友，并且双方都和这位朋友关系密切。根据心理咨询双重关系回避的原则，HD 决定立即转介来访者，结束这段工作关系。对此，来访者非常不理解，并对 HD 产生了极大的不满。
>
> 来访者认为，在 HD 这里，自己得到了很多帮助，也收获了较好的自我成长，怎么会因为偶尔提到那位朋友，而那位朋友恰好与咨询师也相熟，就必须结束存续很久的咨询关系？他认为咨询师的行为对自己造成了伤害，是不负责任的表现。
>
> **思考问题**：针对案例，我们需要思考的是：什么样的伦理实践观点使 HD 做出此伦理决定？咨访关系发生的这一纠纷又该如何化解？

通过学习心理咨询与治疗伦理实践和专业实践的三种观点（莱恩·斯佩里，2012），可以回答该案例提出的问题。

（1）观点一：聚焦伦理守则的风险管理观点。

根据本章上文所述，心理咨询与治疗过程中的伦理纠纷及对来访者的伤害事件，是导致伦理受到关注的直接原因。因此，早期心理咨询与治疗伦理实践的主要行为目标就是防御性风险管理。我们可以将这种伦理实践观点命名为聚焦伦理守则的风险管理观点，简称风险管理观点。

风险管理观点的主要特点包括三个：首先，咨询师通常会将伦理实践和专业实践分离，伦理思考的焦点局限于伦理守则和法律条例，目标就是风险管理；其次，在咨询中出现特定的伦理困境时，咨询师会采用直接寻求伦理守则和标准指导的方法加以解决；最后，该观点从消极伦理视角出发，以寻求防御安全隐患为首要目标，更能满足新手咨询师的伦理实践需求。

（2）观点二：兼顾多因素趋于整合的观点。

这种观点居于观点一与观点三之间，是具有过渡性质的观点。此观点既努力服从伦理守则和法律条例，又兼顾自我关注与环境因素，因此，将其命名为兼顾多因素趋于整合的观点，简称整合观点。

整合观点的主要特点包括三个：首先，持该观点的咨询师应该有丰富的高度忠诚于伦理守则和法律条例的伦理实践经验，即曾经是观点一的经验持有者；其次，咨询师的伦理实践是一个变化的过程，即从完全依赖伦理守则和法律条例，到开始自我反思，考虑咨询中的特定情景与环境因素等；最后，咨询师随着专业实践经验的积累，对个人价值观和专业价值观之间的关系有了一定的思考，并开始努力探求如何实现二者间的统一。

---

① 本案例根据作者心理咨询与督导临床实践案例改编而成，非真实案例。

（3）观点三：基于积极伦理的伦理敏感性观点。

该观点是一种综合性观点，代表了一种新的伦理观。该观点从积极伦理视角出发，开始将美德、价值观和自我关怀，与伦理守则和法律条例放在同等重要的位置。因此，我们将其命名为基于积极伦理的伦理敏感性观点，简称伦理敏感性观点。

伦理敏感性观点的主要特点包括三个：首先，持这种观点的咨询师应该有着丰富的观点一和观点二的实践经验，并对二者的利弊进行过深刻思考；其次，咨询师在伦理思考与实践中，开始关注积极行为与美德，认为个人品质的发展与职业抱负都是咨询伦理思考的重要议题；最后，强调咨询师自我关怀的重要性，提出预防和危机管理与个人发展不可分离，同等重要。

图4-2是观点一到观点三的发展示意图。这里需要强调的是，一般情况下心理咨询师会从观点一向观点三发展。但也不排除有咨询师专注于风险管理，一直秉持观点一。

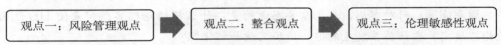

图4-2 心理咨询与治疗伦理实践的三种观点发展趋势示意图

第三节 心理咨询与治疗伦理决策与实践

一、心理咨询与治疗伦理决策

（一）关于伦理决策

1. 伦理决策的定义、特点及核心问题

伦理决策既可以是伦理风险防御和应对的办法，也可以是解决伦理问题所需的策略及策略制定的过程。

伦理决策具有三个基本特点：一是伦理决策的始发具有较强的模糊性；二是伦理决策的内容较为复杂；三是伦理决策的后果具有极高的不确定性。

决策本身就是一项非常具有挑战性的工作，因此，应对伦理问题时依据的寻找就成为伦理决策的核心问题。如今，依据人们对道德合法性认可程度的不同，所做出的一系列道德判断与选择，是战略上化解伦理风险最有效的方法。

2. 伦理两难

两难表示两个事物间的矛盾、抵触和冲突。伦理两难也被称为伦理困境，是专业核心价值中对工作者要求的责任与义务发生冲突，而工作者又必须决定要优先考量何种价值的冲突状态，即在实践中陷入一种道德上难以取舍的模糊状态和难以找到满意方案的境地。

心理咨询与治疗中常见的伦理两难主要有以下几种。

第一，伦理标准和道德标准的冲突。心理咨询与治疗中的伦理守则与标准，一般都与社会道德标准相符合。但由于专业工作的特殊性，心理咨询与治疗伦理规定中又有许多与社会道德规范不一致的地方，如工作关系、价值观念、隐私与保密规定等。因此，伦理标准和道德标准的冲突是心理咨询与治疗中常见的伦理困境之一。

第二，个体伦理和专业伦理的冲突。正如本章前文所述，在心理咨询与治疗中，心理咨询师的个人伦理与专业伦理之间也存在许多不一致的地方。因此，在心理咨询与治疗工作中，一旦个体伦理和专业伦理发生冲突，心理咨询师便可能陷入伦理困境。

第三，伦理守则与咨访双方利益的冲突。伦理守则是风险管理的重要资源，更是极端事件防御的保障。但在心理咨询与治疗工作中，经常会出现伦理守则在处理具有特殊性的个案时不太适用的情况，如无法满足咨询师或来访者的需求，从而产生伦理纠纷和矛盾。因此，伦理守则与咨访双方利益的冲突，也是心理咨询与治疗中常见的伦理困境之一。

第四，伦理标准模糊和咨询情景复杂。心理咨询与治疗的伦理标准、伦理类型及观点存在许多交叉和模糊的地方，加之心理咨询与治疗个案本身又具有其特殊性和复杂性，两者同时作用，就会引发严重的伦理两难问题。

（二）心理咨询与治疗伦理决策的变迁

1. 跟随来访者的引领

心理咨询与治疗职业发展初期，伦理决策一直是咨询师的个体行为，所以决策本身会存在较大的差异。尽管如此，但"跟随来访者的引领"制定伦理决策，是这一时期的共同特点。例如，在早期心理咨询中，常常出现这样的案例：一个来访者告诉咨询师，自己觉得生活毫无意义，自杀是已做好的决定。咨询师的应对基本上是顺应来访者的引领，以共情的态度确认来访者的决定，但一般不会试图劝阻与保护来访者。当然，那时对于咨询师这一伦理决策也没有职业规范制约，咨询师对来访者的自杀也不承担责任。

2. 履行"避免来访者受伤害"义务

20 世纪 80 年代，关于自杀的法律条文开始波及心理咨询与治疗领域，咨询师"跟随来访者的引领"，对来访者因自杀行为引发的安全问题不负责任的时代结束。随之，临床心理学工作者有义务保护来访者免受伤害（包括自杀在内）的相关伦理规定出台。

与此伦理标准相适应的一系列伦理决策方案出台。如针对来访者自杀的想法会采取一系列保护措施：建议有自杀想法的来访者接受住院治疗；在一个保护性环境中（如家庭中、心理咨询中心等）给来访者提供支持；尝试与来访者签订不自杀协议；提供相关支持资源（如热线电话、遇到紧急状态随时可以联系的咨询师等）。

3. 利用伦理决策支持资源

随着心理咨询与治疗职业的不断发展，伦理决策的支持资源也在增加，包括研究、专家、临床经验，以及相关理论、法规和标准支持等四个方面。

（1）研究支持。

20 世纪 80 年代以来，关注心理咨询与治理伦理问题的专业人员越来越多，研究内容涉及伦理问题的方方面面，研究成为伦理实践巨大的支持资源。

（2）专家支持。

进入 21 世纪以来，心理咨询与治疗领域的专家队伍不断发展壮大，其中包括专业教师、督导师和资深咨询师等。这支日渐成熟的专家队伍，广泛传播着专业知识，推广着自己最新的研究成果，专家的支持成为心理咨询与治疗伦理决策又一有力的支持资源。

（3）临床经验支持。

随着心理咨询与治疗职业的不断发展，从业人员的专业素质也在不断提升。大量临床经验的积累，为专业发展提供了有力的支持，成为伦理决策支持资源中重要的因素。专业经验主要包括专业人员的个人专业经验，教授、督导和专家的建议，以及丰富的临床经验等。

（4）相关理论、法规和标准支持。

伦理敏感性、伦理理论、伦理原则、伦理价值观、法律条文和规定及专业伦理标准、关怀标准等相关理论、法规和标准的制定，为心理咨询与治疗专业人员提供了较大的理论与实践支持，成为其伦理决策最重要的支持资源。

二、心理咨询与治疗伦理决策实践

（一）伦理决策的综合模型与三个领域

1. 模型结构

多数心理咨询与治疗的伦理决策模型聚焦于如何将伦理原则运用到伦理困境中，基本是遵循伦理守则和伦理决策的线性模型（Gerald，2021）。

莱恩·斯佩里基于心理咨询与治疗伦理实践观点三，即基于积极伦理的伦理敏感性观点提出的伦理决策模型是一个关系性的、发展的、与环境有关的策略和过程，包括专业领域、伦理领域和环境领域。其中，环境领域又由三个维度构成，包括个人发展、关系与多元文化，以及组织伦理与团体价值观。这三个领域构成心理咨询与治疗伦理决策的基础，综合模型结构见图 4 - 3。

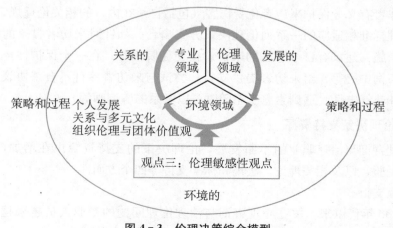

图 4 - 3　伦理决策综合模型

2. 伦理决策的三个领域

（1）专业领域。

心理咨询与治疗伦理实践观点三强调伦理敏感性，认为专业实践与伦理实践是一个相互联系的整体。因此，具有伦理敏感性的咨询师，在伦理决策中必须将专业实践与伦理实践视为两个不可分割的方面。同时，在专业实践中，如在建立咨访关系、个案概念化、计划和实施干预等方面，时刻保持高度伦理敏感性。

（2）伦理领域。

心理咨询与治疗伦理决策的伦理领域强调，心理咨询师或治疗师要有较强的伦理敏感性，要有一定的自我了解。这就要求心理咨询师或治疗师必须具有与伦理理论、原则、价值观和专业守则及法律条例相关的知识。同时，接受专家的指导与帮助也是满足伦理领域要求的必要手段。

（3）环境领域。

心理咨询师具备伦理敏感性的一个重要表现就是，能识别工作中伦理和道德方面的因素，这些因素存在于文化、组织、社区、人际和个人动力等方面。

莱恩·斯佩里的伦理决策综合模型中环境领域的三个维度及其内容、作用，见表4-3。

表4-3　伦理决策综合模型中环境领域的三个主要维度及其内容、作用

维度	主要内容	作用
个人发展	咨询师的伦理价值观；专业水平；决策风格；等等	自我了解
关系与多元文化	咨访关系；咨询师对多元文化的敏感性	正确决策的依据
组织伦理与团体价值观	个人伦理、专业伦理、组织伦理和团体伦理的关系	决策的影响因素

（二）杰拉尔德·科里的伦理决策实操方案

1. 关于伦理决策的主要观点

（1）伦理守则是伦理决策的依据。

杰拉尔德·科里认为，设定专业的伦理守则有一系列的目的。例如，对心理咨询与治疗从业者提出肩负的责任，保护来访者的利益不受伤害等。最为重要的目的是为从业者提升专业实践能力提供依据。同时，伦理守则是从业者自我监控的最好方法，当然，伦理决策的制定应遵循伦理守则。

（2）伦理决策可以是多种方案。

杰拉尔德·科里认为，在对每一种伦理困境进行分析时，一般都不会是一种方案。不同的从业者会做出不同的决定，具体操作也会是多种多样的，案例本身的难易程度和咨询师的风格都会影响方案的制定与实施。一般来说，伦理困境越微妙，做决定的过程就越复杂和困难。

（3）质疑是职业成熟的表现。

杰拉尔德·科里认为，职业的成熟意味着从业者对质疑保持开放的态度。所以，能够质疑和接受他人的质疑，都是心理咨询与治疗从业者应该具备的职业素养。

（4）讨论是伦理决策的有效方法。

杰拉尔德·科里认为，在保护来访者身份的前提下，咨询师通过与同行、督导、教师，也可以与来访者本人，就伦理困境进行讨论，都可以获得有用信息，提升其伦理决策的能力。在与他人探讨伦理方面内容的过程中，还可以逐渐明晰价值观，不断提升对自我的理解。

2. 杰拉尔德·科里的伦理决策实施步骤

杰拉尔德·科里的伦理决策分为八个步骤，如表 4-4 所示。

表 4-4　杰拉尔德·科里的伦理决策步骤

序号	步骤关键词	具体实施内容
1	识别问题或困境	收集与问题有关的信息，将有助于判断这个问题主要是关于伦理的、道德的、法律的、专业的、诊断的，还是关于其他方面的，即明确伦理困境的性质
2	识别潜在的问题	潜在问题是指伦理困境中涉及的所有人的权利、责任和利益。对此潜在问题进行评估，能够把握问题解决的方向
3	参考伦理守则获得指导方向	考虑相关的伦理守则，考虑你自己的价值和伦理是否与相关的指导方针相冲突
4	考虑适用的法律和规章制度	考虑能应用的法律与规章制度，就这些法律规章与伦理困境的关联程度进行分析
5	获取对困境的多方解释与方法	积极主动地从不同来源获得对问题的不同观点；通过对不同观点进行对比分析，获得最有用的支持；将这一借鉴分析存入档案
6	对伦理策略方案进行头脑风暴	持续地与其他的咨询师讨论来访者的可能选择。在讨论过程中也可以请来访者参加，以提高讨论效率，并做好详细记录
7	对可能出现的结果进行深刻分析	列举不同方案可能产生的结果，并思考每种结果对来访者可能造成的影响，最终决定什么是最合适的选择
8	确定最佳执行方案	一旦方案确定，在执行决策的过程中，对相应的结果要进行评估，并决定是否有必要采取进一步的行动，并做好相关记录

资料来源：科里.心理咨询与治疗的理论及实践.10 版.北京：中国轻工业出版社，2021：38.

（三）莱恩·斯佩里的伦理决策实操方案

1. 莱恩·斯佩里的伦理决策主要观点

（1）伦理决策和专业决策相互联系。

莱恩·斯佩里认为，在心理咨询与治疗过程中，假设良好的伦理实践同时也是有效的专业实践，那么伦理决策和专业决策就是相互联系的，可以被视为同一事物的两个侧面。他并不赞同有些人的观点，即认为伦理决策是独立的，且与专业决策分离。莱恩·斯佩里强调，伦理决策并不是一种神秘的、孤立的、分离的过程。

（2）伦理决策和专业决策的过程相似。

莱恩·斯佩里认为，伦理决策和专业决策不仅是相互联系的，而且二者的决策过程也很相似。他认为，无论是专业实践问题还是伦理实践问题，咨询师或治疗师都使用了相似的过程。

2. 莱恩·斯佩里的伦理决策实施步骤

莱恩·斯佩里在心理咨询与治疗伦理决策实施中，更强调决策的关系性、发展性和环境因素，并提出了伦理决策的八个步骤。

（1）步骤0：增强伦理敏感性，并预先考虑专业-伦理因素。

步骤0更像是一种伦理决策的条件，而这一条件就是咨询师或治疗师要具备较强的伦理敏感性。莱恩·斯佩里一直认为，伦理敏感性是伦理实践的最高水平，也是一种应对伦理困境的能力。他认为专家级的咨询师或治疗师必须持有这种伦理实践观点，具备这种能力。心理咨询与治疗的从业者，只有具备了伦理敏感性，方可预测到专业责任，能主动回应专业-伦理需要考虑的问题。

（2）步骤1：界定问题。

这一步莱恩·斯佩里强调信息收集和问题界定，以及界定问题是伦理的、专业的、法律的还是几者的结合。

（3）步骤2：辨识受决策影响的参与者。

莱恩·斯佩里强调关系模型，因此在这一步骤中，他更加主张要辨识处于伦理两难中的所有参与者，如来访者的家人或学校教师，也包括从业者的督导师及相关人员等，而不单单是咨访双方。

（4）步骤3：辨识参与者可能采取的行动以及潜在的利益和风险。

莱恩·斯佩里也主张运用头脑风暴方式，获取对困境参与者的利益及风险的有效评估，选择有效的行动方案。

（5）步骤4：基于对各种因素的考虑，评估各种行为方案的利益与风险。

莱恩·斯佩里认为，这一步是整个伦理决策的核心。他指出，许多从业者会习惯于在他们专业工作中实施这一步，即通过对环境因素、专业因素及伦理因素的评估，确定行为方案的利与弊。

（6）步骤5：同事和专家讨论。

这一步是对上一步做出的判断进行核对与确认。本着对来访者负责的态度，通过与各类专家、同事进行讨论，进而获得对伦理困境解决方案的支持和鼓励。

（7）步骤6：决定实施最可行的备选方案，记录过程。

这一步是伦理决策趋于完成的标志。莱恩·斯佩里认为在这一步应该非常慎重，需要经过专家讨论决定，必要时可请来访者一起讨论，并做好记录。

（8）步骤7：实施、评估、记录已做出的决策。

最后一步是实施决策的行为过程，评估决策对来访者的短期和长期影响，并做好相关记录工作。

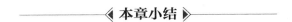

◀ 本章小结 ▶

作为教材"伦理篇"的第一章，本章以伦理导论方式，将目前关于心理咨询与治疗的重要伦理议题呈现给大家，内容既有相对成熟的研究成果，也有相关研究的展望。从心理咨询与治疗的伦理概念、伦理守则、伦理实践，到伦理决策的制定，丰富的内容可为大家学习后几章咨询伦理知识打下良好基础。本章学习的重点是掌握心理咨询与治疗从业者的个人伦理与职业伦理的关系，了解伦理实践与专业实践的相关观点，掌握伦理决策方法等。

──────◀ 课后思考 ▶──────

1. 如何理解伦理理论对心理咨询专业实践的指导作用？

2. 谈谈你对《中国心理学会临床与咨询心理学工作伦理守则》（第二版）的学习体会。

3. 谈谈伦理守则在促进实践进程中的作用。

4. 浅析三种伦理实践观点。

5. 谈谈你对心理咨询与治疗伦理决策的重要意义的理解。

—————◀ **专业育人专栏-4** ▶—————

"心共勉"

　　一个人的伦理行为应当有效地建立在同情心、教育，以及社会联系和社会需要上。

——爱因斯坦

课程启示：

自我成长与专业发展专题思考：个性、伦理、道德与法律的关系

问题	个人思考	自我成长启示	专业发展启示
分析你个人的伦理特点			
如何评价社会道德与发展			
法律条例的社会作用			
如何做一个有个性的优秀公民			

第五章
心理咨询与治疗师的专业胜任力

心理咨询与治疗属于专业性很强的行业，但目前该行业存在从业人员专业素养参差不齐、心理服务总体水平偏低等问题，这些问题显然与咨询师的专业胜任力和责任感不足密不可分，引起了临床心理学界的重点关注。如今咨询师的专业胜任力与专业责任已成为国内外心理健康服务中的重要伦理议题。本章首先对咨询师应具备的人格特质、专业胜任力的概念与结构、专业责任的内容进行讲解，再从如何保持和发展咨询师专业胜任力、个人成长的途径等方面进一步深入分析。

学习目标

1. 通过学习，了解心理咨询与治疗师应具备的人格特质，系统掌握咨询师专业胜任力的评估原则、提升方法，以及咨询师的个人成长路径等专业性知识。
2. 通过对本章知识的运用，提升个体的咨询能力以及对心理咨询专业的胜任水平，为成为一名有效的咨询师奠定基础。
3. 通过学习与实践，培养个体的专业责任感，促进个体的自我成长与自我完善。

导入案例①

小李是一名36岁的男性心理咨询师，应用心理学专业本科毕业，在校期间考取了国家三级心理咨询师资格证书，毕业后成为一名社区工作者，同时小李在朋友的心理咨询工作室兼职，在假期或工作之余接一些来访者。除了在大学期间系统学习了心理咨询理论与方法外，小李也会不断阅读心理咨询与治疗相关书籍，积极参加网络上或线下举办的各类心理咨询技术培训与心理沙龙活动，还会参加朋友咨询工作室组织的一些案例研讨。但当朋友建议他在心理咨询过程中接受专业督导时，小李以"我现在还需要更多时间来掌握心理咨询技术，了解最新的前沿知识"为由拒绝了。

目前小李正为一名17岁的高中生做咨询，咨访关系已经持续了半年，该高中生的主诉问题为学业压力较大，并且因性格比较内向，在学校与同学们关系疏离，没有朋友，内心感到十分孤独，想到这些常会忍不住落泪，情绪持续低落，觉得自己一无

---

① 本案例根据作者心理咨询临床实践案例改编而成，非真实案例。

是处。小李认为该高中生患有抑郁症，随后依据自己的诊断进行了后续咨询方案的制定，主要采用认知行为疗法对来访者进行干预。在咨询时小李意识到来访者的家庭可能在其问题的发展上存在很大影响，家庭治疗的效果或许更加明显，但由于自己不擅长家庭治疗，故没有向来访者建议其可以尝试家庭治疗，也没有邀请来访者的父母一起参与咨询。此外，当咨询遇到瓶颈时小李会用"咨询师不是救世主"这句话来安慰自己，觉得自己的咨询与陪伴对来访者问题的解决是有益的，故一直没有结束咨访关系。

案例分析：在本案例中，咨询师小李的专业胜任力明显存在一些问题。首先，小李虽然系统学习过心理学相关知识，并且一直参加心理咨询与治疗的技术培训及案例研讨，却未定期接受专业督导，这不利于心理咨询质量的提升和咨询师的个人成长，后续心理咨询工作的开展可能存在一定风险；其次，根据我国《精神卫生法》的规定，咨询师不具备开展精神障碍诊断、治疗活动的条件，并且如抑郁症等心理疾病应配合药物治疗，在服药的同时进行心理咨询，本案例中咨询师小李忽视了这一点；最后，咨询师在咨询过程中遇到瓶颈却未寻求积极的解决方法，对自己不擅长的领域予以忽视，可见目前的咨询已经超出该咨询师自身专业胜任力的范围。

思考问题：

问题 1：咨询师小李目前最应该做的事情是什么？

问题 2：咨询师小李可以通过哪些途径来提升自身胜任力？

第一节　心理咨询与治疗师的人格特质

心理咨询是一个特殊的职业，它强调助人自助，对从业者的素质和能力有很高的要求。已有研究发现，在咨询过程中，相较于理论和技术，心理咨询师的个人特质是更重要的资源，它对咨询效果具有重要意义。正如帕特森（C. H. Patterson）所说："咨询的关键不在于咨询师做什么，而在于他是谁。"吉尔伯特（P. Gilbert）等人在谈到什么样的人适宜做心理咨询与治疗师时也曾指出，就像音乐、艺术或写作的能力很大程度上要靠天赋一样，专业训练对共情、亲和力等特质只能起到些许的帮助，通过训练虽然可以教会一个人如何运用共情技术，却很难训练一个人具有共情的态度（钱铭怡，2016）。可见在咨询过程中，除了必要的咨询理论和技术外，咨询师的人格特质同样值得关注。

一、国外关于心理咨询与治疗师人格特质的观点

（一）心理咨询与治疗师人格特质的研究背景

1. 卡瓦纳的观点

咨询师人格特质的相关研究可以追溯到 20 世纪后期，集中于探究咨询师身上哪些特

质可以对咨询效果起到积极作用。心理咨询专家卡瓦纳（Cavanagh，1982）对心理咨询师应有的人格特质进行了详细描述，包括良好的自我感知能力、令人信任、诚实、坚强、热情、反应敏捷、耐心、敏感、让人放松等。他强调，有效的心理咨询更依赖的是咨询师的人格特质，而不是咨询师的知识和技巧。他并非认为知识和技巧不重要，而是认为这些是可以通过教育和训练获得的，但教育和训练却很难改变咨询师的基本人格特质。随后，也有其他专家针对咨询师应具备怎样的人格特质这一问题提出了自己的观点。

2. 心理咨询与治疗师人格特质研究的发展变化

（1）过往研究从重视心理咨询师的理论、技术等到开始重视咨询师的人格特质，再到重视咨询师人格特质与理论、技术的交互作用。

（2）从单纯关注对来访者具有积极作用的咨询师人格特质，到关注既对来访者有益，也对咨询师自我完善与自我成长有益的咨询师人格特质。

（3）从关注单一维度（如仅关注与情绪相关的人格特质）到关注多维度（如关注与认知、自我成长相关的人格特质）。

（二）心理咨询与治疗师人格特质的代表性观点

1. 科米尔的六项人格特质

科米尔等人（Cormier et al.，1985）认为，有效的心理咨询需要咨询师将自身的人格特质和专业的理论、技术加以配合，在咨询过程中同时使用，能够在人际关系和咨询技术中找到平衡。并且他提出一个优秀的心理咨询师应具备以下六项心理品质。

（1）智力。咨询师应具备完整的知识结构，了解各种心理咨询与治疗理论，并对新知识具有较强的学习愿望与学习能力。

（2）精力。咨询师应在咨询过程中充满活力与感染力。

（3）适应力。咨询师可以根据当事人的需要灵活地采用适当的理论与技术，而非仅局限于某一特殊的理论与技术。

（4）支持与鼓励。咨询师要支持当事人自己做出决策，帮助他们发挥自己的潜力，避免强制行为。

（5）友善。咨询师要以良好的意愿去帮助当事人重新构筑新的生活方式或行为方式，促进当事人的独立性的发展。

（6）自我意识。咨询师需对自己的知识结构、态度与情感等有明确的认识，并能够很好地调节和控制这些因素。

2. 博伊特勒的三项人格特质

博伊特勒等人（Beutler et al.，1994）指出专业训练、理论取向和咨询经验等并不能完全解释心理咨询师之间的水平差异，支配性、控制点和概念水平这三种人格特质对咨询效果具有重要作用。

（1）支配性。支配性要看个体倾向于依从、被动还是支配、主动。这一特质通常与咨询师的理论取向存在关联，比如相比于认知行为取向的咨询师，人本主义取向的咨询师在支配性上会相对弱一些。

（2）控制点。所谓控制点是指个人的知觉倾向性，即个体倾向于内部控制还是外部控制。

（3）概念水平。概念水平是指个体的认知特点，分为低概念水平和高概念水平，前者通常以较为感性、具体的方式看问题，后者通常以较为抽象、复杂的方式看问题。

虽然已有大量研究证实这三种人格特质与咨询效果之间存在一定关联，但不同研究者得出的关联方向却不尽相同。如有的研究者发现倾向于支配、主动的咨询师往往可以取得较好的咨询效果，有的研究者却得出相反的结论，目前尚未达成共识，有待未来进一步深入探讨。

3. 杰拉尔德的十四项人格特质

依据杰拉尔德的观点（Gerald，2010），心理咨询师自身是一个什么样的人与其咨询效果之间存在紧密关联，有效的心理咨询师应具备的人格特质有以下十四项，并且经由相应实证研究检验，这些人格特质有助于咨询师在咨询关系中成为一个可信赖的人。

（1）自我认同感。他们知道自己是谁，能成为怎样的人；清楚自己期望从生活中获得什么，自己重视什么；能够明确知道自己所追求事物的优先次序；能时常反省自我，依据自己内心的标准去努力。

（2）尊重与欣赏自己。他们可以通过自尊感和力量感来付出或获取爱与帮助，接纳他人，不会借疏离他人来体现优越感，并且允许他人将自己看作有能力之人。

（3）乐于改变。他们对改变持开放态度，在不甘于现状的情况下能够勇于追求，走出自己的舒适区，自主决定改变的方向，并为自己的目标去奋斗。

（4）能为自己的生活做出选择。他们不会受限于早期所做的一些决定，必要时能够对这些决定予以修正，努力使自己的生活过得更加丰富多彩。

（5）可信、真挚和诚实。他们会努力成为自己心目中所期望的自我，乐于向合适的人袒露自我，不会隐藏在面具、角色及表面事物后。并且，无论在生活中还是工作中，都表里如一。

（6）幽默感。他们能够对人生事件换个角度思考，即使当自己犯错或内心处在矛盾状态时，也依然可以笑对生活。这种幽默感能够帮助他们更好地应对自己的缺点和不足。

（7）会犯错但乐于承认错误。他们对待错误不忽略、不沉浸，能够承认错误并在错误中进行学习。

（8）能把握当下。他们不会耽于过去也不会执着于未来，而是活在现在，抓住当下。此外，他们能够与其他人分享自己的快乐与痛苦，不吝于情感流露。

（9）肯定文化的影响。他们了解个人所处文化环境会对其产生重要影响，因此，他们尊重文化的多样性和价值观的差异性，并对种族、社会阶层、性别等造成的差异保持敏感。

（10）真心关注他人的福祉。此种关注是基于对他人的尊重、信任、关怀以及重视等。

（11）拥有有效的人际沟通技巧。可以在走入他人世界的同时不迷失，能够努力与他人构建合作关系，有能力从他人角度思考问题并一起朝着共同的方向努力。

（12）能全神贯注地投入自身工作。在工作时间他们会全身心投入工作，并从中获得意义。他们会接受工作的报酬，但不会让工作成为自己生活的全部，避免自己成为工作的奴隶。

（13）充满热情。他们以积极的态度面对人生，有追求梦想的勇气与热情，由内向外都散发着力量感，让人感觉充满朝气，生机勃勃。

（14）维持健康的人际界限。他们能够将工作与生活区分开，关心来访者，但不会将来访者的问题带到自己的个人生活中，能够保持生活与工作的平衡，懂得何时以及如何拒绝来访者的不合理要求。

不过杰拉尔德（Gerald，2010）也强调应该以一种"连续统一"而非"全或无"的观点来看待心理咨询师的这些人格特质。因为要求每位心理咨询师拥有以上所有特质是很难的，甚至是不切实际的。列出这些特质是希望心理咨询从业者能够了解并评估有哪些人格特质是自己需要努力争取的，进而提升专业素养，促进自我成长。

二、我国学者关于心理咨询与治疗师人格特质的观点

我国有学者提出，成为一个好的心理咨询与治疗师的先决条件之一就是要看个体是否具有某种先天素质与后天教养混合而成的人格特质（温培源等，2001）。而关于心理咨询师应具备什么样的人格特质，相关专家学者们也提出了很多观点。

（一）张日昇的三项人格特质

张日昇（1999）指出优秀的心理咨询师应具备三项基本品质。

1. 心理反应敏感性

咨询师应该对他人的心理活动较为敏感，能够观察到他人的言语行为以及面部表情、肢体动作、衣着服饰等非言语行为的变化。除对他人心理活动敏感之外，其对自身的心理活动也比较敏感。并且，对于由自己的心理影响引起的对方的心理活动、变化等，也可以敏感地做出反应。

2. 认真倾听

咨询师能够认真且耐心地倾听来访者的诉说，并加以适当回应，如简单地复述、点头微笑等，从而帮助来访者梳理头绪，抓住问题的关键。同时要注意，倾听并非一件轻而易举的事情，也不能一蹴而就，需要咨询师不断进行练习与实践。

3、相信人有自我成长的潜力

每个人的身体和心灵其实都有自我治愈的能量，咨询师应该相信来访者能够疗愈自我的心灵创伤并具有无限成长的可能性。同时以积极关注、包容、接纳的态度对待来访者，营造一种安全、可信赖的氛围，从而帮助来访者发挥其自我成长和自我完善的潜力。

（二）王中杰的三项人格特质

王中杰（2005）在研究中发现，咨询师的自我开放、自我觉知和个人成长意识三个特质对咨询效果存在重要影响。

1. 自我开放

咨询师愿意欣赏自己、接纳自己，能够真诚地对待来访者，向来访者开放自己。这

样的咨询师能够帮助来访者感受到自己是被信任的，而不是被排斥、孤立无援的。

2. 自我觉知

咨询师能对自己的需要、价值观、偏见、多元文化、未完成事项（即咨询师在其个人成长过程中所遇到的、尚未得到良好处理的问题）等保持觉知，简而言之，就是咨询师对自身是了解的。

3. 个人成长意识

咨询师应重视自身的成长，不断加强自身建设，尽量避免因一些不合理信念造成的消极情绪与身心耗竭，比如要求自己一定要具备高度的工作热情和责任感，一定能解决来访者的所有问题等。

（三）其他学者关于心理咨询与治疗师人格特质的观点

1. 钱铭怡的相关观点

钱铭怡（2016）提出，除了需有助人之心，敏感性及洞察力，良好的心理健康与态度之外，心理咨询与治疗师还要在三个方面提高认识。

（1）对自己的认识。这既包含对自己作为一个人的认识，如了解自己的长处和短处等，也包含对自己作为专业人员的能力的认识，如认清自己能力的界限以及自己并非在所有方面都是一个良好的咨询师。

（2）对治疗过程中咨询师与来访者交互影响关系的认识。在心理咨询过程中，咨询师要将来访者当作一个与自己一样的、平等的人来看待，时刻保持尊重、真诚、理解的态度。

（3）对自己专业职责及专业道德的认识。明确咨询过程是为了让来访者获益，不做任何有损来访者和心理咨询事业的事情。

2. 曾文星和徐静的相关观点

曾文星和徐静（2000）强调成功的心理咨询与治疗师须具备如下几个条件。

（1）要有帮助别人的心。

（2）要有敏锐的感觉及了解心理的能力。

（3）要有精神病理的知识。

（4）要有丰富的经验。

（5）要保持中立无私的立场。

（6）要有健康的心理与态度。

此外，我国的《心理咨询师国家职业标准》对心理咨询师的个人特质和职业能力特征做出了比较全面的要求，指出观察能力、理解能力、学习能力、思维判断能力、表达能力、人际沟通能力、自我控制能力、自我心理平衡能力和交往控制能力等对胜任该职业是非常重要的。

综上可知，有效的心理咨询依赖的不仅仅是咨询的理论与技术，还有咨询师的人格特质。越来越多从事心理咨询与治疗的相关专家在实践中发现，相较于具备心理咨询从业者所必需的人格特质但能力较差的个体，那些仅认知能力较高却不具备从业人员所需人格特质的个体更难以成为一名优秀且热情的心理咨询师。不过上述内容虽然肯定先天素质的存在，但并不认同"天生就是咨询师"的观点（温培源等，2001）。心理咨询领域固然对从业者提出了一定的素质要求，但同样要求咨询师必须通过教育、训练、研修、督导等提升自身胜任力，如此才能促进心理咨询领域的专业化、规范化发展。

第二节　心理咨询与治疗师的专业胜任力与责任

专业胜任力与专业责任是国内外临床心理学服务中的重要伦理要求，也是心理咨询师应当遵守的伦理准则。如果心理咨询师不能胜任自身工作或缺乏责任意识，就很难为来访者提供有效的帮助，甚至会有很大可能对来访者造成伤害。而具备专业胜任力和专业责任的从业人员是我国心理咨询行业存在以及良好发展的重要前提，也有助于促进该行业的规范化。

一、心理咨询与治疗师专业胜任力的结构与专业责任

（一）专业胜任力的结构

心理咨询师的专业胜任力是一种从事心理健康服务工作所必须具备的专业知识、专业技能和个人特质的整合能力，并与咨询效果密切相关。过往有许多针对心理咨询师专业胜任力的研究，学者们广泛接受的观点是专业胜任力主要由专业知识、专业技能、态度与价值观三方面构成（钱铭怡，2021）。具体如图 5-1 所示。

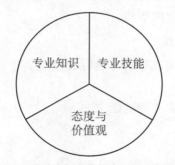

图 5-1　心理咨询师的专业胜任力结构

1. 专业知识

具备专业知识的心理咨询师需要对基础心理学、临床心理学、心理咨询与治疗相关技术等领域的知识进行过系统性的学习。这就要求：

（1）心理咨询师应该掌握的知识包含相关领域的历史发展、基本理论、研究方法和研究成果等。

（2）心理咨询师也要掌握该领域的最新进展。因为心理咨询与治疗的理论与研究等一直在不断更新发展，它关系到一名心理咨询师是否能紧跟专业领域的时代步伐。

（3）心理咨询师还应该对临床技术及自身知识的局限性有一定了解和接受。如某一特定临床技术可能不会对所有心理问题产生一致的效果，心理咨询师也并非在所有临床领域都能胜任。认识到这些问题有助于个体察觉因知识局限造成的一些专业实践中的问题，并将自身临床实践限制在其可以胜任的领域内。

此外，有很多专家认为构建系统性知识体系的基础是学历教育。正如江光荣和夏勉认为，心理咨询成为一个高级专业活动的体现就是重视学历教育与正规训练。《中国心理学会临床与咨询心理学专业机构和专业人员注册标准》（第二版）中指出，临床与咨询心理学专业的本科、硕士、博士培养方案中的课程应既包含基础课程（如人格心理学、发展心理学、实验心理学、社会心理学等），也包含专业课程（如心理评估与会谈、团体心理辅导、心理咨询与治疗实务等），还提出了一些明确的实践、实习与督导要求。不过，这并非认为没有进行过学历教育的个体无法从事心理咨询工作，而是建议其按照国家职业标准的相关规定，对自身所缺乏的专业知识进行系统的补充学习。

2. 专业技能

具备专业技能的心理咨询师需要对相关技能（如建立良好咨访关系的技能、评估/诊断/个案概念化的技能、制定并执行咨询方案的技能等）进行练习，并将这些技能真正且有效地应用于心理咨询的实际工作中。其实，与单纯掌握系统性的知识相比，将知识真正运用到来访者身上是更高层次的要求。

心理咨询师的专业技能包含临床技能和技术技能两种类型。

（1）临床技能是指临床心理学从业者所需掌握的具有共通性的技能，如成功建立咨访关系的能力、有效沟通的能力和对来访者进行评估的能力等。

（2）技术技能则是指心理咨询师对具体咨询与治疗操作技术的有效运用，如咨询师A对考试焦虑的来访者采用理性情绪疗法进行干预，而咨询师B对同类型来访者采用系统脱敏疗法进行干预。技术技能的基本内涵其实就涉及咨询师能够判断在何种情况下采用何种干预方式最为合适。

3. 态度与价值观

（1）态度与价值观这里指的是心理咨询师的专业态度。专业态度是指心理咨询师能够始终将来访者的需求放在首位，确保不对来访者造成伤害，愿意尽最大努力帮助来访者。同时具有敬业精神，能够以认真、严谨、负责的态度对待每次咨询工作，愿意付出更多的精力进行专业学习、研究或向同行请教。

（2）专业态度也意味着心理咨询师一旦发现来访者的问题是自身难以胜任的或者不在心理咨询范围内，便及时对来访者进行转介或转诊。先前韦尔费勒（Welfel，2010）就曾指出，判断咨询师是否具备胜任力的一个基本方法是看来访者是否在咨询中获益，以及咨询师是否能够避免不必要的风险。

（3）伦理也体现在专业态度中。所谓伦理是指规范个体或团体行为的道德准则或价值观。善行、责任、诚信、公正、尊重是心理咨询伦理准则的出发点。樊富珉（2018）曾强调心理咨询与治疗的伦理规范是咨询师核心能力的基础。在心理咨询工作中，咨询师更多需要依靠伦理去约束和要求自己。由此可知专业态度是心理咨询师专业胜任力中不可或缺的一部分，是咨询工作质量的保障。

　　综上可知，成为一名具备专业胜任力的心理咨询师需要相当多的智力、精力和情感投入，专业知识、专业技能、态度与价值观缺一不可。不过我们也需要注意咨询师的专业胜任力并非仅是专业知识、专业技能、态度与价值观的简单相加，而是在实际咨询工作中三者综合作用的结果。

> **知识点案例**[①]
>
> 　　拥有5年个体咨询经验的心理咨询师小张最近接到一个预约咨询。来访者因夫妻及亲子关系问题希望能够全家人一起来做几次家庭心理咨询。小张的咨询理论学习及实践以个体咨询为主，几乎没有涉及过家庭咨询领域。不过小张在本科期间曾经选修过一学期的家庭治疗相关课程，并且当时也阅读过一些家庭治疗相关的专著和论文，他认为自己只是缺乏经验，而能力是具备的，这次刚好是一个很好的实践机会，于是接下了此次咨询。同时，小张也找了一位富有家庭咨询经验的咨询师同行来担任自己的督导。
>
> 　　**案例分析：**在本案例中，心理咨询师小张虽然在本科期间学习过家庭心理咨询的基本理论，具备一定的专业知识，但小张从未进行过家庭心理咨询的相关实践，专业技能较为欠缺。在态度与价值观方面，小张清楚自己相关领域的经验不足，并请一位富有家庭咨询经验的同行担任自己的督导，却未建议来访者转介。由此可知，小张并不具备足够的专业胜任力为来访者提供此次咨询服务。

（二）专业责任的内容

　　专业胜任力与专业责任密不可分，心理咨询师通过不断付出努力来提升自身专业胜任力，其实质就是一种专业责任感的体现。简而言之，专业责任感越强的心理咨询师，越注重自身专业胜任力的保持和提升。由此可见专业责任对于心理咨询行业的重要性。

　　专业责任作为《中国心理学会临床与咨询心理学工作伦理守则》（第二版）中的重要内容，也是咨询师应贯穿职业始终的价值观念。所谓担负专业责任，意味着咨询师不仅要履行自身职责，也应承担起对同行、对社会的责任。此外，伦理守则提出，专业责任中既包含倡导性的"应该"行为，也包含禁止性的"不得做"行为。

1. "应该"行为

　　在"应该"的行为方面，心理咨询师在工作中介绍和宣传自己时，应实事求是地说明自身的专业资质、学历、学位、专业资格证书、专业工作等。如存在宣传方，咨询师也要明确告知其同样应该遵守此规定，当发现存在宣传不实的情况时需及时予以修正。

2. "不得做"行为

　　在"不得做"的行为方面，首先，咨询师要做到不贬低其他专业人员，不得以虚假、

---

　　① 本案例根据作者心理咨询临床实践案例改编而成，非真实案例。

误导、欺瞒的方式宣传自己或所在机构、部门。其次，美国心理学会的伦理守则中还强调，咨询师在公共场合做个人陈述时，要声明所陈述的内容仅代表个人观点，而非整个咨询行业及其从业人员的立场。因为人类行为具有复杂性，临床心理学专业的现有研究中，没有一个结果能够对人类行为进行真理性解释，所以咨询师应注意：同一个问题可能具有多种不同的理论解释和行为实践。

除上述两种行为外，社会还鼓励临床心理学工作者能够贡献自己的部分时间来为社会做一些低经济回报的、公益性质的专业服务，承担起必要的社会责任。

二、专业胜任力的评估原则与胜任力不足的常见类型

（一）专业胜任力的评估原则

心理咨询师专业胜任力的评估应该是多特质、多方法和多来源的（Kaslow et al.，2007），具体如图 5-2 所示。

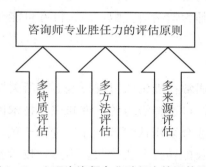

图 5-2 心理咨询师专业胜任力的评估原则

资料来源：KASLOW N J，RUBIN N J，BEBEAU M J，et al. Guiding principles and recommendations for the assessment of competence. Professional Psychology：Research and Practice，2007，38（5），441-451.

1. 多特质评估

对心理咨询师的专业胜任力评估应包含知识、技能、态度、表现等多方面的指标。这也意味着需要同时从多种特质的角度，对咨询师进行个人化、整体化的评估，而非仅仅关注单一的特质或能力。

2. 多方法评估

应采用多种不同的测量方法对咨询师的专业胜任力进行评估，如督导评分、模拟环境下的标准化测试、结构性的临床测验、自我评估、来访者调查等。基于多种方法的专业胜任力评估有助于更全面地了解咨询师在真实咨询情境中的行为反应及专业表现。

3. 多来源评估

专业胜任力的评估需要从多个来源、多种角度以及不同环境中收集信息。有效的评估应该包含多个评估者（如观察者、来访者、督导、同行和咨询师自身等）的反馈。基于多来源信息进行专业胜任力评估有助于增强评估的公平性和全面性，进而保障来访者

和咨询师双方的权益。

（二）专业胜任力不足的常见类型

参照莱恩（Len，2012）的观点，咨询师专业胜任力不足的常见类型主要包含以下三种。

1. 认知胜任不足

在这种情况下，咨询师无法准确地观察、加工和评估所得到的信息，并难以对此做出恰当的反应。当咨询师出现了难以治愈的脑损伤或患有痴呆症状时，就是认知胜任严重不足的一种情况，这种类型的认知胜任不足是永久的，难以弥补的。而高烧、物质滥用和轻微脑震荡等都可能会引起暂时性的认知胜任不足，及时调整会得以改善。

2. 情绪胜任不足

情绪胜任不足是指咨询师不能恰当地回应他人的情绪，并且不能及时地调节自身的情绪。比如不能尊重来访者的观点，不能共情，无法理解来访者当下的情绪，或者无法控制自身情绪等。如果咨询师为情绪所支配，那么极有可能会干扰其专业工作，甚至对来访者造成伤害。

3. 技术胜任不足

技术胜任不足的咨询师通常在理论知识或技术上有所欠缺，不能恰当有效地履行咨询师的职责，或者不能根据时机选择恰当的咨询知识与技术以应用于来访者。比如咨询师发现来访者的问题可能更适合采用认知行为疗法进行干预，但是由于自己并未系统学习过该疗法而只能采用所擅长的精神分析疗法。不过，技术胜任不足通常比认知、情感胜任不足更容易进行弥补，可以采用专业培训、督导等方式进行提升。

三、如何保持和发展专业胜任力

成为一名具备专业胜任力的心理咨询师并不是一蹴而就的，从完全不胜任到完全胜任可以看作是一个连续体，这是一个发展的过程，需要心理咨询师不断努力发展和维持自身的专业能力，并致力于达到更高的胜任力水平。

（一）持续接受继续教育

接受继续教育是心理咨询师保持和提升专业胜任力的重要途径。心理咨询的理论技术、评估方法和干预策略等都在不断发展，如果咨询师不再继续进行学习，可能会难以适应专业发展的变化以及由时代发展引起的来访者问题的变化等。因此每位心理咨询师都需要认识到自身知识、技能等的局限性，并通过不断接受继续教育来维持和发展自身的专业胜任力。不过需要注意的是，继续教育针对的群体是已经获得心理咨询资格证或执照的合格从业者，对非专业者而言，它可能不是适宜的学习途径。

继续教育主要包含正式教育和非正式教育两种形式。

1. 正式教育

正式教育是指通过参与心理咨询与治疗相关的专业培训、专业督导和研讨会等方式来发展和提升自身胜任力。其中持续接受专业培训和专业督导尤为重要。《中国心理学会临床与咨询心理学工作伦理守则》（第二版）中特别强调心理咨询师应参加专业培训。该类培训因为面向专业人员，所以通常会在培训人员的数量和要求上有一定的控制和标准，并在培训过程中设置与培训内容相关的实践、训练环节。

专业督导则是对长期从事心理咨询工作的心理咨询师或治疗师的职业化过程的专业指导。与单纯聚焦于来访者工作领域的案例讨论不同，督导往往建立在特定时间与特定关系的基础上，通过咨询案例来考察和提升被督导咨询师的专业能力。同时，接受督导也能够帮助心理咨询师及时发现自己在咨询工作中的不足，保障来访者的福祉。

2. 非正式教育

非正式教育是指通过阅读心理咨询与治疗相关文献专著、写作以及反思自身咨询实践经历等方式来提升自身专业胜任力。

不管是正式教育还是非正式教育都有助于心理咨询师保持和拓展自身技能，提升专业胜任力。

（二）提高自我觉知与自我保健意识

1. 咨询师自我觉知与自我保健的必要性

正如钱铭怡（2016）的观点，能够敏锐地觉知自我状态并具有积极的自我保健意识是专业胜任力的保障。由于在心理咨询工作中咨询师需要投入大量精力、情感并长期接触存在心理困扰的来访者，因而咨询师很容易出现职业倦怠或心理健康问题，进而可能影响其专业胜任力。

因此，心理咨询师应该及时觉知自我状态并学会关爱自己，重视自我保健，如定期接受督导、寻求同行帮助、进行个人治疗、练习自我探索等。

2. 咨询师自我心理调适出现问题时的应对

（1）当心理咨询师察觉到自我心理调适已无法奏效，或者被同行、来访者等指出个人身心问题可能已对工作产生影响时，就需要通过督导或同行等专业人员来评估该问题的严重性，并根据评估结果采取积极行动来完善自我，保持自身专业胜任力。

（2）如果问题严重程度较高，咨询师则可能需要暂时停止咨询工作，采用个人治疗等方法对问题进行一定程度的处理，直至专业胜任力恢复。

（三）提升自身的职业伦理水平

1. 职业伦理准则对咨询师的作用

职业伦理准则如同一本专业"圣经"，是每个从事心理咨询与治疗领域的心理健康工作的人都必须了解并熟知的，它是成为一名合格心理咨询师的基础。目前，国内外心理学专业组织均高度重视职业伦理准则的制定，并对从业人员的伦理学习提出了明确要求，因为伦理准则对心理健康从业者及其工作具有规范、指导和保护作用，能够帮助从业者明晰自己的行为界限，对临床心理学专业及其专业人员队伍的健康发展具有重要意义。

2. 提升咨询师职业伦理水平的方法

（1）咨询师可以通过自学、课程培训、伦理督导、伦理决策演练以及案例分析与研讨等方式来学习和掌握职业伦理准则，明确伦理道德标准并付诸实践，提高自身伦理敏感度，这是咨询师维持并发展自身专业胜任力的必经之路。

（2）咨询师需要注意培养自己的职业素养，提升职业伦理与道德水平。在咨询过程中，咨询师要以来访者的利益为重，避免让来访者受到伤害，尊重来访者的人格和想法，以平等、真诚的态度对待来访者，帮助来访者实现自我成长。如果咨询师忽视伦理准则或出现严重违反职业伦理道德的情况，那么其面临的可能是职业生涯的结束，甚至是法律的制裁。

此外，需要明确的一点是，临床心理学专业领域中不存在普遍意义上的专业胜任力，也没有无所不能的人，即每一位咨询师的专业胜任力都有其局限性。比如有的咨询师擅长团体或者家庭治疗，有的咨询师擅长个体治疗。所以咨询师们应该认真、谨慎地对待专业胜任力的界限问题，在其专业界限及自身知识、技能等的胜任范围内进行工作实践。

第三节　心理咨询与治疗师的个人成长

个人成长是心理咨询师职业生涯中无法回避的议题，因为心理咨询师首先是一个"人"，既不是神，也不是机器。成为一名优秀的心理咨询师需要通过不断努力来维持和发展自身的专业胜任力，不断完善自我，这也是一个不断克服困难和不断成长的过程。当前，心理咨询师的个人成长已经引起心理学界的广泛关注，它对咨询师的人格成熟及其咨询有效性具有十分重要的意义和价值。

一、重视心理咨询与治疗师个人成长的原因

（一）心理咨询师自身就是咨询的重要工具

心理咨询与治疗是一项特殊的、高度专业化的助人工作，与其他工作不同，在咨询工作中咨询师自身就是非常重要的工具。心理咨询与治疗专家阿裴尔（Appell, 1963）曾在总结自身咨询经验的基础上提出，在咨询过程中，咨询师能带进咨询关系中的最有意义的资源，就是他自己。

1. 咨询师的专业角色与个人角色相辅相成

在心理咨询工作中，咨询师的专业角色与个人角色密不可分，二者相辅相成。咨询师的个人特质可能会对来访者的咨询意愿、良好咨访关系的建立以及最终的咨询效果等产生直接影响。假如一位来访者带着严重的心理困扰来到咨询室，遇到的却是一位傲慢、独断、不尊重自己的咨询师，咨访关系恐怕难以建立。而良好的咨访关系是取得咨询效

果的基础，只有建立了足够信任的关系，来访者才能在咨询师的引导和陪伴下将自己慢慢打开，放下戒备心理，吐露自己的真实想法，去充分挖掘和探索自我，咨询才能顺利进行下去。可见，相比于咨询的方法和技能，咨询师的个人特质可能会对咨询效果产生更加深远的影响。

2. 咨询师自身的成长关系到来访者的成长

如果咨询师自身出现了明显的心理健康问题，那他不仅无法继续为来访者的心理困扰提供有效帮助，甚至还有可能对来访者造成伤害。考夫卡（K. Koffka）提出："你能把别人的生命带到多远，要看你自己的生命走了多远。"可见，咨询师的个人成长也会促进来访者的成长。因此，心理咨询师必须具有良好的职业与自我成长意识，注重个人品质的培养、心理发展的成熟以及对自身问题的洞察与分析等，做到将有助于个人成长的行为贯穿其职业生涯的始终。

（二）　个人成长有助于预防和避免心理咨询师出现"枯竭"现象

心理咨询与治疗作为一项比较特殊的助人工作，非常容易产生以生理、认知、情绪情感、行为等方面的身心耗竭或高度疲劳状态为主要表现的所谓"枯竭"（burnout）现象（蒋奖等，2004）。

1. 出现"枯竭"现象的原因

（1）心理咨询与治疗是一项需要大量情感投入的工作。比如，在咨询过程中，咨询师需要努力与来访者建立良好的咨访关系，使用共情、积极关注、尊重、温暖、真诚、耐心、鼓励、对质等需要大量情感投入的技能来帮助来访者。这种情感投入也具有两方面的特点：一方面是咨询师向来访者的单向性投入，常常得不到回报，或者至少是非对称性的投入；另一方面是这种情感投入的经常性，以及需要设身处地体验来访者所经历的种种强烈的紧张情绪，均会造成咨询师情绪及情感的极度疲劳。此外，在与来访者相互作用的过程中，矛盾和冲突也无法避免，恐惧、不满、失望、难堪等不良情绪体验时常伴随而生。

（2）在咨询过程中需要咨询师投入大量的心智。因为咨询师面对的是各种各样的心理问题，这就需要咨询师能够运用自己的智慧去发掘错综复杂的心理问题背后的根源，要能进入来访者的内心去体验，但又不能失去客观性；要在不长的时间内消除来访者长久以来积累起来的"三尺冻冰"，要运用自己的力量去对抗、调整和清除来自来访者周围的不良影响。

（3）受到来访者负性情绪的影响。咨询的过程是咨询师与来访者互动的过程，其中包括情绪上的交互影响。由于咨询师在工作中所接触到的大部分是来访者的痛苦与负面情绪，所以自身不可避免地会受到消极的影响，久而久之，可能会导致自身情绪的郁结，如果这种郁结情绪得不到及时的宣泄和排解，就会损害咨询师自身的心理健康状况，甚至产生"枯竭"感。

（4）咨询师对自己的不合理信念和过高期望。咨询师一般都有帮助来访者的强烈愿望，希望通过咨询来帮助来访者解决问题，摆脱心理困扰。不过一些咨询师可能有点完美主义倾向，对自己抱有很高的期望，认为自己能够解决所有的问题，工作也必须要做得完美无缺，让所有人都感到满意。如果没能有效帮助来访者解决问题或引发了来访者的不满，咨询师就会感觉到自责、沮丧和挫败，甚至动摇自己的信心，对自身的技术和能力产生怀疑，久而久之，很容易导致"枯竭"。

"枯竭"现象对于咨询师、咨询行业，以及咨询师为之服务的来访者来说，危害性都极大。

2. 如何避免出现"枯竭"现象

有些研究就心理咨询师如何避免心理的高度紧张与疲劳，提出了许多有效的建议（于鲁文，1997）。

（1）工作以外，多与健康的人交往。

（2）理智地选择心理咨询理论和方法。

（3）对当事人（即来访者或患者）既要保持一种公正、关心的态度，又要善于超然事外。

（4）善于改变或调节环境中的压力因素。

（5）经常进行自我测验。

（6）定期检查和澄清心理咨询的角色、预期和信念。

（7）经常进行放松训练。

（8）寻求必要的个体心理治疗。

（9）拥有一定的私人时间和自由。

我们从中不难看出，这些建议大多与咨询师的自我成长相关联。其实，如果想有效地预防或避免咨询师出现"枯竭"现象，就需要时时、处处都重视其个人成长。

二、心理咨询与治疗师个人成长中需要完成的重大主题[①]

（一）澄清个人的生命哲学观

1. 生命哲学观的含义

咨询师的生命哲学观是指其对人性、现实世界、生命存在、生活价值、个人生活态度等问题的一系列基本假设和看法，具体包括个人的人性观与价值观。

2. 澄清人性观的作用

每一位咨询师可能都有自己对于人性的假设，而每一种咨询与治疗理论也都建立于对人性的假设基础上。因此，只有在个人的人性观和咨询理论的人性观相一致，而非场合性地自圆其说的情况下，咨询师才能有效地将这种理论应用到来访者身上，帮助来访者解决问题。这种咨询师的生命哲学观与其所持咨询理论取向的匹配也是咨询师个人成长的必要条件之一，有助于促进咨询理论与实践的和谐，并克服多种潜在的矛盾与冲突。

---

① 张松. 心理咨询师的个人成长问题研究. 许昌学院学报，2007，26（1）：153-156.

3. 澄清价值观的作用

咨询师的价值观不可能脱离咨询过程。所以咨询师必须清楚地觉知自身的价值观念，明白人的价值观是多元的，避免将自己的价值观强加给来访者，尽量保持"价值中立"。

（二）解决生活中的"未完成事件"

1. "未完成事件"的含义

"未完成事件"是指个人还没有处理好的情感或情绪，如愤怒、痛苦、悔恨、悲伤、罪恶等。其常常与鲜明的记忆和想象联结在一起，徘徊于意识或潜意识之中，会被不自觉地带入现实生活，影响人们对现实生活的感知与适应。

其实，每个人成长的过程中都可能会有一些"未完成事件"，这些"未完成事件"深藏于人们的内心之中，通常会持续存在，除非个体能勇敢直面并处理好它。

2. "未完成事件"对咨询师的影响

如果咨询师自身也有一些"未完成事件"，并缺少自我觉知，那么在咨询过程中，咨询师很有可能会被来访者的某些相似问题触动，产生同病相怜感，因自身原因对来访者过度关心，甚至为来访者的强烈负性情绪所冲击，进而无法准确认识到来访者的问题，难以为来访者提供有效帮助。因此咨询师需要深入到自己的内心世界，探索并解决自己生活中的"未完成事件"。在对这些事件进行解决的同时，咨询师也会获得个人成长。

（三）完善自我概念并提升自我觉知能力

1. 自我概念的含义

自我概念是指一个人如何看待自我，其中包含对自己身份的界定、对自己能力的认识、对自己的期望与要求等。

2. 咨询师的自我概念会影响个人成长与咨询效果

由于个人的行为、与他人的关系以及对环境的适应等都摆脱不了自我概念的影响，所以咨询师的自我概念很可能会影响到自我成长，甚至是来访者的成长以及最终的咨询效果。因此，咨询师必须要努力完善自我概念，进一步明确对自己的认识，同时能够充分地信任自己并接纳自身的不完美。

3. 咨询师的自我概念与自我觉知之间存在极大关联

通常一个人的自我概念越清晰、越完整，其在工作中的自我觉知能力就会越强，能够觉知自己的个人需求、固有信念、内心冲突、人际互动模式、当前情绪状态及自身优缺点等，进而促进自我成长与助人工作。

（四）探讨个人对重大生活问题的态度与提升专业伦理水平

1. 探讨个人对重大生活问题的态度

咨询师需要对生与死、情与爱、性别角色与身份认同、权力地位与金钱等人生中的重大问题有明确的认识，并对其保持一种积极探索的态度，因为这有利于咨询师在应对这些问题上积累丰富的个人经验，增长其个人阅历。同时，这也是成长为一名有效咨询师的重要条件。

值得注意的一点是，咨询师对于这些重大问题经验的获得并不能完全依赖于心理科学的理论与实证研究的成果，更重要的是须学会利用生活经验，以及文学、艺术、影视、建筑、哲学、宗教等多种方式去体悟和品味生命的意义，去领略助人工作的意义与价值。

2. 专业伦理水平的提升

专业伦理是咨询师个人发展与咨询工作中时常遇到的难题。有的理论将咨询师的专业伦理发展水平划分为五个阶段：惩罚定向、制度定向、社会定向、个人定向、原则或良心定向。这说明咨询师的伦理水平处在一个不断发展的过程中，并可以通过恰当的训练得以提升。咨询师的专业伦理水平越高，对咨询师的价值观、自我概念等的要求也就越高，这从另一个角度说明，个人成长是咨询师专业伦理水平发展的必要条件。

此外，处理职业"枯竭"现象也是心理咨询师个人成长中需要完成的重大主题之一，正如前文所述，咨询师行业非常容易出现职业"枯竭"现象，具体表现为对咨询工作缺乏热情和认同感，时常感到抑郁、厌烦，情感和身体也经常会出现精疲力竭的感觉等。如果咨询师不能及时进行自我调整或借助外界手段加以干预，长此以往，很容易会出现自我封闭的情况，进而影响后续咨询工作。而咨询师之所以会出现职业"枯竭"现象，与其缺乏个人成长有着密切的联系。个人成长有助于咨询师保持活力，从而能够更好地预防和避免职业"枯竭"。咨询师在个人成长中需要学习如何保持咨询工作与个人生活的平衡以及如何有效地处理职业中的"枯竭"现象。

这些重大主题是一个咨询师在成长过程中无法绕开的。不过想成为一名优秀的咨询师，并不是完成上述所有主题任务就行，因为这些主题任务是咨询师职业生涯中的持久性任务，这些任务的完成不可能是一蹴而就的。因此，咨询师们可以在完成这些主题任务的过程中进行积极的自我探索与体验，不断地达成这些主题任务的目标，从而实现个人成长。

三、心理咨询与治疗师个人成长的途径

心理咨询师的个人成长其实既包括专业成长，如理论、技能的提升；也包括心理成长，如自我认知水平的提高、人格的统合与完善，以及能够很好地处理各种问题等。二者相辅相成，是决定心理咨询效果的重要条件。不过想促进二者的完美结合与提高并不是一蹴而就的事情，这需要咨询师的不断锤炼与付出，具体的途径有如下几条。

（一）接受个人咨询

咨询师以来访者的身份亲身体验或接受咨询，是促进其个人成长的必要途径之一，心理咨询专家亚隆（Yalom，2004）强烈建议初学者参加个人咨询，他认为这是心理咨询训练中最重要的部分。亚隆也指出，咨询师最有价值的工具是其本人，对于刚学习心理咨询的新手来说，没有比作为来访者参加心理咨询更好的方法了。他主张在生命的不同阶段回到治疗中："自我探索是一个终其一生的过程，我主张治疗要尽可能地深和长——治疗师要在生命中的不同阶段进入到治疗中。"

1. 接受个人咨询对咨询师本人的积极作用

（1）可以提供体验式学习的机会。咨询师转换角色去体验咨询的技术、过程、伦理等，可以从中了解到一个有经验的咨询师是如何开展咨询工作的，还可以切实学习到什么会对来访者产生有效帮助，什么可能完全无效，从而将效果显著的经验内化并迁移到自己的咨询实践中，促进专业成长。

（2）接受有效的个人咨询能够帮助咨询师处理与工作和生活有关的压力，较为系统地解决个人的成长问题，并帮助咨询师更为客观地了解自己，提高自我觉知力。

（3）在个人咨询中积累的良好经验能够促进咨询师人际交往与沟通技巧的提升，这有助于其咨询工作的开展。

2. 咨询师在接受个人咨询时需要注意的点

（1）在咨询关系设置中，只是咨询师与来访者的关系。

（2）要注意所选咨询师的咨询风格和咨询理念等最好是与自己相匹配的。

（3）最好能够和所选咨询师进行长期的、固定的个人咨询。

众所周知，心理咨询师不可能是圣人、完人，因此他们需要不断地通过个人咨询进行自我探索、反思及成长。

（二）定期接受专业督导[①]

定期接受督导也是帮助心理咨询师成长的重要途径。因为世界上没有无所不能的人，所以咨询师在理论认识、实践操作以及个人修养上总是存在着一定程度的主观性和局限性，而心理误区或盲点的存在往往会对心理咨询与治疗工作产生一定的消极影响。并且，咨询师还可能会在咨询过程中遇到一些自身难以应对的问题，这往往需要通过督导来及时解决，以避免这些问题影响咨询进程。

1. 专业督导的作用

（1）促进咨询师的个人成长。心理咨询师自己能走多远，就能引领来访者走多远。因此，咨询师个人的心理健康水平是很重要的。

（2）能够在咨询师本人出现心理问题时，帮助其恢复心理健康。心理咨询、心理治疗是一种高压力职业，甚至有人把心理咨询师比作接收消极情绪的"垃圾桶"，因此咨询师本人同样需要心理保健甚至心理治疗。

（3）有效帮助咨询师提高专业能力与咨询技能。心理咨询和心理治疗在本质上是一种经验科学，是一种基于经验的艺术，很多咨询、治疗艺术和技巧都不会写在书本上，其中的奥妙，很多是在督导的互动中体现出来的。

（4）帮助咨询师尤其是新入行的咨询师，及时调整咨询策略。咨询师在咨询过程中往往会因为自身的经验等方面的原因而遇到困难，以致咨询很难继续进行下去。这时就需要督导帮助其寻找原因并调整咨询策略，以便更好地帮助来访者获得成长和改变。

---

① 雷秀雅．心理咨询与治疗．2版．北京：清华大学出版社，2017.

国外由于心理咨询和心理治疗活动开展的历史比较久，已经建立起比较好的督导制度和体系，每一位心理咨询师和心理治疗师都有自己的督导。随着国内心理咨询行业的发展以及心理咨询与心理治疗从业人员的增加，大家已经认识到心理督导的重要性，并且开始尝试使用心理督导这一方式，这对咨询师的专业成长和心理成长意义重大。

2. 督导的不同类型及选择

关于督导的形式，根据不同的分类原则，可以有不同的类型。根据督导与咨询师的关系，可以分为两类：上级督导和朋辈督导。前者是经验丰富的督导对新手咨询师进行的督导，后者是同水平、同级别的咨询师之间的相互督导。根据时间安排，又可分为两类：一类是全职督导，一类是临时性督导。前者是一种持续的、持久的、定期的系统督导，后者是短期的、有一定针对性的、间断的督导。通常咨询师可以根据各自的不同需要进行选择。

（三）不断进行自我反省

1. 咨询师应该做一个反思型的实践者

咨询师需要在每一次心理咨询实践中随时保持警觉，并且要能够觉察到自己内心产生了怎样的反应。不恰当的内心反应是难免的，但关键在于，咨询师必须清楚地觉察到这些反应，并且能够防止它对咨询造成干扰。

2. 咨询师需要进行自我反省的问题

我国心理学家许又新（1999）认为，咨询师应当经常对自己提出一些问题，并设法努力改进自己。

（1）过去我有什么心理冲突，现在我还压抑着什么心理冲突，我有没有过分使用某种防御机制的倾向？

（2）我的基本需要都被满足了吗？如果没有，我就必须通过某种建设性的行为去求得满足，切忌从来访者身上寻求满足，否则，我与来访者之间的关系就成为非治疗性的了。

（3）我是占有型的人吗？占有型的人在心理咨询和治疗中容易急功近利，容易夸大自己的功劳和疗效，容易因治疗成功而沾沾自喜等，这些都是不利于甚至有害于心理治疗的，至少会妨碍咨询技能的进一步提高。

（4）我的心理是开放的还是封闭的？开放者感到周围世界和处境一般是友好的，而封闭者则常常感到环境是带有威胁性的。对于权威，开放者并不一概而论，而是看权威的某一具体形式（某一个人或某个组织）和他有无利害关系，有哪些优点和缺点，有无合作的可能；封闭者则倾向于把权威绝对化，不是崇拜和认同，便是反对。对人的评价，开放者倾向于着眼于特定的言语行动，他宁愿说某一行为是好的或不好的，而不愿意说某人是好人或坏人；封闭者倾向于对整个人做全盘肯定或否定的评价，且往往带有盖棺论定的性质。开放者的时间观是广阔的和具有流动性的，封闭者的时间观则是狭窄而固定的。开放者几乎不会用"非黑即白"或"非此即彼"的视角考察事情和待人接物，封闭者却经常使用这种视角。一般来说，咨询师的封闭性越强，在心理咨询和治疗中遇到的困难就越大。因此，咨询师应该不断沉思、分析和反省自我，提高自我觉知力，进而促进个人成长，具体如表5-1所示。

表5-1 自省法的相关内容

心理特质	相关提问	自省作用
心理冲突	过去我有什么心理冲突 现在我还压抑着什么心理冲突	对自己的心理冲突模式进行梳理，避免把负性情绪转移给来访者
防御机制	我有没有过分使用某种防御机制的倾向 我是否容易在来访者身上感受到自我	对自己的防御机制进行梳理，预防反移情的出现
欲望状况	我的基本需要都被满足了吗 我是占有型的人吗	了解自己的欲望特点，防止在咨询过程中不自觉地在来访者身上寻求满足
人格特质	我的心理是开放的还是封闭的 我看待事物是否过于主观 我是否容易焦虑或愤怒 我的自我感受性特点是什么	了解自己的人格特质，预防在心理咨询过程中过于以自我为中心，忽略来访者的感受和真实状况，导致关系混乱，影响咨询疗效

（四）参加成长小组

1. 成长小组的特点

成长小组与个人咨询和督导有很大的不同，成长小组是由多个咨询师同行组成的、有着类似任务的团体，主要通过团体活动和互相分享等方法来实现组内成员的个人成长。在这种成长小组中，最宝贵的资源不再局限于某一位心理咨询师或督导师的方法与经验，小组内所有成员及成员之间的互动都是彼此成长的重要资源。

2. 成长小组促进个人成长的具体表现

（1）组内每一位成员都是独特的个体，都有自己独一无二的资源。所以组内成员可以互为彼此的镜子，从他人身上看到不同的思维品质，以及看待问题的角度等，从而明晰自己的优势和劣势，取长补短。

（2）小组内所有成员都处在一种不指责、不批评的氛围内，成员之间可以互相分析、互相交流、互相倾诉，从而帮助彼此突破职业困境，获得共同成长。

（3）成长小组会以陪伴和支持的方式来帮助每位组员探索自我，使组员能够更全面、更深入、更客观地了解自我，对自我的认识也越来越清晰，进而促进咨询师的个人成长。

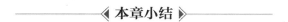 ◀ 本章小结 ▶

本章主要关注了在咨询关系中，咨询师作为一个独立的个体所必须具备的专业素质，以及咨询师个人需要提高和成长的方面。着重介绍了咨询师应具备的人格特质、咨询师专业胜任力的主要结构与评估原则、如何保持和发展咨询师的专业胜任力、咨询师的专业责任、咨询师个人成长中需要完成的重大主题和个人成长的途径等专业性知识。希望

通过此章的学习，能够帮助读者认识到咨询师需要具备的基本素养和肩负的专业责任；同时帮助想要成为咨询师的个体更加全面地了解自我，发现自身尚存的不足之处，并找到可以完善自我的有效方法。

◀ **课后思考** ▶

1. 一位优秀的心理咨询师应具备怎样的人格特质？
2. 试述心理咨询师专业胜任力的主要结构及评估原则。
3. 心理咨询师是否有能力监控自己的专业胜任力水平？为什么？
4. 心理咨询师应如何提升自身专业胜任力，保持其服务的专业性？
5. 心理咨询师自我成长的路径有哪些？

───────◀ **专业育人专栏-5** ▶───────

"心共勉"

有多大担当才能干多大事业，尽多大责任才会有多大成就。

——习近平

课程启示：

自我成长与专业发展专题思考：职业特质、成熟人格与社会责任

问题	个人思考	自我成长启示	专业发展启示
分析你所具备的适合从事心理咨询行业的人格特质			
提升咨询师专业胜任力与专业责任意识对心理咨询行业乃至整个社会的作用			
如何将个人成长与服务社会相结合			
如何成为一名富有专业责任感的社会工作者			

第六章
多重关系与边界伦理

　　人的本质是一切社会关系的总和，而多重关系也是心理咨询的常态。无论是来访者还是咨询师，通常都不会只扮演一个角色，只有一个身份。但作为一项专业活动，心理咨询又要求咨询师不要被其他角色和关系影响从而降低其专业胜任力，伤害来访者。咨询师应如何面对多重关系带来的机遇和挑战，维持明确而有弹性的边界，以有效帮助来访者，是心理咨询与治疗职业中非常重要的伦理议题。本章就这一议题进行深入细致的讲解。

学习目标

1. 通过知识讲解，使学生熟悉常见的多重关系现象，了解相关专业协会对多重关系的伦理要求以及跨界与越界的区别。
2. 通过课堂讨论，使学生在心理咨询与治疗的实践中，能够正确地认识并采用合适的方式来应对多重关系带来的挑战。
3. 通过课程实践，能够不断提升学生对关系伦理的重视，将灵活的处理方式内化于心、外化于行，不断提高自身的专业胜任力。

▶ 导入案例①

　　陈舟是一名独立执业的心理咨询师，26岁的白玲是他的来访者。半年前白玲预约了咨询，当时她亲密关系出了问题，经常跟男朋友争吵，吵完就冷战，两个人都心力交瘁，感情处于破裂边缘。经过多次会谈，白玲的状态不断改善，她能更好地表达自己，跟人交流，心情好了很多。最后一次咨询时，白玲说，她觉得自己很幸运，从前的问题已不再困扰她了，她很感激咨询师。陈舟点了点头，表示为她高兴。这时，白玲犹豫了片刻还是鼓起勇气跟咨询师分享了自己的一件大事：她就要结婚了，婚礼在下个月举办。她希望陈舟能亲自到场，说这对她而言格外有意义。白玲从小父母离异，很多年都没见过他们，现在身边也没多少亲人。陈舟同意了白玲的邀请，答应参加她的婚礼。

---

　　① 本案例根据作者心理咨询临床实践案例改编而成，非真实案例。

思考问题：

案例中陈舟面临的就是咨询中的多重关系问题：咨询师能否跟来访者存在咨访关系之外的其他关系？比如，咨询师能跟当前来访者发展亲密关系吗？在对方同意的情况下，咨询师能跟从前的来访者发生性行为吗？咨询师能接受来访者赠送的礼物吗？咨询师能否跟某个亲戚或朋友介绍的陌生人开展咨询工作？假如咨询师发现自己喜欢上了某个很有魅力的来访者，该怎么办？假如来访者善于理财，那么咨询师能否听从他的建议购买基金或股票？假如来访者因为遭受经济压力而无法正常支付费用，是否可通过提供劳务的方式继续咨询？假如来访者询问咨询师一些个人问题，咨询师需要直接回复，还是避免透露？

第一节　多重关系与边界问题概述

一、多重关系的界定、伦理与争议

（一）多重关系的界定

1. 多重关系的挑战

在心理咨询与治疗中，多重关系历来被认为是最普遍、最棘手的伦理问题。最普遍是因为多重关系太常见了，比如咨询师可能会在演唱会上遇见从前的来访者，或者咨询师的个人督导师恰恰也是他的研究生导师。不同时期、不同阶段、不同场合，人会拥有不同的身份，扮演不同的角色，同时也跟其他人形成不同的关系。换言之，多重关系是现实生活的常态。除了跟来访者开展工作之外，咨询师跟来访者都没有接触、没有联系，在有些情况下很难做到。特别是在一些互动频繁的小社会中，比如乡村、学校、监狱、大学、企业，咨询师想要避免咨访关系之外的其他社会关系几乎不可能。最棘手是因为多重关系问题很难处理，甚至很多时候很难完全规避，而在咨访关系之外保持什么样的接触频率和程度比较好，存在什么样的关系又不好，常常众说纷纭，莫衷一是。不同的咨询师从各自的治疗取向和咨询理念出发，经常出现不太一致甚至相互矛盾的观点，这就让解决多重关系问题变得难上加难，很多新手咨询师都视为畏途，最怕碰到这个问题，一旦碰到就想方设法避开。但事实上，多重关系问题可以也应该更有效地来应对。

2. 多重关系与双重关系

（1）多重关系。

要应对多重关系带来的挑战，首先就要明确什么是多重关系。所谓多重关系，指的就是在专业的心理咨询与治疗关系之外，还存在其他至少一种跟这种专业关系无关的社会关系。可能是专业关系，比如学生跟导师的关系，也可能是经济关系，比如顾客与商家的关系，还可能是亲密关系，比如朋友关系或恋爱关系。换言之，当咨询师以多个身份、多个角色同时或相继跟来访者交往时，多重关系就产生了。可以看到，多重关系各种各样，交往的频率、程度和影响也各不相同。需要留意的是，多重关系不仅限于咨询师跟来访者的关系，也包括咨询师跟来访者亲友之间的交往，比如咨询师跟来访者的妹妹结婚，或咨询师跟来访者的朋友约会，也都是多重关系的表现。

（2）双重关系。

有一个跟多重关系有关的概念，叫双重关系。在心理咨询与治疗的传统上，这一说法通常跟滥用权力有关，含有贬义。比如，咨询师在咨访关系之外，跟来访者保持朋友或恋人关系。因此，心理咨询与治疗领域很多协会的早期规范中都会强调规避风险。比如，美国婚姻与家庭治疗协会（AAMFT）在其 1991 年的伦理规范中指出，咨询师要"尽一切可能避免跟来访者发生双重关系，因为这会损害咨询师的专业判断，或增加剥削风险"。美国心理咨询协会在 1995 年的伦理规范中也强调，双重关系若有可能要尽量避免。

目前来看，双重关系在最近的文献中较少被提及，更多咨询师和研究者倾向于用"多重关系"来代替它。一个可能的原因是，双重关系概念模糊，带有误导性（Cottone & Tarvydas，2016）。比如，在实际工作中，每个咨询师实际上都跟来访者有双重关系或多重关系。咨询师首先是一个专业助人者，但他也跟来访者签署了咨询收费的协议，还负责记录咨询过程。这样一来，咨询师总共扮演了三种角色：助人者，商业服务提供者，以及记录保存者。此外，双重关系经常跟咨询师与来访者发生性接触相关联，从而使其他人际接触难以被充分识别。因此，范围更广、界定明确的多重关系这一概念就慢慢取代了双重关系。当然，强调咨访关系之外咨询师跟来访者还存在其他社会交往，就这一点而言，很多时候，双重关系和多重关系可以交替使用。

（二）多重关系的伦理

1. 多重关系的规范

鉴于多重关系非常普遍，处理起来很难，很多专业机构都对其做了伦理规范。这些规范通常都会强调多重关系可能给心理咨询带来不良影响，需要明确知悉，小心处理。比如，中国心理学会（CPS，2018）规定："心理师要清楚了解多重关系（例如与寻求专业服务者发展家庭、社交、经济、商业或其他密切的个人关系）对专业判断可能造成的不利影响及损害寻求专业服务者福祉的潜在危险，尽可能避免与后者发生多重关系。"美国心理学会（APA，2017）对多重关系的规范如下："若合理预期多重关系会损害心理学者的客观性、胜任力，以及他（她）作为一名心理学者履行职能的有效性，或在跟这位心理学者的专业关系中存在剥削或伤害他人风险的其他情形，那么心理学者不应卷入多重关系。若合理预期不会引起损害、风险、剥削、伤害，那么这样的多重关系并非不道德。"

2. 多重关系的危害

毋庸讳言，多重关系有时的确会影响咨询师的判断，损害来访者的福祉。试想一下，假如一名年长的男咨询师跟女来访者发生性关系，即便两个人你情我愿，最终也极有可能给对方带来心理创伤。来访者会觉得自己的信任被辜负，甚至觉得自己被对方操纵，从而更难相信那些专业助人者，也更难从这些专业助人活动中受益。咨访关系从一开始就是不对等的，咨询师具有心理优势，他知道来访者太多秘密，而他作为咨询师通常又擅长保守自身秘密，在对方眼中显得权威而强大，这会加剧来访者对他的依赖，也会强化他的自恋，让他误以为自己有权主宰来访者的生活，从而剥削和利用对方以满足自己的私欲。当咨询师以满足自身私欲为目的时，就会偏离当初加入这一助人行业的初衷，也必然会给来访者带来伤害。因此，在各个专业机构的伦理规范中，咨询师跟来访者发生性行为都是不被允许的，要予以规避。这样的规定无疑是合理的。

（三）多重关系的争议

1. 利弊的争议

关于如何看待多重关系，主要分为两个阵营：一方强调多重关系的危险和代价，认为专业关系之外的社会交往会损害咨询师的客观公正，带来不良后果。他们通常建议，若有可能就要竭力避免多重关系。相反，另一方则认为，多重关系很复杂，虽然有些多重关系会带来损害，但不等于所有多重关系都有问题。更何况，有些多重关系无法避免，有些多重关系能增进信任。一味回避并不能解决问题，正如赫利希和科里（Herlihy & Corey，2015）所说的那样，心理咨询师必须"学会如何管理多重角色与责任，而不是如何回避它们"。自然，这一阵营观点更复杂，但也更中肯，即便掌握和运用它需要更多时间、更多训练。

多重关系是否本身就等同于危险和伤害，从而需要一刀切式地加以禁止，而从业者别无选择只能回避呢？有不少咨询师和研究者对此持反对意见。首先，很多涉及临时或偶发社会交往的多重关系其实没问题，更不能说不道德。科顿和塔维达斯（Cottone & Tarvydas，2016）举了不少例子。比如，咨询师在百货商店或电影院邂逅了自己的来访者，简单打了招呼，彼此问候几句。又如，咨询师在高校任教时对某学生印象深刻，觉得他很优秀。等他毕业后，这位咨询师邀请学生来自己的工作室实习。比如，某年轻咨询师想要申请注册认证，他参加了另一位资深治疗师的个人督导。在多年交往中，双方发展出了专业关系之外的友谊。又如，咨询师遇到了一位几年前的来访者，他想起对方能提供一些专业服务，自己现在恰好需要。于是就跟这位从前的来访者联系，打算购买这些服务。其次，有些多重关系很难避免，特别是在一些交往密切、较为封闭的社区或机构中，比如乡村、部队、法庭、监狱、学校。最后，有些多重关系实际上能增进来访者的福祉，更好地让他们从心理咨询中受益。拉扎鲁斯（Lazarus，2015）基于自身经验，指出过于严格地遵守边界其实不好，有些专业关系之外的社会交往实际上能增进咨访关系，比如为没来得及吃早餐的来访者分面包，又如在下雨的冷天把来访者送到火车站，这些都有助于双方的亲近和信赖。托姆（Tomm，2002）更是一针见血地指出，问题的关键并不是多重关系，而是是否存在剥削、利用、伤害和权力滥用。换言之，在心理咨询中，更重要的是关系质量而非关系数量。

2. 争议的原因

多重关系一直备受争议，原因有很多种（Herlihy & Corey，2015）。第一，多重关系不容易识别。很多时候，不经意间它就发生了。比如，咨询师跟来访者在公园的塑胶跑道上偶遇，然后一起跑了一段路。最初，这种专业之外的日常交往很可能会提升信任，改善关系。但如果这样的情形持续下去，咨询师跟来访者经常邂逅，他们有可能打算约时间一起锻炼，甚至成为事实上的朋友。一旦如此，作为朋友，咨询师就无法以中立客观的立场开展工作，而来访者也会对咨询师有更多额外的期待和要求，最终反而损害了关系，妨碍了咨询的顺利开展。第二，多重关系可能会带来严重伤害，但并不总是带来伤害，它也可以带来助益。第三，从业者对多重关系有不同看法，有些甚至针锋相对。第四，有些多重关系难以回避。

二、边界与跨界

（一）关于边界

1. 心理咨询与治疗中的边界

边界是心理咨询与治疗的一个重要概念，它跟多重关系联系密切。边界是咨访关系的一种框架和安排，规定了来访者和咨询师各自的角色与职责。换言之，边界规定了对心理咨询而言什么是界内，什么是界外，前者是应该做的分内事，后者是不该做的分外事。边界的作用在于它把心理咨询与治疗跟其他关系区别开来，无论是社交关系、亲属关系、亲密关系还是商业关系，抑或是其他关系（Zur，2012）。

心理咨询的边界主要体现在两个方面：第一，咨询设置的边界，比如会谈的时间长短、具体地点、收费、保密原则及其例外；第二，咨访关系的边界，比如咨询师的自我表露、咨询师跟来访者的身体接触、收受礼物、正常会谈之外的接触、会谈时的穿着与距离。

2. 边界与多重关系

无论是咨询设置还是咨访关系，都会涉及不少与边界有关的常见问题，多重关系就是其中的一种。根据边界的定义，多重关系显然涉及边界的跨越，有时还包括边界的侵犯。在多重关系中，咨询师跟来访者保持多种关系，在咨询的专业关系之外至少保持一种跟咨询无关的社会联系，比如商业关系。换言之，多重关系必然涉及多个边界，咨询师从跟咨询有关的边界进入与咨询无关的边界，一定涉及边界的跨越。否则，咨询师就只能停留在一种边界里，而无法同时保持多种关系。边界的跨越简称跨界，它是指在心理咨询中对传统精神分析取向和风险管理模式的任何偏离（Lazarus，Zur，2002）。比如，在传统精神分析取向的心理咨询中，分析师扮演镜子，不向来访者呈现任何个人内心的情感和思想，以免干扰他们的投射。假如咨询师有自我表露，表达对来访者内心挣扎的同情，甚至分享自己过往类似的经历，这些都算是跨界。又如，传统的心理咨询都在不受干扰的咨询室内开展，假如有咨询师跟来访者边散步边会谈，在户外开展咨询，也算是跨界。

（二）关于跨界

1. 跨界与越界

偏离传统的咨询模式或常见咨询设置，也可能会给来访者带来不良影响，这种情况被称为边界的冒犯，简称越界。越界的一种典型表现就是咨询师跟当前来访者发生性行为或发展亲密关系。在这样的双重关系里，咨询师在很大程度上弱化甚至放弃了他作为心理健康助人者的角色，而把很多精力和时间投入到自己作为性伙伴或亲密伴侣的角色中，活动的焦点也从帮助来访者变成了满足咨询师的私欲，从而给来访者带来伤害。因此，这种跟性有关的越界在所有机构的咨询伦理中都被认为是不道德、不符合专业伦理的。此外，一些跟性无关的越界同样遭受了质疑和反对，被认为不合适（Corey & Corey，2021）：咨询师给自己的家人或朋友做咨询，督导师给受督导的新手咨询师或自己的学生做咨询，咨询师在接受个人咨询时向治疗师就自己给人做咨询过程中遇到的问题寻求督导。即便如此，正如许多心理学家所指出的，不是所有多重关系都不道德，都有问题。换句话说，不是所有的跨界都会变成越界，跨界与越界是两种不同的非专业交往。

2. 跨界的利与弊

（1）跨界的好处。

跨界本身仅仅是对传统咨询模式或常见咨询设置的偏离，不一定会给来访者带来伤害，很多时候还有助于改善咨询关系，提升咨询效果。在一篇经典论文中，列举了很多有益跨界的例子（Zur，2004）：行为治疗师陪一名广场恐惧症患者走向办公室之外的空旷地点，或跟一名害怕搭飞机的来访者一起登机以减少对方的飞行恐惧；治疗师在咨询室之外跟儿童散步或游戏，时常有肢体接触和拥抱，他们还会分享零食，一块打牌，交换礼物；认知行为、人本主义或女性主义咨询师经常通过自我表露来做示范、展现真诚、提供不同观点或强化工作联盟；行为或家庭治疗师会跟患有进食障碍的来访者一起用餐；许多咨询师会毫不犹豫地跟有所抵触或反应消极的青少年一起散步，以打破坚冰，建立关系；在贫穷乡村工作的咨询师会跟来访者以物易物，接受他们的劳务或货物支付。

（2）跨界的危险。

很多跨界行为本身不是多重关系，但为发展多重关系提供了可能。比如，受邀参加来访者的某个特定活动，如结婚典礼，在来访者遭遇沉重打击后给予一个支持性的拥抱。鉴于跨界有可能会变成越界，很多研究者对跨界持谨慎态度，他们认为跨界会带来种种危险。

一种可能的危险是滑坡。有研究者认为："一次跨界并无灾难性后果会让下一次跨界变得更容易。"（Gabbard，1994）换言之，在咨询中，没有危险的跨界会让咨询师习以为常，最终导致越界，从而伤害来访者。还有研究者认为，即便双重关系与性无关，本身并非不道德也没有什么危害，依然会导致与性有关的双重关系（Pope，1990）。这些观点认为，不光跨界导致的越界具有破坏性，连跨界本身都有潜在的风险，必须加以提防。不少研究者还列举了需要被及早识别的诸多跨界行为，如拥抱、家访、社交、散步、打球、自我表露、会谈延时、一起用餐、交换礼物等，这些行为被认为是通向越界灾难的第一步。

除了滑坡风险之外，跟跨界有关的另一个重要议题是权力差异。通常而言，在心理咨询与治疗中，咨询师往往拥有更大权力，容易影响别人；来访者权力较小，容易被人影响。一方面，咨询师无论是受雇于学校、企业、社会机构，还是独立执业，都代表他们拥有心理学方面的丰富知识，有心理干预方面的多种技能，是心理健康领域的专业人士，从而具有基于专业训练的权力。他们被认为更有智慧，更有力量。另一方面，来访者寻求帮助，多半是因为自己遇到了棘手的问题，难以解决，他们困在其中，倍受折磨，或焦虑，或抑郁，或出现其他身心症状如失眠健忘，这恰恰是他们最脆弱的一段时期。此外，咨询师被认为是改变的权威，能带领来访者走出困境，因而无论他们说什么做什么，都可能被来访者理解成这是治疗的一部分，而不是本能地怀疑和抵制，否则心理咨询就没法起作用。

作为占据心理优势的一方，拥有权力可能会让咨询师更随心所欲，甚至无所顾忌，因为他被赋予了改变他人的特权。相反，作为缺少权力的一方，遭受生活危机困扰的来访者会轻信权威，甚至过度盲从，以便尽快改善自己的处境。这些心态上的差异一边强化了咨询师的权力感，一边强化了来访者的脆弱性。简而言之，权力差异意味着咨询师对来访者拥有很大影响力，而这是一把双刃剑：咨询师既可能借这种影响力帮助来访者，也可能会滥用自己的专业权力剥削他们。跨界的本质就是咨询师在自行其是，跨越常见的咨询设置，这就为滥用权力、剥削他人打开了方便之门。

三、如何评估多重关系

（一）多重关系评估中的主要因素

1. 避免伤害原则

当咨询师打算跨界，发起跟来访者咨询关系之外的其他交往时，一个主要的问题就是考虑这样做有没有可能给来访者带来伤害。在评估这种潜在的伤害时，从业者需要考虑三个因素（Kitchener，Harding，1990）：预期一致、责任分散以及权力差异。两种关系中的预期越不一致，咨询师在两种角色中承担的责任越分散；在其他关系中两者之间的权力差异越明显，来访者受到伤害的可能性就越大。

> **知识点案例**
>
> ### 咨询师跨界引起伤害[①]
>
> 罗敏是某大学心理咨询中心主任，林菲是其中一名员工，工作多年，表现优秀，深受罗敏器重。一天，罗敏走出办公室，发现林菲情绪低落，无精打采。她走过去询问了一下，结果林菲一下子哭了起来。她告诉罗敏自己有些个人问题，还说："我能去办公室，跟您聊一聊吗？"罗敏同意了，她们去了办公室，关上了门。林菲开始倾诉她的个人问题，而罗敏则耐心倾听。一个小时后，罗敏建议林菲预约心理咨询。林菲没同意，她说自己好多了，她能扛得住。随后的几周，林菲的工作表现平平，不如人意，因此两次被罗敏叫去了办公室。每次罗敏都会花半小时，耐心听她讲个人问题，而林菲讲完了都会说自己好多了。年终考核时，鉴于林菲这段时期的实际

---

① REMLEY T P, HERLIHY B. Ethical, legal, and professional issues in counseling. Boston, MA: Pearson, 2019: 219.

表现，罗敏给她打了一个及格。林菲很生气，从此再也不跟罗敏说话了，遇见了也装看不见。两个人都很尴尬。

案例分析：在这个案例中，罗敏既是林菲的领导，又成了林菲的咨询师（即便她不认为这是在咨询，但好几次单独会谈，认真倾听，林菲在心里已经把这些当成了咨询），这就涉及跨界和多重关系。这种多重关系最终带来了不良后果，原因很多。

首先，林菲对罗敏多个角色的预期不一致。作为领导，罗敏被预期公平公正；但作为咨询师，罗敏被预期善良体贴，照顾他人。两种预期之间有矛盾。

其次，罗敏在这个场景中面临不同的责任压力。鉴于她实际上扮演了咨询师的角色，就需要接纳和支持林菲。但同时，对于林菲最近一段时间的工作表现，作为领导，罗敏需要做出客观评价，她无法秉持不评判的态度。

最后，罗敏跟林菲之间权力悬殊。罗敏是主管，有权评价林菲的工作，这种评价还会影响林菲的收入和晋升。林菲则相对弱势，还向人透露了自己的个人问题，这就让她的处境更不利。领导若因此对她形成偏见，认为她能力不行，太过脆弱，就会给她的工作带来更大压力。

2. 多变性和情境性

在评估多重关系时，我们需要意识到，是否构成多重关系受各种因素影响，可能随着情境不同而不同。有这样一个例子：假如咨询师把一堆脏衣服放在来访者面前要他洗，这样做合适吗？（Gutheil，Brodsky，2008）几乎所有人都会说不合适，来访者付钱，要的是咨询师提供心理援助，怎么反而被要求做劳务，这不是剥削吗？事情可没那么简单。比如，洗衣服有可能是暴露训练的一部分，以便让来访者脱敏，也可能是为了治疗来访者的强迫症而开展的反应预防治疗的一部分。又如，假如来访者参加了一个康复项目，目标就是在社区里学会跟其他人合作，为他人洗衣服可能就是这种合作训练的一部分。这时候，给咨询师洗衣服恰恰不算越界，并不构成多重关系。

同样的行为，对一个来访者而言是跨界，有帮助；对另一个来访者来说就可能是越界，会造成伤害。有研究者提到了这么一个场景：一个男咨询师邀请一个青春期男孩在乡间小路散步，对方对陌生人颇为抵触，但社会功能良好。在这种安静和随意的气氛中，两个人肩并肩地畅所欲言，很快打开局面，咨询渐入佳境（Zur，2007）。但若是一个忧心忡忡的年轻女性，患有边缘型人格障碍，同样的做法就可能让她心旌摇曳，感觉自己被咨询师深深吸引，从而产生问题。从前富有创意的有效干预，之后可能就会备受指责。因此，跨界是否可接受，实际上取决于很多因素（Zur，2007）：第一，来访者的特点，比如他们的年龄、性别、呈现的问题以及文化；第二，治疗设置，主要是会谈相关的物理特征，比如医院、独立诊所、城市还是乡村，等等；第三，治疗因素，主要是理论取向以及治疗的类型、频率和强度；第四，治疗师因素，包括他们的年龄、性别、文化、训练等。

3. 其他关系的潜在影响

不少研究者从各自的角度出发，给出了评估多重关系的专业建议，为从业者的实践提供了重要参考。我们知道，在多重关系中，其他关系对心理咨询的影响极可能是建设性的，但也可以是破坏性的。第二种关系既可能干扰和破坏咨询师和来访者之间的咨询关系，也可能支持和促进这种专业联系。因此，咨询师需要检验其他关系对专业关系的潜在影响（Moleski & Kiselica，2005）。只有在他们确信其他关系的存在符合来访者的利益时，才可以建立并维系这些额外关系。从业者主要通过考察其他关系对专业关系的影响，并根据影响的好坏来鉴别其是否属于跨界，以及这种多重关系是否被允许。

（二）多重关系的评估模型

1. 两阶段决策模型

考虑到多重关系有可能给来访者带来伤害，很多时候都需要避免，即便有些多重关系难以完全回避甚至不可能避免，有研究者（Younggren & Gottlieb，2004）提出了一个基于风险管理的两阶段决策模型。第一阶段，建议从业者多问几个重要的"治疗取向问题"：

（1）在专业关系之外开始一种新关系有必要吗？我是否应该避免它？

（2）这样的多重关系有没有可能给来访者带来伤害？

（3）如果伤害看起来不可能，额外关系是否能带来好处？如果的确有好处，那么这些好处主要是为了来访者，为了咨询师，还是两者都有？

（4）是否存在多重关系损害治疗关系的任何风险？

（5）我是否能客观地评估这种情况？

假如从业者经过第一阶段的考虑，打算跨界，发展多重关系，那么他们就需要仔细考虑第二阶段的多个"风险管理问题"：

（1）在治疗笔记中，我们是否充分记录了自己的决策过程？

（2）参与多重关系存在风险，我们是否获得了知情同意？

（3）这份记录是否表明咨询师做了充分的专业问询？

（4）这份记录是否反映了一种来访者取向的决策过程？

（5）问询的来源是否可信？

（6）在考虑多重关系时，诊断问题重要吗？

（7）对患者的了解是否支持建立多重关系？

（8）在考虑多重关系时，理论取向重要吗？

在考虑是否要跨界时，巴尼特等人（Barnett et al.，2007）给出了一些指导原则，以确保咨询师能够最大可能地服务于来访者的福祉。指导原则如下：

（1）他们的动机应该是为了满足来访者的治疗需要和最大利益而非他们自身的需要。

（2）跨界与治疗计划是一致的。

（3）跨界要保持对来访者的诊断、历史、文化和价值观的敏感性。

（4）跨界及其支持理由都要保留在来访者的治疗记录里。

（5）如果可能，要跟当事人提前讨论跨界，以确保他们接受这个计划，从而避免误会。

（6）考虑当前的权力差异，不利用当事人的信任。

（7）向一个德高望重的同事请教，以获得决策指导。

2. 韦尔费勒的伦理判断框架

咨询师如何判断跟当前来访者的多重关系是否符合伦理，韦尔费勒（Welfel，2015）给出了一个更为详细的参考框架，包括 14 个需要考虑的问题：

（1）不同角色期待与责任是否存在重大分歧，以至于不可调和？

（2）开始或接受（心理咨询）这一专业关系，提升来访者的福祉是其唯一动机吗？考虑到来访者的社会文化背景，边界延伸对治疗过程重要吗？

（3）对于此人，这位专业人士能否保持同样程度的客观性和实践中的胜任力，就像在其他专业关系中一样？

（4）这位专业人士是否有可能滥用权力？

（5）对来访者来说，这是一种低风险、高收益的情况吗？

（6）这位专业人士是否合理地确信，边界延伸不会对来访者的情绪卷入以及他们实现治疗目标的能力产生消极影响？

（7）这一边界延伸真的不可避免吗？是否将所有其他选项都考虑在内了？

（8）如果咨询师打算跨界，是否走了知情同意程序，确保来访者理解这种情况，包括它的风险以及必要的特殊安排？

（9）两个人是否评估了因为专业契约而引发的其他关系中的改变，他们对于这些改变都能接受吗？

（10）如果将这个决定呈现给咨询师的受人尊重的同事（使用简明标准），他们是否有可能支持这个跨界的决定？

（11）咨询师是否愿意在个案笔记中记录这次跨界？

（12）咨询师是否有持续请教或督导，以监控随着关系发展，来访者可能承受的风险和收益？

（13）假如这一关系并没有像预期那样展开，来访者和咨询师是否有替代计划，以修复已然产生的伤害？

（14）咨询师是否会及时追踪，以便在专业契约结束后问题产生时，他能够提供帮助？

3. 跟从前的来访者交往时的伦理决策模型

需要指出的是，前面谈及的建议（Younggren，Gottlieb，2004；Welfel，2015）通常局限于咨询师与当前的来访者是否要发展多重关系。面对跟自己有过咨询经历的从前的来访者，咨询师是否要跟他们发展多重关系，是另一个常见的重要问题。在这方面，安德森和基奇纳（Anderson & Kitchener，1998）提出了一个伦理决策的综合实践模型。他们认为，在考虑是否跟从前的来访者发展多重关系时，至少需要考虑以下几点：

（1）咨询关系是否已正式结束？跟结束有关的问题是否已成功处理？是否离结束已过去足够长的时间，允许咨询师和来访者两个人开始新的关系？

（2）在咨询后关系中，咨询披露涉及的保密性是否能够维持，双方是否对此有明确安排？

（3）来访者是否理解，一旦进入这种咨询后关系，他们可能要放弃重新跟这位咨询师建立咨询关系的机会？来访者是否理解其他可能的结果？

（4）在接受服务时，这位从前的来访者的问题有多严重，移情有多强烈，以及到治疗结束时，移情问题解决得怎么样？这些问题是否会再次出现？来访者情绪是否稳定，能否不假他人，提供自我支持？假如来访者的问题严重，且是人格层面的问题，建议避免一切咨询后接触。

（5）如果这种咨询后关系可以避免，那么咨询师决定开始这一关系的动机是什么？新关系会对这位从前的来访者产生多严重的后果？

第二节　心理咨询与治疗过程中的跨界行为表现

一、咨询之外的社会交往

（一）咨询外社会交往的常见情况及特征

1. 常见情况

人是社会性动物，咨询师也是。人有合群和交往的需要，咨询师也有。在本章开头的案例中，来访者邀请咨询师来参加自己的婚礼，咨询师答应了。这其实就是咨询之外交往的一个典型场景。如果你是咨询师，面对这样的邀请，你会答应吗？假如答应，你的考虑是什么？假如不答应，你有哪些顾虑？什么情况下，咨询师的选择在合理的范围内？什么情况下，他同样的选择又带有风险，甚至可能伤害来访者？

有些咨询之外的互动，本身就是心理干预的一部分，这样的交往无可厚非。传统的心理治疗通常局限于咨询室，但也有不少心理治疗发生在别处（Zur, 2007）。比如，居家治疗（也叫家访）发生在来访者家里，户外治疗（也叫历险疗法）则发生在室外或野外。咨询师去来访者家中拜访有很多原因：可能对方无法离家，长期卧床，也可能涉及儿童虐待，或者这是他个案管理的一部分。户外疗法则需要背包、徒步、攀岩、骑车、露营、划独木舟或顺着绳索从山崖滑下，涉及种种挑战，需要参与者不怕危险，善于合作。家庭治疗通常在咨询室进行，但也有不少是在来访者家里完成的；20 世纪 70 年代，米钮庆（Minuchin）就住在贫民窟里跟来访者工作，效果很好，这表明居家与治疗并不矛盾。

此外，有些临床干预不太适合在咨询室里进行，咨询室之外通常是更好的选择。比如，陪着来访者去户外场地，去登飞机，去搭电梯，都是针对各种恐惧症而开展现实脱敏的做法。同样，面对厌食症或暴食症的来访者，跟他一起吃饭，或跟他一起在家里吃饭，也都是有效干预一部分。丧亲的来访者需要完成哀悼，纪念死去的父母、配偶或孩子。假如他们提出要求，表明自己不愿或不能独自一人参加葬礼或去往墓地，咨询师都需要提供帮助，参与其中，以便协助来访者完成这一过程。

2. 特征

（1）有些咨询之外的互动是难以避免的，特别是在某些场景下的偶遇。这些偶遇没有计划，带有随机性，很难预料到。它们通常发生在一些联系紧密的小社会里，比如乡村、郊区、城镇、中小学或大学校园。除此之外，假如咨询师在医院、监狱、法院、警局、军事基地或舰艇上工作，或者为运动员服务，他们经常也会和曾经的来访者不期而遇。即便在城市里，类似的偶遇在不少特殊群体中也很普遍，像残疾人、同性恋、少数族裔、外国人。这时候，咨询师面临的一个很直接的问题就是：要不要跟来访者打招呼？咨询师可能会有泄露秘密和多重关系的顾虑。但实际上，随意聊几句，交换一下眼神和微笑，根本不会泄露上次咨询的内容。此外，这种偶遇也没有什么魔力，能立刻把双方变成朋友。因此，偶遇情形下的交往，不需要过于小心，以免让双方的关系变得尴尬。当然，咨询师也可以在下次会谈中讨论这些，以了解来访者的期待和需要，找出双方都能接受的处理方式。

（2）咨询外的社会交往能起到支持和见证作用。在来访者现实生活的某些重要时刻，假如咨询师能应来访者的请求而参加，就能起到支持和见证的作用，对一些自尊受损、缺少支持的来访者而言更是如此。这样的情形有很多，研究者提到了常见的几种：参加一对夫妻的婚礼，他们做了多年心理咨询，终于迈进了婚姻的大门；参加一个学生的毕业典礼，他从前成绩很差，坚信自己永远无法毕业；参加一个女孩的学校表演，她终于克服了自己当众讲话的焦虑；参观某人的艺术展，他终于丢掉了自己能否成为艺术家的自我怀疑；等等（Zur，2007）。另外一些时候，来访者可能遇到了一些临时困难，比如某天下大雨，来访者要去附近的车站或回家，却等不到公交车或出租车（Lazarus，1994）。假如咨询师刻板拘泥，过于谨慎，眼睁睁看着来访者陷入困境却无动于衷，害怕跟来访者在现实生活中有任何交往，只会让人觉得他们冷漠无情，这必然会损害彼此的信任，进而影响干预效果。

（二）关于咨询外社会交往的伦理规定及不同观点

1. 伦理规定

《中国心理学会临床与咨询心理学工作伦理守则》（第二版）明确禁止咨询师给家人和朋友做治疗，因为面对他们时，咨询师无法保持客观中立。那么，咨询师能否跟从前的来访者交朋友呢？有一种观点认为，一旦成为来访者，永远都是来访者。根据这种观点，咨询师最好不要跟已结束咨询关系的来访者有交集，交朋友就更没有必要了。一方面，即便在现实中咨询结束，咨询在双方心理上的结束可能还没有完成，咨询时形成的关系模式还会延伸到双方的社会交往中，从而对其他关系构成干扰，如"来访者"习惯于依赖"咨询师"，向其求助，而"咨询师"则习惯于扮演权威，分忧解难。但此时来访者不会付费，咨询师也没有酬劳，这种模式下咨询师会觉得不公平，甚至感觉自己被利用。这些消极体验自然也会破坏双方的友情。另一方面，许多来访者将来会再次向从前的咨询师求助（Vasquez，1991）。假如这位咨询师已经跟他成了朋友，来访者就无法继续从咨询师那里获得专业的帮助。

2. 不同观点

不过，也有咨询师对此持不同意见。赫利希和科里（Herlihy & Corey，2015）指出，主张咨询师跟来访者之间不能有其他关系，无论是之前还是之后，其实都很荒谬，

"通常来访者向我们寻求帮助，恰恰就是因为我们不是完全的陌生人"。实际上，咨询师能否跟从前的来访者发展性亲密之外的其他社会关系，这个问题还没有定论。相关领域的专业伦理对此没有明确规定，这是一片灰色地带。相关研究表明，从业者在这个问题上存在分歧。在一项研究中，研究者调查了96名心理咨询师，70%的人认为咨询结束后两年，跟从前的来访者交朋友没问题，33%的人承认他们已经这么做了（Salisbury & Kinnier，1996）。在另一项研究中，研究者调查了63名心理学家，发现他们中大多数人都跟从前的来访者有交往（Anderson & Kitchener，1998）。有人指出，咨询师要承担起在新关系中维系合适边界的责任，让来访者明白新关系意味着他要放弃在自己这里做咨询的可能。还有人说，随着时间的推移，双方的成熟，以及咨询师跟从前的来访者对新关系参数的讨论，咨询后交往并不是问题。

咨询师不能为家人和朋友做咨询，这一伦理规定有值得商榷之处。家人的界定很明确，比如父母、夫妻、子女、兄弟姐妹等近亲。但朋友的界定就很宽泛，生死之交是朋友，点头之交也是朋友。在一个人的内心里，密友接近于家人，但一般朋友显然又不一样，比较像熟人，有一定交集，但并不亲近。面对跟自己感情深厚的家人和密友，咨询师很难做到客观中立。但面对没有太多情感卷入的一般朋友，咨询师就更可能保持专业状态。不少国内研究发现，很多咨询师会为朋友和熟人做咨询（刘慧，高旭，2013；赵静波等，2009）。汤芳（2014）访谈了10位从业5年以上的咨询师，发现其中有8位给熟人做过咨询，这些熟人包括：已毕业的学生，在读研究生，同事，领导的亲戚，领导的熟人，朋友的朋友，朋友的孩子，曾经的大学同学以及大学同学的同事。咨询效果好坏都有，跟两种关系是否匹配有关。总体来说，指导型、真实型专业关系跟各种熟人关系都匹配，而移情型专业关系跟间接熟人关系匹配。换句话说，对熟人采用认知行为和人本取向疗法较为适合，但为关系较近的熟人提供心理动力疗法不合适，后者涉及较多深层心理和隐私内容，在这方面工作会导致熟人关系与专业关系相互干扰。国外研究也发现，心理动力取向的咨询师最强调维持专业边界，反对咨询师跟来访者有咨询之外的社会交往（Baer & Murdock，1995；Borys & Pope，1989）。

二、以物易物和收受礼物

（一）以物易物的现象及应对

1. 现象

在咨询时，咨询师跟来访者可能会涉及某些经济往来。那么，咨询师是否可以跟来访者发生收费之外的其他经济往来？回答这个问题需要分情况。假如数额很小，比如给来访者买几块钱的地铁票或对方给咨询师买一杯咖啡，且只是偶尔为之，就不算是问题。但如果涉及较大金额的经济往来，比如咨询师借钱给来访者或来访者贷款给咨询师，双方共同投资某个项目，以及咨询师购买来访者推荐的基金或股票，类似情形都意味着双方建立了额外的商业关系，会严重干扰已有的专业关系。经济往来很容易让人情绪波动：担心对方不能还钱，抱怨对方言而无信，做了债主容易有高人一等的优越感，投资失败会觉得对方坑了自己，理财亏损、股票贬值都会让人心烦意乱……在这些情况下，咨询师很难保持客观中立，把焦点放在来访者身上。对自身经济利益的考虑和担忧，对来访者产生的种种消极情绪，都会让他们心不在焉，妨碍咨询的正常开展。

在一些联系紧密的小社会里，比如乡村和城镇，咨询师难免会在各种场合遇到来访者，很多时候还会涉及经济往来。比如，咨询师的来访者可能包括当地的理发师、美容师、商店老板，对方可能开着水果店、菜肉店、加油站、书店、玩具店、汽车维修店，涉及吃穿住行的各个方面。要完全避免跟他们有经济往来，根本不现实。不过，目前中国的心理咨询服务主要集中在城市，乡村和城镇的心理咨询师很少，这个问题并不紧迫。假如有咨询师在这些地方工作，那么他就需要适应当地的环境，习惯在多重角色中及时切换，以保持专业胜任力。

无论是在乡村、城镇，还是在大城市里，咨询师都可能遇到一些特殊情况。通常，咨询师提供服务，来访者提供费用。但在某些情况下，来访者可能会遇到经济困难。他们可能收入微薄，无力付款，收入锐减，遭遇失业，或者他们来自边远地区，习惯于以物易物。这些来访者往往拥有某一方面的技能，能提供一些物品或服务，比如蔬菜瓜果、鱼肉蛋奶等物品或维修车辆、家庭保洁等服务。这种情况下，假如咨询师以不能付费为理由拒绝他们，这些人就得不到心理援助；假如咨询师提供服务却不收费，则会让他们有亏欠感，背负不必要的压力，而咨询师也得处理自己因为劳而无获而产生的消极感受。这些都会破坏咨询关系。而以物易物既能满足来访者需要，又能给咨询师提供适当的报酬，算是一个可以接受的权宜之计。

2. 应对

在许多文化中，以物易物都是对心理咨询传统付费的重要补充（Bemak & Chung，2015）。不过，《中国心理学会临床与咨询心理学工作伦理守则》（第二版）明确禁止以物易物，这一点跟大多数国外相关机构的专业伦理不同，它们包括但不限于美国心理学会（APA，2017）和美国心理咨询协会（ACA，2014）。这些专业机构并不推荐把以物易物作为常规安排，但也没有禁止，而是认为在某些情况下可以纳入考虑范围。

即便如此，咨询师也需要留意以物易物可能带来的问题。比如，如何评估来访者所提供产品或服务的价值？假如对方所提供的服务没有达到咨询师的预期怎么办？有些服务可能会涉及咨询师的个人隐私，比如照看孩子、家庭保洁，假如咨询师不想让来访者介入自己的个人生活太多，就要慎重考虑。整体而言，涉及以物易物的安排时，咨询师需要考虑周全：第一，不能剥削来访者。可参考市场价格或咨询第三方，对来访者所提供的产品和服务有公平合理的估价，双方认可，并做笔录。第二，交易的目的不是赚钱，而是让来访者以力所能及的方式补偿咨询师的付出，感受自身的力量和尊严。增进来访者的福祉是以物易物的出发点，但也不能让咨询师单方面承担较多经济损失，否则会给心理咨询带来不利影响。因此，交易的方式和内容需要协商，尽量做到来访者能够提供，咨询师乐意接受。第三，咨询师需要跟来访者协商以物易物会持续多久，可能会出现什么问题，提前做好预案，必要时寻求督导。第四，假如咨询师认为以物易物的安排和协商耗费心力，影响状态，也可以从一开始就不予考虑，可把来访者转介给其他合适的咨询师。

（二）收受礼物的现象及应对

1. 现象

相比于以物易物，收受礼物更常见。许多咨询师都有过被来访者送礼物的经历。可能是一幅画，一个水杯，也可能是一本书，一张代金券，等等。面对来访者送礼，哪怕是很小的礼物，不值钱，咨询师都会觉得不好处理（Srivastava & Grover，2016）。一方面他们害怕拒绝会让来访者不开心，损害彼此之间的关系；另一方面他们又觉得接受礼物会违反专业伦理，好像自己在受贿一样，感觉不舒服。那么，咨询师究竟应该怎么做，拒绝还是接受？与其他专业机构的伦理准则类似，中国心理学会（CPS，2018）也没有给出统一的明确答复，只是建议咨询师需要了解送礼对专业关系的影响，斟酌而定。

2. 应对

参考已有研究（Corey & Corey，2021；Remley & Herlihy，2019），我们建议咨询师考虑以下几个方面：礼物的价值，送礼的阶段，送礼的动机，以及收拒礼物的意义。通常来说，价格昂贵的礼物不建议收；即便有些礼物不昂贵，但带有发展其他关系的寓意也不合适，比如来访者送电影票，希望跟咨询师一起去看。咨询结束时送礼，通常代表来访者的感激，不贵的话问题不大。若咨询开始不久就送礼，即便不贵也会扰乱专业边界，贸然接受可能会导致滑坡。此外，来访者送礼的动机也各不相同（Welfel，2015）：有人为了获得咨询师的额外优待，把礼物当成了贿赂；有人送礼是想让咨询师对自己感兴趣，因为他们在心里认为自己毫无价值；有人相信礼物能让咨询师对他另眼相看，或者帮他提一些好建议；还有人希望用礼物表达谢意，或者在自己离开时给咨询师留下一些东西，减少离别的悲伤。最后，咨询师需要明确自己收受礼物的意义：有些是不忍心让人失望，有些是不习惯拒绝别人，有些是想要肯定对方，表达对来访者善意的尊重，有些则是乐于看到自己被肯定，需要来访者的认可。重要的是，咨询师需要跟来访者探讨送礼的意义，以及接受和拒绝礼物会给他带来什么影响。特别是，咨询师若能借助于送礼这个议题带着来访者探讨他在咨询中呈现的问题，站在更高的位置看待送礼这一行为，就能更好地帮助来访者。对来访者而言，这比简单地拒绝或接受更有意义，也更重要。

第三节　与性有关的多重关系现象

在这一节中，我们会讨论与性有关的多重关系现象，主要回答以下几个问题：第一，与性有关的多重关系有怎样的伦理要求？这些伦理要求的根据是什么？第二，与性有关的多重关系有哪些特点，会带来哪些影响？第三，假如咨询师对来访者有好感，他需要如何应对这种性吸引？

一、性多重关系的事实及其影响

（一）关于性多重关系的基本事实

1. 不同渠道的问题呈现

自20世纪80年代起，不少研究者就着手搜集咨询师性不端（sexual misconduct）的相关数据（比如 Akamatsu，1988；Borys & Pope，1989；Glaser & Thorpe，1986；Lamb & Catanzaro，1998；Lamb et al.，1994；Pope & Vetter，1991；Stake & Oliver，1991）。这些数据，有些来自大范围甚至是全国性的调查，有些来自法庭或专业机构的投诉。但鉴于性不端的敏感与隐蔽，获取准确数据并不容易。一方面，有些遭遇性不端的来访者会投诉，但很多人其实不会投诉；另一方面，填写问卷时，即便匿名，有过性不端的咨询师也未必会说真话，他们甚至未必会参加调查。因此，在查阅性不端领域的调查数据时，需要有一个认识：这是保守估计。

2. 韦尔费勒总结的若干事实

根据韦尔费勒（Welfel，2015）的总结，下面是跟性不端有关的若干基本事实：

（1）通常，肇事者是男性，受害者是女性。男咨询师发生性不端的概率是女咨询师的1.5倍到9倍，这一规律适用于英国、以色列、澳大利亚以及美国。

（2）性接触不局限于成人来访者。公开的受害者包括3岁的女童和7岁的男童。对未成年受害者而言，女性平均年龄是13岁，男性是12岁。

（3）作为肇事者的专业人员通常比作为受害者的来访者更年长。精神科医生平均年龄是43岁，他们的来访者的平均年龄为33岁；心理学家平均年龄是42岁，他们的来访者平均年龄是30岁。

（4）从20世纪70年代到20世纪80年代，性不端的平均发生率是8.3%，但具体比例随研究的不同而不同。咨询师的不同专业之间没有差异。

（5）自20世纪90年代以来，性不端的发生率有所下降，咨询师的性不端概率为0.7%～1.7%。波普等人（Pope et al.，2021）分析了最早的8份全国性调查，结果发现，每一年报告跟来访者发生性接触的咨询师人数会比前一年减少10%，具体原因未明。

（6）除了性别，其他人口统计学因素无法有效地预测性不端。学位类型、从业年限和理论取向都跟性不端无关。咨询师是否做过个人咨询、是否与来访者有过肢体接触也都没有影响（Pope，1990）。

（7）要预测来访者是否会在跟咨询师工作时遭遇性不端，最有效的预测因子是这位咨询师是否有过类似的行径。来访者相关因素，比如他们是否经历过性虐待，并不能预测性不端。

（8）对涉及性不端的心理健康专业人员开展康复训练，并没有取得很大成功。

（9）来访者会因为跟咨询师有性接触而被伤害，即便一开始他们认为这是浪漫关系。

（10）有研究表明，大多数性接触都发生在咨询结束后，但这一发现需要澄清。毕竟，咨询师完全有可能为了跟来访者发生性接触而及早结束咨询。

（二）性多重关系的影响及原因分析

1. 影响

（1）对来访者的影响。

毫无疑问，咨询师的性不端对来访者影响最大，伤害最深。他们会产生一系列心理症状，类似于强奸和乱伦受害者、被虐待的儿童、被殴打的配偶，以及创伤后应激障碍患者（Pope，1988）。具体表现如下：

①困惑。他们害怕分离，又渴望逃离。

②内疚。他们为发生的事而自责，责备自己为什么没能阻止跟咨询师的性接触。

③空虚和孤立。他们自我价值受损，感觉孤独，把自己和外面的正常世界隔离开来。

④身份、边界和角色混乱。来访者发现自己要照顾咨询师，满足其倾诉与关怀的需要，他们不知道安全和适当的边界在哪里，这进一步侵蚀了他们的身份感与价值感。

⑤性混乱。有的来访者会变敏感，害怕任何一种性行为，有的则变得放纵，在冲动下参与各种自毁活动。

⑥信任能力受损。来访者不敢再相信任何心理健康专业人士，特别是咨询师。他们在其他关系中的信任能力也会受损。

⑦情绪不稳定。卷入跟咨询师的性接触，会让来访者被各种情绪吞没，无论是在关系中还是在结束后。即便在随后的治疗中面对一个友善的咨询师，在随后的亲密关系中面对一个体贴的伴侣，他们还是会经常体会到这些创伤情绪。

⑧压抑的愤怒。受伤害让人愤怒，但来访者的愤怒却可能被抑制而无法浮现在意识中，或受咨询师操纵而转变为困惑和内疚。对方甚至可能会用威胁或羞辱等手段，以阻止来访者把事情讲出去。

⑨认知功能失调。来访者的注意力会经常被闪回、噩梦和侵入性念头打断。

⑩自杀风险增高。来访者无法表达的愤怒可能转向自我。他们困惑不已，因看不到出路而绝望。他们因为自己可能毁掉咨询师的事业而内疚痛苦，从而误以为自杀是唯一的解脱之道。

（2）性不端的其他影响。

其他研究也表明，咨询师的性不端带给来访者的伤害影响很大，持续很久。他们可能会出现一系列心理问题，比如抑郁、物质滥用、自杀、住院，以及长期的心理痛苦和社交困难（Coleman & Schaefer，1986；Somer & Nachamani，2005）。不仅如此，来访者的家人和朋友也会被波及，深陷痛苦。这种性不端也会给咨询师带来不利影响，他们有可能会被剥夺专业资格、吊销执照，甚至被告上法庭。在社会机构就职的咨询师，很可能会因此被解雇。丑闻曝光后，同事也会对他避而远之，不敢把来访者转介给这位咨询师。其他潜在来访者也可能因此而对心理咨询望而却步，担心自己成为下一个受害者，即便有心理问题也不敢主动预约，从而耽搁了问题解决。其他咨询师也会因为有这样的害群之马而受影响，面质同事会引发冲突，沉默不语又会被误认为是在站队肇事者，这种无形的压力也会影响工作的氛围和效率。咨询师的性不端还会影响这一行业的口碑，让有志青年犹豫着不敢踏入这个领域，让身处其中的大多数人背负污名。若性不端频发且处理不到位，那么这个行业的公信力就毁了，难以发展繁荣，造福社会。总而言之，咨询师的性不端对来访者影响最严重，但同时也影响他自己，影响其他来访者和其他咨询师，以及整个行业。

2. 原因分析

既然性不端的影响如此大，如此深远，那么为什么有的咨询师会卷入其中呢？巴尼特（Barnett，2014）认为有三个重要原因。

（1）过度自信。

他们对与边界、多重关系、性感觉和性幻想、滑坡、实践标准以及伦理决定相关的问题不清楚，不知道，也不觉察。他们对自己处理这些问题的能力过度自信，忽视和否认问题，拒不求助或与人协商。

（2）胜任力受损。

无论在专业上还是在生活中，他们都积累了诸多压力，难以承受，陷入枯竭，从而影响了他们的判断、决策和干预能力。对此，研究者有过一段精彩描述："到目前为止，最常见的情形是这样的：一个中年男咨询师在职业上孤立无援，当下正经历一些个人困扰或中年危机，通常包括婚姻问题。这种所谓的'相思病'咨询师通常会在一位年轻的女来访者面前表露自己的问题，暴露他自己的脆弱，从而开始滑入泥潭。"（Smith & Fitzpatrick，1995）

（3）人格缺陷。

绝大多数人进入这个领域，都是抱着助人的初衷，想要增进来访者的福祉，但极少数人有可能缺少共情能力，对他人福祉不在意，只想满足个人私欲，反而会趁机利用那些求助者。参与性不端的咨询师一般存在一种或多种个人问题，具有自身的一些特点，如：脆弱感；害怕亲密关系；在他们的性、爱或家庭关系中遇到了危机；无论作为专家还是常人都感觉失败；对情感、积极关注或权力有高度需求；把某个特别来访者理想化；很难控制冲动，无法设定限制；感觉沮丧或枯竭；社交孤立；高估他们的治愈能力；缺少同辈支持；性身份冲突或其他未解决冲突；被诊断有抑郁症或躁郁症；自恋、虐待狂倾向和其他掠夺性心理病理特征；训练不足等（Koocher & Keith-Spiegel，2016）。需要说明的是，不少多重关系都可以协商，参与还是不参与取决于很多因素，跟具体情境有关。但唯一的例外就是：无论在什么情况下，咨询师都不得跟来访者及其家人发生性关系，无论是在咨询中还是在咨询刚结束不久。这样做不只是为了使来访者不受伤害，也能保护咨询师不误入歧途。

二、性多重关系的伦理及其根据

（一）国内外性多重关系的伦理

1. 国内的性多重关系伦理

在各种形式的多重关系中，与性有关的多重关系被认为是最严重的，因为它们涉及权力滥用、信任背叛，给来访者带来的影响最具毁灭性（Herlihy & Corey，2015）。在《中国心理学会临床与咨询心理学工作伦理守则》（第二版）中，有两条规定和性多重关系有关。

（1）心理师不得与当前寻求专业服务者或其家庭成员发生任何形式的性或亲密关系，包括当面和通过电子媒介进行的性或亲密沟通与交往。心理师不得给与自己有过性或亲密关系者做心理咨询或心理治疗。一旦关系超越了专业界限（例如开始性和亲密关系），应立即采取适当措施（例如寻求督导或同行建议），并终止专业关系。

（2）心理师在与寻求专业服务者结束心理咨询或治疗关系后至少三年内，不得与其或其家庭成员发生任何形式的性或亲密关系，包括当面和通过电子媒介进行的性或亲密的沟通与交往。三年后如果发展此类关系，要仔细考察该关系的性质，确保此关系不存在任何剥削、控制和利用的可能性，同时要有可查证的书面记录。

2. 国外的性多重关系伦理

事实上，其他国家相关专业机构也都有类似规定。比如，美国心理学会（APA，2017）、美国心理咨询协会（ACA，2014）、美国婚姻与家庭治疗协会（AAMFT，2012）等也都禁止咨询师与当前来访者发生性行为，禁止咨询师为曾与之有过性关系的来访者开展咨询，禁止咨询师在咨询结束后很快跟来访者发展性关系。这些专业机构会规定一段缓冲期，通常为 2～5 年，然后才允许心理咨询师与从前的来访者发展亲密关系。当然，这段缓冲期不是充分条件，而只是必要条件之一。倘若存在剥削和伤害从前的来访者的潜在风险，即便过了缓冲期，咨询师也不被允许与对方发展亲密关系，否则就是违反伦理，要遭受相应惩罚。

3. 性多重关系伦理的历史发展

不要跟病人发生性关系，这是一个历史悠久的伦理准则。按照波普等人（Pope et al.，2021）的说法，这个医学领域的伦理准则比 2 000 多年前的希波克拉底誓言还要古老。不过，在心理咨询与治疗领域，不允许和病人有性接触，这种类似的伦理准则出现得相对较晚。作为最早的一批咨询师，不少精神分析师都有过越界行为，包括性越界。比如荣格曾跟自己的第一个来访者一起工作，陷入热恋，最后惨淡收场。即便到了 20 世纪六七十年代，这个领域的专业伦理依然让人不敢恭维，有些专家居然声称跟来访者发生性行为具有疗愈价值，而想要发表论文揭露存在性不端现象的学者也经常被拒，学术期刊不认可他们的研究结果。来访者这边情况也很糟糕，他们控诉跟咨询师性接触让自己受伤害，但这些说法被认为是来自一个情绪紊乱女人的性幻想，没有专业支持，因而不被采纳。好在随着受害者的不断抗争，随着研究者对这个议题的持续关注，如今，咨询师不能跟来访者发生性关系终于成了这一行业最为明确的伦理准则。

（二）对性多重关系伦理的理解

1. 性多重关系伦理的基础

我们该如何理解这一禁令呢？它主要基于这样一个基本事实：在心理咨询中，来访者处于弱势地位，他们更容易被不负责任的咨询师或咨询师不负责任的行为伤害。许多因素使来访者容易在跟咨询师的性接触中受剥削（Welfel，2015）。

第一，来访者求助时通常带着某种心理问题，处于弱势地位，自主判断能力弱化，容易被人左右。通常，他们倾向于相信咨询师，把对方视作专家和权威，特别是看到咨询师有各种专业证书、受训证明以及机构头衔，他们会更加深信不疑，觉得对方比自己清楚问题在哪里，需要做什么。

第二，来访者害怕拒绝咨询师，认为这样做将会影响彼此关系，导致治疗效果不佳。面对咨询师的说法，来访者即便感觉不对劲，也会想办法说服自己，把怀疑放一边，努力配合对方。因此，咨询师的建议通常都会被接受，包括一些越界建议，如夜晚的单独会面、不当的身体触摸。哪怕咨询师欺骗他们说性接触具有疗愈作用，来访者也可能在反复劝诱下选择相信这种说法。如果对方再有威胁，说不这么做就有哪些不良后果，甚至问题永远都不会解决，他们在恐惧之下便更有可能会屈服。

第三，来访者有时会对咨询师产生好感，还会误解，认为自己爱上了咨询师。在误以为自己爱上对方之后，有些来访者还会主动发起性邀请。假如此前有过被强权者性虐待的经历，来访者就会认为性是他们获得帮助需要付出的代价，也会主动示爱。此外，咨询师通常更年长，地位更高，他们对来访者认真倾听、积极关注、温和耐心，这些都可能让一些来访者感到荣幸，他们渴望这种被接纳、被重视的感觉，但在现实中又常常无法得到。

2. 结合伦理原则的具体分析

按波普的观点，咨询师跟来访者发生性关系，违背了心理咨询的多个伦理原则：自主、善行、胜任和无害。首先，来访者没有知情同意，他们卷入跟咨询师的性关系，通常是基于对咨询关系的误解。即便他们同意，他们主动，事实上也都不是他们本意的体现，违背了自主原则。其次，咨询师为了满足一己私欲而置来访者的福祉于不顾。利用信息不对称跟来访者发生性接触，相当于粗暴剥夺了他们从自己这里获取心理援助的权利，违背了善行原则。再次，性关系会挤占咨询师的治疗时间，干扰他们的专业判断，使其无法做到客观中立，从而损害干预效果。比如，深入探讨某些议题对来访者个人成长很重要，但为了不影响两人关系和随后约会，咨询师就会浅尝辄止，甚至避而不谈，这违背了胜任原则。最后，性关系会给来访者造成种种伤害，这些伤害的程度类似于强奸或乱伦，涉及的身心症状类似于长期遭受伴侣殴打或创伤后应激障碍，违背了无害原则（Pope，1988）。

三、咨询关系中的性吸引及应对

知识点案例

咨询师对来访者产生好感[①]

乔羽是一个新手咨询师，硕士研究生毕业，在某高校咨询中心值班。池静是他的来访者，刚读大二。两人第一次见面，乔羽就觉得不可思议，对方太漂亮了，简

---

① 本案例根据作者心理咨询临床实践案例改编而成，非真实案例。

直就是自己梦中情人的模样，他几乎不敢直视她，害怕自己移不开目光。但他竭力让自己平静下来，努力去听对方讲了什么。池静刚刚失恋，男友的不辞而别，让她特别难受。没说几句话，池静的眼泪就流了下来。乔羽有些慌乱，他不知道自己应该做什么，心里有些烦躁。听到池静分手，同情之余，他甚至多少有些高兴。乔羽觉察到，他需要更努力才能保持专注；即便训练有素，在这次会谈中，他也有片刻恍惚。一定有什么地方不对劲，乔羽突然意识到，他喜欢上了对方。第一次会谈结束后，他冷静下来，决定找自己的督导师谈一谈。

案例分析：咨询师明确感觉到自己的身体变化，意识到自己对来访者有好感，这种不一般的好感扰动了他的内心，影响了他的工作。这表明咨询师善于觉察，善于判断，意识到自己需要妥善应对这种好感，才能以一个专业助人者的角色正常工作。寻求督导，及时处理自己的议题，也体现出了咨询师对来访者负责的立场。

（一）关于性吸引

1. 性吸引的普遍性

在心理咨询与治疗中，性吸引是一个普遍现象，很多从业者都有过对来访者动心的经历。在早期的一项经典研究中，波普等人（Pope et al.，1986）调查了575名注册治疗师，在他们的职业生涯中，大多数人都有过被来访者性吸引的经历，但只有极少数人会据此采取行动。具体来说，95％的男治疗师和76％的女治疗师承认，至少对一个来访者产生过好感，大多数人会因为觉察到这种感觉而内疚、焦虑和困惑。随后的研究也发现了同样的结果（Bridges，1994；Giovazolias & Davis，2001；Rodolfa et al.，1994）。社会工作者和家庭治疗师也会遭遇类似的情形（Bernsen, Tabachnick, & Pope，1994；Nickell et al.，1995；Sehl，1998）。

2. 性吸引的产生原因

为什么咨询师跟来访者之间会发生性吸引？根据莫耶和克鲁斯（Moyer & Crews，2017）的说法，这跟心理咨询本身有关。他们认为，一般人都会喜欢具有某些特点的个体，比如他们有身体魅力，善于倾听，他们还注意你，关心你。训练有素的咨询师通常都具备这些特点，因此容易让来访者产生好感。同样，一般人也会喜欢具有如下特点的个体：他们身材好，尊重你，让你觉得自己很重要，他们和你有相同的兴趣，他们感觉跟你有情感联结。这些特点有些来访者全都具备，因此咨询师有时对特定来访者产生好感也很自然。从社会心理学的角度看，外表有魅力、接近、熟悉、相似都会增加彼此的好感。这些元素很容易出现在心理咨询中。从进化心理学的角度看，择偶时，男性喜欢年轻貌美、温柔善良的女性，而女性偏爱年长富有、拥有地位的男性；当择偶动机有意无意地启动后，这些行为偏好很自然就表现出来了。这一点也得到了波普等人（Pope et al.，1986）的调查结果的支持。他们发现，男咨询师更容易对身材姣好的来访者动心，而女咨询师更容易被事业成功的来访者吸引。

（二）性吸引的应对

1. 正常化

心理咨询中的性吸引很普遍，因此它本身不是变态，咨询师不必如临大敌。但若不能有效地处理这个议题，有可能会导致滑坡，最终引发性不端，这又要求咨询师谨慎小心。咨询师有必要树立一个明确的信念：性吸引本身不是问题，如何应对才是关键。面对性吸引，很多咨询师会担忧、恐惧、困惑、内疚、震惊、不适和愤怒（Bernsen et al.，1994；Nickell et al.，1995；Rodolfa et al.，1994；Rodgers，2011）。他们之所以会有这些消极反应，一个重要原因就是：他们把性吸引本身当成了问题。精神分析取向的咨询师会把性吸引理解成反移情：这是一种咨询师对来访者的移情，不是源于来访者本人，而是他把对另一个人的情感转向了来访者。于是，性吸引就变成了一种歪曲体验，一种治疗错误，需要避免，也需要为此而羞耻（Pope et al.，1986）。既然性吸引是咨询师治疗失当的表现，意识到这种错误自然会让他们紧张不安，内疚困惑。相反，假如咨询师能把性吸引正常化而不是错误化，意识到它是咨询师和来访者之间发生的真实体验和自然事件，在心理咨询中普遍存在，经常发生，就会减少很多不必要的烦恼、自责和忧虑。

2. 敏锐地觉察

除了把性吸引正常化之外，能敏锐意识到性吸引的存在也很重要。当然，很多咨询师无师自通，他们凭直觉就知道自己对某一个来访者动心了，产生了专业感觉之外的个人好感。大多数时候，咨询师跟来访者之间性吸引的体验很微妙，不明显，会维持在只可意会、难以言说的水平。这些感觉某个时刻会浮现在咨询师的意识中，让他多少有些惊讶和不安，但很快就会在他训练有素的专注和倾听中消失不见了。不过，有时候，性吸引也会达到足以让人警惕的程度，咨询师有必要留意如下线索（Koocher & Keith-Spiegel，2016）：在治疗之外经常做白日梦，在来访者预约日精心打扮，想要跟来访者有身体接触，获取对方不相关的个人信息，以及在治疗过程中难以集中注意力。

3. 思考是否表露

假如咨询师发现自己对来访者产生了好感，那么他需要就此跟对方讨论吗？在一项经典研究中，研究者（Goodyear & Shumate，1996）设计了两种相同时长的模拟咨询片段：一种条件下，咨询师会向来访者表露对她有好感，另一种条件下则不会；两种情况下，咨询师都没有跟来访者发生性接触。研究者请了 120 名资深治疗师参与评估，他们平均执业年限长达 14 年。结果发现，评估者普遍认为表露的咨询师不专业，表露对咨询也没有帮助。虽然也有咨询师认为跟来访者直接讨论性吸引有积极影响（Giovazolias & Davis，2001），但更多研究者都不推荐这样做（Fisher，2004；Gelso et al.，2014）。有研究者（Koocher & Keith-Spiegel，2016）明确指出，直接表露存在种种隐患：首先，来访者有可能无法承受咨询师如此直白地表达好感，很容易感到困惑、不适，不知如何反应。其次，这种表露把咨询师的议题塞入了来访者的生活，增加了来访者的心理负担。再次，倘若不受欢迎，表露会被当成性骚扰，让来访者感到厌恶。最后，表露可能会被来访者误解，当成这是咨询师喜欢自己，暗示可以发展亲密关系，即便这不是也不应是咨询师的本意。比较稳妥的做法是跟同事协商，找专家或朋辈督导，以及就此议题进行个人咨询。

4. 处理来访者的好感

假如来访者对咨询师表达个人好感，咨询师该如何应对呢？可以肯定，咨询师不能投桃报李，鉴于来访者对自己有好感而对来访者表达好感，这很容易把专业关系转变为个人关系，从而违反咨询伦理。同样，咨询师也不应置之不理，转移话题，更不能简单粗暴地否认，从而损害信任关系。哈特尔等人（Hartl et al.，2007）指出，至少有三个方面需要认真考虑。首先，咨询师如何理解来访者的行为？他是有意如此，还是试图借此来控制、诱惑或者支配别人？倘若无意如此，那么他是想要跟人亲近，跟人有更多情感联结吗？其次，咨询师如何理解自己在这个过程中扮演的角色？他做了什么让来访者有这样的反应？一句玩笑或一句随口评论，还是别的？最后，咨询师对此有怎样的情感反应？开心，困惑，烦恼，还是反感？除此之外，我们认为，咨询师这时候特别要明确两点：第一，提醒自己不能越界，不能借机满足个人私欲，跟来访者发展亲密关系，而是要让自己继续保持专业身份，从而稳定有力地帮助来访者。第二，提醒自己，来访者遇到了难题，需要帮助，对方表达好感就是他处理自身问题的尝试，或许也是他自身问题的一部分。咨询师需要借此机会，支持来访者，以便更好地面对问题。

◀ 本章小结 ▶

本章讨论了多重关系与边界伦理，首先介绍了多重关系的定义与争议，跨界与越界的联系和区别，评估和处理多重关系的策略。接着介绍了心理咨询与治疗过程中的跨界行为表现：咨询之外的社会交往，以物易物和收受礼物。最后介绍了与性有关的多重关系现象，包括性多重关系的事实及其影响，相关的伦理规定，以及对性吸引的应对。希望这些内容能帮助学生了解和认识多重关系及边界伦理的多样性、复杂性，掌握处理这些问题的相应技能，最终运用于咨询实践中。

◀ 课后思考 ▶

1. 什么是多重关系？它会带来哪些影响？
2. 跨界与越界有哪些区别和联系？
3. 咨询师可以跟来访者有工作之外的交往吗？为什么？
4. 为什么咨询师不能跟来访者发生性关系？
5. 如何看待咨询师跟来访者之间的性吸引？

———◀ **专业育人专栏-6** ▶———

"心共勉"

对众人一视同仁，对少数人推心置腹，对任何人不要亏负。

——莎士比亚

课程启示：

自我成长与专业发展专题思考：边界、相处与共赢

问题	个人思考	自我成长启示	专业发展启示
人际关系中的界限及其自我调节			
如何在与他人的相处中学会尊重他人，建立友谊			
如何做到人际关系中的利益互补			

第七章
心理咨询与治疗中的文化与价值伦理

人类的一切活动都打上了文化的烙印，多少都涉及价值判断。心理咨询与治疗也不例外。文化元素如种族、民族、性别、年龄、性取向、阶层等会如何影响心理咨询与治疗？咨询师如何面对和处理跟文化有关的咨询问题？咨询师和来访者带着各自的价值观来到咨询室，谁都不是一块白板，那么咨询师还能做到价值中立吗？如果来访者跟自己价值观不一致甚至相冲突，咨询师该如何应对？本章将就上述问题进行系统讲解与分析。

学习目标

1. 通过专业知识的学习，了解文化多样性和文化胜任力的概念及表现，理解价值观在心理咨询与治疗中的体现与作用。
2. 通过课堂探讨与交流，了解咨询师跟来访者存在价值冲突时常见的应对原则，并能够将其运用到实践中。
3. 通过课程实践，培养文化与价值伦理意识，提升多元文化胜任力。

导入案例①

犹豫了几天之后，叶梅还是预约了社区的心理咨询，她很为女儿担心。女儿名叫雪丽，上大学半年了，从前成绩很优秀，现在却下滑明显。问是什么原因，她也不说。叶梅后来才知道，原来雪丽偷偷恋爱了，对象是班里的一个男生。更让她难以接受的是，那个男生来自农村，家里很穷。雪丽的恋爱遭到了父母的强烈反对，他们说婚恋是人生大事，双方一定要门当户对。结果雪丽直接挂掉电话，后来他们打电话她也不接了。叶梅希望咨询师能帮她忙，让女儿回心转意。

思考问题：

假如你是咨询师，面对这个案例该怎么办？你是否会考虑下面这些问题：假如你也来自农村，对这个男孩有好感，那么叶梅对两人恋爱的干涉是否会让你觉得不舒服，甚至产生愤怒和反感？相反，假如你来自城市，一直以来对农村人印象不好，怀有偏见，那么这

---

① 本案例根据作者心理咨询与督导临床实践案例改编而成，非真实案例。

位母亲的陈述是否让你感觉入情入理，以至于你打从心里想要竭尽全力，帮着母亲"拯救"女儿，以免她飞蛾扑火，铸成大错？假如你认为大学生可以也应该谈恋爱，这是个人自由，即使是父母也不应该干涉，那么面对叶梅的不合理要求，你是否准备说服她，让她改变自己老旧的观念？这些问题都跟文化多样性和价值观密切相关，也是本章将要阐述的议题。

第一节　心理咨询与治疗中的文化多样性

一、文化与文化多样性

（一）心理咨询与治疗中的文化的概述

1. 什么是文化

鱼生在水中，人活在文化中。鱼离不开水，人也离不开文化。所谓文化，就是一群人所共享的一套生活理念和生活方式，这套理念和方式又把这群人与另一群人区分开来。因而文化总是伴随着较多的群体内同质性和群体间异质性。有多少种生活理念和生活方式，就有多少种文化。文化是一套共享意义系统，让一群人的社会生活成为可能（Fowers & Richardson，1996）。这套意义系统形成了社会交往的结构，规定了行为的规范，让每个人明确了自己该如何生活。吃饭不是文化，但用筷子吃、用刀叉吃还是用手吃就构成了不同的文化。睡觉不是文化，但有的群体孩子从小就和父母一起睡，而有的群体则孩子从小就跟父母分开睡，这也构成了文化。

2. 文化的群体区分

有很多与文化有关的变量，最常见的有种族、民族、性别、年龄、阶层、性取向、信仰、宗教等。这些文化标记区分了不同的群体，强调了一个群体跟另一个群体的不同。比如，不同的人种：白种人、黄种人、黑种人；不同的阶层：富人和穷人，有产者与无产者；不同的性取向：同性恋、双性恋、无性恋和异性恋；不同的信仰：有神论和无神论，一神论与多神论，可知论与不可知论；不同的宗教：天主教、基督教、东正教、伊斯兰教、佛教、道教、印度教；等等。

3. 心理咨询与治疗中对文化关注的发展

文化暗示了群体差异的普遍存在，但意识到这种差异并加以重视，实际上经历了一段曲折的过程。心理咨询与治疗诞生于西方文化背景下，无论是精神分析、认知行为还是人本主义，这些最常见的咨询取向都来自欧洲和美国，创始人都生长并浸渍于西方文化传统。从15世纪地理大发现和新航路开辟开始算起，西方文化下的强权国家支配和主宰这个世界已500多年，他们长期在经济、文化、政治、思想、艺术等方面占据优势。从西方人的视角看世界而形成的单一文化观，长久以来都在心理健康领域占据主导地位。到了20世纪六七十年代，随着民权运动和妇女运动的兴起，这一切开始发生变化

（Remley & Herlihy，2019）。到了 20 世纪 80 年代，多元文化咨询开始在学术界获得认可，甚至被认为是第四势力，仅次于精神分析、认知行为和人本主义。

（二）心理咨询与治疗中的多元文化

1. 多元文化咨询的内涵

多元文化咨询背后的基础是多元文化观，它跟单一文化观不同。单一文化观带有封闭性，对其他文化群体充满有意无意的偏见，因而无法评估和吸收其他文化群体的观点（Wrenn，1962）。相反，多元文化观重视和提倡多样性，认为所有文化都是平等的，都需要被尊重（Fowers & Richardson，1996）。多元文化咨询体现了多元文化运动的价值观，那就是促进正义：以公正的态度对待其他人，特别是来自其他文化群体的来访者。在过去数十年里，这一价值观在心理学中变得越发重要，也得到了助人领域各个专业机构的强力支持（Leong，Pickren，& Vasquez，2017；Vasquez，2012）。

2. 多元文化咨询的必要性

对不同文化群体的关注，对公平正义的提倡，其实也暗示了不公平、不正义的长期存在，暗示包括心理咨询与治疗在内，很多专业领域都存在偏见与歧视，它们对专业工作的效果构成了威胁，使得以助人为宗旨的专业人员要么不能很好地达成目标，要么对他们本该为之服务的对象造成伤害。

（1）偏见与歧视的客观存在。

在一个由不同文化群体构成的现代社会中，咨询师经常要跟各种各样的来访者打交道，他们跟咨询师种族不同、民族不同、年龄不同、性别不同、性取向不同、阶层不同、信仰不同，无论咨询师是否明确意识到了彼此属于不同的文化群体，他们之间的相遇本身就带有多元文化的特点，是不同文化之间的碰撞与交流。

（2）文化群体的多样性。

具有文化敏感性，培养文化胜任力，使用具有文化适宜性的干预策略，才能保证这种多元文化咨询取得良好结果。但是，正如有人明确指出的那样，"偏见与歧视在西方社会根深蒂固，而作为其中的社会成员，咨询师也早已内化了这些偏差"（Remley & Herlihy，2019）。假如这些内化的偏差已经成为习惯，变成他们下意识的一部分，那么咨询师就完全有可能带着偏见来治疗来访者，但又意识不到自己有偏见。

二、心理咨询与治疗中的常见社会偏见与歧视

为了提升文化胜任力，咨询师显然有必要觉察到自身偏见的存在。为此，他们有必要了解常见的偏见现象，比如种族歧视、阶层歧视、能力歧视、性取向歧视、信仰歧视和年龄歧视。

（一）种族歧视、阶层歧视与能力歧视

1. 种族歧视

在美国，种族歧视很常见，研究也很多，遭受种族歧视的有黑人和其他有色人种，

如包括华人在内的亚裔。种族歧视会给心理治疗带来一系列消极影响，比如阻碍来访者自我表露，降低来访者对咨询师的信任，以及导致咨询提早结束。当然，大多数种族歧视并不明显，甚至是无意识的，即便如此，它们也会给来自弱势群体的来访者带来危害：经历的种族歧视越多，个体的心理健康越差，他们也更可能焦虑和抑郁（Nadal，et al.，2014）。更令人震惊的是，即便那些声称支持多元文化的咨询师，也会表现出各种微妙的种族歧视（Ancis & Szymanski，2001）。

2. 阶层歧视

除了种族歧视，基于阶层的歧视也很常见。每个人在社会上都拥有一定地位，占有一定资源，地位高资源多的是上层，地位低资源少的是下层，居于其间的是中层。每个咨询师都有自己所属的阶层，他们可能对其他阶层不了解，存在刻板印象，导致阶层歧视。研究发现，来自底层的穷人在心理健康领域会遭受种种歧视：他们更容易被诊断为有病，也被诊断得更严重，得到的医疗服务更少，也不太有机会接触到资深咨询师（Aponte & Wohl，2000）。一个中产咨询师或许很难理解贫穷如何限制了一个底层来访者的选择，首先是不太能想到，其次就是即便想到了也可能会忽视。一个工人家庭的孩子可能再三纠结，不敢冒险选择对他而言更合适的某一份工作，因为他的阶层文化更强调安全和稳定（Fickling，2016）。

3. 能力歧视

有些在身心发展方面有问题的残疾人会遭遇能力歧视。绝大多数咨询师都是正常人，他们不太能理解残疾给来访者带来了哪些不便。特别是有些残疾不会明显表露于外，比如弱听弱视，假如咨询师不够敏锐，就很容易以正常人的标准去要求他们，把他们不能做到某些事当成是阻抗的迹象，从而引发不满与摩擦。

（二）性取向歧视与信仰歧视

性取向和信仰方面的歧视也值得关注。

1. 性取向歧视

1973年，美国精神疾病的诊断指南就不再认为同性恋是心理障碍，但即使到了1993年，依然有14%的咨询师认为同性恋是一种病（Gibson & Pope，1993）。有研究者（Neukrug & Milliken，2011）调查了美国心理咨询协会的500多名会员，发现学历为博士的咨询师中有16%的人认为同性恋是病，表明某些咨询师依然歧视同性恋。假如任由这些歧视存在，那么咨询师跟同性恋当事人工作时就容易出现如下问题：默认来访者的性取向是异性恋，因为来访者是同性恋而转介他人，放任来访者的亲密关系解体，以及无法支持同性恋伴侣收养孩子的愿望（Garnets et al.，1991）。

2. 信仰歧视

广义的信仰包括灵性和宗教两个方面：前者涉及个人对某个更高存在的探索、理解及关系；后者涉及一整套体系化的信念和实践，通常跟某个具体的教派组织相关联。信仰在许多人的生活中扮演着重要角色，为他们提供生命的意义，给他们指明生活的方向，因而在心理咨询的实践中也日益受到关注（Steen，Engels，& Thweatt，2006；Wolf &

Stevens，2001）。研究发现，信仰活动跟心理健康密切相关，它能提升意义感、目标感、满足感和幸福感，同时让人更坚韧（Abu-Raiya & Pargament，2015；Pargament & Mahoney，2009）。

虽然如此，但信仰在心理咨询中关注较少，也很少被讨论（Vieten & Lukoff，2021）。假如咨询师本身对信仰有误解，认为它们代表愚昧无知、封建迷信、缺乏科学知识、远离现代文明，就会妨碍他们跟来访者在信仰层面开展对话，也无法借用来访者的信仰资源来帮助他们。当来访者有这种需要时，咨询师如果缺乏必要准备，就会回避或忽视，这会给治疗关系和结果带来不良影响。有些咨询师的价值观会跟来访者的信仰激烈冲突，有些则能较好地兼容（Zinnbauer & Pargament，2000）。

（三）年龄歧视

1. 老年人歧视

随着一些国家进入老龄化社会，越来越多的老年人开始接触和参加心理咨询。对年长者形成的刻板印象会带来误解，妨碍咨询师准确判断来访者的情况和问题。随着年岁增长，人类的经验在不断增加，但对新经验的开放性则不断降低，人会变得越来越固执。同时，随着进入老年，人类的身体机能会不断衰退，对人的依赖增加，遭受忽视和虐待的可能性也相应增加。这些都要求咨询师面对高龄来访者时要更有耐心，同时对他们的状况更敏锐、更细心。老年人咨询的问题，可能也跟一般成年人的常见议题有所不同。

2. 儿童与青少年歧视

儿童与青少年心理跟一般成年人不同，而后者是心理咨询的主要对象和典型对象。心理咨询通常被称为谈话疗法，它比较适合语言能力发展到一定水平的成年人，双方可借助语言表达各种逻辑和观点。这些要求对尚未成年的孩子来说并不容易。根据皮亚杰的认知发展论，我们知道，儿童与青少年的认知和感受有自身的特点，包括以形象化为主，逻辑思维发展不充分，看问题容易片面。此外，青春期的孩子身体发育基本成熟，但心理上还不够成熟，情绪与情感也都不够稳定，可塑性较强，两极性明显。一般情况下，咨询师在年龄上通常要比儿童与青少年年长很多，对当下儿童与青少年所接触的文化信息、影视作品、动漫游戏等有可能不够了解，如果咨询师先入为主地认为他们应该怎样，而忘记了保持好奇、开放与尊重的态度，很可能会产生误解。儿童与青少年在身体、心理、阅历和资源等各个方面都处于相对弱势，因而他们实际上更渴望被人重视，受人尊重，得到理解，获取支持。作为成年人的咨询师假如不够敏锐，以刻板甚至带有偏见的方式对待他们，就会影响双方信赖关系的建立和维系，最终使助人工作无法有效开展。

> **知识点案例**
>
> #### 咨询师对来访者存有年龄歧视[①]
>
> 老乔，66岁，一周前预约了心理咨询师高羽。被问到为什么来咨询时，老乔

---

① REMLEY T P, HERLIHY B. Ethical, legal, and professional issues in counseling. Boston, MA：Pearson，2019：66-67.

说："其实我也很纳闷。家里人一直坚持让我做咨询，我受不了他们不停地劝说，就打算过来看一看。"接着，老乔讲了事情的原委，她有两个女儿，早已成家立业，相夫教子，就是对老乔的退休安排不满，经常说她都辛苦一辈子了，也该享享清福，散步跳舞，逛逛公园，没必要继续工作了。可老乔不同意，她还不想退休，反正单位返聘她好几年了，领导器重，同事认可，她自己也特别有成就感。29岁的高羽一边听，一边想，她认为老乔忽视了自己的年龄和身体，万一哪天健康状况出了问题该怎么办。也可能是老乔过于重视工作，事业心太强，以至于对家庭有所忽视。她打算跟老乔聊聊这些方面。

　　案例分析：作为年轻人的咨询师可能并不理解老年人的心思和关切。他轻率地认为，老年人通常身体不好，需要退休，颐养天年。这是站在年轻人的视角对一般老年人的看法。本质上，这属于对老年人的刻板印象。在专业实践中，来访者是一个具体的人，是无数文化元素的独特组合。在这个案例中，来访者并不认为自己身体不好，也不认为自己需要休息，甚至认为继续工作是一种很好的生活方式，能充分体现自身的价值，激发生命的活力。武断地以自己对老年人的刻板印象来审视自己面对的这位老年来访者，实际上妨碍了咨询师对来访者的接纳和了解，不利于建立工作联盟。

三、文化胜任力与文化普遍性

　　现实生活中普遍存在的偏见和歧视，也会反映在心理咨询师身上。了解常见的偏见和歧视以及它们的危害，有助于咨询师明确认识到这样一个事实：在这个充满文化多样性的世界中，想要充分而有力地为来访者服务，就得了解他们所在的文化群体。这种了解有助于咨询师更好地跟来访者共情，走进他们的世界，洞察他们的所思所想，体会他们的冷暖。这也是咨询师文化胜任力的内在要求。

（一）文化胜任力的概念界定

　　文化胜任力，又叫多元文化胜任力，是指咨询师在跟来自不同文化群体的来访者开展专业工作时所需要的能力。不同研究者对文化胜任力有不同的理解和界定。

　　亚瑞唐多等人（Arredondo et al.，1996）认为，多元文化咨询要求咨询师具备三方面的能力：第一，觉察咨询师自己的文化价值观和偏见；第二，觉察来访者的世界观；第三，文化适宜性的干预策略。每一项能力又都有具体的成分，通常包括信念与态度、知识及技能。以对自身文化价值观的觉察为例，信念与态度包括"相信文化的自我觉察和对自身文化遗产的敏感至关重要"，"意识到他们自身的文化背景和经验影响了心理过程的态度、价值观和偏见"，"能够意识到他们多元文化胜任力和经验的限制"，以及"认识到他们对差异的不适来源存在于他们跟来访者之间，涉及种族、民族和文化"。知识则包括了解自身的种族和文化，以及它们如何界定了什么是正常、什么是异常，等等。最后，技能包括能够针对自身不足，通过协商、培训和教育等加以弥补和强化。

有的研究者（Sue & Sue，2012）认为文化胜任力包括三个方面：觉察、知识与技能。

（1）觉察是指咨询师从文化钝感变为文化敏感，意识到自己不在文化之外，跟所有人一样都在文化之中，必然会受到某一文化的影响。这一文化决定了什么重要什么不重要，什么是好什么是坏，从某个视角看待世界，评估他人。咨询师自身所在的文化影响着咨询师认知、情感、态度、动机等一系列心理过程，也影响着咨询师跟来自不同文化来访者的互动。咨询师觉察到文化的普遍存在和广泛影响，既存在于他人，也存在于自身，既影响自己，也影响别人。咨询师觉察到文化影响既有好处，也有不足，不足就体现为偏见和歧视，特别存在于自身对某一文化群体的歧视中。咨询师的觉察也包括对偏见和歧视的不认可，尊重差异，对其他文化给予必要的善待。

（2）知识是指咨询师了解自身的文化，也了解跟自己可能接触的各个来访者所在的文化，即在文化层面上知己知彼。知识也意味着咨询师了解文化如何影响人，包括影响他们自己和来访者。咨询师跟某一群体（如同性恋、移民、残疾人、老年人、儿童、留学生等）工作前，需要对该群体有基本的了解。

（3）技能是指咨询师除了需要具备做心理治疗的一般技能之外，还要发展对其他文化群体更合适更有效的干预技能。把对主流文化群体有效的干预技能，直接照搬到其他文化群体身上，未必能取得同样的效果。有些西方传统的心理治疗侧重于个体内在心理元素之间的动力作用，相对忽视个体间因素以及社会文化的影响，这样的干预在面对由社会压迫、歧视以及边缘化所导致的心理疾病时就会捉襟见肘。因而，为了更有效地帮助这些来访者，咨询师就得拓宽视野，把人际关系和社会文化纳入理解和干预的框架内。

（二）咨询师文化胜任力的要求

1. 对文化多样性的觉察、了解和运用

要成为一名具有文化胜任力的咨询师，需要避免两个极端（Welfel，2015）。其一，缺乏文化敏感性，在实践中没有或极少考虑文化因素，从而限制了咨询师跟不同文化群体来访者有效工作的能力。其二，只考虑宽泛的文化标签，以致忽视了文化内差异及个体差异。假如你在高校心理咨询中心工作，要接待一个留学生。显然，留学生跟中国大学生不一样，他们来自不同文化。但留学生也有很多内部差异，比如伊朗留学生、非洲留学生和智利留学生就具有不同的子文化。此外，同样是来自非洲的留学生，他们也存在个体差异。考虑文化因素，为的是打破偏见，增进了解，促进咨询师对其他文化来访者的共情。假如只考虑宽泛的文化标签，认为所有的同性恋都一样，所有的残疾人都一样，所有的老人都一样，所有的留学生都一样，所有的农民工都一样，就会适得其反，只能强化偏见，妨碍理解，使咨询师更难充分共情来访者。多元文化咨询，正如有研究者所指出的那样，既强调不同文化的群体差异，又关注同一群体内的个体差异（D'Andrea & Heckman，2008）。

2. 对文化普遍性的认识、肯定和把握

（1）文化差异性与文化普遍性的对立统一关系。

文化胜任力不只包括对文化多样性的觉察、了解和运用，同时也包括对文化普遍性的认识、肯定和把握。已有研究发现，不同社会在文化上、价值观上有区别：有的社会侧重捍卫个人的权利，有的社会侧重履行个人的责任，前者被称为个人主义或权利导向，后者被称为集体主义或责任导向（James & Foster，2006）。因此，假如一名咨询师来自权利导向社会（如美国），而他的当事人来自责任导向社会（如中国），那么双方在一起工作时，咨询师就得了解当事人经历了怎样的挣扎，特别是其内化了的社会要求和文化期待。对文化差异的了解有助于觉察差异，并把它纳入治疗的整体框架内。但只考虑差异显然不够，只考虑差异相当于只看到一半的事实。

另一半事实就是，人类的心理与行为具有文化普遍性，他们在很多方面都相同：劳动分工、情绪体验与表达、偏爱内群体、排斥外群体、集体认同、帮助亲友、报复敌人、妒忌他人、因亲密关系受威胁而嫉妒、男女两性的人格描述，等等（Brown，1991；Pinker，1997）。

（2）把握文化普遍性的重要性。

因此，有研究者认为，多元文化咨询需要从文化普遍性的角度入手，考虑治疗有效的普遍因素（Fischer，Jome，& Atkinson，1998）。他们把共同因素归结为四个方面：强而有力的治疗关系，拥有共同的世界观，来访者对治疗有效的期待，以及一套双方都认可的有效干预措施。我们认为，这个思路值得关注，也值得肯定。至少它为咨询师提升文化胜任力提供了一个新角度，那就是侧重于有效治疗的共同因素：它们既出现在不同取向的心理治疗流派中，也出现在不同文化下的心理治疗实践中。掌握和运用这些共同因素，就能提纲挈领，在咨询时事半功倍。当然，咨询师依然需要尽可能学习和了解不同的文化群体，特别是那些自己不时要接触的来访者，这方面有很多专业书籍可供参考（Benuto，Gonzalez，& Singer，2020；Sue & Sue，2012）。

第二节　心理咨询与治疗中的价值观

有人回顾了过去四十年的多元文化咨询，发现了若干重要结果：首先，咨询师跟当事人若来自同一种族或民族，那么来访者就更可能参与心理咨询，也会较少脱落；其次，面对不同文化的来访者，咨询师若能使用他们的母语，治疗效果也会更好（D'Andrea & Heckman，2008）。与文化多样性有关的一个重要方面是价值观：不同的文化群体有不同的价值观，甚至同一个文化群体的不同个体也有不同的价值观。跟种族、民族、年龄、性别、性取向、教育水平等这类人口学因素相比，价值观是文化多样性更深层更核心的要素。研究发现，咨询师与来访者的价值观越不相似，来访者脱落的可能性就越大（Vervaeke，Vertommen，& Storms，1997），心理治疗的效果就越差（Beutler，1979；Beutler & Bergan，1991）。

一、价值观与价值强加

知识点案例

来访者寻求目标选择建议[①]

一名失恋的大学生预约了心理咨询，她告诉咨询师，分手两个月了，自己仍然无法释怀，经常想念前男友，有时候会忍不住给他发消息。对方有时很快就会回复，让她感觉两人关系没有变，还跟从前一样好；但有时又不回，自己就会很沮丧。她认为这件事已经严重影响了自己的生活，经常胡思乱想，神经兮兮，注意力涣散，学习效率也降低了。她不知道是要彻底分开，不再藕断丝连，还是试一下看能否复合。她焦急地问咨询师，自己现在该如何选。咨询师犹豫了，她不知道是否要说真话，她的经验告诉自己，这样的复合通常没什么好结果，这个女孩很可能还会再次受伤。

不少治疗师都会遇到类似的场景：忧心忡忡的来访者面临多个选择，希望咨询师能告诉他们哪一个目标更值得追求。比如，换专业还是不换，读研还是工作，出国还是不出国，去大公司还是去小企业……有经验的治疗师能很快觉察到，自己不能直接给出建议，告诉来访者哪个选择更好，哪个目标更适合他，因为这是他自己的价值观。在成为专业助人者的学习和培训过程中，心理治疗师不止一次听到过类似的忠告："保持价值中立"，"不要把自己的价值观强加到来访者身上"。价值观上的客观中立早已成了心理助人领域的信条，也成了治疗师具有专业水准的标志。专业治疗师通常会给公众留下这样的印象：他们不会对来访者和他们的问题进行道德判断，他们在没有价值观干扰或影响的前提下，使用一系列技术手段，协助来访者解决心理问题。但事实上，这样的印象只是一个幻觉，不只是普罗大众的幻觉，也是专业人士的幻觉。价值观就像一个幽灵，始终存在于心理咨询与治疗的场景中。

（一）心理咨询与治疗中的价值观内涵

1. 如何理解心理咨询与治疗中的价值观

和其他心理学概念一样，价值观很难界定，不同的学者有不同的理解，给出的答案也不一样。施瓦茨（Schwartz，1992）认为价值观是个体持有的一套观念或信念，关乎他们想要的某种目标状态或行为，它超越了具体的场景，引导着个体对某一行为的选择和评估。价值观显然包含了认可不认可、喜欢不喜欢，但又不止于此。史密斯（Smith，1954）提到，价值观是一个人内隐或外显的选择标准，这套标准带有责任或要求的性质。换句话说，价值观还包括应该不应该、需要不需要。罗卡奇（Rokeach，1971，1973）把

价值观跟其他类似的概念加以区分，认为价值观跟态度、规范、需要以及特质都不同。态度依赖于价值观，规范只针对具体场景，需要并不涉及社会或意识形态要求，而特质则不容易改变。他明确指出，价值观就是一套持久的信念，认为对个人或社会而言，某个具体的行为模式或经验结果好于其他的行为模式或经验结果。

因此，在心理咨询与治疗中，价值观就可以被认为是一套导向性信念，它告诉我们什么好什么不好，什么值得做什么不该做，在咨询师履行自身的专业职责时指引他们的行为（Mintz et al.，2009）。简单地说，价值观就是带有道德判断的个人好恶。有的抽象，有的具体，但无一例外都在告诉我们哪个选择更好，哪种做法更对，从而让我们在现实的无数可能中找到方向。在本节的"知识点案例"中，咨询师倾向于提醒来访者，分手后就不要复合，在她看来：复合不是一个好选择，相比于痛快淋漓地分开，牵牵绊绊的复合危害更大。这里的道德判断可能包括"长痛不如短痛""强扭的瓜不甜""谈恋爱不应该委曲求全"或"跟一个不珍惜自己的人在一起不会幸福"。

2. 咨询师的价值观

毋庸讳言，价值观会影响我们的职业选择。很多人加入心理咨询这个行业，就是因为他们有助人为乐的价值观。他们相信在帮助来访者的同时能帮助自己，在增进别人福祉的同时能实现自身价值。他们认为跟其他行业相比，心理咨询更适合自己。我们通常对自己的价值观很满意，不想改变它。假如有谁想改变我们的价值观，就会遭到抵制和反击。

3. 价值观对现实生活的影响

价值观跟人类的幸福感息息相关，有的价值观能提升它，有的价值观如物质主义则会妨碍它（Burroughs & Rindfleisch，2002；Kasser & Ahuvia，2002；Welzel & Inglehart，2010）。思考自己的重要价值观有助于个体应对压力，减少失败后的反复思考，增强面对疼痛的耐受力（Sherman & Cohen，2006）。现实生活的方方面面，如社交、学习、工作、家庭，都受价值观影响。可以说，有人的地方就有价值观，跟人打交道的工作也都涉及价值观。心理咨询与治疗也不例外。除了治疗过程之外，咨询师的价值观还会对心理治疗的其他方面产生影响。价值观决定咨询师偏爱哪些治疗取向，使用哪些治疗技术，聚焦哪些治疗目标，关注哪些治疗内容，询问哪些治疗问题。此外，它还影响我们对一系列重要问题的回答：什么是痛苦，怎么算好转，能否收礼物，何时要转介，是否能够自我表露，关注过去还是当下，侧重认知还是感受，聚焦问题还是方案，等等。

（二）心理咨询与治疗中的价值观强加

在心理咨询与治疗中，来访者和咨询师都有各自的价值观。按照相关专业机构的伦理准则，咨询师通常被要求尊重来访者的价值观，不把自己的价值观强加给对方。这似乎是一个不言自明的真理，很多人都认可。咨询师认为好的东西，来访者不一定认为好；咨询师认为对的事情，来访者不一定认为对。把咨询师的价值观强加给来访者，既违背来访者的意志，损害他们的自主性，还会破坏双方的平等关系，挫伤来访者的主动性和积极性，很容易导致咨询提前结束。帕特森（Patterson，1989）明确指出，强加价值观的做法不合适也不可行，原因有很多：首先，适合一个人的价值观并不必然适合另一个人，适合咨询师的价值观未必适合来访者。其次，期待所有咨询师都智慧超群并不现实，他们的价值观也有瑕疵。他们可以分享自己的价值观，但用这种价值观指导别人的生活则不可取。因而，心理咨询不适合用来传授价值观，家庭、学校或教堂更合适。另外，要获得一整套价值观和生活哲学，需要在很长时间里接受多方面影响，个体在单一的心理咨询中接受的影响显然不够。再次，适合来访者的价值观通常要植根于他们自己的生活由内生发，而无法简单粗暴地由外照搬。最后，强加价值观违背了某些心理治疗取向的原则，它们强调来访者有权接受或拒绝任何一种价值观，也必须承担任何一种自由选择的责任。

价值强加的案例时有发生。2007 年，一位名叫格罗斯曼的咨询师发现，自己所在的南岸公立学区有不少使用避孕套的指导手册。基于自己的基督教信仰，格罗斯曼把这些手册全部撤下，换上了提倡禁欲的文学作品。结果，聘用期结束，学区没有跟她续签合同，于是格罗斯曼把学区告上法庭，声称自己的宗教信仰被敌视了。美国第七巡回法院则认为，宗教信仰不能凌驾于学区的政策和要求之上。反而是格罗斯曼无视学区的课程设置，提倡个人的禁欲观，不符合专业伦理。不再续签是基于她的行为，而非信念。最终，格罗斯曼败诉（Phan et al.，2013）。当然，除了禁欲观，咨询师还可能把其他一系列价值观强加给来访者，比如职业观（做哪种工作更好）、择偶观（选哪个伴侣更好）、生育观（要不要生孩子，生几个好）、婚姻观（有问题的婚姻结束好还是维系好）和理财观（投资哪些项目好），等等。鉴于这些决定影响重大，利害攸关，需要来访者本人为他们的选择负责，因而来访者的选择理应基于他们的价值观而不是咨询师的价值观。哪怕是出于善意，咨询师的价值强加也意味着来访者要为咨询师的"选择"承担风险和代价，很容易导致种种纠纷，甚至诉诸法律。

二、价值中立及其争议

（一）心理咨询与治疗中的价值中立

1. 价值中立的提出

为了避免咨询师把自己的价值观强加给来访者，一种传统的策略是价值中立。这一策略来自弗洛伊德，他最早提出，咨询师应该表现得像是科学家，冷静而客观，不把个人的好恶带入咨询中。很多精神分析的追随者和心理咨询的从业者，都认可价值中立的信条。这一信条暗示，咨询师可以在排除自身价值观的情形下跟来访者工作，而且因为排除了自身价值观的影响，他们的工作更有成效。

2. 价值中立的理想状态

在弗洛伊德的理想中，心理咨询师应该像一面镜子，自身并不呈现什么，从而让患者不受干扰，充分地投射自己内心的无意识冲突。不受咨询师价值观的干扰，来访者就可以充分探索和发展自身的价值观。咨询师的价值中立能让来访者不受内在和外在力量的束缚，从而变得更自在，更自主。

（二）心理咨询与治疗中关于价值中立的争议

1. 理论上难以实现的价值中立

虽然今天还有人相信价值中立，但现实是这一观点早已不再流行。价值中立被认为在理论上不可信，心理治疗不可能撇开价值维度（Bergin，1980；Patterson，1989；Rabow & Manos，1980；Tjeltveit，2004）。咨询师跟来访者紧密接触的同时还能避免影响对方，这个想法站不住脚。即便在精神分析内部，不少分析师也都承认，咨询师无法做到彻底中立、完全客观，他无论如何都会表露一些内容，表现一些好恶，他不可能做一面完美的镜子。特别是主体间性理论更是明确指出，咨询师和来访者互为主体，彼此都会受对方影响而变化（Orange，Atwood，& Stolorow，1997）。有趣的是，提倡价值中立的弗洛伊德本人并没有遵循价值中立，他跟很多来访者都有咨询之外的来往。包括价值中立在内，弗洛伊德的很多思想都被认为带有时代的烙印与局限。假如仔细审视，你会发现"价值中立"这一观点本身就有倾向，它把心理疾病的原因局限于个体的心灵之内，完全忽视了社会文化的作用和影响。客观上，这种立场就起到了维护社会秩序的作用。有人发现，从1938年到1978年，那些在公立机构为穷人提供服务的咨询师所信奉的价值观都会与社会秩序一致，强调顺从与控制（Rabow & Manos，1980）。显然，咨询师并不中立，他们有自己的立场。

2. 实践中易于表达的价值

事实上，在心理治疗的专业实践中，咨询师有各种办法传达自身的价值观。他可以直接宣扬自己认可的价值观，当然这样做不符合专业伦理，也很少有咨询师会这么做。但除此之外，间接传达价值观的方式还有很多，假如咨询师不留意，他们的价值观就会巧妙地呈现在来访者面前（Francis & Dugger，2014）。这些迹象包括但不限于：跟来访者会面的准备和意愿，为来访者布置的家庭作业，在来访者面前自我表露的内容，对来访者故事的兴趣，对来访者表达关心的方式，面对来访者自我表露的反应，跟来访者工作时的坐姿和表情。一言以蔽之，咨询师有可能通过各种微妙的方式表达自己的价值观，这也被众多研究反复验证。最早是罗森塔尔（Rosenthal，1955）发现，来访者的道德价值观会在心理治疗中改变：病情有改善的来访者价值观跟咨询师的变得更相似，病情无改善的来访者则不会有这种变化。随后的很多研究也发现了同样的结果（Beutler，1979；Beutler & Bergan，1991；Kelley，1990；Kelley & Strupp，1992；Slife，Smith，& Burchfield，2003；Tjeltveit，1986）。无论咨询师是有意的还是无意的，也无论咨询师的价值观涉及专业、道德、健康还是宗教，来访者的价值观都受到了咨询师的影响。

很多经典的心理治疗理论都涉及价值干预。罗杰斯的以人为中心治疗和艾利斯的理性情绪疗法都涉及价值重构（江光荣，2012）。此外，弗兰克尔的意义疗法也带有浓厚的价值干预色彩。他明确宣称，获得人生意义不外三种方式：获得成就，关爱他人，以及忍受苦难（Frankl，1984）。这些方式体现了弗兰克尔本人的价值观，它们带有相当程度的宗教意味。阿德勒疗法强调培养来访者的社会兴趣，存在主义疗法则聚焦于个体的自由和责任，家庭治疗看重不同成员之间的相互作用，情绪聚焦疗法认为跟感受工作是来访者转变的关键，它们都体现了不同治疗取向的价值观。即便在以价值中立著称的精神分析中，咨询师价值观的影响也随处可见。分析师认为梦重要，来访者就做梦和谈梦；分析师认为性重要，来访者就讲述跟性有关的事情；分析师认为原生家庭重要，来访者就谈论他的原生家庭。

　　显然，心理治疗并非价值无涉，也做不到价值中立，价值影响经常发生。可以说，价值观是心理治疗中的普遍存在，无法忽视，影响广泛。

第三节　心理咨询与治疗中的价值观议题处理

知识点案例

因来访者与咨询师价值观不同而寻求转介[①]

　　林郁，26岁，心理咨询方向研究生，最近选修了一门心理治疗课。这门课侧重实战，会给每个学生分配一名来访者，由参加过培训的本科生扮演。双方要完成八次模拟咨询，每次咨询结束都会有督导。林郁的来访者名叫司晴，扮演一个大二女生。司晴说，她来咨询是因为亲密关系出了问题，两个人经常吵架，还会冷战，让她很受伤。"这是一段错误的相遇，"司晴叹了一口气，"那个人不适合我。"林郁想知道司晴最近经历了什么打击，就问她："你最近一次跟男友吵架是什么情形，能详细说一说吗？"司晴看了林郁一眼，平静地说："我没有男友，她是女的。我是拉拉。"林郁一下愣住了，她沉默了好久，不知道该说什么。两个人都有些尴尬。林郁觉得司晴的咨询很难做，她告诉督导师，自己信天主教，在内心深处认为同性恋是罪孽。这个咨询她做不下去，想要转介。

　　案例分析：这是一个棘手的案例。咨询师明确意识到，自己的价值观成了继续开展专业工作的强大阻力。咨询师觉察到了自己的震惊和不情愿。她有可能觉得自己在帮另一个人犯错，自己与某种错误行为在一起，非但没有纠正它，甚至还要维持它。但作为咨询师，她也有必要以公正的态度对待所有来访者，不因对方跟自己价值观不一致就对他们有偏见，也不因此而歧视他们包括拒绝为他们提供服务，因为这样会伤害对方，从而跟助人工作的专业伦理背道而驰。转介似乎可以减轻咨询师的压力，但这是最好的决定吗？置身其中的每个咨询师都需要问自己一些问题：这样做对来访者合适吗？对咨询师保持和发展专业胜任力有益吗？如果两个问题的答案都是否定的，咨询师就不应该采取"一有困难就转介"的策略。当然，这并不意味着无论什么时候都不能转介。涉及咨询师价值观的转介，需要慎重考虑。

---

　　① 本案例改编自下列资料：HERLIHY B，COREY G. ACA ethical standards casebook. 7th ed. VA，USA.：American Counseling 39 Association，2014：198-199.

一、心理咨询与治疗中对价值差异的处理

在心理咨询与治疗中，存在各种各样的价值观：咨询师的价值观，来访者的价值观，督导师和受督者的价值观，以及以各种伦理准则为代表的专业价值观。不同价值观之间并不总是相向而行，当两种价值观不一致时就会产生冲突。

鉴于价值观在心理治疗中普遍存在，影响广泛，无法回避，故而咨询师需要慎重处理这一议题。结合已有研究（Williams & Levitt，2007），我们认为，咨询师处理价值议题时可考虑如下几点：

（一）尊重和相信来访者，避免价值强加

1. 价值强加

价值强加是指咨询师直接尝试影响来访者，想让他们接受自己的价值观、态度、信念和行为（Corey，Corey，& Corey，2019）。

2. 避免价值强加的原因

（1）工作性质。

咨询师毕竟不是传教士，也不是思政工作者，他们的工作内容不是要修改来访者的价值观，也不是要灌输一套所谓的正确思想。

（2）工作目的。

心理治疗的目的是减少来访者的心理痛苦，增进其健康与福祉。咨询师需要尊重和接纳来访者，包括他们的价值观，以便创设有助于他们探索和改变的氛围。价值强加暗含对来访者价值观的批判和否定，不利于工作同盟的建立。

（3）工作关系。

咨询师跟来访者关系不对等，他知识更多，地位更高，有更强的自信，这些都可能导致权力滥用，忽视来访者的意愿和福祉，强行推销自己的价值观，最终对来访者造成伤害。心理问题不同于技术问题，通常涉及来访者的价值观。来访者是自己生活的主人，也是自身经验的专家，心理治疗就是要借助来访者的价值观来解决来访者的问题。来访者希望过的是自己想要的生活，而不是咨询师想要的生活，这里的生活指南就是价值观，它对来访者的生活最有指导意义。一般情况下，咨询师都需要谦卑和警觉，避免对来访者的价值观进行内容干预（江光荣，2001），除非出现了极少数情况，即来访者的价值观妨碍心理问题的解决，或会给他带来明显伤害。

（二）反思和调整个人价值观，保持专业性

1. 咨访双方的价值观会相互影响

每个人都有自己的价值观，这些价值观对个人生活有很大影响，咨询师也不例外。例外之处在于，咨询师的价值观会影响来访者，来访者在价值观上会模仿咨询师，即便双方都可能没意识到这些过程。咨询师的个人价值观若有问题，来访者学到的价值观也

会有问题，最终会深受其害。

2. 咨询师价值观保持专业性

（1）咨询师有责任首先健全自身的个人价值观，不让自己受其荼毒，避免给来访者做一个价值观方面的坏榜样。

（2）心理治疗伦理也包括一套专业价值观，咨询师需要让自己的个人价值观与之协调，把它们作为行动指南，帮助各种不同价值观的来访者。

（3）无论咨询师的个人价值观是什么，在跟来访者工作时，专业价值观（如知情同意、善行无害、公正诚信等）都对他们提出了明确要求。咨询师需要确保，个人好恶不能凌驾于专业伦理之上（Hancock，2014），这便是专业性的体现。

3. 学习和熟悉价值观的相关知识，提高探讨价值议题的能力

咨询师需要一定的价值知识储备，才能在来访者有需要时，游刃有余地跟他们探讨这些议题而不害怕或回避。在治疗有必要或对方有需要时讨论价值议题，推动来访者对自身价值观的澄清、了解和反思，并尊重他们自行调整的权利，这被称为价值的功能干预（江光荣，2012）。有效的心理治疗需要咨询师培养和具备这种能力。心理治疗要求咨询师跟来访者建立稳固的工作联盟，要实现这一点，对来访者的无条件积极关注很重要。来访者总是带着种种问题，但任何一种问题，任何与价值观相关的问题，都不是咨询师不接纳来访者的充分理由。接纳来访者也意味着接纳他的价值观，即便这种接纳并不等于同意，也不等于放弃自己的价值观。但接纳价值观会为接下来心理治疗的展开打下基础，为来访者的自主探索提供足够的安全。当咨询师不试图改造来访者时，他们才能充分地自我探索，放心地自我改造。

二、心理咨询与治疗中的价值冲突

（一）价值冲突及其表现

1. 咨询师与来访者的价值冲突

咨询师与来访者的价值冲突在心理治疗中很常见，因为价值观代表了人类内心的深层偏好，不同主体有不同偏好其实很自然：你认为重要的，我未必认为重要；我认为合适的，你也未必认为合适。因此，如价值干预一样，价值冲突在心理治疗中也是一个难以避免的自然现象。作为逻辑上的必然结果，它本身并不代表治疗失败或关系破裂（Farnsworth & Callahan，2013）。

2. 咨询师自身与专业的价值冲突

（1）咨询师价值伦理冲突的产生与应对。

即便没有接触来访者，价值冲突都可能在咨询师自己身上发生：他的个人价值观跟专业价值观不一致（Herlihy & Corey，2014）。这种情形有时称为伦理冲突，需要咨询师通过不断学习和实践，接受和内化专业伦理，实现个人价值观与专业价值观的兼容。即便咨询师持有一些根深蒂固的个人价值观，比如宗教信仰，他也需要具备作为一个治疗师的专业胜任力，其中一个不可或缺的方面就是在专业伦理的框架下，跟价值观与自己不一样甚至冲突的来访者有效工作。

（2）与咨询师价值观相关的专业伦理的意义。

很多专业伦理（如 ACA，2014）吸收了多元文化咨询的元素，强调咨询师不可歧视来访者，不能基于年龄、能力、民族、种族、宗教、信仰、性别、性别认同、性取向、婚姻状态、语言、社会经济地位等对来访者区别对待。无论咨询师的个人价值观是什么，自他打算成为心理健康领域一名专业助人者开始，就需要学习和认同这个行业的专业伦理。就像一个医生，无论他最初的个人价值观如何，他在学医行医的过程中都需要接受和认同医学领域的专业伦理，比如救死扶伤、保守秘密，等等。当然，假如咨询师认为个人价值观更重要，那么他可以放弃心理治疗，选择更适合他价值观的职业。作为一种特殊的价值冲突，伦理冲突是咨询师的议题，他需要把专业伦理纳入自己的价值观，确保自己已有的个人价值观跟专业伦理保持兼容。这也是保持专业胜任力的必然要求。在个人议题没有充分解决的前提下，咨询师就没法有效地处理来访者的议题。他的实践很可能会引发种种困难，包括跟来访者的价值冲突。

个人价值观对咨询师再重要，都要让位于专业伦理，这是一个原则问题。咨询师假如在这个原则上犯错误，就可能付出沉重代价。在 2014 年之前的 20 年里，美国发生了 4 起涉及心理治疗的法律案件，都跟价值冲突有关（Herlihy, Hermann, & Greden, 2014）。前两个案件涉及两个受雇的助理心理咨询师，她们基于自己的宗教信仰，认为同性恋不道德，因而想要转介一个受亲密关系问题困扰的女同性恋者。雇主尝试协调她们的价值观，但两个人都不配合，还起诉雇主歧视自己，结果先后败诉。在后两个案件中，涉事咨询师都是学生，正在读硕士，她们参加了一个学校咨询的培训项目。其中一个咨询师声称根据《圣经》的教义，她得诅咒同性恋，还打算修复或改变来访者的性取向。另一个咨询师接手了曾询问过同性关系问题的来访者，她在知情后告诉督导师，说宗教信仰不允许她向同性恋提供支持和肯定，于是转介了来访者。在这两个案例中，她们所在的大学都为其提供帮助，教她们学习如何搁置个人价值观，以便为不同来访者提供服务，但二人都没有完成培训项目，还起诉了所在院系和大学。其中一个咨询师最终被剥夺了继续参加学校咨询培训的资格，另一个咨询师后来与所在大学达成了和解。

（二）价值冲突的处理

典型的价值冲突来自咨询师和来访者，也发生于督导师和受督者之间。本节谈到的案例也都涉及咨询师和来访者的价值冲突。由于宗教影响，咨询师不认可同性恋，排斥这一性取向，而来访者则相反。不是所有来访者的世界观、人生观和价值观都跟咨询师接近或一致，咨询师总会遇到跟自己世界观、人生观和价值观不同的来访者。当彼此的价值观差异达到一定程度时，必然引发冲突。那么，咨询师需要怎么处理跟来访者潜在的价值冲突呢？

1. 主要价值冲突的处理

（1）在知情同意书中加入价值声明。

咨询师提前公开自己的价值观：认可什么，反对什么，接受哪些价值观的来访者，以及不适合哪些来访者。这样，对照咨询师的价值观，来访者就能提前知道咨询师是否跟自己匹配，从而避免双方因价值冲突而影响治疗。但这种做法实际上不可行（Corey，Corey，& Corey，2019）。其一，价值观很多，涉及人类生活的方方面面，在清单中包括哪些不包括哪些很难确定。其二，即便出于好意，价值声明也会给人留下这样的印象：某些来访者在价值观方面不达标，不符合咨询师的期待，因而没法参与咨询。但这种判断来访者并不需要，他们需要帮助。其三，这样做明显是歧视，歧视那些跟自己价值观不一致的来访者。这种做法让人不舒服，还可能引发种种不必要的纠纷。

（2）转介。

预期会跟来访者发生价值冲突，或价值冲突已然发生，那么咨询师把来访者转介给其他人是否可行呢？这个问题很复杂，也充满了争议，尚无定论。根据《中国心理学会临床与咨询心理学工作伦理守则》（第二版），假如咨询师认为自己缺少胜任力或不适合跟对方维持关系，可以转介。美国婚姻与家庭治疗协会（AAMFT，2015）指出："倘若婚姻与家庭治疗师不能或不愿提供专业帮助，那么他们就要以尊重态度，帮助个体获得合适的治疗服务。"无论是"不适合跟对方维持关系"还是"不愿"，似乎都暗示咨询师可以价值冲突为由转介来访者。有些研究者也有类似观点。他们认为，在价值冲突的情况下，咨询师无法跟来访者保持合作关系，难以有效开展治疗，把对方转介给更合适的咨询师，能更好地解决来访者的问题。这也符合善行原则。不少咨询师确实也在这么做。一项调查发现，假如来访者在性价值观上跟自己有冲突，40%的咨询师会转介（Ford & Hendrick，2003）。另一项研究调查了跟同性恋或双性恋工作的家庭治疗师，发现大多数人认为基于以下理由转介符合伦理：其一，价值观或宗教信仰；其二，对性少数人群有消极信念或跟他们关系不好；其三，缺少跟性少数人群工作的胜任力（McGeorge，Carlson，& Farrell，2016）。换句话说，他们会基于自身的信念和价值观而转介来访者，而且认为这样做没问题。

不过，也有人认为基于价值观而转介来访者不合适，它代表歧视和不公正，而且在专业实践中被滥用了（Shiles，2009）。这种做法只能应付一时，并不是解决问题的长久之道（Kocet & Herlihy，2014）。更重要的是，最新修订的美国心理咨询协会伦理守则（ACA，2014）已明确指出，咨询师不能仅仅基于自身的价值观、态度、信念和行为而转介潜在或当前的来访者。假如咨询师缺少专业胜任力，自然无法为来访者提供服务，这无可厚非。但假如咨询师缺少的不是能力，而是意愿，问题就不一样了：咨询师有能力提供服务，却不愿提供，仅仅因为对方的价值观跟自己不一样，有冲突。处理这种价值冲突主要是咨询师的议题，现在却变成了来访者的责任，还要为此承担不被服务的代价，他们很容易感到自己被咨询师针对，受到了歧视和伤害。这么看来，基于价值观的转介并不是为了来访者的福祉，而是为了给咨询师减少麻烦，这样，咨询师就不用担心自己的价值观被冲击。当然，这样做也给咨询师带来了损失。他们选了一条最容易走的路，把麻烦的来访者送出去，失去了学习跟不同来访者打交道的机会，他们的文化胜任力也就无法得到锻炼和提升。

我们认为，一旦有价值冲突就考虑转介来访者的做法并不可取。但这并不代表在任何情况下，咨询师都不能因为价值冲突而转介。毕竟，价值冲突非常复杂，包括很多情形，有时候不转介的确很难处理。比如，一位女咨询师有保守的宗教信仰，她会觉得为一对同性伴侣提供治疗很难，因为这样做代表她支持道德上被禁止的亲密关系。又如，一名保守的来访者试图减少或控制她跟同性之间的性吸引，那么性价值观开放的咨询师就可能拒绝服务，因为他这么做就代表自己认同了反对同性恋的偏见。像这种基于不同价值观的优先排序而产生的冲突很难协调，也会影响治疗关系的建议，因而适合转介（Farnsworth & Callahan，2013）。当然，这种情形不同于基于人口学特征（比如年龄、性别、阶层等）的歧视，因为它在逻辑上涉及两种价值的对立。但除此之外的情形，都不宜直接转介。

（3）价值悬置。

借鉴质性研究的原则，研究者（Kocet & Herlihy，2014）提出了价值悬置：面对价值观跟自己不一致和有冲突的来访者，咨询师可以先把自己的价值观放一边，以便腾出空间来为对方提供专业服务。这里的悬置不是要咨询师放弃或改变自己的价值观，而是要他们提供一种接纳和安全的心理环境，准备好跟来访者合作。这一概念跟无条件积极关注及不评判很像。威廉斯和莱维特（Williams & Levitt，2007）访谈了 14 位杰出的资深心理咨询师，他们在心理治疗领域从业超过 20 年，发表了众多的专业论文和著作，对心理治疗的实践与研究卓有贡献，很多人都是某一治疗取向的开创者。结果发现，绝大多数治疗师倾向于追随来访者的经验，协助来访者根据自身价值观来探讨个人问题。他们很不情愿说服来访者改变价值观，而是尊重对方，让来访者自我决定。一项国内研究（余苗等，2014）也发现，咨询师在实践中最常用的是价值澄清和价值中立，价值引导和价值灌输使用较少。可以看到，无论国内还是国外，咨询师都会使用价值悬置，借助来访者的价值观这一核心资源来推动他们的自我探索和自我改变。

价值悬置，可以称之为临时的价值中立。我们前面说过，绝对的价值中立很难实现，没有哪个咨询师能做到。但在某些特殊场合，咨询师可以临时把自身价值观放在一边，聚焦于来访者的问题，从而减少不必要的价值冲突。当然，尤其在咨询师感觉自己的价值观被冲击时，这种价值悬置更困难，也更有必要。换句话说，咨询师体会到的价值冲突，很多时候都代表他对来访者的言行举止有了预设和判断，这些预设和判断来自他本人的价值观，很可能是自身价值观遭受威胁时的自然反应。咨询师有必要及时处理自身的议题，包括自己的价值观受威胁，特别不接纳另一种价值观，对持有另一种价值观的来访者有抵触、不满甚至厌恶、反感。毕竟，只有当咨询师接纳来访者时，助人事业才算有了一个好开端。

2. 其他常见的价值冲突与处理

法恩斯沃思和卡拉汉（Farnsworth & Callahan，2013）提到了另外三种常见的价值冲突：毗邻冲突、操作冲突和未明冲突。

毗邻冲突是指双方价值观不一致，但不影响共同的治疗目标。比如，某咨询师是非法移民后代，他的来访者脾气暴躁，经常生气，因此前来寻求帮助以管理愤怒。但在治疗中，来访者表达了很多对非法移民的愤怒，他抨击这些人抢走了当地人的饭碗。在这个场景中，咨询师和来访者都认为，来访者需要提升自身的情绪管理能力，特别是化解过于强烈和频繁的愤怒。双方的治疗目标一致。不过，来访者对咨询师所属群体的攻击有可能会干扰咨询师的状态，引发咨询师的不满和愤怒，甚至导致咨询师攻击来访者。这是咨询师需要觉察和留意的地方。

操作冲突是指双方在某一价值观上无分歧，但在具体的行为表达上不一致，而这种不一致会影响治疗目标。比如，来访者早年被一亲戚性侵，治疗目标是缓解跟虐待有关的羞耻和内疚，把责任放回肇事者那里。治疗中，来访者说想宽恕肇事者，让对方回到她的生活中，即便他从来没有向她道歉。咨询师也认为宽恕很重要，但不认为有必要重建跟肇事者的关系。在这个案例中，咨询师和来访者都认为宽恕对于缓解来访者的内心痛苦和自我谴责很重要，但他们在具体的一些行为表达上出现了分歧：来访者想要跟一个曾经伤害过自己的亲戚和解，重新建立联系；咨询师则认为，在对方没有悔改做出补偿之前，重新跟曾经的肇事者联系没有必要，甚至可能会带来危险。

未明冲突是指价值冲突的性质模糊，但咨询师深感不适，不是因为跟来访者关系不融洽或担心自己的表现，而是涉及对来访者治疗目标的不安。比如，某一见习咨询师跟儿童性侵者开展团体治疗时，感觉很困难。按规定这些人必须参加治疗，以满足法庭规定的缓刑或假释条件。咨询师留意到，没有一个人认为自己要为被指控的罪行负责。她也知道，团体治疗就是要帮助这些人获得缓刑或假释条件。可是她不相信，这些人会停止伤害孩子。咨询师很愤怒，也很痛苦，她的强烈情感使其无法有效参与到治疗中。

面对这几类价值冲突，咨询师可跟同事协商，参加多元文化咨询培训，寻求督导或参加咨询。

◀ 本章小结 ▶

本章讨论了文化多样性与价值观，首先介绍了文化与文化胜任力的定义，跟文化多样性有关的常见歧视有哪些，以及如何学习和提高文化胜任力。接着分别介绍了价值观的定义，围绕价值中立的争议，以及如何处理跟价值观有关的议题。最后探讨了价值冲突及其表现，也探讨了应对价值冲突的策略，希望学生能掌握相关知识，增强对文化和价值议题的觉察力和敏感性，提升自身的专业胜任力。

◀ 课后思考 ▶

1. 和文化多样性有关的常见歧视有哪些？
2. 如何学习和提高文化胜任力？
3. 什么是价值观？它有什么作用？
4. 咨询师能做到价值中立吗？请谈谈你的理解。
5. 咨询师应如何处理专业实践中的价值观议题？

———— ◀ **专业育人专栏-7** ▶ ————

"心共勉"

多样性是世界的基本特征，也是人类文明的魅力所在。

————习近平

课程启示：

自我成长与专业发展专题思考：多元文化与文化尊重

问题	个人思考	自我成长启示	专业发展启示
你所处的环境涉及哪些多元文化			
在不同文化背景下开展咨询需要注意什么			
如何理解尊重多元文化的重要性			

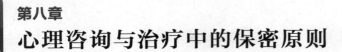

第八章
心理咨询与治疗中的保密原则

保密是心理咨询与治疗中的重要伦理议题之一：它是法律规定的义务和职业道德伦理的重要原则，也关系到来访者对咨询师的信任，是良好咨访关系建立的基础，会对咨询效果产生直接影响。因伦理与法律、情境与人群的多重考虑，保密成为心理咨询与治疗中最复杂的伦理问题。学会应对可能存在的保密问题，做出对来访者负责的判断，是咨询师在专业成长过程中的重要内容。本章就与保密相关的重要概念、法律问题和伦理问题，心理咨询与治疗中的保密原则及保密例外原则进行介绍；全面解析在与未成年人、学生等特殊服务对象开展咨询工作时的保密权衡。

学习目标
1. 通过本章学习，掌握心理咨询与治疗保密原则的含义及特点、保密例外原则的含义及适用情况；深刻理解保密的概念及其法律和伦理基础；懂得遵循保密原则是决定咨访关系和效果不可或缺的基础；了解保密的伦理实践模型以及心理机制。
2. 掌握保密伦理问题的决策思路，培养在不同情境下与不同人群工作时对保密问题进行恰当决断的能力。
3. 增强学习者的法制观念，自觉提升专业伦理素养和道德水平。

导入案例①

2015 年 3 月 24 日，德国汉莎航空旗下德国之翼航空公司的空客 A320 在法国境内山区坠毁，机上 150 人全部遇难。经调查，这是一起飞行员自杀行为，飞行员在整个过程中没有发出任何求救信号，甚至在失事前切断了和地面管控人员的联系。28 岁的副驾驶安德烈亚斯·卢比茨把机长阻拦在驾驶舱之外，自己操作飞机降落撞山。卢比茨 2009 年曾患重度抑郁症，2013 年开始担任飞行员。他在飞机失事前半个月曾到医院就诊，且医院表明他的情况不适合继续工作，但卢比茨向航空公司隐瞒了自己的病情，并撕毁了病

---

① 坠机调查：飞行员被锁驾驶舱外　副驾驶疑有抑郁症. https://www.guancha.cn/broken-news/2015 _ 03 _ 27 _ 313835. shtml，2015 - 03 - 27.

假条。

思考问题：

问题1：如果卢比茨表达希望隐瞒病情，医生该如何回应？

问题2：医生是否应当向航空公司透露卢比茨的情况？

问题3：面对可能会造成严重社会危害的咨询情况，该如何规避风险？

第一节　保密原则

一、与保密相关的重要概念

（一）隐私

隐私指个人不愿公开或告知他人的秘密，通常是个人生活中不愿为他人所知，并且对他人和社会没有实质性负面影响的信息。个人隐私涵盖个人的信息、领域、自决等多个方面（王利明，2012），如三围、缺陷等人身信息，日记、相册、通信记录、住址、嗜好、婚姻关系、行为决定等均属于个人隐私范畴。需要注意的是，一些处于半公开状态、较少为人所知的个人信息，如果能通过合法的公开途径得知就不算个人隐私，如防疫行程码中的行程信息。

（二）保密

保密是专业行为的一般标准，要求专业人员不得与任何人讨论有关来访者的信息。保密既是法律对个人信息保护的要求，也是保护来访者秘密的道德义务。如今保密作为重要的行业伦理准则，对专业关系至关重要，需要专业人员向来访者明确承诺。除非法律要求或者来访者同意，否则不得泄露任何来访者信息。与来访者接触之初，就应对专业关系中的保密性进行澄清和讨论，这对建立专业关系、获得来访者的信任并提供对专业行为有帮助的个人信息有重要意义。

（三）特权通信

特权通信是法律术语，通常指特定类型的保密专业关系受到法律保护，在法院要求专业人员提供客户的个人信息时，专业人员有权拒绝在未经明确许可的情况下泄露专业关系中涵盖的通信。例如，美国法律规定心理健康工作中的咨访关系为特权通信，意味着咨询师不得私自泄露来访者的私密信息，可以拒绝在法庭上回答问题或提供咨询记录，这是法律对来访者及其敏感信息的保护，也是对心理咨询与治疗工作中隐私保护重要性的司法认可。如果客户放弃特权通信，专业人员有义务按照国家机关要求提供全部相关信息和材料。对于法律中定义的例外，如在虐待、威胁他人、司法程序情况下，咨询师可以根据来访者的身份（如未成年人、患精神病等），提供来访者的部分信息。

隐私、保密和特权通信三者既相互关联，又有所区别。

（1）三者均与个人信息安全有关。

隐私是对信息范围和对象进行界定，保密是对专业关系中的个人信息保护提出一般性要求，特权通信则是对特定情况下的个人信息保护做出规定。当个体主动公开（半公开）或知情同意时，客户的部分隐私信息会突破保密和特权通信的限制，透露给特定人群。

（2）保密和特权通信植根于对隐私的保护。

客户的隐私是专业关系中保密和特权通信保护的对象，专业人员具有保护客户隐私的道德责任、伦理和法律义务，应避免客户在关系中提供的隐私信息在未经授权的情况下泄露。但对隐私的保护是有限的，涉及保密例外以及客户主动放弃特权通信的情况时，会打破对专业关系中隐私信息的保护。

（3）保密和特权通信的侧重点不同。

保密主要是从伦理和道德层面对保护客户信息进行要求，特权通信则主要是在法律层面给予保护。保密的重点是在一般场景中，不得泄露隐私给第三者；特权通信的侧重点则体现在司法程序中，咨询师可以拒绝提供个案的隐私。需要注意的是二者在道德和法律层面上的不同不是绝对的：违反保密不仅违反道德要求和伦理准则，也会涉及法律问题；而特权通信在获得客户许可进行披露的过程中，也需要遵循伦理和道德的要求，尽可能保护客户的隐私。

二、与保密相关的法律问题

（一）法律对隐私权的保护

隐私权是指私人生活安宁不受他人非法干扰，私人信息保密不受非法收集、刺探和公开（张新宝，2015）。自19世纪末隐私与法律相联系起，隐私权在各国取得了长足发展，其中美国、德国最为典型，把隐私权视为独立的人格权，在宪法、侵权法和各类成文法中对隐私权保护加以规范。美国自1996年出台联邦法律《健康保险携带和责任法案》（HIPAA）起，建立了医疗健康行业保护私人健康信息隐私的国家标准，其中包括对心理治疗专业人员的要求：获得来访者同意才能披露治疗相关的信息和记录。美国各州也针对咨询师和来访者之间的隐私保密问题颁布了相关法律，明确心理健康服务行业来访者在咨询与治疗过程中的自我暴露受到法律保护，禁止咨询师泄露来访者的这些信息。包括要求咨询师在与来访者工作过程中要保护其隐私，除非法律特别要求，否则不得泄露相关内容；心理咨询与治疗中须拒绝对第三方泄露来访者的隐私权，以及对于老人、儿童及残障人的虐待情况存在的例外。

我国《宪法》中规定："中华人民共和国公民的人格尊严不受侵犯。"1998年最高人民法院《关于贯彻执行〈中华人民共和国民法通则〉若干问题的意见（试行）》第140条规定："以书面、口头等形式宣扬他人隐私……应当认定为侵犯公民名誉权的行为。"这实质上是以名誉权的形式对个体隐私进行保护（方新军，2017）。2010年实施的《侵权责任法》明确了民事权益包含隐私权，且提出"医疗机构及其医务人员应当对患者的隐私保密。泄露患者隐私或者未经患者同意公开其病历资料，造成患者损害的，应当承担侵权责任"。《未成年人保护法》和《妇女权益保障法》则对未成年和妇女的隐私权做出明确规定。

国内各行业对于隐私保护的相关规定也陆续完善。医疗行业《执业医师法》《医疗机构病历管理规定》等多种管理规定和办法中均针对患者病历资料、个人隐私的保护进行了规定。2011 年修订的《计算机信息网络国际联网安全保护管理办法》中明确用户的通信自由和通信秘密受法律保护。工信部 2013 年颁布的《电信和互联网用户个人信息保护规定》首次明确未经用户同意不得收集、使用其个人信息的原则。2017 年《网络安全法》规定网络运营者收集、使用个人信息的目的和方式应当公开，并经被收集者同意。这些规定及办法对医疗、网络等多种情境中的隐私保护进行了限定，但总体来看，法律效力较低，条文描述太宽泛。

2021 年颁布的《中华人民共和国民法典》（简称《民法典》）第 1032 条提出"自然人享有隐私权，任何组织或者个人不得以刺探、侵扰、泄露、公开等方式侵害他人的隐私权"。同时对隐私进行了界定，即自然人的私人生活安宁和不愿为他人知晓的私密空间、私密活动、私密信息。这意味着，在咨询中来访者拥有隐瞒自己的隐私不为人所知的权利，也有按自己意愿支配隐私的权利——把个人隐私告知咨询师。咨询师应当在咨询过程中履行保密原则的法律义务，而咨询师泄露来访者隐私，是侵害来访者隐私权的行为，来访者有权维护自己的权利。《民法典》中紧接着的第 1 033 条对除法律另有规定或者权利人明确同意外，任何组织或者个人不得损害隐私的行为进行了界定，包括侵扰他人的私人生活安宁，侵害他人的私密空间、私密活动、身体的私密部位、私密信息等侵害他人隐私权的行为。

（二）法律中的隐私权保护例外

各国法律的共同趋势是对个人隐私权进行保护，但对隐私权的保护也是存在限制的。美国的法律法规在以下几个方面确立了隐私权保护例外（Remley & Herlihy，2019）：

（1）在涉及虐待、人身危险、司法诉讼等特殊情况，司法机关要求专业人员提供来访者信息时，专业人员有法定义务违反保密规定并报告相关信息。美国大多数地区法律都要求咨询师发现存在未成年人、残障人士、老年人的虐待情况时，无论是否确定发生都要进行强制性报告，其法律依据的是个人权利有时需要在社会利益和弱小个体的权利面前让步的原则。

（2）当来访者对咨询师提出诉讼或投诉时，咨询师可以提供相关信息进行自我辩护，在此类情况下来访者被视为自动放弃特权通信权利。

（3）司法程序需要评估鉴定个体是否具有精神病性问题时，个体不享有特权通信。此时评估人员需要向个体说明谈话性质，且相关的内容将用于司法鉴定程序。

我国法律对隐私范围的限制主要体现在无民事行为能力人群体。《民法典》中的无民事行为能力人是指完全不能以自己的行为行使权利、履行义务的公民。《民法典》规定不满 8 周岁的未成年人、8 周岁以上不能辨认自己行为的未成年人，以及不能辨认自己行为的成年人均为无民事行为能力人。无民事行为能力人造成他人损害或致人受伤时，应由监护人承担赔偿责任。因此，本着为其负责、增进福祉的原则，相关专业工作应对其监护人采取保密例外。

三、保密的伦理与实践

（一）保密的伦理基础

（1）善行与保密。

善行的伦理原则是，引导咨询师以来访者福祉为出发点，在咨询中保障来访者的权利，避免其受到伤害。以善行作为保密的出发点和以法律法规为出发点有所不同，法律面向的是相对普遍概括的情况，法律法规给出的也是底线规定；而善行伦理下，咨询师关注来访者的个体情况，包括情绪、关系等需求和来访者福祉，因此会主动为来访者提供安全的环境，在保密和保密例外的判断中最大限度保护来访者的利益和权利，使来访者免于受到伤害，咨询师不会因担心被投诉或处罚而减少对来访者最大福祉的争取。善行伦理的另一个重要意义是提醒咨询师遵循助人的初心，能够主动站在来访者的角度考虑保密问题（莱恩·斯佩里，2012）。

（2）责任与保密。

责任原则要求咨询师遵守国家法律法规、职业规范，不断提升自己的专业能力。保密问题在咨询实践中非常复杂，面对来访者复杂多样的家庭环境、个人经历、社会影响等情况，咨询师在进行保密或保密例外的判断时，需要结合法律法规、职业规范和现实情况做出决定。这需要咨询师对相关法条、规范耳熟能详，且不断通过专业学习或者督导等方式提升自己的临床判断能力。

（3）尊重与保密。

尊重来访者的两个重要部分是尊重隐私权和自我决定权。尊重隐私权指尊重来访者对于保密与保密例外的知情同意，能够由来访者选择私密信息的传递。如果没有保密作为前提来营造一个安全可信的情境，来访者很难向咨询师透露不愿为他人所知、引起困扰和痛苦的信息，而这些信息一旦遭到有意或无意的泄露，便会对来访者造成伤害。尊重自我决定权指咨询师遵循"助人自助"的原则，注重来访者个人成长的意愿。保密可以为咨询提供一个安全可信的空间，建立信任与支持的咨访关系，帮助来访者分享并分辨自己的感受和想法，开展自我反思和行为检验，最终促成来访者的积极改变，提升治疗效果。

（二）保密的六步伦理实践模型

费舍尔（Fisher，2016）提出了保密的六步伦理实践模型，帮助咨询师在遵守法律法规的基础上，对复杂的保密伦理问题做出决断。模型中的六个步骤包括：

（1）保密的准备。

保密相关工作需要在咨询前就开始，向来访者澄清有关保密的知情同意权和保密的局限性。这要求咨询师必须熟悉保密相关的法律限制、伦理原则，并提供来访者的涵盖保密及保密例外立场的知情同意书。咨询师需要向来访者澄清保密及保密例外，并记录相关的讨论。这样可以帮助来访者在咨询开始时了解咨询中对保密的保护，以及保密的局限性。

（2）告知来访者保密局限性的真相。

告知来访者咨询中的保密例外情况，并取得来访者的同意，是咨询关系建立的重要条件。这涵盖两种情况：在咨询开始时，告知来访者保密的相关信息，帮助来访者判断是否能够接受在此基础上开展咨询工作；在咨询的其他任何时间段，每当发生使保密突破可能性增加的变化时，咨询师都需要与来访者讨论保密问题，从而使来访者能够权衡进一步倾诉的风险。

（3）在自愿暴露重要信息之前获得来访者"真正知情"的同意。

"真正知情"的同意是指来访者必须自愿同意，并且只有在来访者了解了同意后可能产生的影响的情况下，同意才被视为自愿给予，获取来访者同意的同时应当记录并签署知情同意书。需要注意的是，来访者签署同意书并不意味着他们了解这样做的后果，咨询师的义务是向来访者澄清更广泛的原则，这些原则构成了他们自愿暴露信息的内容。

（4）以合乎伦理的方式应对法律要求的披露。

如果法律要求提供来访者相关的信息，则披露被视为是非自愿的，这可能需要在未经来访者同意的情况下进行，并且违背咨询师的意愿。咨询师需要在法律允许的范围内保护来访者的隐私信息，减少来访者个人信息的披露。

（5）避免可预防的保密泄露行为。

在未经来访者同意的情况下，伦理要求咨询师不能随意暴露来访者的信息，因为这可能使来访者受到伤害。咨询师需要做到以下几点：避免做出不符合伦理的保密例外；建立并维护保密方针；查询、保存和记录时养成保密的习惯；提前了解法律要求和自己对这些要求可能的回应；让来访者主动保护自己的利益；不要混淆法律允许披露的信息和法律要求披露的信息。

（6）谈论保密。

这是伦理实践模型的最后一步，重点是提供持续的教育、咨询和相互支持，要求咨询师在伦理实践的过程中加入更广泛的行动，与来访者、咨询师及教育、法律、商业等不同行业群体进行保密相关的讨论，从而改善对保密的保护。

四、心理咨询与治疗中的保密原则

心理咨询的一大特点是对来访者负责、以来访者的利益为重。保密即为基于这一特点的重要原则，它既是咨询工作的需要，也是职业道德和法律规定的要求。保密是来访者对咨询师建立信任感和安全感的基础，失去了保密，咨询效果也很难保障。咨询师应当尊重来访者的隐私，把保护来访者的尊严和安全放在首位。2001年劳动和社会保障部颁布的《心理咨询师国家职业标准（试行）》提出了"心理咨询师始终严格遵守保密原则"的要求，2018年中国心理学会发布的《中国心理学会临床与咨询心理学工作伦理守则》（第二版）也强调了"心理师有责任保护寻求专业服务者的隐私权"。其他很多国家法律也保护个体的隐私权不受侵犯，要求咨询师履行对来访者隐私进行保密的义务。现有的职业标准、伦理守则以及法律规定均对保密原则做出了明确规定。对咨询师而言，在认识保密原则的重要性和必要性的基础上，在咨询实践过程中恰当运用保密原则才是关键问题所在。

（一）保密原则概述

1. 保密原则的定义

心理咨询与治疗的保密原则特指咨询师在建立咨访关系后必须遵循保密原则。心理咨询与治疗是面向精神层面的服务，对来访者而言，许多内心的痛苦难以向他人诉说，终于鼓起勇气开始心理咨询，如果被不相关的人知道了他的心理状态或者咨询过程，对来访者和咨访关系会产生重大打击。只有咨询师与来访者建立起互相信任的咨访关系，来访者才能够说出埋藏心中的隐秘想法或经历。这个过程一方面表明了来访者对咨询师的信任，另一方面为咨询效果奠定了基础，是治愈来访者心理问题的开端。

咨询师出于法律义务和伦理原则都应当在咨询开始时向来访者说明保密问题、探讨保密的目的和性质，从而帮助来访者建立对咨询师的信任。当来访者相信咨询师能做到保护他们的个人隐私时，他们相信的是咨询师不会把医疗诊断记录、家庭信息、个人信息和咨询过程（包括咨询计划与进展、危机评估、录音录像等）泄露到网络上或透露给他人，相信咨询师不会在公众场合讨论这些内容或将其作为茶余饭后的谈资。

2. 保密原则的范围

一切与来访者关联的信息和资料均需要按照法律规范和伦理要求进行保密。咨询相关的文档、测验、往来信件、录音、录像等信息的创建、存储、转移和使用过程都需严格规范和保密，确保来访者的所有隐私信息都能得到安全保管，除保密例外的情况，一律不会提供或泄露给包括来访者在内的任何机构与个人。

3. 保密原则的实践方式

保密原则不是口头商定的，而是需要在咨询中咨访双方通过签订知情同意书进行约束。咨询师需要向来访者解释说明知情同意书中关于保密和保密例外的原则，并告知来访者，除保密例外情况外，会对来访者的咨询内容和过程严格保密，未经其本人同意，咨询师不会公布或传播这些信息。如果需要对咨询过程进行录音、录像，同样需要征得来访者的书面同意。

4. 保密原则的作用

保密能够起到"安全岛"的作用，为建立信任、安全的咨访关系创造条件。咨询师应当在咨询开始时向来访者讲解保密原则，打消来访者对于信息泄露的顾虑，对咨访关系感到信任，让咨询室成为来访者能够表露内心隐秘困扰和想法的安全之地。很多时候这种安全与信任关系本身就能够对来访者起到疗愈作用。在讲解保密原则的同时，也应当向来访者说明保密例外，保密例外不一定会影响心理咨询与治疗的效果，反而能够让来访者感到自己的生命安全受到保护和重视。

5. 专业活动与保密原则

咨询师时常需要使用案例开展个体或团体督导、讨论、科研案例写作等活动。在向第三人公开来访者的案例信息时，需要征得来访者同意，与来访者签署督导、科研使用案例的知情同意书。对于团体督导而言，全部团体成员均需要签署保密协议，确保不会向团体之外的任何人或组织透露来访者信息。在专业工作需要的情况下进行教学、科研和写作时，采用来访者的案例须以不暴露来访者为前提。某些可能会暴露来访者的信息应适当隐去，如姓名、学校或工作单位等可能辨认或推断出来访者身份的信息。

（二）保密的心理机制

遵循保密原则所形成的咨询情境，可以激活并增强来访者正性情绪体验，促使来访者产生积极的改变。

1. 杏仁核的作用

情绪与认知是相互连接的过程，大脑边缘系统的杏仁核与情绪及社会认知相关，主要参与以恐惧为主的负性情绪加工（Hariri et al，2005），并在社会威胁的判断中发挥重要作用（Adolphs et al.，2005）。杏仁核在评估刺激情境时，能够将其与特定经验有联系的想法赋予情绪标签，并产生生理和行为反应。例如，当杏仁核识别出当前情境与恐惧经历的相似性时，会产生恐惧相关的自主神经、内分泌等生化变化。在这种恐惧背景中进行的思考或决策，会受身体内生化活动影响而被贴上恐惧标签。与之相对，基于保密的咨询关系是杏仁核"认可"的安全、没有威胁的情境，来访者在感受到安全和舒适的情况下，能够放松地探索自己隐秘、痛苦、难以倾吐的想法和感受，此时咨询中的工作进展会被打上积极的标签，恐惧和威胁相关的生化活动则不会启动。

2. 保密与来访者改变的关系

在咨询中遵循保密原则，为来访者提供了安全可信任的空间，使来访者能够自由地进行自我表露，不用犹豫是否有经历不能说出，以及说出后是否会产生不良后果。达马西奥为此提供了有力的解释：不同的情绪体验、行为选择和未来结果互相联系，通过这些联系，在符合某种分类的情境再次出现时，个体可以迅速、自动化地产生相适合的情绪。情绪又会对选择和结果产生正性或负性的标记，从而缩小决策空间，增加行动符合过去经验的概率（见图 8-1）（达马西奥，2009）。大脑在处理特定分类的情境时，存储相关信息的前额叶和杏仁核被激活，建立事件分类与过去的情绪体验的连接，并赋予相应的情绪信号。情绪信号对推理策略起到补充作用，从而提高推理的效率和速度。例如，个体如果在恐惧相关情境中进行思考或决策，会在推理分析的同时，激活类似恐惧情境的反应倾向，更快做出从情境中逃离的选择。就心理咨询与治疗而言，以保密为基础的咨询关系提供了一个安全、无威胁的情境，有助于产生信任、放松等正性情绪体验，激活以往信任相关情境中的反应倾向，从而减少或避免来访者自我表露的内部审查。

在尊重保密原则、令人感到安全和信任的情境中，来访者不用担心受到伤害，能够更为轻松地进行自我表露。在这种情境中开展的咨询工作会被标记为积极的情绪体验，来访者能够回顾、思考令其感到困扰和痛苦的体验与想法，从而产生发展性、矫正性的变化。

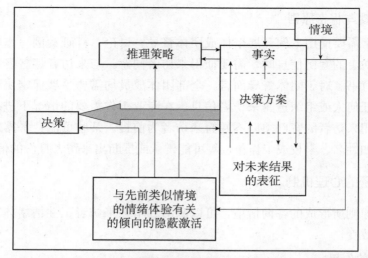

图 8-1　决策过程中两种互为补充的路径——推理（A）与情绪（B）

（三）保密原则的要点

1. 保密的内容及方式

保密的内容：心理咨询与治疗中涉及的专业工作信息，包括个案记录、测验资料、信件、通信记录、录音、录像等资料。

保密的方式：咨询师需要按照法律法规和专业伦理规范在严格保密的前提下创建、使用、保存、传递和处理咨询相关的信息。严格限制技术、管理、督导等相关人员对以上记录的接触。

2. 保密的限度

在涉及以下三种情况时，应突破保密原则：第一，来访者有伤害自身或他人的严重危险，此时应当通知家属、潜在受害者或有关部门，防止发生意外事件；第二，当发现无完全民事行为能力的未成年人等受到性侵犯或虐待时，应当采取必要措施保障其安全，并联系有关部门和家长；第三，法律规定需要披露的其他情况，咨询师需要履行法律义务，遵循最低限度原则披露有关信息。

3. 特殊情况下的保密

咨询师因专业工作需要开展案例讨论，或使用案例进行科研、写作等活动时，应当隐去可以辨认出来访者身份的相关信息。

咨询师在教学培训、科普宣传中，应避免使用完整案例，须采取措施保护来访者的姓名、家庭背景、特殊经历、体貌特征等个人隐私信息。

4. 保密中的知情同意

专业服务开始时，咨询师需要向来访者清晰说明咨询工作中涉及的保密原则、保密例外情况及其应对，解答来访者关于保密的问题，并签署知情同意书。当咨询师需要使用来访者的案例进行专业工作，或者要在团队心理咨询中确立内部保密原则时，都应当以书面形式获取来访者的知情同意。

第二节　保密例外原则

一、心理咨询与治疗中的保密例外

（一）保密例外的概念

保密例外即保密原则的突破，由咨询师单方打破保密约定。上一节已经详细讲述了保密对于建立咨访关系和确保治疗效果的重要意义。但保密不是绝对的，保密例外与保密原则在伦理基础上一脉相承——遵循善行原则，咨询师需要保护来访者的利益，使其免受伤害。因此，在来访者处于疾病或严重痛苦状态，并可能伤害到自己或他人时，咨询师应当突破保密原则来增进来访者的福祉。从法律上来说，咨询师不仅要保护来访者免受伤害，而且也肩负着保护其他人和社会免受侵害的责任。对来访者私密信息的保密和对社会他人安全的保护，如何进行平衡，是咨询师在咨询实践中面临的重要挑战。由于现有伦理守则对一些情境未进行清晰详细的界定，因而在咨询实践中突破还是维持保密原则时常模糊不清、难以决策，后续将分析不同咨询情境下的保密议题。

（二）保密例外原则的适用情况

心理咨询师和所有精神卫生、心理健康的从业人员都需要了解保密原则的局限性，明白遇到来访者自杀、被虐待、威胁他人等情况时，有责任突破保密原则将情况进行上报。以下是常见的需要咨询师打破保密原则，进行信息上报的情况：

（1）来访者存在伤害自身或伤害他人的严重危险。

（2）来访者有致命的传染性疾病且可能危及他人。

（3）未成年人正在遭受性侵犯或虐待。

（4）法律规定需要披露。

咨询师的主要职责在于把来访者在治疗过程中自我暴露的隐私信息当作治疗关系中的重要内容加以保护。在符合保密例外原则决定进行保密突破时，需要注意尽可能地仅透露能够帮助有关人员预防和应对可能发生的意外事件的相关信息，保护来访者的个人隐私。咨询师应当在工作中积累锻炼自身的专业判断力和保密决策能力。在考虑突破保密原则时，要综合考虑法律法规、单位和机构规定、来访者的个人情况等方面。当咨询师难以抉择应当遵循保密原则还是保密突破的情况下，最好的方式是积极向同行进行咨询或寻求督导。

二、常见的保密例外问题及应对

（一）自杀与保密

在心理咨询与治疗的实践中，咨询师经常会遇到有自杀、自伤风险的抑郁或其他情绪障碍的来访者，在此类咨询工作中进行自杀风险评估尤为重要。当咨询师发现来访者存在自杀、自伤的想法、计划或行为，威胁到人身安全时，咨询师应当立即采取签订个人安全承诺书、通知亲友或师长24小时陪同等必要的措施来保护来访者的安全，防止意外伤害的发生。

1. 知情同意与自主性

前面已强调过知情同意的重要性，咨询师必须在咨询之初就告知来访者，当评估来访者可能出现自杀行为时，咨询师有法律义务和伦理道德突破咨询的保密原则，并签订知情同意书。即使来访者认为自杀是他做出的摆脱痛苦的最佳选择，是对自己生命的决定，咨询师也有义务保护来访者的生命安全。需要注意，并非来访者一提到自杀、自伤的议题，咨询师就要采取相应措施。咨询师在决定是否要突破保密原则，以及在何时突破保密原则时，应当不断根据来访者提供的信息进行危机风险评估，从念头、想法、过往相关经历、计划详尽程度、行为等多个方面来研判来访者出现人身安全问题的可能性。

2. 个人安全承诺书的作用

当咨询师确认来访者正在发生或即将发生自杀、自伤行为时，可通过与来访者签订个人安全承诺书，让来访者承诺在咨询期间不采取自杀、自伤行为，以及如果有自杀的打算，会主动寻求专业帮助，包括联系咨询师、拨打热线等。这样做一方面能够让来访者感受到咨询师对他生命安全的重视，会最大限度为来访者争取心理和社会支持，使来访者意识到在他的生命安全面前，自主权和隐私权是有限的；另一方面，签订个人安全承诺书是来访者在咨询师要求下自己做出的选择，使来访者的自主性得到尊重和运用。

此外，对于自伤来访者，咨询师应当评估自伤对其生命安全造成的危害程度，根据实际情况选择是否突破保密原则。即使咨询师认为自伤是来访者情绪处理的一种方式，不涉及生命危险，不需要突破保密原则，也应持续对其造成严重伤害和自杀的可能性进行评估，特别是在与未成年人开展工作时。

知识点案例

有自杀风险的来访者的咨询案例[①]

咨询师：LY，是一位新手咨询师。

来访者：KK，男，25岁，因与父母有矛盾，加上工作压力，情绪低落，所以前来咨询。

KK在咨询中提到了最近有自杀的想法，并表示已经准备去踩点。咨询师LY评估其状态后劝他去医院就诊，并提出需要向咨询中心报告他的风险情况。KK对此非常反对，并结束了咨询。咨询师担心来访者的生命安全，将情况上报中心并直接联系了KK父母，但未透露咨询细节，仅告知KK父母他有自杀想法和计划，建议他们进行24小时陪护，并劝他去医院就诊。KK发现父母得知自己自杀消息后，对咨询师非常失望和愤怒，指责咨询师背叛了他。

① 本案例根据作者心理咨询与督导临床实践案例改编而成，非真实案例。

案例分析：LY 基于对来访者自杀风险的评估，认为他有较高自杀风险，虽然未经来访者同意，但此时选择突破保密原则，并通知其父母的做法没有问题，且只表述了 KK 的自杀风险，而未泄露其他信息。KK 对咨询师的信任确实受到了损害，会产生失望和愤怒的情绪。造成这种局面最大的问题可能是，LY 在咨询中对于保密和保密突破的解释与讨论不够深入，应当在 KK 完全理解并认可的情况下签署知情同意书，那么当 LY 发现 KK 有自杀风险时，告知他需要突破保密原则就显得更容易接受。也可以在咨询过程中引导 KK 签署个人安全承诺书，并提供其他可信赖的亲友的联系方式，由其主动联系他们来进行陪护。

（二）威胁社会与保密

1. 伤害他人

当来访者有伤害他人或造成公共威胁的意图和行为时，无论是从道德还是从法律层面，咨询师都有义务保护潜在受害者的人身安全，此时应遵循保密例外原则，告知第三方做好防范，在涉及公共威胁时还应当通知相关部门或公安。如果咨询师在发现来访者有威胁第三方的风险时，仍然固守保密原则，可能会损害第三方的生命安全，这与咨询师的善行原则相违背。

在评估来访者伤害他人风险时应当谨慎，咨询过程中来访者有时会通过言语来表达愤怒，例如"气死我了，真想拿刀捅他"，咨询师应当将其与真实的威胁计划和行动做区分，对于来访者情绪性的暴力冲动可以在稳定情绪的基础上，遵循保密原则，开展工作降低其采取行动的风险。

> **知识点案例**
>
> **本章导入案例分析**：卢比茨之所以隐瞒自身心理状态，或许是因为航空公司规定，患抑郁、焦虑症的飞行员不能飞行，严重者会吊销执照。医生应当告知卢比茨保密和保密突破的原则，充分评估卢比茨自杀及伤害他人的风险。如果发现卢比茨在计划驾机撞毁而答应替他保密，就违背了法律和伦理对于保密原则的要求，置机组乘客于不顾。出于对卢比茨和他人人身安全的考虑，应当说服其主动向航空公司说明情况，并告诉他如果他不主动说明，医生自己也会联系航空公司或有关部门进行预警。

2. 重性传染病

当咨询师判断来访者患有可能危及他人或造成传播风险的传染性疾病，如艾滋病、梅毒等时，可以先与来访者直接谈论其高风险行为可能造成的危害，应当根据实际情况考虑是否突破保密原则。例如，来访者因性关系混乱感染了艾滋病，担心伴侣知道后分手，要求咨询师不要把患病的事情告知伴侣。此时咨询师在道德和法律义务上都需要防止来访者对伴侣产生伤害，咨询师可以对来访者隐瞒伴侣这一行为进行工作，要求来访者签订承诺书，保证在告知伴侣真实情况之前不发生无保护性关系（这需要承担一定伴侣患病的风险）；或者可向来访者的主治医师透露相关信息，由医生对来访者的伴侣采取防护措施。如果来访者因患上艾滋病而决定与多人发生性关系进行恶意传播，咨询师在判断来访者实施行为的可能性后，可与其家人联系或向相关部门发出预警。

（三）虐待与保密

1. 虐待

虐待指的是经常以打骂、凌辱人格、限制自由、强迫劳动等方式对他人进行精神、肉体上的折磨和摧残。常见的虐待类型包括身体虐待、性虐待、心理虐待、忽视等（赵幸福等，2004）。未成年、残障及老年群体是受虐待的主要群体。绝大部分法律都要求咨询师将对这些弱势群体施加的虐待行为向公安机关强制报告。心理咨询师具有道德和法律义务来保护未成年、残障、老年等弱势群体免受虐待和忽视。

2. 咨询过程中虐待的处理

咨询过程中，无论是确认还是怀疑虐待行为的存在，咨询师都应当突破保密原则进行报告。弱势群体可能缺乏有效自我保护的能力或者能力受到限制，需要社会和专业人员保障他们的利益。所以及时报告，一方面是遵守法律，对弱势群体加以保护；另一方面是咨询师基于善行原则，为来访者的安全和福祉着想。但在咨询实践中，在面对虐待情况，进行保密与否的决策时，咨询师容易陷入两难境地。

> **知识点案例**
>
> #### 受虐待来访者的咨询案例①
>
> 小 G，女，13 岁，因人际关系问题和学习成绩下降，预约了面向公众开放的公益咨询。小 G 父母离婚多年，4 岁起小 G 跟随父亲生活，父亲是企业职员。小 G 成绩一直中等，本学期突然成绩下降，与以往关系还不错的同学也切断了联系，总是一个人，既不搭理老师，也不搭理同学。咨询师发现小 G 提到父亲时非常恐惧、泪流满面，询问后得知开学时，父亲发现小 G 在家偷玩手机，便使用皮带抽打她，以掐脖子、浇冷水等方式对其进行体罚，直至小 G 尿失禁瘫在地上。咨询师认为自己需要突破保密原则报告虐待情况，但对于突破保密原则对小 G 家庭可能产生的影响十分担忧。咨询师担心如果报告给公安机关，小 G 父亲在受到处罚后会变本加厉，对小 G 造成更大的伤害。同时担心在小 G 只告知咨询师一人的情况下，咨询师如果突破保密原则，将破坏她对咨询的信任，以后很难再信任心理咨询。
>
> **案例分析**：咨询师对虐待进行报告的出发点是对小 G 的关怀和善意，咨询师需要与小 G 详细说明涉及虐待时的保密突破情况，了解小 G 对此的态度和担心。如果小 G 不希望报告，或者咨询师在评估后认为报告会对小 G 造成更多伤害，那么可以选择暂时保守秘密，并对小 G 的情况保持关注，为其提供心理热线或其他资源。

---

① 本案例根据作者心理咨询与督导临床实践案例改编而成，非真实案例。

第三节　特殊人群与情境的保密

前文主要讨论的是与有能力的成年人进行个体咨询这一情境下的保密活动，当面对的群体特征和身份、咨询情境不同时，保密与保密例外的两难问题会更突出，需要考虑得更为细致。以下将讨论与未成年人、学生等特殊人群开展工作时，以及在两人以上咨询、网络咨询等特殊情境下的保密。

一、未成年人的保密原则

未成年人的心理咨询中来访者是儿童和青少年，但承担咨询费用的是孩子的监护人，双方之间关系紧密。因此，如何在未成年人的咨询中遵循保密原则，这一伦理议题更具复杂性。

（一）保密原则及难点

1. 未成年人工作中的保密原则

在未成年人的心理服务中，咨询师遵循的保密基本原理与成年人的相同，即应当像对待成年人一样对未成年人遵守保密原则，以来访者利益为重这一立场是不变的。这要求咨询师不能在未经同意的情况下将来访者的信息透露给除父母或监护人之外的人，必须对儿童和青少年的咨询信息和记录严格保密。

2. 未成年人保密工作的难点

咨询中的信任关系常会因为没有做好保密原则而遭到破坏。与未成年人工作中的保密难点主要表现为以下两点。

（1）未成年人隐私权与监护人知情权。

父母是孩子的监护人，对未成年人有监督权和知情同意权，也有对未成年人进行管理和教育的义务与责任。而未成年人的隐私权直至 2010 年我国《未成年人保护条例》出台，才有了明确的保障。条例提出："任何组织和个人不得私自开拆或查看未成年人的信件、日记、电子邮件、网上聊天记录、手机短信等个人信息，不得披露未成年人的个人隐私。"因此，咨询师在未成年人的保密问题上，既需要征得未成年人的同意，也需要考虑到其监护人的权利，其核心是在家庭范畴内考虑孩子的问题。在这个过程中需要特别注意的是与知情同意人共享未成年来访者咨询内容时的保密程度。

（2）不同年龄未成年人的认知发展水平差异大。

在咨询实践中，未成年人的年龄可以作为对父母保密界限的参考。未成年人年龄跨度大，认知发展水平不同，对于不同年龄未成年人应当视具体情况采用合适的方式方法。

（二）儿童与青少年工作中的保密

1. 儿童工作中的保密

出于对信任的咨询关系和儿童自主权的考虑，咨询师在与儿童工作时必须遵循保密原则，不能在茶余饭后闲聊儿童来访者的案例，也不能在未征得其监护人同意的情况下与父母及监护人以外的人分享儿童的个人和咨询信息，对儿童来访者的资料也应严格保密。但是，儿童的监护人对其有监督和知情权，且儿童尚未形成完整的自我认知和成熟的价值观，在面对压力事件时大多数儿童不会自己寻求咨询与治疗，对事物的判断和决策很大程度上由其父母来做出。有些年龄较小的孩子被送去咨询时，甚至不知道如何用言语准确描述自己的情况。通常咨询师会通过绘画、沙盘、游戏等表达性治疗的方式与儿童工作，了解儿童的情绪状态、想法和活动。例如，一位患有情绪障碍的 4 岁儿童在咨询过程中画了一幅小猫被抛弃后独自躲在树后的作品，咨询师可以向儿童的父母反馈自己的感受，并向其询问相关问题，如孩子是否有过留守经历。当儿童在咨询中表达出自己的想法和感受时，咨询师作为桥梁把这些信息传达给父母，尝试让父母理解孩子情绪问题的成因，并做出相应的改变，从而提升咨询效果。因此，在与儿童进行工作时，应当从为儿童来访者负责的角度来权衡是否将咨询相关的信息告知其父母，从而更好地帮助儿童来访者。

2. 青少年工作中的保密

相比于儿童，青少年具有更高的理解水平和认知能力，能够理解咨询服务的性质，表达自己的困扰，对自己的行为做出判断。此时需要注意的是，如果需要向其父母透露咨询内容，应当先与青少年直接讨论，这能够让其信任咨询师，理解咨询师是想要帮助他们，而不是做其父母的帮手或说客。只有感受到自己是被尊重的，青少年才可能真正从咨询中受益。

> **知识点案例**
>
> #### 与青少年来访者工作的案例[①]
>
> 小 C，女，15 岁，患有神经性厌食症。在治疗期间，她透露自己过去一周白天在学校不吃东西，晚上在家吃完晚饭就会去洗手间呕吐。这些行为她的父母一无所知。她要求咨询师对此保密，绝不能告诉她的父母。
>
> **案例分析：** 父母如果知道这一情况，可以对来访者的日常进行监测，减少厌食症危及生命的风险；但如果告知父母，会破坏小 C 对咨询师的信任。首先，咨询师在咨询开始时就应当对保密问题和保密例外的情况进行说明，并确保得到小 C 的理解和认可。在获得知情同意的情况下对以上问题展开讨论，就会容易许多。当小 C 透露自己患有厌食症时，咨询师可以与她探讨呕吐和体重过轻对她可能造成的危害，强调告知父母对于确保她安全的重要性。其次，咨询师可以与小 C 探讨在什么时间、如何告诉父母，尽量让小 C 主动告知父母。如果小 C 还是决定隐瞒，咨询师可以表示出于对其生命安全的担心，自己会联系小 C 的父母，但只会透露与其人身安全相关的部分。无论保密与否，咨询师尤其要注意在处理青少年的知情同意时，不能将其与儿童一概而论，而要与青少年充分探讨。这样，即使是突破保密原则也能让来访者感受到自己是被尊重的，而不会破坏咨访信任关系。

---

① 本案例根据作者心理咨询与督导临床实践案例改编而成，非真实案例。

二、学校心理咨询中的保密

我国很多学校配备了学校心理咨询中心，但在学校咨询中，心理咨询师多为学校中的兼职教师，有些可能还负责学生工作或担任班主任，有些是专业或者任课教师。心理咨询师很可能与来访者存在咨询之外的其他关系。因此，在学校咨询中，对保密原则的把握更为困难。

（一）学校心理咨询中的保密难点

1. 学校咨询师的双重角色

学校咨询师承担着学生的教育责任，需要监督并指导学生遵守学校各项规章制度。当学生在咨询中向咨询师表露自己违反了学校的校规校纪，并要求咨询师对此保密时，咨询师将面临两难的处境。

> **知识点案例**
>
> #### 来访者违反校规的咨询案例[①]
>
> 小 Z，女，26 岁，博士在读。近半年来因疫情学校禁止学生离开本市，如遇特殊情况，需要得到导师的批准。小 Z 为了完成小论文的实验，每天宿舍、实验室两点一线。但是实验进展缓慢，小 Z 近半个月每天晚上睡不着，想到实验进展不顺利就在宿舍哭，每天下午才去实验室，去了也不想做实验。导师了解到小 Z 的情况后让她休息一周调整状态。小 Z 因半年没见男朋友，遂独自去外市中高风险地区见男朋友。
>
> 小 Z 在咨询中透露了自己离开学校的计划，并请咨询师替她保密。咨询师作为学校的老师，是否应当联系导师或学校告知真实情况？面对小 Z 的保密请求，咨询师应当如何应对？
>
> **案例分析**：小 Z 的行为明显违反了学校疫情防控纪律，应当做出相应处理，但如果咨询师把该情况透露给导师或者校方，又会破坏小 Z 对咨询师的信任。在这种情况下，咨询师需要知道的是，无论做出何种选择，都需要承担可能的风险与责任。可供参考的应对方式是，如果咨询师认为小 Z 的行为会给个人安全和学校疫情防控带来风险，那么可以和小 Z 讨论可能的风险和利弊，让小 Z 自己决定是否向导师说出实情。同时，也把自己会联系导师的决定告知小 Z。换言之，小 Z 应当对咨询师的决定享有知情权。如果咨询师答应来访者替其保守保密，却在其不知情的情况下公布其违反校规的情况，则将有违职业守则。

咨询师双重角色面临的另一个问题是，当学校领导或来访者的老师来询问学生的情况，要求查看学生的心理测评或档案时，咨询师是否应当提供并告知。我国部分学校在

---

① 本案例根据作者心理咨询与督导临床实践案例改编而成，非真实案例。

保密突破的等级上有所限制，如中级风险突破保密对象为院系，高级风险突破保密对象中包括了家长（王一丹等，2018）。同上面的情况类似，如需提供咨询记录或相关信息，应当首先考虑学生来访者的知情权。对于领导和同事的要求，咨询师应当向其解释咨询的保密原则，拒绝他人不合理的要求，在必要情况下汇报学生情况时，也应抹去姓名、班级等能识别出来访者身份的信息。

2. 学生的家庭与父母

中小学的学校咨询师面对的来访者是未成年人，经常需要与学生的父母打交道。现在独生子女较多，很多父母非常关心孩子在学校的情况，觉得老师应当告知家长孩子在学校的各种情况，如果咨询师没有主动告知，可能会引起家长的不满。学校心理咨询师出于伦理和法律要求应当尊重未成年来访者的隐私并进行保密，但这可能与监护人了解咨询进展的知情权，以及做出有利于孩子发展决定的决策权相冲突。

咨询师在面对与学生人身安全、重大决策等相关的情况时，应当向来访者说明咨询关系对其帮助的局限性，以及寻求父母帮助的必要性，在咨询中鼓励并协助来访者学会面对父母知情后的情况。如果咨询师认为需要直接与父母沟通来访者的情况，应当首先告知学生突破保密不是背叛来访者的信任，而是出于对来访者人身安全和个人发展的关心。如果咨询师认为没有必要将学生的情况告诉家长，那么面对家长的控诉和要求时，需要耐心向家长解释心理咨询的保密原则及其对学生的重要意义，同时鼓励家长直接与孩子沟通。对于未成年人的咨询，也可以要求父母参与到咨询中，开展家庭咨询。

在学校心理咨询中，要着重关注学生和家长的知情权。咨询师既要保护来访者的利益，坚持保密原则，又要学会保护好自己，如果遇到难以决定是否保密的情况，应当及时寻求专业人士的帮助。

（二）学校咨询中的保密实践

当在校学生向咨询师说出一些自己的风险行为时，学校咨询的道德和法律复杂性就凸显出来了。在这种情况下，应当如何遵循保密原则，并没有一个固定的答案，学校咨询师必须根据来访者及其家庭的情况，以及对来访者风险行为的了解进行评估。在做出保密与否的决策之前，最好的方式是向更有经验的专业人员寻求帮助。

> **知识点案例**
>
> ### 学校来访者存在风险行为的案例[①]
>
> 小 W，女，16 岁，高二在读，因情绪困扰到学校咨询室咨询。在咨询过程中，咨询师得知小 W 因一周前与男友吵架而情绪低落、学习状态差。小 W 向咨询师提到，恋爱半年后，她就与男友发生了性关系，她认为两人是真爱，发生性关系是水到渠成。但同时感慨，如果被父母发现，后果一定不堪设想。
>
> 咨询师需要通知小 W 的家长，还是要替小 W 保密？学校管理严格，禁止学生

---

① 本案例根据作者心理咨询与督导临床实践案例改编而成，非真实案例。

恋爱，身为学校咨询师应当怎么做？

案例分析： 小 W 是未成年人，发生性行为具有一定风险性，咨询师应该尝试说服小 W 自己告诉父母。同时再次提醒她咨询开始时说明的保密原则及其局限。如果小 W 选择继续隐瞒，咨询师也没有通知她父母，而小 W 因为性行为受到某种伤害，父母可能会因此质疑学校对学生的管理和保护、指责咨询师。当然，如果咨询师经过评估，认为小 W 的性生活不会危害到其自身，也可以选择冒险不告诉小 W 的父母。但作为学校咨询师，还是应当对小 W 的行为予以心理教育，提醒她可能存在的风险。

涉及保密例外情况时，学校心理咨询师在做决定时应符合学校心理中心的规定流程。当咨询过程中发现来访者存在自杀、自伤、伤害他人的行为风险时，要果断采取危机干预措施来保护来访者和他人的生命安全。此时应当根据学校心理中心的规定，立即通知主管教师，或者联系来访者的辅导员、父母。

若咨询师发现来访者正处于校园霸凌、性虐待的危险情况下，因当对此高度重视。需要在确保学生安全的同时通知学生父母，情况恶劣的需要向校领导报告。如果正受到虐待的是不满 14 岁的未成年人，除了通知学生父母之外，还应当联系公安机关报案。若遇到这类情况，咨询师也要注意及时寻求专业人员的帮助和督导。

三、其他特殊人群心理咨询工作中的保密

（一）残障人群心理咨询工作中的保密

1. 残障人群

此处所说的残障人群特指因精神病、认知障碍、重伤等原因无行为能力或者能力受限制的成年人。关于此类人群的咨询与治疗的保密伦理议题同样具有复杂性。残障人群不能或者不能完全辨认自己行为的对错和利害关系，其民事法律责任由监护人代理，例如，咨询中的知情同意书需由来访者和监护人共同签署。

2. 残障人群保密原则的实施

咨询工作中需要考虑残障人群知情同意权和保密权，并同时考虑其监护人的知情权。本着对来访者负责的原则，在咨询过程中涉及可能需要与监护人讨论和向其反馈的内容时要谨慎，尤其面对的是非自愿咨询、缺乏知情同意能力的来访者。

（二）军人心理咨询工作中的保密

1. 军人心理咨询的特点

军队体系，尤其是基层部队的心理咨询服务人员常面对双重关系的问题。军人心理咨询师是由政工干部兼任的，因此既需要服从军队的规范和要求，也要从心理咨询师角度，为军人来访者的福祉着想。军人来访者可能因部队生活、训练、适应等问题而产生

心理困扰，但因咨询师是其战友或上级而难以说出内心想法，担心寻求心理咨询会给自己的上级留下不好的印象，如心理素质差或思想教育不到位。

军队官兵的身心健康与部队战斗力、部队乃至国家安全有直接关系。心理问题可能影响官兵正常训练与生活，导致违反部队规定造成负性事件。在涉及危及个人、他人的人身安全，影响军队安全稳定，可能造成重大危机事件等状况时，需要以保护国家和部队利益为最高原则。

2. 军人心理咨询中的保密问题

心理咨询服务人员保密意识不够。基层心理咨询服务人员很多由政工、军事干部等人员学习心理咨询知识与技能后兼任，在开展咨询工作时，容易把心理咨询的专业知识与思想政治工作的原则和方法混淆，不够重视保密原则。所以，应不断提升其专业伦理道德素养，重视伦理尤其是保密在咨询关系中的重要性。

咨询师和来访者的上下级关系会影响来访者的自我表露，来访者可能担心表露的内容会对个人发展产生影响。心理咨询师身为军队的一员，一方面要履行自己身为军人，为国家负责、服从命令的职责；另一方面还要维护来访者的利益，积极向来访者澄清保密原则及保密例外情况。

当军队领导要求咨询师报告来访者心理测验结果或咨询内容、心理状态时，如果向领导汇报即违反了保密原则，反之，又违背了军人职业规范和道德要求。在涉及特殊岗位及有重大影响岗位（如核武器工作者、飞行员）人员的心理问题时，咨询师应当在保密问题上更为谨慎，及时上报。对于其他保密例外情况，需要在尽量保护来访者隐私不被泄露的情况下做出保密突破。

（三）监狱服刑人员心理咨询工作中的保密

1. 监狱服刑人员心理咨询的特点

监狱心理咨询工作以监管改造为目的，必须在国家法律法规和监狱监管制度下开展。建立咨询关系并开展工作的重要前提是信任，与监狱服刑来访者建立信任的咨访关系相对困难，原因有以下两方面：

（1）咨询师和民警双重身份。监狱咨询师具有双重身份，其中民警的监督管控和服刑人员的被监督、被支配存在冲突，来访者考虑到咨询师的民警身份，很难对咨询师产生信任，并向其倾诉内心的真实想法和感受。

（2）来访者被动且心理健康程度低。监狱服刑人员主动寻求心理咨询服务的很少，大部分咨询是在民警引导下开展，或者由咨询师主动提供的，具有一定的被动性。心理咨询强调助人自助，当来访者主观能动性低时，对咨访关系和效果也会有所影响。此外，部分服刑人员内心可能积累了很多负面情绪，会有伤害自己或他人的想法。

2. 监狱服刑人员心理咨询中的保密问题

（1）保密和保密例外。监狱咨询师的双重身份令来访者难以表露自己的隐秘信息。在监狱环境下，应当让服刑人员在咨询开始时认识到：咨询师会对其个人信息保密，但保密是有限度的，当来访者表现出可能与国家法律、监狱规章制度相冲突的行为，或者出现伤害自己或他人等保密例外情况时，咨询师需要突破保密，在最大限度保护来访者隐私的情况下，向监狱管理人员和有关部门告知相关信息，做好防范和保护措施，确保来访者和他人的安全。

（2）知情同意。监狱心理咨询面临的建立信任的条件更差，尤其需要重视咨询开始前与来访者讨论保密相关问题并签署知情同意书。书面的知情同意书能够帮助咨询师与来访者建立信任关系，为后续的咨询工作打下基础。

（3）咨询资料的保密。咨询记录应当严格保密保存，不得泄露给他人。与此同时，咨询师需要积极和监狱管理人员解释心理咨询工作中的保密原则和保密例外，以获得理解和支持。

四、特殊情境下的保密议题

（一）两人以上咨询中的保密议题

1. 团体咨询中的保密

在团体咨询中遵循保密原则面临着更大的挑战。团体中的成员通常互不相识，团体咨询关系是成员之间的唯一联系。来访者在个体咨询中仅向咨询师一人透露自己的个人信息，在两人以上的咨询中，还有他人在场，咨询师自己受到法律与专业伦理的约束可以做到保密；但即使咨询师在团体咨询中强调保密的重要性，也无法保证在场的每个人都做到对他人的隐私保密，他们可能茶余饭后无意间就与家人或朋友谈论团体咨询相关的内容。

团体咨询涉及的另一个问题是，特权通信大多是基于一对一通信保护，当有第三方在场时，通信涉及的个人信息不再受到特权通信的保护（Remley & Herlihy，2019）。因此，咨询师在两人以上咨询中需要格外注意保密界限的澄清。

在第一次团体工作开始时，咨询师就应当澄清团体小组的保密原则及其局限性，让小组成员们理解咨询团体共享私密信息的重要性。在团体咨询的整个过程中，一旦涉及敏感话题，咨询师应当重申保密原则和保密例外，从而降低保密伦理困境发生的可能性。

2. 家庭咨询中的保密

家庭咨询中又出现了新的保密伦理问题。咨询成员不像团体咨询中的成员一样互不相识，而是关系密切。家庭咨询师以系统的观点看待成员间的互动和关系，即个人的行为会影响其他成员，而成员的反应又会反过来影响个人。那么，如果某家庭成员在个人会谈中透露出不愿意为家庭成员所共知的信息，家庭咨询师是否应当为其保密？又应当维护谁的利益？事实上，家庭咨询师通常把家庭系统视为服务对象，咨询过程中考虑的是对每个成员负责，平衡家庭每个人的利益，从而增进幸福（Remley & Herlihy，2019）。这样的伦理问题可以在咨询开始前就通过向家庭成员们澄清保密原则、签署知情同意书而进行规避。需要让家庭成员们达成协议，未经当事人允许，咨询师不能将其透露的信息告知其他家庭成员。

此外，当家庭或夫妻双方在司法程序中，就是否需要咨询师突破保密提供相关材料证明发生分歧时，咨询师应当如何做出决策？在这种情况下，咨询师可能面临的是：响应一方要求提供相关信息，则会侵犯另一方的隐私权；而如果拒绝提供相关信息，则可能违反保密例外中的法律义务。因此，咨询师需要积极寻求法律顾问，并且必须遵循专业人员的建议。

（二）网络咨询中的保密议题

网络技术飞速发展，网络已经成为人际沟通的主要工具，联系朋友、配偶和工作伙伴很多时候都需要借助网络，心理咨询也不再局限于传统模式，网络咨询开始出现。自2019 年底 2020 年初新冠病毒感染疫情暴发至今，网络咨询飞速发展，视频会议、语音小程序等心理咨询形式弥补了不便以面对面形式进行咨询的不足，但也带来了许多新的问题和挑战，保密伦理议题在其中显得尤为突出。

1. 网络咨询中的保密问题

目前大多以商业平台作为网络咨询的渠道。与专门的加密网站和网络相比，商业平台客户端设备在联网时可能存在 IP 地址、设备信息泄露的风险。咨询师应当在向来访者说明咨询中的保密原则时，指出网络咨询过程中信息传输的保密局限性。

咨询过程和涉及的信息很容易通过截图、录屏等方式捕获，复制、泄露相关信息的风险增加。咨询中涉及的录音、录像、测验、邮件、信息等资料难以监管，且电子记录更易复制和转移，存在泄露风险的同时也可能使来访者对咨询中的自我表露产生顾虑。因此，咨询师应当使用安全加密网络和防火墙保护自己的网络及设备，并告知来访者相关的管理、技术和专业人员对咨询电子记录和过程的权限。咨询师也应当对相关信息进行加密处理，从而保证信息传递和保存过程中的安全性。

2. 网络咨询的保密原则

网络咨询的保密原则以地面咨询保密原则为基础，在保密内容、保密例外、专业需求使用等方面具有一致性。结合网络心理咨询特点和问题，我国《中国心理学会临床与咨询心理学工作伦理守则》（第二版）的远程专业工作（网络/电话咨询）部分，以及《网络心理咨询伦理规范实施细则》对网络咨询中的保密伦理实践标准做出了规定。网络咨询的保密原则要点可以概括为：

（1）保密的知情同意。咨询师应当与来访者讨论咨询中对其个人信息、咨询过程的保密及保密例外，咨询记录的存储方式和时间期限，并签署知情同意书。

（2）网络信息保密。对网络咨询使用的计算机、网站、咨询记录文档等设备和信息进行加密处理。咨询师需要对与咨询过程相关的记录文本、邮件、音频、视频等资料保密，不得在网络媒体上泄露来访者隐私，并要求来访者做出书面承诺，保证对以上内容保密。

针对网络咨询实践中存在的保密问题，以及网络心理咨询保密伦理问卷（张又文等，2019）中涉及的内容进行整理，我们列出了常见的网络咨询保密原则核对清单供大家参考（见表 8-1）：

表 8-1　网络咨询保密原则核对清单

主要方面	条目
环境确认	网络咨询室应当固定、安全、不会被人打扰
	网络咨询中来访者所处的环境私密、无他人在场
知情同意	向来访者澄清电子记录和咨询过程在网络传输中的保密局限性
	告知来访者技术、管理等专业人员对咨询电子记录和过程的权限
	告知保密例外原则，并与来访者签订网络咨询保密的书面知情同意书
数据安全	提醒来访者对网络咨询中的数据进行保密
	采取设备加密等具体合理的措施保障信息传递和保存过程中的保密性
	学习并向来访者介绍网络咨询中数据加密的技术
	了解网络咨询所使用软件或 App 对用户的隐私的保护政策
记录保存	对网络咨询相关资料进行加密处理
	告知来访者网络咨询的电子记录保存形式
	与来访者讨论是否可以录音、录像
社交媒体	使用工作账户而不是私人账户与来访者联系
	除非来访者同意或授权，否则不应查阅来访者在社交媒体上的私人信息
	避免在公共社交媒体（QQ、微信、微博等）泄露来访者的隐私

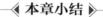

◀ 本章小结 ▶

　　本章从与保密相关的重要概念、保密与保密例外原则、实践中的保密决策等方面，理论结合实践，全方位呈现了心理咨询与治疗中的保密议题。从伦理、法律、专业、心理机制层面介绍了保密的作用；结合咨询与治疗实践中的不同场景和人群，呈现保密和保密例外原则；结合未成年人、学生等特殊群体咨询伦理的复杂性对保密决策进行了分析。希望大家通过本章的学习，能深刻理解保密与伦理、法律和专业的关系，树立保密意识，了解常见保密议题的决策思路，以期对未来可能遇到的保密决策有所帮助。

◀ 课后思考 ▶

1. 心理咨询中为什么需要坚持保密原则？
2. 如何理解心理咨询保密原则的复杂性？
3. 保密实践中的决策思路有哪些？
4. 谈谈你对保密例外原则的重要意义的理解。
5. 举例说明哪些人群在保密原则执行上有其特殊性。

──◀ **专业育人专栏-8** ▶──

"心共勉"

没有纪律，就既不会有平心静气的信念，也不能有服从，也不会有保护健康和预防危险的方法了。

——赫尔岑

课程启示：

自我成长与专业发展专题思考：尊重、恪守与信任

问题	个人思考	自我成长启示	专业发展启示
你认为秘密对于一个人的作用表现在哪些方面			
你如何看待对你分享秘密的人			
保守他人的秘密与尊重他人的关系			

技术篇

职业表现很大程度上是通过技术的运用表现的，因此，专业知识学习过程中技术部分的学习的重要性就不言而喻了。本教材作为心理咨询与治疗的导论教材，在技术部分的内容安排上也是从导论视角出发，对最为基础和核心的技术进行简单介绍，为学习者今后更深入和明晰的技术类学习打下良好的基础。技术篇由第九章心理咨询与治疗的设置、第十章心理咨询与治疗的基本技能、第十一章经典心理咨询与治疗技术和第十二章心理咨询与治疗整合技术等四章组成。希望学习者通过学习了解心理咨询与治疗技术的分类、特点及具体操作，不断提升专业知识的具体化理解与把握，逐步提升专业自信和胜任力。

心理咨询与治疗的设置

了解心理咨询与治疗的设置是系统化、正规化心理咨询与治疗工作的必要基础，也是成为一名合格心理咨询工作者的必由之路。科学合理的咨询与治疗设置，不仅能够帮助咨询师和来访者建立良好的咨访关系，也能最大限度地避免意外对咨询与治疗工作的影响。本章首先介绍心理咨询与治疗的时间和场地设置、收费和流程设置等内容，随后对心理咨询与治疗的目标和具体阶段进行深入解析。

学习目标

1. 通过学习，明晰心理咨询与治疗的时间、场地、流程等设置，掌握咨询目标确立的要点，明确心理咨询与治疗具体阶段的划分。
2. 通过学习，能够灵活依据来访者的问题确立咨询目标并能够独立设计心理咨询的方案。
3. 通过学习与应用，提升个体专业能力与专业素质。

导入案例[①]

吴婷，女，25岁，现为某社区居委会工作人员。在日常工作中，吴婷经常需要和社区的居民打交道，有时候还要帮着调解家庭矛盾。为了提高自己处理人际关系的能力，更好地开展工作，吴婷决定去学习一些心理学知识。近几年心理咨询非常热门，吴婷的朋友中就有去培训机构接受心理咨询培训的。吴婷对心理咨询也非常感兴趣，她想以后在居委会里建一个心理咨询服务点，为社区里需要心理咨询的居民提供服务。不过，由于平时工作比较忙，周末也不时要加班，她没有时间去培训机构进行学习。于是，她决定去买一些心理咨询方面的书，先掌握一些心理咨询的基础知识。目前，她最关心的问题有以下三个：

问题1：开展心理咨询与治疗对时间和空间有哪些基本要求？

问题2：心理咨询与治疗能够帮助人产生怎样的变化？

问题3：心理咨询与治疗的具体过程是什么样的？

---

① 本案例根据作者心理咨询临床实践案例改编而成，非真实案例。

第一节　心理咨询与治疗的基本设置

一、心理咨询与治疗的时间和场地设置

（一）时间设置

心理咨询与治疗中的时间设置主要涉及以下几个方面：每次咨询的时长、咨询的频率、咨询与治疗的疗程以及时间设置的基本原则。

1. 每次咨询的时长

由于咨访双方都能够全神贯注的时间限度在 1 小时左右，因而个体咨询的面谈时间一般为每次 50 分钟左右较为合适。一般咨询时间的安排是从整点或者半点开始咨询，以便于记录和安排。在来访者较多的情况下，50 分钟的时间设置可以让来访者在咨询结束后有 10 分钟时间进行休息，然后再离开；咨询师也可以借助前后两个咨询间的休息时间，恢复精力，补充在咨询过程中未来得及记录的重要咨询片段，或者为下一个咨询做准备。当然，根据来访者情况的不同和选用的咨询技术的不同，咨询时间可能会有一些差异，需要按照具体问题来设置。通常为精神分裂症康复期的来访者咨询时，咨询时长可以缩短至 20～30 分钟；而婚姻与家庭咨询或团体咨询，一般时长为 90～120 分钟。

2. 咨询的频率

经典精神分析的咨询频率通常为每周安排 4～5 次咨询，其他形式的个体咨询目前大多是以每周一次或每周两次的频率设置，团体咨询的频率往往是一周一次或者是一个月一次，家庭咨询中也有两周一次或一月一次的设置。依据来访者的情况设置心理咨询的频率，是取得良好咨询效果的有力保障。

3. 咨询与治疗的疗程

心理咨询与治疗的疗程是指从第一次会谈直到咨询目标实现的整个心理咨询过程所持续的时间长度。心理咨询的疗程长短主要由来访者心理问题的难易程度、咨询目标以及所选用的咨询技术决定，一般短到单次咨询，长到几年，甚至是十几年的时间。目前，心理咨询的疗程一般是 6～20 小时。

在不同的咨询阶段，根据咨询任务的不同，咨询时长和频率还需要不断进行相应的调整。比如在初期阶段，咨询的主要任务是全面了解来访者的情况，对来访者的病史、个人生活史等进行全面的心理诊断与评估，建立良好的咨访关系。这时，50 分钟的咨询时间可能会显得不够，有的咨询师在实践中会根据这一情况做特殊设置，比如延长时长、增加频率等，这对于双方相互了解、发展稳固的咨访关系具有积极作用。因此，初期阶段的咨询时间通常会大于 1 小时。在咨询的结束阶段，来访者的自主性和独立性越来越强，他所面对的问题也能够得到有效的解决，咨询只是一个后续的过程，这时可以适当

地减少咨询频率，直到咨询最后结束。

4. 时间设置的基本原则

（1）清晰明确的原则。

对于每次咨询时长、咨询频率、咨询疗程，遇到变故如何更改，延长时间、迟到或不来时是否收费等问题，都应当清楚明确地告知来访者，做到双方都心中有数，最好在双方预约咨询时间时就谈好何时开始、何时结束等相关问题。

（2）周全的原则。

除了遇到变故如何更改咨询时间，以及迟到、未到等情况的处理方法外，在长程心理咨询中，可能还需要考虑节假日该如何处理的问题，如咨询师是否有固定的休假安排等，对于这些最好都能够考虑清楚并做出相应的约定。

（3）稳定、不轻易改动的原则。

咨询师尽可能不临时更改咨询时间，至少也应该保持一段时间的稳定，否则容易引起咨访关系的动摇甚至解体。因为如果来访者的心理冲突根源恰好是强烈的依赖或不安全感，那么他会对咨询师的每一次分离感到愤怒或恐惧，变更带来的不确定性会引起来访者的愤怒和攻击，或者使他因为恐惧而提前中断咨询。

（二）场地设置

心理咨询与治疗作为一项专业的助人工作，不同于任何其他工作，它必须有严格的场地设置。心理咨询与治疗是在让人感到安全、温暖的固定场地——心理咨询室进行的。一般咨询师是不出诊，如果遇到特殊情况需要出诊，出诊的场所要贴近心理咨询的相关规定和设置。心理咨询室的布置应该简洁、舒适、安全、轻松。不恰当的布置会对来访者情绪造成影响，从而不利于咨询的开展。如过于鲜艳的颜色会让来访者的情绪久久无法平静，过于拥挤的空间会让来访者产生压迫感。

1. 咨询场地的基本设备

（1）会谈必备的设备：舒适的座椅或沙发，茶几、纸巾、纸篓、饮水设备、钟表。

（2）会谈常用的辅助设备：录音设备、摄像设备、电脑、电视、打印复印设备、投影仪等。

（3）一般的办公设备：书架、档案柜、办公桌。

（4）特殊治疗设备：音乐治疗椅、催眠靠背椅、儿童玩具、沙盘、沙具、生物反馈仪等。

（5）环境美化设备：盆栽、绿植、画等。

2. 咨询的位置关系

在心理咨询室中，咨询师与来访者坐在沙发或座椅上时，都应当能够看到门，应该尽量避免咨访双方中有一方背靠着门坐。咨访双方之间的距离一般为75～100厘米。过近容易让来访者感到自己的空间受到侵犯，让来访者产生不安全感，不利于咨访关系的建立以及咨询工作的开展；过远容易让来访者产生不信任感和疏离感，同样不利于咨访关系的建立。钟表尽量悬挂或放置在咨访双方都能直接看到的位置，避免出现明显的因看时间而产生的肢体动作。

咨询师和来访者间的座位可以有相对、斜对、平行和呈 90 度角四种情况。一般而言，尽量将咨访双方的座位设置为 90 度的夹角，避免过于紧张或过于亲密的座位位置关系。咨询师与来访者座位位置关系如图 9-1 所示，其中虚线代表圆桌。

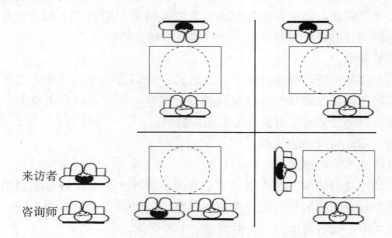

来访者

咨询师

图 9-1　咨询师与来访者座位位置关系图

二、心理咨询与治疗的收费和流程设置

（一）收费设置

1. 咨询收费设置的意义

大部分心理机构的咨询都是收费的，目前在学校、公共机关或企业的心理咨询一般对个人来说是免费的，但是这些机构都会给咨询师支付咨询费。因此，心理咨询付费是心理咨询行业必需的设置。收费可以明确咨询师的责任和义务，同时也明确了来访者的权利和责任。

免费心理咨询不仅咨询效果不好，而且容易脱落。付费咨询的来访者一般不会无故迟到或不来，而免费咨询的来访者却会出现无故迟到或者不来的情况。

2. 咨询的收费标准

关于一次咨询的收费标准，目前并不统一，主要根据咨询单位性质、咨询师的资历、当地经济水平和咨询方式而定（张爱莲，王宗谟，黄希庭，2017）。目前，国内公立医院的心理咨询与治疗收费多数在每小时 200 元以下，而私立机构的收费多数为每小时 300～900 元。对于初级的心理咨询师，收费一般为每小时 200～300 元，而高级/资深心理咨询师的收费则为每小时 500～800 元，专家级咨询师的收费最高可达每小时 2 500 元。东部经济发达地区的咨询收费明显高于中、西部地区。面谈咨询的收费最高，为每小时 200～500 元，而电话咨询、在线咨询和邮件咨询的收费较低，为每小时 100～300 元。如果咨询费对于来访者过高的话，会使来访者急于早日完成咨询，也可能会影响咨询效果或导致咨询半途而废。因此，也会有咨询师根据来访者的收入情况来制定不同的收费标准。

需要注意的是，一开始设定的收费标准不可以随意调整，即不能够随意加价或降价。不过，可以根据来访者的突发情况，做一些必要的调整。

（二）流程设置

1. 预约设置

若要进行心理咨询与治疗的话，一般来说，都需要提前预约，咨询师通常不接受临时来访者，除非属于危机干预。预约的设置，一方面是为了避免咨询中心经常有人任意来往，给来访者造成不安全的感觉；另一方面也是为了保障咨询师有休息的时间，使其能够在咨询后有足够的时间整理自己的思绪，做好迎接下一位来访者的准备。

2. 初步访谈中的设置

初步访谈的设置通常在咨询的初期阶段进行。在这一阶段，咨询的任务主要包括以下三个方面：首先，在了解来访者的疾病史、个人生活史等信息的基础上进行心理诊断与评估；其次，让来访者了解心理咨询的流程、权利、义务以及咨询的原理，了解咨询师，建立良好的咨访关系；最后，由咨询师去评估自己和来访者是否匹配。初步访谈的设置是心理咨询中的重要设置之一，因为来访者和咨询师之间有没有建立良好的、相互信任的咨访关系将会直接影响接下来的咨询效果。

3. 咨询中的设置

在咨询过程中，如果需要进行记录、录音或录像的话，必须经过来访者的同意。咨询师不可以接受来访者的礼物，但应该对来访者表示感谢，并对来访者送礼的动机加以分析：是阻抗还是感谢？如果是异性之间的咨访关系，需要考虑是否发生了移情，是否会对咨访关系产生干扰。在咨询的过程中，对于接听电话、抽烟，以及和来访者身体的接触等方面都必须有严格的设置，这既是对咨访关系的保护，也是对咨询效果的保障。

4. 转介设置

最为常见的转介情况有两种：第一种情况是来访者咨询的内容与咨询师不匹配，例如让未婚的年轻咨询师去对中年夫妻的性生活问题做咨询往往不会取得良好的效果，故而进行转介。在实际的咨询工作中，当来访者的问题正好是咨询师不太擅长的领域时，恰当的做法是把来访者转介给其他合适的咨询师。第二种情况是来访者的问题已经达到了重性心理疾病的程度，超出了心理咨询与治疗服务的服务范畴，这时就应迅速将其转介到精神科医生那里。还有一些特殊情况需要转介：当来访者与咨询师存在其他特殊关系时，最好将来访者转介给其他咨询师；如果来访者对咨询效果不满意，影响到了咨访关系，最好可以将来访者转介给其他咨询师；当来访者的价值观与咨询师的价值观有严重冲突，或者二者因个性等人格方面的因素存在严重不协调时，也应该将来访者转介给其他合适的咨询师。

知识点案例

咨询师与来访者价值观严重冲突的案例①

咨询师李方是一位非常严肃的人，道德感很强，平时看到路上有人乱扔垃圾都会上前捡起来扔到垃圾箱里面。在男女关系方面，李方认为在亲密关系中，不论男女都应该对爱人保持忠诚，他对身体或精神上的出轨都无法接受，并且十分厌恶男女关系混乱的人。对于网上出现的种种男女间的绯闻、八卦，每次李方看到都会嗤之以鼻。同时，作为一名咨询师，李方最擅长的领域是解决学业压力、工作压力引发的心理问题。

李方最近接待了一位来访者，这位来访者自述与恋人的两性关系问题给自己带来了很大的困扰。来访者的恋人对来访者很好，经常关心来访者，并且为了和来访者在一起也放弃了宝贵的发展机会。来访者在心里也认为恋人很好，是一个难得的爱人。但是来访者经常与其他异性在两性关系上不清不楚，甚至会与其他异性发生一夜情，而来访者的恋人对此却一无所知。每次与其他异性发生关系后，来访者都感到十分愧疚，觉得对不起自己的恋人。因此，每一次和自己的恋人见面都成为一种煎熬，让来访者觉得羞愧不已，开始逃避和恋人的接触。来访者想要缓解自己的羞愧的感受，因此来接受心理咨询。李方在了解来访者的情况后，有点鄙视来访者，认为对方缺乏道德，并且难以接受对方在有伴侣的情况下还与其他异性发生关系。但是这又与咨询原则相冲突，为此李方很苦恼。

思考问题：

问题1：李方现在是否应该转介这位来访者？

问题2：如果需要转介，转介的主要原因有哪些？

5. 回访设置

心理咨询的回访设置，包括咨询方案进行过程中的回访和咨询终结后的回访。

（1）咨询中的回访设置。

咨询中的回访设置指在心理咨询中每一次咨询结束后的跟踪回访。这对于咨询师评估咨询效果和来访者进行自我评估都十分重要，也有助于咨询师及时掌握来访者在离开咨询室以后的自我调节与适应情况，为下一次咨询收集必要的资料。

（2）咨询终结后的回访设置。

咨询终结后的回访设置既是对来访者的跟踪服务，也可以使咨询师根据咨询工作的记录，结合来访者的具体情况对咨询效果进行评估，整理出专业性较强的、较完整的咨询记录。

此外，保密设置也是心理咨询与治疗基本设置的重点内容之一。因为保密是发展信任和建立良好咨访关系的关键，也涉及法律和伦理的问题。保密设置的具体内容可见第八章。

---

① 本案例根据作者心理咨询临床实践案例改编而成，非真实案例。

总而言之，作为咨访关系中关键的一部分，保护来访者的隐私和秘密是咨询师基本的责任。当咨询师告知来访者彼此间的谈话内容会被保密时，也应该告诉他们保密的局限性。在多数情况下，这并不会对咨询造成影响。

> **知识点案例**
>
> **本章导入案例分析：**吴婷的社区咨询室已经开始运转了，在这个咨询室中，每次咨询的时长固定为 50 分钟，每周吴婷在这个咨询室中为自己的来访者进行一次咨询。因为是社区心理健康服务，所以在这个咨询室进行的咨询不收取费用，但是一旦出现来访者爽约，或多次更改咨询时间的情况，吴婷便会暂停咨询一次。在这间社区咨询室中，有两张单人沙发，呈 90 度摆放，还有一张茶几，茶几上有抽纸、台表、签字笔和白纸等材料。房间里还有一个文件柜，用于存放咨询的各项材料。可以看出，这间社区咨询中心的咨询设置已经基本符合心理咨询与治疗的各项要求了。

第二节 心理咨询与治疗的目标

促使来访者在心理上发生积极转变是心理咨询与治疗过程中咨询师和来访者需努力达成的目标。希望发生什么样的变化，以及向什么方向变化，就涉及心理咨询与治疗的目标问题。所谓心理咨询与治疗的目标，就是心理咨询与治疗工作期望的结果。心理咨询与治疗的目标或者说期望的结果往往不是单一的，其中既有长远的总体的目标和期望，也有根据来访者存在的问题提出的近期的具体的目标和期望。此外，不同的理论倾向也会导致其治疗目标各不相同。

一、心理咨询与治疗的目标类别

（一）一般性目标与特殊性目标

1. 一般性目标

一般性目标是指适用于所有人的心理咨询与治疗目标。不同的流派会对这种适用于所有人的目标有不同的理解。例如，精神分析流派通过让来访者回忆童年的创伤经历，来处理被压抑的冲突；行为主义则是帮助来访者改变不良的行为模式，帮助他们学习建设性的行为模式等；人本主义重点在于引导来访者自我探索，以便来访者更好地认识自我，信任自我。

2. 特殊性目标

所谓特殊性目标，通常是指来访者的特定目标。例如，在行为主义中，会将一般性目标转化为一些确切的目标；在系统脱敏治疗中，咨询师会和来访者协商，制定不同阶段的详细目标，随着治疗的逐步深入，目标的难度也会做出相应调整。

（二）终极目标与阶段性目标

1. 终极目标

终极目标是自我实现、自我认识和促进自我的成长。如提高人们的心理素质，增强身心健康，提高适应环境的能力，从而成为更好的人。这对具体的心理咨询与治疗工作具有指导意义。尽管心理咨询与治疗中各理论流派的术语不尽相同，但关于终极目标的看法有着相当程度的一致性，即让来访者成为一个心理健康的人。许多心理学家对心理健康的标准进行了论述。比如美国心理学家杰洛达（M. Jahoda）在文献研究的基础上，提出了 6 条心理健康的标准。

2. 阶段性目标

终极目标的设立只能指引我们心理治疗工作的总体方向，要实现它还有很长的路要走，因此需要制定一些过渡性目标，即阶段性目标。这些目标，原则上应该是来访者做出一定的努力后可以实现的，既非唾手可得，也不宜定得太高难以实现。例如，一位来访者十分惧怕老鼠，不论是小白鼠、仓鼠还是其他形态的老鼠，他都非常害怕。但是他在平时的实验中又要以小白鼠为实验对象。为了最终达成克服对老鼠的恐惧这一终极目标，阶段性目标可以依次设定为：在观看老鼠图片时不产生恐惧、焦虑情绪，在面对老鼠的毛绒玩具时不产生恐惧、焦虑情绪，在摸到老鼠的毛绒玩具时不产生恐惧、焦虑情绪，在看到真的老鼠时不产生恐惧、焦虑情绪，在摸到真的老鼠时不产生恐惧、焦虑情绪。阶段性目标也可以是不同方面的目标，例如因与父母关系不和睦而产生抑郁情绪的来访者，可以先将缓解抑郁情绪作为初期的阶段性目标，将探究与父母不和关系的原因作为中期的阶段性目标，最后将重塑来访者与父母的关系作为最终的目标。

> **知识点案例①**
>
> 张天是一位高二的男生，他最近非常焦虑，每天上英语课的时候都十分紧张，害怕老师提问，因为他的英语成绩很差，无法理解课文的内容，也跟不上老师的英语口语。上次英语期中考试，满分 100 分的试卷他只考了 60 分。这个成绩在全班是倒数的，英语老师还专门把张天的父母叫到学校，让父母一定要好好督促他认真学习英语，要不然连本科都考不上。回到家后，父母狠狠批评了张天，说他学习一点都不用心，上课根本不听讲，老师提的问题也回答不上来。张天肚子里有不少委屈，却没有办法和父母诉说。
>
> 张天想要找英语好的同学帮自己补习英语，却发现根本找不到合适的同学。因为张天平时性格内向，不善和人交流，身材也比较瘦小，不擅长体育活动。因此，班里的男生和他的关系都比较一般，而班里的女同学，张天又不好意思去和她们打招呼。张天十分郁闷，于是他来到了学校的心理咨询中心，向心理老师求助。
>
> **思考问题：**
>
> 如果你是张天的咨询师，你和张天会如何制定阶段性目标和终极目标呢？

---

① 本案例根据作者心理咨询临床实践案例改编而成，非真实案例。

（三）内部目标与外部目标

1. 内部目标

内部目标是指来访者本人设定的目标。来访者的内部目标往往是与其问题相联系的，特指那些他们自己无法解决，需要得到咨询师帮助的问题。例如，来访者的内部目标可以是解决"我最近觉得很孤独，似乎没有一个人可以理解我""我有时会觉得很郁闷，觉得自己的人生一无是处"的问题。

2. 外部目标

外部目标则是由其他人对来访者提出的，比如父母、配偶或咨询师等。此外，不同理论学派所提出的治疗目标通常为外部目标。而由于心理问题本身具有复杂性，不同理论流派对于心理问题的成因也有不同的解释角度，因此心理咨询与治疗领域中对治疗目标的研究和观点也存在诸多分歧，从而形成了目前对治疗目标众说纷纭的局面。

（四）矫正目标与发展目标

1. 矫正目标

矫正目标通常以消除来访者的临床症状为目标。例如，对于具有强迫症的来访者，矫正目标就是降低其强迫行为的出现频率（如频繁洗手，频繁检查是否锁上门了）或者降低其强迫思维出现的频率（如反复怀疑和回忆自己是否关闭窗户了），以及降低其焦虑水平。矫正目标并非完全由咨询师根据来访者的情况来设置。因为来访者对自身的情况具有一定的自知性，所以也可以由来访者向咨询师提出自己的矫正目标。

2. 发展目标

发展目标通常以帮助来访者开发潜能、学习新经验以及提升自我等为目标。不同于矫正目标着力于改变不良行为、错误思维或者减少不良情绪体验等，发展目标更注重个体人格的完善、潜能的开发，从而使其成为一个更好的人。例如，对于有学业焦虑的来访者，使其认识到学习对于自己的意义和自己有足够的能力完成学习，才是更深层的帮助，才能为缓解压力提供主要动力源。

二、心理咨询与治疗目标的确立

（一）确立心理咨询与治疗目标的作用

确立心理咨询与治疗的目标是一个很重要的问题。如果没有明确的目标，咨询工作就缺乏指引，容易出现盲目性，难以取得成效。确立心理咨询与治疗目标的作用主要体现在以下几个方面。

1. 对咨询过程的方向性与引导性作用

在咨询的过程中，咨访双方进行哪些咨询活动、如何进行，都必须根据心理咨询与治疗所确立的目标而定。在咨询过程中，来访者往往会提出多个问题，这时就需要咨询师分清楚主次，抓住主要问题进行干预。如果没有设立目标，咨询师和来访者就容易产生漫无目的的感觉，不知道从哪里下手，咨询过程无法围绕一个主要问题来进行，东一榔头西一棒子，最终可能任何一个问题都没能得到妥善解决。所以，提前设置好目标，不但可以为以后的心理咨询与治疗过程起到指引方向的作用，也可以在咨询过程中及时将偏离的主题拉回来，让咨询师和来访者都能够集中注意力去解决一个主要问题。

2. 便于对心理咨询与治疗的进展和效果进行评估

在心理咨询与治疗过程中，要保持对咨询活动的监控，这种监控是以咨询目标的达成情况为依据的；咨询目标也是判断咨询过程是否可以终止的基本标准。如果缺乏明确的咨询目标，咨询师和来访者就难以评估心理咨询与治疗的进展水平，不知道何时适合终止咨询，也不知道咨询还需要坚持多长时间，从而陷入一种迷茫状态。这样咨询师就难以很好地把握咨询过程中的各个阶段，也就不能针对来访者发展的不同阶段做出恰当的反馈和治疗，从而影响心理咨询与治疗的效果。

3. 督促咨访双方积极投入到心理咨询与治疗中

与来访者谈论或一起讨论咨询目标有助于调动来访者的积极性。来访者是否有参与的积极性，是否对问题改善有信心，是影响心理咨询与治疗成败的至关重要的因素。同时，明确咨询目标对咨询师也有促进的作用。如果没有目标，咨访双方都会感到心理咨询与治疗遥遥无期，没有方向，那么就会引起焦虑与无助感，大大降低双方的积极性，这必然有碍于心理咨询与治疗的顺利开展。

（二）确立心理咨询与治疗目标的影响因素

心理咨询与治疗目标的确立常常受到许多因素的影响。

1. 来访者因素

从来访者的角度看，来访者的问题不同，其寻求咨询与治疗的目的和希望达到的目标也就不同。此外，来访者的经济条件、生活水平和来访时间的长短也在某种程度上影响着心理咨询与治疗目标的确立。

2. 咨询师因素

从咨询师的角度看，每位咨询师所接受的专业训练都不同，其所遵循的治疗理论也存在差异，这些都会影响到心理咨询与治疗目标的确立。此外，咨询师自身工作时间的长短，亦可能限制来访者的来访时间及会谈次数，从而影响心理咨询与治疗目标的确立。

由此看来，心理咨询与治疗目标的确立受制于来访者和咨询师两个方面。实际工作中的治疗目标，是出自对各种现实情况及条件的综合考虑。许多咨询师都希望通过自己的工作，使来访者能达到人格改善的治疗目标。但人格的改善是长时期的工作，心理咨询与治疗受各种因素的限制，往往只能达到某些中间的、不完美的治疗目标，如减轻或消除某种症状，解决某个问题等。因此，终极的、完美的治疗目标虽令人振奋，在心理咨询与治疗实践中却很难实现。

（三）确立心理咨询与治疗目标的原则

确立心理咨询与治疗的目标除了应该遵循心理咨询与治疗的基本原则外，还应该遵循下列原则。

1. 具体性原则

有时来访者的目标可能比较模糊或抽象。目标不具体，就难以操作；目标越具体，就越容易看见效果。比较具体的心理咨询与治疗目标更能激发咨访双方投入心理咨询与治疗的积极性。同时，只有确立了具体的咨询目标，咨访双方才易于对心理咨询与治疗的进展进行评估。

具体性是一个比较有弹性的说法，也就是说具体性有程度的差别。一般来说，咨询目标与生活中的实际情境、实际反应联系得越紧，就越具体。但应该注意的是，目标越具体，其全面性就越低。为了解决这一矛盾，可以采取分类取样的策略，把一个比较抽象的目标分解为若干方面，以确定具体的目标。

2. 可评估原则

若目标无法评估，则不能称其为目标。及时评估，有助于看到进步，鼓舞双方的信心，并可发现不足，及时调整目标或措施。这一原则与具体性原则有着直接的联系，只有具体的目标才是可评估的。这一原则主要是为满足评估的需要而提出的。因为可评估性越高，评估的精确性就越高。

可评估原则的含义有两层：一是目标是可以被观察的（内省观察或是外部观察）；二是能够将观察的东西量化，即使用数字来表示目标行为的大小、多少和强弱。在心理咨询与治疗中，行为反应的次数、持续时间、反应速度等都是测量常用的指标；对于一些主观、内隐的感受也可以按照来访者的主观估计来区分强度。

3. 可行性原则

心理咨询与治疗的目标应该是现实的。如果目标超出了来访者可能达到的水平，或超出了咨询师所能提供的条件等，那这个目标就没有可行性。咨询目标应该是在预期的来访期间能够达成的。要做到这一点，就需要综合考虑来访者的问题性质和程度、来访者已有的心理发展水平和潜力，以及环境条件和咨询师的条件等，将目标限制在这些条件允许达到的范围内。

4. 系统性原则

心理咨询与治疗的目标是多层次的：既有眼前目标，又有长远目标；既有特殊目标，又有一般目标；既有局部目标，又有整体目标。有效的目标应是多层次目标的协调统一。这就是心理咨询与治疗目标的系统性原则。

只重视眼前的局部目标，虽可促进来访者的变化，但其改变可能是个别的、局部的、表面的，或暂时的。只有把这些变化纳入一个更庞大的变化、发展系统之中，才能使来访者发生更大的、更根本的变化。

5. 积极原则

这一条容易被人忽视，但意义很大。目标的有效性，在于它是积极的，是符合人们发展需要的。有些目标的达成虽然能暂时解决来访者的问题，但却是一种消极的解决。

6. 双方均可接受原则

无论是咨询师还是来访者提出的目标，都要经双方讨论、认可。因为双方可能有不同的价值观，如果目标有悖于其中一方，则咨询效果会受影响。

（四）确立心理咨询与治疗目标时应注意的问题

1. 目标的确立者

在这一点上，不同学派之间是有争议的。一般来说，确立心理咨询与治疗目标的过程是需要咨访双方共同参与的。我们认为，在确立心理咨询与治疗目标的过程中，咨询师应起主导作用，同时也需要咨访双方的共同参与。

2. 来访者的期望和目标

在确立心理咨询与治疗目标的讨论中，需要慎重对待来访者的期望。处理得好，期望会成为改变的助力；处理不好，则可能失去这一宝贵的力量甚至可能产生阻力。处理的原则是，设法激起或保持住来访者的期望，并把来访者的期望转化成咨询目标，或把期望塑造得与目标一致。

3. 避免目标过高

过高的咨询目标有可能诱发焦虑情绪。为了避免出现这种问题，对过程性目标应详细加以讨论。因为过程性目标的连续性将有助于终极目标的实现，而过程性目标是"跳一跳，够得着"的。

4. 保持目标的弹性

虽然我们要求目标要尽量具体，但具体不等于不留余地。让目标有一定的弹性，留有回旋余地，是必要的。这就要求在进行和结束目标讨论时，不要把话说得太肯定、太绝对。否则，当遇到困难或发觉中途需要调整目标时，会使来访者产生受挫、失望的感觉。

5. 按照轻重缓急对目标进行分类

有些来访者只有一个治疗目标，而另一些来访者可能会有好几个治疗目标。如某位来访者要解决考试焦虑、学习无效率的问题，要解决和某一同学关系紧张的问题，还要解决社交能力方面的问题。此时，咨询师要帮来访者分出轻重缓急。如这位来访者后天就要参加一个重要的考试，很明显，咨询师首先要帮助他解决考试焦虑的问题。当咨询师无法对几个问题的紧迫性进行排序时，可以问来访者，哪个问题对他影响最大，他最迫切想解决的问题是哪一个，让来访者对问题的急迫性进行排序。

在治疗过程中，随着咨询师对来访者的了解逐渐深入，可能会对这些治疗目标重新进行排序，也可能引申出其他的目标。此时这个新出现的目标可能更为重要，往往会马上成为治疗的首要目标。

确定心理咨询的目标是整个咨询过程中一个阶段性的任务，下一节将会详细叙述在心理咨询过程中，不同阶段会有什么样的具体咨询目标。

知识点案例

　　本章导入案例分析： 目前已经有近 15 位来访者在吴婷的社区心理咨询室参加过心理咨询，其中一位已经接受了长达 12 次的咨询。在最后一次咨询中，吴婷询问这位来访者感觉自己都有哪些变化。来访者说自己一开始就希望每天不再失眠，现在失眠的症状得到了明显缓解。同时，之前由于工作上出现了失误，这位来访者一度认为自己不能胜任当前的工作，甚至开始怀疑自己的能力。但是通过咨询，来访者对自己更有信心了，对自己的能力也有了新的认识，意识到之前的工作失误并非只是自己能力的问题。可以看出，心理咨询与治疗不仅能改变不良的行为和思维，缓解不良情绪影响，还能重塑来访者的自我认识，探索并深入了解内在的自我。

第三节　心理咨询与治疗的过程

一、传统的心理咨询与治疗阶段

（一）心理咨询与治疗的初期阶段

　　在心理咨询与治疗的初期阶段，最主要的工作是信息收集、心理诊断、建立信任这几个步骤，下面也将分阶段介绍。

1. 信息收集

　　在信息收集阶段，主要任务就是深入收集与来访者及其问题有关的资料。一般说来，咨询师收集到的资料越多，对于下一阶段所要进行的心理诊断就越有利；咨询师所收集的信息越全面，评价越中肯，他们的信息反馈就越准确，提出的建议也就越具有针对性。但是，心理门诊时间有限，不可能做非常详尽的个案收集。因此要在有限的时间内，最大限度地扩展来自对方的有关信息。信息收集可以从以下几个方面来考虑。

　　（1）过去、现在与未来。

　　通过了解来访者过去的经历，可以得知他发展至今的概况；了解来访者的现状，有助于获得他对自己和自身问题的理解及看法等有效信息；而了解来访者对未来的看法和打算，可以更进一步认清他对自己、对他人及对周围世界的看法，并对他现在的烦恼与困惑的产生背景和原因有进一步的理解。对来访者过去、现在和未来的了解往往可以构成一幅连续的图景，有助于了解对方是一个什么样的人以及他为何前来求助。

　　（2）内在与外在。

　　在咨询中，既要了解来访者的个人内在信息，又要了解其在与人相处时的外在信息。来访者的个人内在信息大致包括：第一，他对现实的认识；第二，他的内在冲突以及处理这些冲突的方式；第三，他是什么样的人，他认为自己是什么样的人，他希望在别人眼中他是什么样的人；第四，他有什么样的价值观和期待。

来访者的外在信息则包括：第一，他的人际关系如何；第二，他与他人交往的动力是什么；第三，他对于自己的人际交往是否满意等。

（3）思维与情绪。

咨询时应注意来访者对他自身、他人及有关事件的看法，以及由此而引发的情绪活动。对思维与情绪的认识有助于了解思维与情绪之间的交互作用，以及在治疗过程中常常出现的理智与情绪不协调甚至对立的情况。

（4）思维与行为。

咨询时应注意来访者对现实的理解和看法，注意他怎样处世待人，怎样处理自身所遇到的各种问题，注意他在出现心理矛盾和冲突时，采取了什么样的防范、应急措施，以及他对自己的处理方式的看法。这有助于了解对方，有助于了解其思维与行为之间的联系，并可预测其今后对同类问题的反应。

当然，除了言语信息外，行为等非言语信息也能传递来访者的思维、情绪等。因此，咨询师应该认真观察来访者在咨询室中的行为，与自己的互动，以及来访者对自己所提出的要求的反应，这些非言语信息能够从另一个方面反映出来访者对咨访关系的态度以及来访者的性格。

咨询师在这一阶段还应具有敏锐的洞察力，能够在来访者提出的较为复杂的人物及事件中找到必要的线索。有时来访者急于说出自己的苦恼与问题，一时表达零乱而无头绪，咨询师可以帮助他从中选择一件事先讲，然后再说另一件事；或先了解其主要的治疗目的，然后帮助他围绕着这一目的展开话题。

2. 心理诊断

心理诊断的任务，主要是对来访者的问题及背后的原因进行分析和确认。此外，是否接受来访者并对其开展咨询与治疗，也是咨询师在这一阶段要确定下来的。心理诊断主要包括以下四个方面。

（1）症状。

来访者的问题会呈现出各种形式，主要分为两大类。一类是通用的诊断类别中所包括的症状，包括有精神病的症状，这属于精神病学范畴，咨询师一般要注意区分；还可能是某些神经症症状，如抑郁、焦虑、恐惧症、强迫动作或强迫观念；也可能是性行为障碍等。另一类是无法归到某种症状里的一些问题，如适应不良、愤怒情绪、犹豫不决、过于敏感、负疚感、受挫感、内心矛盾冲突、效率低下、人际交往问题等。目前，我国最常见的心理问题是神经症，包括焦虑症、强迫症、恐惧症等，约占接受咨询与治疗人数的30%～50%（沈逸明等，2006）。

（2）来访者的筛选。

对来访者的筛选，主要应考虑两方面：一个是来访者是否适合进行心理治疗，另一个是咨询师是否适合对该来访者进行心理治疗。

针对来访者是否适合进行心理治疗这一点，咨询师要注意不是所有的来访者（除精神病人之外）都适宜做心理治疗。换句话说，有些来访者的个人因素会影响治疗过程，使治疗难以取得积极的结果。来访者是否适宜做心理治疗这一工作也应在心理诊断阶段进行确认，要对来访者的心理准备程度进行评估，主要包括以下几方面：

第一，对自身问题的态度。越是勇于承担责任的人，越适合心理咨询。以不同方式表示自己想学习新的看待问题、处理问题的方式的人，比那些一味推卸责任的人更容易从心理咨询中获益。

第二，治疗动机。在分析来访者前来咨询的动机时，首先要区分来访者是否有意愿改变自己，从而解决问题。那些愿意付出努力以改善目前状况的人，比那些不愿改变自己的行为，一心只想早日渡过难关的人更适合进行心理咨询。有些来访者虽然想改变目前的状况等，却不打算做出任何改变自己认知、思维、情绪或行为的努力。在这种情况下，若咨询师经过一番努力，对方仍坚持其看法，则宜中断对对方的治疗。其次，要区分来访者的改变动机是来自内部还是外部，发自内心想改变自己的人比起那些迫于外力才想改变的人更适合心理咨询。

第三，有无良好的社会支持。如果来访者有良好的外部支持，拥有关心、爱护自己的人，那么在咨询中进步就较快，否则，进步就比较慢。家人的支持和陪伴，有时是支持来访者完成咨询的重要动力。

第四，对症状的反应方式。那些对症状表现出苦恼、焦虑和恐惧的人，比起那些采取饮鸩止渴方法解决问题的人，更容易获得咨询师的帮助。那些将自己的表现（症状）当作引起他人注意的手段，或用症状诱导他人产生内疚感的人，通常不适合进行心理咨询。

第五，交流的能力。由于咨询大部分需要语言沟通，所以那些能够较清楚、明白地表达自己的问题，能很好地领会咨询师的话，并随之采取行动的人，较适合参加心理咨询。从这个角度来说，处于严重抑郁、愤怒、退缩状态的人，有明显幻觉、妄想、记忆力及注意力障碍的人，有语言障碍的人，以及极度沉默寡言的人，不太适合参加心理咨询。

第六，来访者是否适合治疗师选用的疗法。某些心理疗法对来访者有一定的要求，如对某些采用心理分析、认知改变疗法的咨询师来说，文化水平极低，不善于观察自身体验及没有一定领悟能力的人不宜做治疗对象。此外，对某种疗法采取不信任态度的来访者也不宜成为以采用此疗法为主的咨询师的治疗对象。

不过，在决定谁是理想咨询对象时，一定要谨慎从事。有的人一开始并不适合心理咨询，但经过一定时间，通过双方的努力，就可顺利地接受心理咨询。有的人开始时需要到其他机构接受专门的帮助，例如精神疾病患者在接受治疗后进入了康复期等，之后，他们又有可能成为理想的咨询对象。

针对咨询师是否适合对该来访者进行心理治疗这一点，咨询师应该注意到，咨询的成功与否，不仅仅取决于咨询师，也不仅仅取决于来访者，而是取决于双方的相互配合。很多咨询师有这样的认知偏差，即认为自己有能力为每一个到咨询室来的人提供有效的帮助。实际上这种想法不但对来访者无益，甚至可能对来访者和咨询师造成伤害。如果咨询师发现来访者不适合接受咨询，或者不适合由自己来为他进行咨询与治疗，那么应该尽快结束咨询或者将来访者转介至其他适合的咨询师处。否则，勉强继续治疗，治疗的效果难以保障。

一般说来，咨询师自身的人格越完善，他们对各种各样的人和形形色色的问题也就越敏感，也就越有可能给来访者提供有效帮助。因此，对咨询师来说，要更好地帮助他人，就需要不断地完善自己。

因此，咨询师应对每一位来访者进行慎重筛选，这既有专业上的考虑，也有伦理方面的原因。从专业角度说，只有筛选合适的来访者，才有可能使咨询获得成效。从伦理角度说，如果将不适合自己咨询的来访者留下来，不让他到更适合他的咨询师那里去，这实际上也耽误了来访者，剥夺了他获得进步的机会。

知识点案例[①]

莫刚是一位大三的男生，大约半年前，看了一部二战时期的电影，看到日本士兵在一个孤岛上杀当地居民并吃人肉。他当时感到非常恐怖，想不通人为什么会吃同类，都没看完就把电影给关了。可是电影里的镜头反复在他的脑海里浮现，很可怕，让他很难受。一次他在街上走，无意中看到一张宣传有关"艾滋病"防治的图片，那个又黑又瘦的非洲小孩的形象老是出现在他脑海里，他心里有一种很强烈的厌恶感，努力不去想，但做不到。从那以后，凡是恐怖的视频、图片或有死人之类的报道他都不敢看。看到有肉菜的时候，莫刚都不由会想这是不是人肉或人的心脏。家里人烧的肉菜他也不敢放心吃，怕吃的是人肉，这些想法让他备受煎熬。

莫刚从小就受"与人为善"的家庭教育，平时他喜欢看一些儒家的书，做事严谨仔细，一丝不苟，每次考试要争第一，追求完美，不能容忍自己有一点杂念。同时对社会上的很多事情看不惯，但又感到社会现实与他的理想有太大的差距。

他喜欢反复掰自己的手指关节，一定要掰得很响，一天要掰数十次，不掰就难受；做作业要反复检查，特别是做选择题，心里明知选好了A，但就是不放心，生怕选的是B，要反复核对，一门考试下来，人感到特别累，题目经常做不完。

看到剪刀他也会很紧张，并不是怕剪刀本身，而是因为他心中会突然冒出一种"要拿剪刀扎人的冲动"，站在高楼上时也会突然冒出"跳下去"的念头。他肯定不会真的那样做，但这些想法太恐怖了，他无法控制它们。他也曾想过一些办法，但没有用。

莫刚觉得很痛苦，因为他觉得自己和别人很不一样。有时他会想干脆一死了之，但又害怕父母伤心难过。于是他来到心理咨询机构求助。

思考问题：

问题1：作为莫刚的咨询师，你觉得莫刚的主要症状有哪些？

问题2：从求助动机、应对方式等方面来看，莫刚是否适合接受心理咨询与治疗？

（3）信息反馈。

在信息反馈阶段，咨询师要与来访者一起探讨有关信息。此阶段的目的是将信息反馈给来访者，使信息得到证实或肯定，并使来访者能够做出进一步的决定，考虑是否继

---

① 本案例根据作者心理咨询临床实践案例改编而成，非真实案例。

续进行治疗。在反馈过程中应注意以下几点：

第一，信息反馈的方式。提供信息时要尽可能做到清楚、简明、具体而又谨慎。即不用套话，简单明了，避免用烦琐的形容词和类比。咨询师在谈话时应投入一种关切感，而又不至于惊动对方。

第二，信息反馈的内容。首先是优点和弱点。所反馈的问题可以既包括优点，也包括弱点。通常，较好的方法是从优点开始，以弱点结束。如果反过来做，来访者就会变得充满戒心，情绪低落，以致在讨论中忽略或不能领会问题的重要部分。另一种方法是关于优点和弱点的讨论交替进行。这里需要注意的是，不能过分强调来访者的优点，使来访者对自己的心理问题产生错误的认识，认为自己其实没什么大问题，从而降低其继续接受咨询的意愿。

其次是诱导性问题。咨询师可以诱导来访者在信息反馈过程中和信息反馈之后问些问题并给予直截了当的回答。有时，来访者会在咨询过程中提出一大堆问题，阻碍信息反馈的进行。在这种情况下，咨询师可以提醒来访者将问题留到本次咨询快结束时。

最后是建议。在把信息反馈给来访者之后，咨询师可以提出一些建议，大体包括以下几个方面：调整或维持咨询次数、咨询方式（个别、集体、婚姻、家庭心理咨询等）、咨询师，向来访者建议更适合他的干预措施；提醒来访者不要再到处求助，向他说明他的问题并不严重，在正常范围内，或是生长发育过程中必经的阶段；说明来访者的问题已不需要进一步处理，因为到目前为止来访者已经获得较好的内省力及足够的勇气，可以自己处理问题；建议来访者不再继续进行心理咨询，因为虽然来访者的问题依然存在，但他在心理上尚未做好准备。在对最后这类来访者提出建议时，要注意分寸。既不要让他觉得自己的问题毫无解决的希望，也不要让他觉得自己根本不需要咨询。咨询师应设法让他明白，他的问题是确实存在的，但目前时机尚不成熟，可在将来某个时候再来咨询。无论咨询师提出了哪种建议，都不应要求来访者在当天就做出决定。咨询师可以提请来访者对咨询过程中的反馈情况进行思考、分析，或与他人进行讨论。要注意的是，咨询师千万不要摆出高高在上、盛气凌人的姿态，同时也不能对自己的建议采取一副无所谓的态度。较为中和、务实的表达方式是："我认为我的建议是合理的，希望你认真考虑，不过，最终的决定权在你自己手里。"

（4）咨询协议的确立。

通过前三个步骤，双方都比开始时掌握了更多的信息。下一步骤就是如何把这些信息利用起来，在咨询师与来访者之间达成共识，确立咨询的协议。首先，要与来访者确定咨询的频度、每次咨询的持续时间、咨询的预约与取消的要求及方式、交费的有关问题等。其次，咨询师可以表达对来访者的角色期待。具体的做法应视咨询师、来访者以及特定情境而定。咨询师最好能向来访者简单说明一下，来访者的某种角色变化为什么有助于获得进步。再次，双方表明自己对此次咨询的期待。比如咨询师希望看到来访者对咨询能有所反应，这种反应包括开诚布公、为达到咨询的目标而努力、重视咨询、做好家庭作业、与别人相互讨论等。当然，来访者也可以把自己对咨询师的希望讲出来，比如，可以直截了当地告诉咨询师，哪些做法对自己有帮助，哪些根本不适用于自己。最后，确立咨询目标。当然，即使确立了咨询目标，随着具体咨询的开展，还可以对目标做出相应的调整。咨询师应不断对既定目标做评估，以便及时调整，从而适应来访者的发展。

3. 建立信任

由于信息收集和心理诊断是在治疗的最初阶段进行的，咨询师在收集信息的同时，还要努力建立起良好的治疗关系。绝大多数来访者是带着自身的问题前来的，因此往往非常敏感和易受伤害。咨询师对此应有足够的认识，并努力创造出某种能使来访者产生温暖和安全感的气氛。初见面时，咨询师应友善地与对方打招呼，尽可能起身迎接对方步入治疗室，并请对方入座，可向对方做自我介绍，然后开始转向了解对方个人情况方面的内容。此外，咨询师对对方谈话的耐心倾听，对对方所谈内容的真诚关注，对对方思维与情感活动的共情等，都是建立良好的治疗关系的必要条件。按照张日昇老师的观点，在咨询的初期阶段，咨询师应回避空洞的议论，回避对来访者的表扬和夸奖，回避过早的解释，回避早期的诊断，回避提问敏感的问题，回避对他人的辩护和责难。

在咨访双方的信任建立起来前，咨询师应该在语言和行为方面更加谨慎，避免给来访者留下不可靠、浮躁的印象。例如在提问时，要提出中肯的、有启发性的问题。在表述时表现得坦率和自信，并且在提问时尽可能准确地将问题表达具体。同时，在来访者叙述时，不随意打断来访者。如果觉察到和来访者之间可能存在某些信任问题，咨询师应努力弄清楚是在哪些方面缺乏信任，即时评估咨访双方的信任关系，进而有针对性地解决这个问题。

（二）心理咨询与治疗的中期阶段

这一阶段是心理咨询与治疗中的重要阶段，对咨询效果有着重要的作用。具体来说，在这一阶段，采用何种方法，来访者发生哪些变化，完全与来访者及其问题有关。在这一阶段，咨询师会通过领悟、支持、理解和行为指导等多种不同方式来帮助来访者解决其在认知和行为等方面的问题。同时，咨询师应该做好充分的心理准备，因为来访者的转变会在不断反复中前行，不要指望这种转变是一蹴而就的，要及时、适当地调整行动计划。在这一阶段，咨询师要明确以下两方面的问题。

1. 责任

责任问题是咨询师与来访者之间的一个典型的问题，在很多时候，尽管咨询师已经做出了努力，但依旧会出现此类问题。前来治疗的人往往容易把咨询师当作心理的建筑大师，认为咨询师的角色就是为他个人提供一种建筑蓝图，即告诉他，他是谁，他的问题是什么，他应该怎样解决这个问题，何时应向前、下一步要做什么等。即使是很有经验的咨询师，也常常在不知不觉之中扮演起这种角色来。在这种情况下，咨询师往往不仅在解决来访者的问题方面承担职责，也在为来访者本身承担责任，似乎咨询师能为来访者的一生指引道路似的。咨询师要做的是，竭力抵抗住来访者的操作与诱惑，成为来访者在治疗过程中的管理者。如果有某些来访者确实想把其一生维系在咨询师身上，那么门诊式的心理咨询可能无法满足他的要求，他很可能需要更深入的治疗。

咨询师对待来访者的立场永远是：你来告诉我你是谁，你来告诉我你的问题，你来告诉我你希望怎样解决它，你来告诉我你准备什么时候采取什么方法解决它。要知道，咨询的基本假设是，上述问题的答案就在来访者身上。咨询师的任务不是越俎代庖地来回答这些问题，而是提供有利于来访者进步、成长的气氛与环境，使来访者获得必要的内省力来自行回答这些问题，并把问题解决之道付诸实践。换言之，咨询的总目标之一就是帮助来访者成为他自己的咨询师。

2. 领悟

咨询师要帮助来访者领悟。在这一阶段，咨询师往往可以帮助来访者重新审视自己内心之中与问题有关的内容，并帮助对方达到某种程度的领悟，使其更为清晰地看到自己的认知与情绪中存在的问题，从而更好地觉察与控制它们。这种领悟的第一个作用是可以使来访者问题严重程度降低，并使其在心理上真正强健起来。此时，也许来访者的问题仍然存在，但他已开始有所改变。帮助来访者进行内心的探索，使之得到某种领悟的第二个作用是可以为他改变其外显行为提供心理依据。这两点都有利于来访者的成长。

在帮助来访者领悟的过程中要注意以下几点：

第一，要让来访者将重点放在观察自己的内在问题上，而非去寻求外在的解决办法。

第二，咨询师可以做来访者的一面镜子。咨询师可以将来访者的一举一动反映出来，让来访者在行为上做出恰当的改变。但这样做往往并不能真切地反映实际情况，因为镜子上常常有"雾气"，将来访者不愿看到的那部分遮住。咨询师还可以通过表达自己的感受来让来访者了解他在与别人互动时，他的行为会引起什么样的反应。咨询师可以向来访者说出自己的情绪体验。比如说，"我很喜欢我们俩的交流方式"，或"我觉得生气"，"我很同情你"，等等。这样做的目的是让来访者明白，咨询师的反应可能就是别人的反应，从而让来访者知道按自己的意愿行事时，周围人的反应会是怎样的。在这一过程中，咨询师要尽量做到不盛气凌人，否则会让来访者感到不安、紧张，从而影响咨询的开展。

第三，咨询师可以通过给来访者指明某一事件或情境中积极、有益的方面，或通过真诚地表扬、鼓励和支持对方的好行为，来减轻对方的焦虑，使对方积极的行为得到强化。支持的方式在治疗过程中作用很大，但要注意的是，咨询师的基本出发点应当是立足于现实的。较好的表达方式是"让我们一起尽自己的最大努力试一试，万一发生什么事情，我们可以一起来想办法对付它"，而不是采用"我相信你一定可以的"这种保证式的语言。前者是更为现实可靠的，是以咨访关系作为现实保证的基础的，而不是把某件事直接与成败相联系。

（三）心理咨询与治疗的后期阶段

心理咨询与治疗的后期阶段，也就是其结束阶段。结束阶段的工作亦不容忽视，这一阶段的工作对治疗工作的质量亦有很大影响。在这一阶段，咨询师要向来访者指出他在治疗中已取得的成绩和进步，并向其指出还有哪些应注意的问题。咨询师可以传递给来访者类似这样的信息："你现在做得越来越好了，你自己也可以做到了。"咨询师还应帮助来访者重新回顾治疗要点，检查治疗目标实现的情况，进一步巩固治疗所取得的成果。如果有可能，还可将来访者在治疗中提高的对某一事物的认识扩展到其他事物，帮助来访者真正掌握治疗中习得的新东西，以便在结束咨访关系后仍可自己应付周围环境，自己做自己的咨询师。

1. 咨询结束的参考标准

咨询师可以依据来访者的具体情况，与来访者共同决定结束咨询的时间。关于咨询结束的标准，并没有特别严格的规定，但也有人提出了一些参考指标，以帮助咨询师更好地把握结束时间。如心理学家尼科尔斯（R. C. Nichols）等的"变化认知评定尺度"中就规定了四项指标：第一，来访者的症因、症状消解的程度；第二，来访者对自身行为的理解程度；第三，来访者对人生的思考、情绪变化的程度；第四，来访者对自身重要问题的认识变化程度。我国心理学家张日昇则认为当来访者出现下述症状时可选择结束咨询：第一，自我接纳，否定的自我概念逐渐被肯定的自我概念取代，理想的自我逐渐与现实本来的自我拉近；第二，接纳他人，来访者开始接纳现实本来的自我，随之也就能够接纳他人、理解他人；第三，症状缓和，咨询初期所提出的问题或症状得以解除、缓和或减轻，由此而引起往好的方面转变；第四，对将来的意向性增强，来访者的主要话题由初期的过去的痛苦经历、现在的困难处境，转向对将来的打算，但主要是看来访者具体的行动；第五，能接纳来自他人的评价，可以承受别人对自己正面或负面的评价，并且不会动摇对自身的认识；第六，对咨询师的客观态度，来访者与咨询师之间逐渐变成对等关系，咨询师也开始像在进行一般的社交谈话那样与来访者交谈。当然，咨询师并不一定要完全按照这些指标来评估咨询是否要结束，而可以根据自己的经验、来访者的状态、下一步的咨询是否还能对来访者有效等因素最终决定是否可以结束咨询。特别值得强调的是，咨询的结束不应该由咨询师单方面决定，而应注意与来访者协商。

2. 咨询结束阶段的操作方法

咨询师可以与来访者就咨询的时间、方法进行协商，一般来讲，应该循序渐进地结束咨询，如果突然停止，可能会导致来访者出现分离性焦虑的症状，甚至使咨询效果产生倒退，使此前取得的咨询成果付诸东流。

因此，在临近结束阶段，重温一下目标的本质是有很大益处的。这可以帮助来访者更加接近自己的目标，使他认清眼前的自己与所要达到的目标之间的距离，并较为顺利地走完剩下的路。咨询师可以通过提前告知来访者，或逐渐减少咨询频率等方法结束咨询。总之，要让来访者有一个心理准备，并且认识到"没有咨询师的帮助我也能很好地生活"。当然，虽然已经有了一定的心理准备，但在最后一次咨询时，来访者还是难免会产生失落感。由于咨询过程中强调彼此的共感协调关系和感情上的融洽交流，因而彼此产生一种恋恋不舍的情感也是很自然的。所以在告别的时候，咨询师对来访者说上一句"如果今后还有什么问题的话，请您随时再来"，或许能让来访者的失落感与无助感减少一些。

二、目前常应用的心理咨询与治疗阶段

（一）进入阶段

1. 建立咨访关系

咨询师与来访者必须建立起信任、真诚、接纳的咨访关系。这是心理咨询的起始点和基础，这种关系有助于咨询师真实了解来访者的情况，准确确定咨询目标并有效达到目标。对来访者而言，基于这种积极的关系，才会与咨询师积极合作，对心理咨询抱有热情和信心，从而有助于提升咨询效果。此外，这种积极的关系也给来访者提供了一种良好的人际关系的范例，使其能在咨询环境之外加以运用，提高人际交往的能力。在建立积极的咨访关系中，咨询师担负着重要责任。为此，要求咨询师做到以下几点：

（1）在初次会谈时，即向来寻求指导和帮助的来访者进行简明扼要的自我介绍，也可以用微笑或一个引导来访者坐下的手势等形式开始咨询。在简短的自我介绍后，可以允许有短暂的沉默，主要目的在于给来访者一个整理思绪的机会，使他从开始就能完整地表达自己。

（2）在初次会谈时，咨询师可以就咨询的性质、限度、角色、目标以及特殊关系等向对方进行解释。解释的内容包括时间的限制、会谈的次数、保密性、正常的期望等。如：每次会谈的时间有多长？会谈中应对咨询抱有什么样的期望？咨询师扮演什么角色？对方有哪些权利？对这些问题的说明，可以减少对方的困惑，缓解因此而引发的焦虑，也使对方对咨询效果有合理预期。

在初次会谈中，也有必要澄清保密性的问题。对咨询过程中必要的记录予以说明，对所谈内容和隐私权的保密与尊重做出肯定性承诺，以此消除来访者的戒备心理。

（3）对待来访者要热情有礼、耐心谨慎、得体大方。在第一次会谈时，来访者可能会比较紧张、局促，因此咨询师的态度很重要。热情有礼能够有效化解来访者的紧张情绪；而耐心谨慎则能够凸显出咨询师的专业性，让来访者更放心，从而愿意向咨询师打开心扉；得体大方的表现有助于迅速拉近咨询师和来访者的距离，降低来访者的焦虑水平。

2. 收集资料

收集资料主要在于收集与来访者有关的各种资料，通过会谈、观察、倾听、心理测验等方式，了解对方的基本情况及存在的心理问题。

（1）来访者的基本情况。

来访者的基本情况包括姓名、年龄、家庭及社会生活背景、自身的生活经历、兴趣爱好、学习生活近况及有无心理咨询经验等。通过对基本情况的了解，掌握其过去、现在等各方面的活动及生活方式。对来访者基本情况的掌握，有助于把握其主要心理问题。

（2）来访者的心理问题。

认清来访者的心理问题是分析诊断、确定心理咨询目标的基础。了解主要问题，一般比收集基本情况要复杂得多，因为来访者一般心存顾虑，往往不愿直截了当地把其面临的心理问题如实暴露出来，或是他们自己也弄不清问题的实质，只是感到困扰，希望改变现状。需要了解的心理问题涉及多方面，咨询师要通过收集有关资料弄清心理问题的性质、心理问题持续的时间及产生心理问题的原因。

3. 做出接案决定

在初步确定来访者心理问题的性质——是属于学习问题、人际问题，还是其他方面的问题，是属于发展性问题、适应性问题，还是障碍性问题后，咨询师要对是否可以为来访者提供咨询做出判断。

同时，咨询师也要根据自己的资质、能力和擅长决定是否为来访者开展正式咨询。一位擅长解决青少年学习障碍问题的咨询师，在面对夫妻情感问题时，未必能够取得良好的咨询效果。

4. 完成咨询设置

咨询师要和来访者就咨询的时间、收费、预约、流程和回访等设置达成一致，并将这些达成共识的设置落实到纸质的咨询协议中。时间设置包括单次咨询的时长、咨询的频率以及咨询的疗程；收费设置包括单次咨询的收费价格、收费方式等；预约设置是来访者提前多长时间与咨询助理预约，如遇特殊情况如何及时取消预约等；流程设置包括在咨询过程中咨询师和来访者可以或不可以出现的行为，如是否可以吸烟等；回访设置则是在咨询结束后的一段时间后，邀请来访者谈论一下咨询的效果如何。

保密也是咨询中的一项重要设置，咨询师要在第一次咨询时向来访者详细说明保密原则，以及保密突破原则。在确认来访者明确了解保密原则后，在咨询协议中加入相应的保密规定。

（二）问题探究阶段

1. 稳固咨访关系

在咨询的早期阶段要保持积极的咨访关系，主要通过强调热情、尊重、真诚、共情和积极关注的咨询态度等来稳固咨访关系。

2. 进一步收集资料

除了来访者的基本资料外，为了咨询能够顺利开展，咨询时还需要更加全面地了解来访者。

来访者过去的经历可能隐藏了来访者当前心理问题的诱因。如有必要，可以从来访者婴儿期开始了解，例如母亲怀孕时的身体状况、服药情况，以及出生时的体重等；儿童期什么时候开始说话、行走，童年期是否有特殊的、记忆十分深刻的事情，童年的身体状况，以及童年期父母的关系如何等；青少年时期家庭、学校和社会的教育情况，有无严重的挫折感，是否患有严重疾病，性萌动的时间和当时的想法等。

同时，需要对来访者的精神状态、身体状态和社会工作/社会交往的情况进行了解，例如，感知觉、记忆、思维、人格稳定性、躯体感受、工作动机等。

3. 界定和理解问题

在界定和理解来访者的心理问题时可以从以下几个方面着手：

首先，明确心理问题的类型以及性质。考虑心理咨询的适应性对于心理咨询的实施是十分必要的。这是因为有些问题不是一般心理咨询能解决的。若属于器质性疾病，则应及时介绍到医院就诊；若属于精神疾病，如精神分裂症、重度抑郁以及双相情感障碍，则应及时转送到精神病院接受治疗。

其次，分析问题的严重程度。心理咨询的来访者有的存在适应性问题，有的存在发展性问题。虽然这两类来访者的心理状态都是正常的，但仍然有程度上的差别。前者在学习、生活等方面出现了心理上的不适应，可通过个别咨询等方式予以必要的心理行为指导。而后者可能并未对自身的心理问题产生自觉的意识，因此，可以通过心理咨询讲座、课程等方式，予以直接的指导与训练，强化其心理素质。

最后，确定心理问题产生的原因。寻找原因是诊断来访者心理问题的重要组成部分。造成来访者心理问题的原因是多方面的，需要从两个不同侧面入手，即一般原因分析和深层原因分析。其中一般原因分析就是针对心理问题形成的生物学因素和心理社会因素进行全方位的探究。

4. 协助来访者进行自我探索

不同的心理咨询理论和方法，往往从不同的角度寻找并发现心理问题的根源。如精神分析理论重视从无意识的矛盾冲突、幼年生活经历中寻找根源；行为主义理论重视对行为的分析，力求发现原因；认知理论认为不良情绪、反应是认知错误造成的，来访者的非理性认知是其心理问题产生的原因；人本主义理论认为人都有自尊、成就、自我实现的心理需要，而造成心理失调的原因是人的基本需要不能得到满足，从而自我意识发生扭曲、内在潜能发挥不出。如果能够把握住心理问题产生的深层原因，则将为心理问题的解决奠定最重要的基础。咨询师可以根据不同流派的理论帮助来访者更深入地探究自己的心理问题的成因。

另外，来访者在探索的过程中，会对自我产生全新的认识，这对完善自我人格能够起到重要的作用。

（三）目标与咨询方案探讨阶段

1. 协商目标

咨询师在和来访者协商咨询目标时，可以依据以下思路来进行，这样有助于形成更加明确、可实现的咨询目标。

首先，明确来访者想要解决的问题。有时候来访者能够直接明确地告知咨询师自己的困惑是什么，希望得到什么样的帮助。但有时来访者会保持沉默，或者闪烁其词，或者不清楚自己到底想要得到怎样的帮助。这时咨询师需要给予一定的引导，以便咨询可以顺利进行。例如，来访者沉默时，咨询师可以问："你希望我怎么来帮助你呢？"

其次，根据来访者的表述，进一步厘清问题的脉络。只有了解了心理问题发生的原因、背景、发展过程及影响因素，咨询师才能制定有针对性的咨询方案。咨询师可以询问事情的来龙去脉，比如："你能告诉我事情是怎么发生的吗？"（起因）"你能谈谈为什么你和父母会吵架吗？"（原因）"事情是怎么一步一步发展到今天的？"（过程）"在此期间，你采取过哪些调整方法，比如去医院看病，去心理咨询或找朋友倾诉？"（了解已采取了哪些办法）"你说自己接受过咨询，那之前的咨询师都帮到你了吗？"

再次，按照来访者的言行，明确来访者的真实想法。咨询师可以进一步澄清求助者的真实思想和情感，从而帮助求助者更加了解自己。咨询师点出求助者所遇问题的关键和现在最矛盾的心理，可以使求助者模糊不清、杂乱无章的问题变得清晰、简洁起来。

最后，探讨来访者问题的深层原因。心理问题的原因是复杂的，是生理、心理和社会因素交互作用的结果。它们可能是横向交织在一起，也可能是纵向发展的，现在的问题是由过去的创伤引起的。外在的表现可能只是深层原因的表象，只有发现真正的原因，才能使来访者彻底发生改变。

根据来访者的心理问题，咨询师可以与来访者协商解决主要的问题，也就是来访者最关心、最受困扰、最需要解决的问题。有时，来访者想要解决的问题可能不止一个，此时咨询师可以从诸多问题中选择一个最根源的问题作为咨询的目标，或者让来访者给问题排序，选择排序第一的问题作为咨询目标。

2. 制定咨询方案

咨询方案一般应该包括以下几点：

（1）咨询目标。

咨询师与来访者协商一致的咨询目标，可以包括终极目标和阶段性目标。

（2）双方各自的责任、权利和义务。

来访者的责任、权利和义务：

①责任。

a. 向咨询师提供与心理问题有关的真实资料；

b. 积极主动地与咨询师一起探索解决问题的方法；

c. 完成双方商定的作业。

②权利。

a. 有权利了解咨询师的受训背景和执业资格；

b. 有权利了解咨询的具体方法、过程和原理；

c. 有权利选择或更换合适的咨询师；

d. 有权利提出转介或中止咨询；

e. 对咨询方案的内容有知情权、协商权和选择权。

③义务。

a. 遵守咨询机构的相关规定；

b. 遵守和执行商定好的咨询方案各方面的内容；

c. 尊重咨询师，遵守预约时间，如有特殊情况提前告知咨询师。

咨询师的责任、权利和义务：

①责任。

a. 遵守职业道德，遵守国家有关的法律法规；

b. 帮助来访者解决心理问题；

c. 严格遵守保密原则，并说明保密例外。

②权利。

a. 有权利了解与来访者心理问题有关的个人资料；

b. 有权利选择合适的来访者；

c. 本着对来访者负责的态度，有权利提出转介或中止咨询。

③义务。

a. 向来访者介绍自己的受训背景，出示营业执照和执业资格等相关证件；

b. 遵守咨询机构的有关规定；

c. 遵守和执行商定好的咨询方案各方面的内容；

d. 尊重来访者，遵守预约时间，如有特殊情况提前告知来访者。

（3）咨询次数与时间安排。

一般每周 1~2 次，每次 50 分钟左右。

（4）具体的咨询方法、过程。

咨询师将采用的理论、咨询技术和大致的咨询计划等。

（5）咨询效果的评估手段。

在咨询结束时，采用何种方式评估咨询的效果是否达到了预期。

（四）行动与转变阶段

1. 实施咨询与治疗方案

在制定好详细的咨询与治疗方案后，可以使用参与性技术和影响性技术。（在后续的章节中会详细介绍参与性技术和影响性技术的使用方式，这里就不一一赘述了。）咨询师也可以使用自己擅长的理论流派中独有的咨询技术为来访者开展咨询与治疗。如精神分析流派的咨询师可以通过释梦等方式为来访者解读潜意识中被压抑的部分，使用箱庭疗法的咨询师则可以借助沙盘、沙具等工具为来访者开展治疗。

2. 治疗：内部探索

人是有价值和尊严的，要相信人是理性的和有责任感的，能够掌握自己的命运，能够融洽地与他人保持一定的合作。在咨询过程中，来访者不仅仅要改变不良的思想和行为，更应该认识到自身的价值，正视自己。人性观是积极和乐观的，人的未来发展也应当是积极、向上的。人们会通过不断评价自己的过去来调整自己的现在和将来的发展，因此在心理治疗过程中根本没必要考虑如何控制咨询，而是要创造一个良好的环境，以协助来访者，让来访者的内在能力与潜能得到充分发挥。

在内部探索阶段，咨询师要营造良好的氛围，发展并建立咨访关系，鼓励来访者讲述自己的故事，帮助来访者澄清自己的想法和情感，促进情感唤醒，并且了解来访者的主要问题。内部探索阶段的主要咨询技术包括非言语会谈技术、重述、开放式提问、情感反映、情感表露等。内部探索阶段之所以重要，是因为它能够促进治疗关系的发展，并且给来访者探索自身问题的机会，为咨询师提供了解来访者的机会，以及评估自己所能提供的帮助的机会。内部探索阶段也为其他阶段的工作打下了基础，便于后续阶段工作的开展。

3. 咨询：行为改变

来访者经过内部探索并获得领悟之后，已经准备好进入行为改变阶段了。在这一阶段，咨询师和来访者合作，共同探索改变的想法、改变的可能性和改变的不同方法，咨询师协助来访者计划如何改变。这一阶段的主要目标就是让来访者探索新的行为模式，并且决定改变已有的模式。咨询师通过咨询与治疗，为来访者的行为改变提供反馈，协助来访者重新评价并调整行为改变计划。在此阶段，咨询师的角色是教练、支持者、信息提供者以及顾问，所使用的主要技术包括提供反馈、过程建议、直接指导、行为演练、策略表露等。

（五）评估与结束阶段

1. 评估咨询与治疗效果

（1）评估的时间点。

心理咨询不一定要到结束的时候才评估效果，在咨询的过程中也应当不断总结、及时调整。不过，咨询结束后对整个咨询进行评价是最为准确，也是最重要的。

（2）评估的维度。

咨询与治疗效果评估可以从几个维度来进行：

第一，来访者对咨询效果的自我评估。比如，来访者认为自己原来害怕的事物现在不再害怕了，对自己的认可度提高了，等等。

第二，来访者社会生活或社交状况发生了明显的改变。比如，开始正常上班、上学，与人交往、相处状况得到改善，工作、学习效率得到提高，等等。

第三，来访者周围人特别是家人、朋友和同事对来访者改善状况的评定。比如，与家人、朋友的交流更加顺畅，不再经常出现情绪失控的情况。

第四，来访者咨询前后心理测量结果的比较。比如某些心理症状量表的分数得到提升。

第五，咨询师的评价。根据咨询师的观察，来访者在情绪、认知和社会交往等方面有进步，自我评价更积极，等等。

需要说明的是，评估的内容应以咨询目标为主。

（3）咨询效果的全程性分析。

一个完整的咨询过程是由一系列独立的单次咨询组成的。因此，在评估咨询效果时，应当既对单次咨询的效果进行评估，也对各次咨询间的关联性进行评估，要保证这两方面都取得了良好的效果。

2. 完成离别

（1）确定咨询结束的时间。

在逐步实现咨询目标后，即可开始考虑结束咨询。可以按照咨询方案中预设的结束时间结束，也可以根据来访者的实际感受和需要、咨询师的经验来决定。一般在最后的两次咨询开始进入结束阶段。

（2）带领来访者回顾和总结。

在咨询的结束阶段，咨询师应当和来访者一同回顾整个咨询过程，结合所有的资料、咨询目标和咨询方案，与来访者一起做一次全面的总结。回顾和总结可以让来访者对自己有更清晰的认识，可以站在另一个角度看待自己的问题。在总结时，一定要总结咨询所取得的效果，让来访者对自己充满信心；要肯定来访者在咨询过程中取得的成果和付出的努力，强化其正向思维和正确行为，帮助其独立地返回社会生活。

（3）帮助来访者使用所学的知识、方法。

心理咨询的本质是"助人自助"。咨询师要帮助来访者提高自知、自控、自我行动的能力，把咨询中获得的知识、方法运用到日常生活中，实现知识与能力的迁移，举一反三，自己学会有效地解决所遇到的各种心理问题和人生课题，逐渐走向成熟。

（4）帮助来访者接受离别。

咨询师可以根据来访者的情况和咨询进展，采取逐渐结束的方法，渐渐缩短咨询时间，加长咨询间隔，慢慢地减少来访者的依赖感，在不知不觉中完成离别；也可以明确停止日期，但必须提前通知对方，使其心理上有所准备。

3. 整理资料

结束阶段的资料整理，主要是对咨询案例记录进行整理。咨询案例记录一般包括每一次咨询的记录、阶段性的小结以及咨询结束后的咨询总结三类。整理资料一般包括以下内容：来访者的一般背景资料、参加咨询的原因、主要症状、家庭关系、人际关系、个人成长史、个人情绪、人格特点、自我评价、既往病史和家族病史、心理测试结果、咨询师对来访者的印象、诊断与评估意见、咨询方案、咨询各阶段和结束后的效果评估。

──────◀ 本章小结 ▶──────

了解心理咨询与治疗的设置，可以让我们从时间、场地、收费、流程和保密等方面合理地安排心理咨询，最大限度地保证咨询效果不受外界因素的干扰。因此，心理咨询与治疗的设置决定了心理咨询的专业化水平。心理咨询与治疗目标的确立是非常必要的，它直接影响整个咨询的导向和咨询结果，所以确立一个切实可行又与来访者相匹配的目标是非常重要的。心理咨询与治疗的过程一般分为三个阶段：初期阶段（心理诊断阶段）、中期阶段（心理治疗阶段）和后期阶段（结束阶段）。清楚地了解心理咨询与治疗的整个过程，以及过程中每个阶段的目标、注意事项、原则、方法等内容，可以帮助咨询师更好地掌握整个咨询过程，也会使咨询取得良好效果。

──────◀ 课后思考 ▶──────

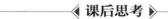

1. 心理咨询与治疗的设置有哪些？
2. 心理咨询与治疗的目标应该如何确立？
3. 心理咨询与治疗的过程可分为几个阶段，每个阶段的主要工作有哪些？
4. 谈谈你对心理咨询与治疗阶段划分的看法。
5. 心理诊断时可以从哪些方面判断来访者是否适合接受咨询？

─────◀ **专业育人专栏-9** ▶─────

"心共勉"

古之立大事者，不惟有超世之才，亦必有坚忍不拔之志。

——苏轼

课程启示：

自我成长与专业发展专题思考：目标、职业与程序

问题	个人思考	自我成长启示	专业发展启示
目标确立的作用			
现代职业程序的理解			
关于问题分析的关键			

第十章

心理咨询与治疗的基本技能

心理咨询各学派所使用的具体技术不尽相同，可以说是各有侧重点，但对每一位咨询师来说，熟练掌握心理咨询与治疗的基本技能，都是必要且重要的。"不积跬步，无以至千里；不积小流，无以成江海。"无论是哪个学派取向的咨询师，都必须正确地理解和使用这些基本技能，才能更顺利地开展咨询工作，并取得良好的咨询效果。本章前两节重点介绍心理咨询与治疗的会谈、观察和评估技术，第三节对不同流派的个案概念化技术进行细致深入的讲解。

学习目标

1. 通过课程讲解，认识和理解心理咨询与治疗过程中基本技能的内容和重要性，熟悉各种专业技术的操作方式与注意事项。
2. 通过课程实践，掌握基本的会谈、观察和评估技术，以及不同流派取向的个案概念化技术，能够依据来访者情况和自身取向进行综合性评估和个案概念化，并据此制定有效的治疗方案和指导咨询实践工作。
3. 通过课程应用，将知识理解转化为实践应用，在实践中不断检验和提升助人技能，夯实自身职业发展基础。

导入案例①

林君，女，26岁，某医科大学应用心理学硕士毕业，硕士学习期间一直从事临床与咨询心理学方向的研究，但尚未开展过咨询实践。近期入职某师范类高校心理咨询中心，任专职心理健康教育教师，因学校要求专职老师兼任心理咨询中心咨询师，林君打算开始接自己的第一个个案，但她对自己的咨询基本技能并不自信。

（一个月之后）林君已经与她的第一个来访者顺利进行了四次正式的心理咨询。来访者每次来都会谈及不同的话题，有时讲述的是和男朋友日常相处中的困扰，有时是学业压力下的焦虑问题。林君感觉这些话题看似独立，但彼此间似乎有着某种联系，但林君并不确定是什么，不知道该如何整合这些信息来理解来访者……

---

① 本案例根据作者心理咨询临床实践案例改编而成，非真实案例。

思考问题：

问题1：在初次面谈之前，林君应该在哪些方面做好准备？

问题2：在正式咨询中，林君要如何与来访者开展工作？

问题3：林君可以如何进行个案概念化？

案例分析：

问题1：除了具备坚实的专业理论基础，扮演好咨询师专业助人角色外，林君还应掌握好基本的咨询技能，其中包括但不限于以下这些：提前准备和熟悉摄入性会谈提纲和精神状态检查表格，对首次面谈中需要收集的信息有清晰的认知；了解和学习基本的诊断和危机评估方法，对咨询中应该观察和评估的内容以及可采用的技术有一定的熟悉等。

问题2：林君在咨询中可以主要采用会谈法，并结合咨询当下的话语情境和来访者的个性特征来采用不同的参与性或影响性技术，例如，鼓励来访者的情绪表达、共情来访者对于学业的紧张、澄清来访者在亲密关系中的相处模式，并解释其背后的需求与信念等。

问题3：由于不同学派取向的个案概念化理念和采用的框架是不同的，因此林君首先要结合自身的受训背景、个性特征以及来访者本身的主诉和问题性质等方面来选择合适的个案概念化方法，并采用相应的技术对来访者的资料进行整理，以形成对来访者系统性的理解。

第一节　会谈与观察技术

会谈法是心理咨询与治疗中最主要的方法，而观察技术更是贯穿会谈过程的始终，本节将对首次咨询时涉及的重要会谈和观察技术进行介绍。

一、摄入性会谈

（一）定义和实施要点

1. 定义

摄入性会谈是指心理咨询与治疗的初始会谈阶段，咨询师为获取评估来访者状况所需的临床资料而采用的一种会谈方式。收集的资料一般包括来访者的客观背景、健康状况、工作和生活状况等，还包括来访者在会谈过程中展现出的当前状态、前来咨询的大致原因、对于咨询的感受和疑问等。

2. 实施要点

（1）对来访者所述内容进行鉴别。

有时来访者对其情绪体验或想法的描述可能会有夸张的成分，咨询师需要通过具体化的技术来澄清，这对于来访者状况的评估和后续咨询起着重要作用。

（2）始终保持耐心倾听和中立的态度。

在摄入性会谈中，咨询师应做到全神贯注地倾听，在倾听中思考和仔细判断，避免使用指责批判性的语言阻止或扭曲来访者的谈话，避免讨论与咨询内容无关的题外话。

（3）使用恰当的提问方法以促进来访者更有效地表达。

在会谈中，咨询师应当依据谈话目标收集资料的性质和内容来灵活调整提问的方式，如在需要获得特定信息时，采用封闭式提问，而在需要了解详细情况时，采用开放式或半开放式提问。

（二）基本步骤

1. 准备开始会谈

在首次会谈之前，需要做的准备工作之一是阅读与来访者有关的文档，在脑海中为来访者建立档案，包括年龄、民族、家庭成员、主诉、诊断、心理测验结果等，并试着预测会谈中的重要问题，思考如何处理。此外，检查会谈的环境是否适宜也是一项必要的准备工作。

2. 建立咨访关系

咨询师与来访者之间的关系，也称咨访关系，是心理咨询与治疗中的关键性起效因子，应当从初始会谈时就开始逐渐建立。积极的咨访关系被理解为咨询师和来访者之间的关系特别和谐。以下因素有助于在初始会谈中建立和谐关系。

（1）营造温暖、放松的氛围，给予来访者充分的尊重。

首先，与来访者确认合适的称呼。话术可以是："您好，我是这里的心理咨询师，我怎么称呼您比较合适？"其次，在解释了保密原则后，可以对咨询过程进行简短的说明，其意义在于帮助来访者放松。例如："这是我们的第一次会谈，主要目的是促进我们双方的相互了解，我希望能理解困扰你的事情，而你会体验到心理咨询是如何工作的，以及你是否对这种方式感到舒适。任何时候，如果你有问题，都可以说出来。"另外，专注而有支持力的目光、微微前倾的身体姿势等非语言信号也能够让来访者感受到温暖，并在初始会谈中逐渐放松下来。

（2）评估来访者对咨询的期待，化解其可能的担忧。

大多数来访者对心理咨询与治疗的接触并不多。一方面，他们对于心理咨询的期望、角色定位是不清晰的，咨询师需要直接且真诚地与来访者澄清；另一方面，他们对于在咨询中应如何表现、咨询师的态度如何较为担心，咨询师应尽早表达合作关系，为来访者提供支持和安慰，以便缓解来访者的担忧和紧张，引导来访者表达，促进会谈的顺利有效开展。

3. 确定会谈范围

初始会谈根据谈话的目标进行，咨询师要善于从谈话过程中确定会谈的内容与范围。主要可以依据以下几个方面：

（1）来访者的主诉。

例如，有时来访者会直接说："哪怕有很多要做的事情，我也总是拖到最后一刻才开始做。""我的女朋友要和我分手，我感到很痛苦。"根据来访者自述的这些内容，咨询师可以将谈话的大体内容确定为学业和恋爱方面的问题。

（2）咨询师在会谈中观察到的疑点。

这些疑点包括来访者的行为举止、精神状态以及认知信念等。比如，有时我们会发现，来访者讲述的是令人悲伤的事情，但他面无表情，可能是采取了压抑的防御机制，将其应对方式纳入讨论有助于帮助其体验和处理内心深层次的议题。

（3）来访者的心理测评结果。

若在首次会谈前来访者进行过心理测评，如 SDS 抑郁自评量表或 SAS 焦虑自评量表，发现其得分较高，那么在会谈时咨询师就应当将了解来访者抑郁或焦虑的症状以及原因等作为会谈的主要内容，进一步评估来访者的心理状况。

（4）优先解决的问题。

很多时候来访者来到咨询室，带着不止一个问题，可能既有人际关系问题，又有学业焦虑。在这个时候，咨询师可以邀请来访者对所述问题进行排序，共同讨论应当优先解决的问题。咨询师可以引导来访者从问题对生活的影响程度、成功处理的可能性等方面来进行考虑。

4. 控制会谈方向

咨询师不仅需要紧扣会谈的目标和内容范围，也需要掌握转换话题的技巧，以控制来访者所叙述内容的方向。这样一方面能够突出咨询的重点、提高效率，另一方面也有助于增强来访者对心理咨询的信心。最常用的方法是释义法，即在适当重复和简单解释来访者话语的基础上自然地提出另一个问题。也可以从当前话题引申出新的话题，此即引导法，或是利用情感的反射作用，有意识地激一下来访者，使其将话题转向某类问题。此外，根据来访者的需要，也可以在会谈中暂时休止一下，之后再由咨询师提出新问题，使会谈紧扣目标和内容范围。

5. 归纳会谈内容

在摄入性会谈中，咨询师可以根据以下七个条目对会谈的内容进行简短的记录和总结。

（1）来访者的基本资料，包括姓名、年龄、性别等。

（2）来访者的表征问题，即来访者认为自身存在的问题和困扰。

（3）来访者的成长史，包括个人成长经历、生活重大事件等。

（4）来访者的疾病史，包括个人当前的身心状况、过往疾病经历以及家族遗传病史等。

（5）来访者的社会功能状况，包括人际交往、家庭关系、生活状态和工作学习效率等。

（6）咨询师对来访者的第一印象与主观观察。

（7）其他。

6. 形成初步结果

对关于来访者的资料进行全面梳理总结后，一般可以得到初步的评估结果。咨询师应向来访者说明本次会谈的初步结果，并与其讨论，征求其想法与意见。若发现来访者可能有其他疾病，应及时告知来访者，并建议其去医院进行检查与诊断；若情况特别严重，咨询师应考虑其是否符合保密例外的情况，据此采取进一步的措施。

需要注意的是，初始会谈得到的初步结果并非确定性的绝对结论，咨询师应当警惕直接或间接地给来访者贴标签的行为，也应当注意关注评估结果对来访者的主观影响。

二、观察技术

（一）观察的定义及作用

1. 定义

来访者常常用言语或非言语的方式来告诉咨询师有关他们世界的"真相"，在咨询过程中咨询师需要保持高度集中的注意力和耐心细致的观察。观察技术是咨询师用来理解来访者的关键工具，指咨询师专注于来访者的言语和非言语信息，并努力去确认来访者的所感所想。

2. 作用

观察到咨询师和来访者之间的言语和非言语交流，对建立二者间的帮助性关系非常重要。一方面，观察技术可以指导咨询师在会谈中抓住关键问题；另一方面，观察技术能够帮助咨询师对个体及多元文化差异做出恰当反应。

（二）观察的主要内容①

1. 言语行为

语言是心理咨询的基础，针对会谈中的直接言语观察，可以从以下五个方面入手。

（1）观察来访者话语中的关键词。

咨询师可能会发现，来访者在描述情景时常使用某些特定的词语，这些反复出现的词语及其潜在含义，对于理解来访者具有重要作用。

（2）观察来访者话题的转变。

有时当来访者想要逃避某一个困难的话题时，他们可能会故意停留在某一个问题上而避免谈及其他重要问题，或者是巧妙地转换到其他话题。咨询师对此要保持高度觉察，密切观察来访者对话题的转移，并对此做出解释或评论。

（3）观察来访者的交流风格。

来访者的交流风格大体可以分为具体/情景型和抽象/形式操作型两种。具体/情景型的来访者善于提供一些具体的信息和他们关心问题的例子，这可以让咨询师相对准确地了解到事物的细节，但概括性陈述和理解事物背后的含义对他们来说较为困难。抽象/形

---

① 艾维．心理咨询的技巧和策略：意向性会谈和咨询．5版．时志宏，高秀苹，译．上海：上海社会科学院出版社，2015：89-106．

式操作型的来访者喜爱自我分析，对自身的问题有较透彻的了解，但其谈话方式的抽象性，使其话语也更加难以被人理解。面对不同交流风格的来访者，咨询师也要注意采用不同的对话风格。对于具体/情景型的来访者，在认真聆听他们故事的同时，常用释义和总结的技巧，帮助他们表达得更具概括性和导向性，从而对自身有更深入的理解。对于抽象/形式操作型的来访者，常问"你能给我举个例子吗?"，帮助他们表达得更具体一些，并引导他们看到问题的其他可能性。

（4）观察来访者的陈述方式。

来访者讲述中对"我"与"他人"的陈述，常能体现他们心中对于问题的责任归属。有些来访者将自己的问题仅仅归结于自己，而有些来访者将问题全部归因于外部世界。咨询师可以做的是，帮助来访者进行客观的问题归因，平衡来访者心中"我"和"他人"的陈述。

（5）观察来访者的选择性注意模式。

在咨询中，来访者有可能会倾向于谈论那些他们认为咨询师会更感兴趣的内容。比如，精神分析学派咨询师的来访者有可能会更多谈论与梦有关的内容，而存在主义咨询师的来访者可能会更愿意探讨生命意义的话题。这提示我们，作为咨询师，要注意觉察自己的个人风格和理论对来访者的反应产生的影响。

2. 非言语行为

除了直接的言语观察，来访者的非言语信息也是心理咨询与治疗过程中的观察重点。咨询师可以从来访者的目光接触、面部表情、声音特征、肢体动作、综合印象等方面来对来访者的非言语行为进行观察。

（1）目光接触。

目光是人们传递信息和相互交流的工具之一，对于在心理咨询现场理解来访者有着重要意义。例如，当谈及来访者心中的困难话题时，其视线可能会发生转移；来访者情绪低落时，对人的注视就会相对减少。此外，当咨询师做解释工作时，来访者的目光表现可能是不同的，或许是疑惑不解，或许是惊奇讶异，或许是专注思考等，这需要咨询师结合当下情景和过往经验去判断。

（2）面部表情。

人的情绪常常会通过面部表情表现出来，因此在心理咨询与治疗的过程中，通过观察面部表情来判断其情绪状态是非常关键的。来访者的呼吸加快或暂停，嘴唇撅起或撇下，瞳孔放大或缩小，这些细微的面部表情都是能反映来访者当下情绪的线索。

（3）声音特征。

有声的非言语交流也是个体情感表达的一种方式。咨询师可以密切观察来访者言语表达中音量、音调及语速的变化，这些成分能够传达出来访者内心细微复杂的情感。例如，音量、音调的上升可能表明来访者对所述事件的重视程度，语速的加快可能反映了来访者当下情绪的兴奋与激动。

（4）肢体动作。

肢体动作在信息交流的过程中也起着重要作用，咨询师可以通过对来访者手势和身体姿势的变化来观察非言语交流的信息。例如，当来访者感到烦躁不安时，可能会不断地摆弄手中的东西、有节奏地抖动大腿；而当来访者双手交叉放在腋下，向后靠在椅背上，并翘起一条腿，可能表现了来访者内心的冲突与抗拒。

（5）综合印象。

除了以上提到的几种非言语信息，咨询师还可以注意观察内心对来访者的综合印象，回忆来访者让人感到成熟还是幼稚，自信还是自卑。这有助于把握来访者的内在需求和核心问题。

3. 不一致和冲突

在心理咨询与治疗中，有一个很重要的目标，就是帮助来访者解决不一致和冲突，但咨询师首先要做的是清楚地识别它们。可以从以下几个方面来进行观察：

（1）来访者的内在冲突。

包括来访者的陈述与非言语行为的不一致，例如，用很悲伤的音调表示自己根本不在乎某件事；言语陈述中的不一致，例如，表示自己真的很喜欢某个人但无法忍受其某一缺点；言行不一致，例如，在刚抽完一支烟后表示自己真的很想戒烟。

（2）来访者与外部世界之间的冲突。

这是指现实困境或人际冲突给来访者带来的困扰。

（3）来访者与咨询师之间的冲突。

在心理咨询与治疗中，咨询师与来访者的匹配是极其重要的，但并非所有情况下咨询师和来访者都能拥有足够的匹配度。当观察到二者在价值观或咨询目标上有明显冲突时，当观察到来访者的言语或非言语行为与咨询师显著不同时，咨询师应该提高警觉，可以将这些不一致引入咨询讨论中，对此进行解析或重构，以促进咨访关系的深化和咨询进程的深入。

4. 个体和文化相关的表达

观察技术对所有来访者都同等重要。咨询师在对观察到的内容进行解释时需要谨慎，需要注意到来访者言语和非言语行为中个体与文化的差异。有些动作或语言对咨询师个人的含义，与对来访者个人或其所对应文化群体的含义可能是不同的，例如在有些文化中，摇头代表同意，点头代表拒绝。咨询师在咨询过程中要注意观察这种差异，并及时与来访者澄清。

（三）精神状态检查[①]

精神状态检查是指咨询师系统地记录所观察到的内容的过程，是一种用于组织和评估精神状态的临床观察。它不同于基于来访者描述事实的生物心理社会评估，而主要来源于咨询师的观察，强调对来访者当下认知功能的评估。在心理健康工作领域，精神状态检查是被广泛使用的观察与评估工具。

在精神状态检查中，咨询师要将临床观察组织起来，以便建立关于来访者当前认知功能的假设。下面我们将逐一讨论在精神状态检查中应当涉及的每一个领域（见表 10-1）。

---

① 弗拉纳根. 心理咨询面谈技术. 4 版. 陈祉妍，江兰，译. 北京：中国轻工业出版社，2014.

表 10-1　精神状态检查表

类别	可参考的观察清单	观察	假设
外表	1. Ta 的身高、体重是否相称？ 2. Ta 看起来的年龄和实际年龄是否一致？ 3. Ta 的着装是否得体？衣服干净吗？ 4. Ta 走姿奇怪吗？坐姿看起来舒服吗？ 5. Ta 看起来是否健康？ 6. Ta 是否有明显的躯体残疾？ 7. Ta 身上是否有明显的伤疤？ 8. Ta 面部是否会有明显的奇怪动作？ 9. Ta 和你有没有眼神接触？		
行为	1. Ta 有一些重复或古怪的手势吗？ 2. Ta 的目光会很警惕地扫视你和周围环境吗？ 3. Ta 的肢体活动过多了吗？ 4. Ta 的活动过于缓慢吗？		
感知觉	1. Ta 是否表现出了听觉方面的问题？ 2. Ta 是否表现出了视觉方面的问题？ 3. Ta 是否体验到错觉或幻觉？		
思维（过程、内容）	1. Ta 的思维过程有没有病理性赘述的特征？ 2. Ta 的思维离题吗？ 3. Ta 是否表现出了联想松弛或思维奔逸呢？ 4. Ta 是否有某种妄想症状？ 5. Ta 是否表现出了思维广播？ 6. Ta 是否经历着强迫症状的折磨？ 7. Ta 有恐怖症吗？ 8. Ta 有自杀意念或杀人的征兆吗？		
言语	1. Ta 说话吗？ 2. Ta 说话的声音和速度怎么样？ 3. Ta 有口吃吗？		
心智	1. Ta 的受教育程度或言语理解能力如何？ 2. Ta 能否正确定向时间、空间和身份？ 3. Ta 能否专注于咨询的过程？ 4. Ta 对于事情的记忆能力怎么样？ 5. Ta 对自己的问题的理解能力怎么样？		
情绪	1. Ta 最主要的情感是什么？ 2. 生活中大多数时候 Ta 的心境如何？ 3. Ta 的情感状态易变吗？ 4. Ta 的情感在有些情况下是否过分强烈？		
对咨询师的态度	1. Ta 对你的态度如何？ 2. 这一态度随着访谈的进行有变化吗？ 3. Ta 对你提问的反应如何？ 4. Ta 对你的共情有反应吗？ 5. Ta 是否表现出了共情的能力？		

资料来源：卢卡斯．心理治疗中的首次访谈．邵啸，译．北京：中国轻工业出版社，2014.

1. 外表

在精神状态检查中，咨询师需要记录来访者大体的外表情况。来访者的躯体特征通常直接显示着他的精神状况，包括其身高、体重、面部表情、眼神接触、瞳孔扩张或收缩、衣着仪表、是否有明显的躯体残疾或疤痕以及可能的营养健康状况。此外，精神状态检查中也应当记录来访者的性别、年龄、职业等基本人口学资料，例如判断来访者看起来的年龄与其实际年龄是否相符等，这些观察对于咨询评估和计划安排有重要作用。

2. 行为

来访者在会谈中的精神运动性活动，应当被观察和记录保存下来。咨询师需要留意来访者特定的躯体运动：古怪或重复的手势，可能与自闭或强迫倾向有关；警惕的目光扫视，可能与偏执特质有关。另外，肢体活动过多可能与焦虑、躁狂或药物反应有关，而活动迟缓则可能与严重的抑郁相关联。

3. 感知觉

主要关注来访者是否出现了视觉或听觉方面的问题，以及是否体验到错觉或幻觉。幻觉是一种虚假的感觉，可能以视觉、听觉、嗅觉、味觉和触觉这五种感官形式中的任何一种形式出现。一般幻听较为常见，若来访者报告听见其他人没有听到的声音，这可能与精神分裂症或情感障碍有关，不过有时也与化学物质中毒和急性应激反应有关；视觉和触觉方面的幻觉常常与某些器质性的状态有关，如药物戒断或脑损伤等。

4. 思维

对来访者思维的观察和评估通常包括思维过程和思维内容两方面。

思维过程指的是来访者如何表达他们自己，其思维是否具有系统性、组织性和逻辑性。咨询师可以关注来访者的思维过程有没有病理性赘述（思维缺乏目标和方向性，来访者会提供过多不必要的细节）、思维离题（思维无组织性严重，偏离中心话题）、联想松弛（来访者轻易从一个话题转向另一个没有关联的话题）和思维奔逸（来访者表现出过多的精力，有大量连续的片段性语言）等特征。

思维内容指的是来访者在会谈中表达出的含义，即他们在思考什么，包括妄想、思维广播、强迫观念或行为、特定的恐怖症以及自杀或伤人的意念和征兆。

来访者可能会谈及以下这些特定类型的妄想：夸大妄想，坚信某人具有超乎寻常的能力或与现实不符的地位；被害妄想，认为有人在监视并且要迫害自己；偏执妄想，认为偶发事件与自己有关，常伴随牵连观念（认为一些无关紧要的事情背后暗含了针对自己的意图）；控制妄想，感到自己处于某种外部势力的控制之下；躯体妄想，认为自己身患某种躯体疾病。

此外，思维广播指来访者坚信他人能够洞察自己的心思，或听见自己正在思考的内容。而强迫观念或行为是来访者脑海中反复出现的顽固念头或无法控制去重复的仪式性动作。有时某些体验也会引发强烈的恐惧情绪，属于恐怖症的范畴。最后，也要判断来访者身上是否有明显的自杀意念或伤人的征兆。

5. 言语

一般从速度、音量和效力三个方面去观察来访者的言语。咨询师需要记录观察到的来访者自发谈话的速度和声音的大小，言语贫乏的来访者通常会回避开放式的提问，对提问只做简短的回答，潜伏期较长的来访者对咨询师的问题回答比较缓慢。而且，一些特定的言语特征也应当被观察和记录下来，例如口吃或口齿不清等。

6. 心智

对来访者基本心智能力的观察，包括一般智力、定向力、专注力、记忆力、判断力、自知力等方面。对来访者一般智力的观察，可以从其受教育程度、言语理解和使用能力等方面来进行，也可以用一些能够判断知识储备、抽象思维能力或其他认知功能的题目来进行考察。

此外，还可以通过对来访者活动、人际关系和职业选择的观察来评估其判断力，从缺乏、较差、局部、良好这 4 个水平来评估来访者对自己的问题的理解，即自知力。

7. 情绪

咨询师要善于观察来访者当下的情感色彩，确定其主要情感的内容（是悲伤、欣快、焦虑、愤怒，还是其他），并从情感的变化性、持续性、适当性（与生活处境的匹配性）以及深度这几个方面进行全面观察。同时，还要辨别来访者在生活中大多数情况下的心境状态如何。咨询师可以通过非引导式的、开放性的问题进行评估，例如："最近这周情绪怎么样？"

8. 对咨询师的态度

精神状态检查的最后一项是评估来访者对咨询师的态度，也就是说，来访者是如何与咨询师相处的。有些来访者可能是攻击性的，带有一些敌意或不耐烦；有些来访者是合作或讨好式的。对这些不同反应的观察有助于咨询师理解来访者在现实生活中的人际交往模式。

此外，需要关注来访者的态度随着咨询的进展是否发生了变化，来访者对咨询师提问的响应度如何，对共情做何反应。这些问题都有助于咨询师的观察和理解，从而最终促进咨访关系的深化和咨询进程的推进。

第二节　参与性、影响性技术与评估技术

一、参与性和影响性技术

（一）参与性技术

参与性技术是指咨询师积极地参与到咨询过程中的一系列技术，包括倾听、提问、鼓励、重复、内容反应、情感反应、具体化、即时化、参与性概述、对非言语行为的理解与把握等。

1. 倾听技术

在心理咨询与治疗中，倾听具有多重功能：可以帮助咨询师获取信息，传递尊重，

对来访者的情况进行评估，以及找到解决问题的方法。

倾听有不同的分类方式。一种分类方式是将其分为选择性和非选择性倾听，前者是指咨询师选取重要的方面，后者则倾向于给来访者充分的时机诉说；还有一种是将其分为躯体倾听和心理倾听两种，前者体现为对来访者身体姿态目光等的关注，后者体现为对来访者所述内容、音量、语调等的倾听。除此之外，还可分为积极倾听[①]与消极倾听[②]。常见的消极倾听包括以下几种情况：以主观经验来解读来访者、过早做出判断、分心、缺乏敏感性等。

倾听要求咨询师心中有一个清晰的工作框架，从来访者的经历、情绪、行为等方面对其全面关注。过程中咨询师要保持客观的态度，对来访者所述内容不轻视，不干扰，不做道德评判，也不急于下结论。

2. 提问技术

提问在心理咨询与治疗中是一个非常重要的技术，它既可以帮助咨询师了解更多信息、明确关键信息，也可以辅助咨询师利用信息回到主题或将谈话引向更深层次。

常见的提问类型有开放式提问和封闭式提问两大类。根据不同的情况和需要，咨询师可以选择不同的提问方式。封闭式提问用于收集资料，使来访者所传达的信息更加条理化，通常使用"是不是""有没有"等词句来提问，回答多用"是""无"式的简单话语。当来访者所述内容偏离咨询目标和范围时，也可运用封闭式提问来中止偏离的话题。然而，其缺点是有可能花费了时间却不得要领，或是带有太多咨询师想当然的主观色彩，消耗了来访者的信任，也可能因咨询师对来访者的把握不准确而产生误导。

咨询师通常使用开放式提问来邀请来访者就相关问题、思想、情绪给予更具体的说明；问题常以"什么""能不能""是否愿意"等词开头。在咨询过程中可以多用开放式提问，能够帮助咨询师进一步获得所需的基本事实材料。不过，在提问的过程中要慎用"为什么"，且咨询师应本着中立的态度提出问题，不能带有倾向性或感情色彩。

3. 鼓励技术

鼓励是指咨询师采用言语或非言语的形式来引导来访者表述更多内容。其中非言语形式包括适当微笑、身体前倾、神情专注、点头示意，或运用像"嗯哼"这样的肯定性短语来向来访者表达咨询师的关心，使来访者在会谈中更加轻松，从而更能表达自己。

4. 重复技术

重复是一种更深层的鼓励方法，是指准确地重复来访者刚才所述内容或关键词句。例如，当来访者说："我感到很痛苦！"咨询师可以说："你感到很痛苦。"这样一方面可以让来访者知道咨询师正在专心倾听他说话，另一方面也可以让来访者感受到被理解和被听见。

---

① 积极倾听：指在交谈中充分地关注表达者所讲述的内容，并通过言语或非言语的方式给予对方鼓励性的积极反应。
② 消极倾听：指一种非充分性倾听。在交谈中，倾听者处于心不在焉的状态，或对表达者缺乏合理关切，无反应或反应无效。在心理咨询与治疗中应当极力避免之。

5. 内容反应技术

内容反应是指咨询师综合整理来访者的主要言谈和思想，再反馈给来访者。例如："你刚才提到，在你小时候父母总是吵架。"

6. 情感反应技术

情感反应是指咨询师重新梳理加工来访者的感受和情感内容，并反馈给来访者。这些情感可能是来访者自己表述的，也可能是咨询师从来访者的非言语信息中推断出来的。情感反应可以是直接的，例如："听起来你似乎很悲伤。"也可以是试探性的，例如："你是否感觉到有一些难过呢？"

7. 具体化技术

具体化是指咨询师帮助来访者厘清并准确阐述自己的观点、情感以及经历的重要事件。常用的话术有"你可以具体说说吗？"或是"请你具体谈谈……"。具体化技术一方面可以促进来访者对自己的问题的理解，另一方面也可以帮助咨询师澄清来访者表达的内容，从而更准确地把握真实情况。

8. 即时化技术

即时化是指，当来访者过多地谈论过去时，咨询师帮助来访者注意到此时此刻的情况。当来访者过多谈及过去或将来时，咨访双方的距离实际上是较远的，而即时化技术有利于咨询师了解当下来访者的想法和感受，增强来访者的现实感。

9. 参与性概述技术

参与性概述是指，咨询师对来访者在咨询过程中所呈现的各方面信息进行整理归纳，并将这些材料以提纲的方式表达出来，使咨询师和来访者双方都对当前的具体问题有更清晰的了解。

10. 对非言语行为的理解与把握

对非言语行为的理解与把握是指，咨询师在咨询过程中留心观察来访者的非言语信息，并准确地把握其含义。非言语行为能够提供言语不能直接提供的许多信息，甚至是来访者想要回避、隐藏、作假的内容。借助于来访者的非言语行为，咨询师可以全面地了解来访者的心理活动，也可以更好地表达自己对来访者的支持和理解。因此，咨询师可以更多地关注来访者的面部表情、肢体动作、语音语调、目光、衣着打扮等。

> **知识点案例**[①]
>
> 　　来访者：我不喜欢我现在的专业，想转专业，但是又感到非常困难，而且我也不知道要转去什么专业。这可能和我的原生家庭有关，我的父母总是为我做所有的决定，当初高考填报志愿时，也是他们做的选择……
>
> 　　倾听：（身体前倾，目光关注。）
>
> 　　（开放式）提问：当时的情况是怎么样的呢？

①　本案例根据作者心理咨询临床实践案例改编而成，非真实案例。

鼓励：(点头示意来访者继续说下去。)

重复：你不喜欢你现在的专业？(着重于内容，引导来访者梳理自身的具体困扰。)

情感反应：转专业的事情让你感到很有压力，父母的养育方式也让你很无力，你似乎没有对自己生活的选择权。

具体化：你可以具体说说你在转专业上面临的困难吗？

参与性概述：刚才你提到了转专业上的困难和父母对你的影响，你更想谈论哪一部分呢？

（二）影响性技术

影响性技术是指用于帮助来访者领悟并做出改变的技术，包括面质、解释、自我开放、内容表达、情感表达、一般化、影响性概述、信息提供、非言语行为的运用等。

1. 面质技术

面质是指咨询师以一种试探性或对抗性的语气指出来访者的不合理信念，或其未曾觉察到且尚未被处理的矛盾或防御。例如："你因男友要与你分手而感到十分难过，但似乎你对他的离弃还有一些愤怒。"面质的目标是增进来访者的觉察：可以帮助他们认识自己未曾觉察的情感、动机和欲望，也可以使他们觉察并接受自己的矛盾情绪。

面质适用于以下三种情况：第一，当来访者的理想自我与现实自我之间存在着矛盾时，例如某位体重 150 斤的女生想要在一个月之内瘦到 90 斤以下；第二，当来访者想象中的世界与接触的真实世界之间有矛盾时，例如某位来访者认为世界上所有人都会像父母一样照顾自己的需求；第三，当来访者的思维感受与其实际行为之间存在矛盾时，例如某位来访者在讲述令人悲伤的事情时却面带笑容。

需要特别注意的是，面质需要建立在良好的咨访关系和高级准确的共情基础上，以尊重为前提，以同感为基石。最好在来访者对自己的问题有进一步的了解与接纳时，以逐步接近的方式进行。

2. 解释技术

解释是指咨询师赋予来访者的行为、想法或情感的原因及实质以新的含义，使来访者可以从不同角度来看待问题。可以是将看起来孤立的事件联系起来，可以是指出来访者行为或感受背后的主题，还可以是详细解释来访者所表现出的防御、阻抗或移情。

解释的关键是要营造一种咨询师和来访者之间密切合作的氛围，保持谨慎和温暖，注意不要过于着急，不能因为好奇事情的真相或热衷于展现自己的领悟而忽略了共情同感。

3. 自我开放技术

自我开放是指咨询师与来访者分享自己的想法与情绪，或开放表述与自己有关的经历。咨询师适当的自我开放，可以促进来访者的自我表达，并在传达理解中增进咨访关系。

一般有两种形式。一是咨询师将自己对来访者的感受传达给来访者。例如："我感觉你在试探我，这让我有一些焦虑和不安。"二是咨询师讲述与来访者所谈内容相关的个人经验。例如："你提到考试挂科让你感觉很糟糕，我也有过类似的体验，这滋味确实不好受。"

需要注意的是，咨询师自我开放的目的并不是谈论自己的事情，而是为了促进来访者的自我表达，因此重点应该始终放在来访者身上。

4. 内容表达技术

内容表达是指咨询师向来访者传递信息，提出建议、忠告等，以影响来访者，促使其实现咨询目标。包括向来访者表述解决当前问题的有用策略，例如："当我处于你这样的情况时，曾经用过一个办法，就是直接去找对方沟通。"不过，应注意措辞，而非像在教育来访者，或认为自己的意见是唯一正确的。

5. 情感表达技术

情感表达是指咨询师告知来访者自己的情绪、情感活动状态，以影响来访者。例如："当我处于和你相同的情境中时，我会感到很生气。"当然，这一技术的目的并不是满足咨询师自己表达或宣泄情感的需要，其最终目的还是为来访者服务。

6. 一般化技术

一般化是指根据来访者讲述的内容提供相关的专业信息，让来访者意识到其问题的普同性，从而减轻其心理压力。

7. 影响性概述技术

影响性概述是指咨询师重新组织整理自己所述的观点、主题和意见，简明扼要地反馈给来访者，帮助来访者把握会谈重点，并回顾重要信息。在这里，需要注意的是，影响性概述反馈的是咨询师的观点，而上一节中提到的参与性概述，反馈的是来访者的叙述内容。

8. 信息提供技术

信息提供是指在咨询过程中以数据、事实、观点、资源或回答问题的方式提供相关资料，或协助来访者收集其想要了解的信息，以使其摆脱当前的困扰。

9. 非言语行为的运用技术

非言语行为的运用是对言语内容的补充和修正，独立出现时则有着独特的意义。例如，在表达共情和积极关注时，咨询师轻微地点头与微笑可以表达对来访者的鼓励和支持。

> **知识点案例**[①]
>
> 　　来访者：我想要和我的女友分手，虽然她对我很好，但我感觉不到她是爱我的。我们是异地恋，她每天有很多事情要做，科研、追剧、与闺蜜聚会，几乎没有时间与我联系。
>
> 　　面质：你提到，她对你很好？

---

① 本案例根据作者心理咨询临床实践案例改编而成，非真实案例。

解释：你感受不到她在爱你，让我想到，你上次说到你在家庭里的感受，你认为这两个方面可能会有什么联系吗？

内容表达：是否可以找个机会和她表达一下你内心的真实感受和需求呢？

情感表达：如果我是你的话，我会感觉自己没有被重视，我会感到难过，还有一些生气。

一般化：异地恋确实会导致情侣间情感连接较弱的状况，这似乎很普遍。

二、评估技术

（一）心理评估概述

1. 含义

心理评估是指咨询师运用心理学知识和技术对来访者的行为表现和心理品质进行评估，并将所获得的信息加以整理，形成对其问题性质和原因的评价。

心理评估的三要素涉及评估者、评估对象和评估工具。评估者的知识经验、观察能力、沟通能力、对测验技术的熟悉程度都会对心理评估结果产生影响。评估对象是否配合、身心是否健康，以及咨访关系的好坏，对评估过程和结果具有重要影响。此外，评估工具的信效度、其标准化程度对心理评估也有一定影响。

心理评估与心理诊断有所区别，心理诊断是用心理学的方法来评定心理障碍群体的症状，确定疾病的性质和程度，更强调诊断结果和确定性。而心理评估更多指向正常人，更强调过程和动态性。只有全面进行心理评估，才能准确理解来访者，并依此做出判断。

2. 方法

在心理咨询与治疗的过程中，咨询师常采用的五种心理评估方法是会谈法、观察法、调查法、心理测量法、作品分析法。

会谈法是心理评估中最常用的一种基本方法，包括自由式会谈和结构式会谈两种。前者在开放、轻松的环境氛围下进行，后者则根据特定的目的而预先设定好会谈内容，是在结构框架下进行的。

观察法是指在咨询过程中对来访者保持密切的关注，对其行为表现进行直接或间接的观察，可分为自然观察法与控制观察法。前者是在自然情景下，在来访者的行为不受干扰的前提下进行的；后者是指在经过预先设置的情景中进行观察。通过观察法所取得的资料较为客观和真实，对心理评估尤为重要，但对咨询师的洞察和分析能力有较高要求。

调查法可分为历史调查和现状调查。历史调查包括对来访者的档案、过去的经历等内容进行调查，现状调查是指围绕与来访者当前问题有关的内容进行询问。可以通过与来访者的直接交谈获得所需资料，也可以向其周围人了解。调查法所获得的资料广泛而全面，但易受主观因素干扰。

心理测量法是对心理现象的某些方面（如智力、人格、能力等）进行评估，通常采取标准化的问卷进行，避免了个体的主观因素，应用范围广，结果具有可比性。

作品分析法主要是对来访者的日记、信件、生活事件等进行分析，以评估其心理水平和状态。此外，心理评估还可以通过行为评估、生理心理评估、脑成像技术等来开展。

3. 作用

心理咨询的有效性，不仅取决于咨询师的专业技能，还要看咨询师是否能对来访者的心理品质、行为问题及其严重程度做出正确的评估。因此，心理评估在心理咨询中发挥着重要的作用：有助于了解来访者的基本情况，把握其心理行为特点和发生发展规律；也有助于排除生理和药物的干扰，辨别精神疾病，并探索其可能的成因；还有助于制订符合来访者情况的个性化咨询计划，并对咨询效果进行评价。

（二）心理评估的内容

1. 诊断评估

在进行了全面的观察后，咨询师仍应借由相应的诊断评估工具对来访者进行分类诊断，对其症状进行表述，并推测预后。当来访者未达到心理障碍的分类标准时，也应判断来访者的问题严重程度以及可能导致的后果。

心理诊断评估的基本原则为病与非病三原则，即观察来访者是否具备心理与环境的统一性、心理与行为的一致性及人格的稳定性。

2. 危机评估

在心理咨询与治疗的开始及过程中，还有一项非常重要的评估内容，即对来访者的危机状况进行评估，也就是对其自杀风险进行评估。自杀风险评估包括对来访者的风险因素、个人及家族史因素和当前心理状况等三个方面进行综合的风险评估。

（1）对风险因素的评估。

有许多与自杀相关联的危险因素，虽然没有哪一个预测因子可以独立地预测自杀行为，但抑郁、自杀史、身体疾病、绝望感、社会支持状况、重大负性生活事件和个体文化背景等都是我们应当重视的。对来访者的抑郁风险评估要从其心境相关症状、生理或躯体性症状、认知症状、社会或人际症状等方面进行评估。

（2）对个人及家族史因素的评估。

以往的自杀意念和非自杀性自伤行为是预测自杀的重要因子，咨询师要确保对来访者个人和家族的自杀相关历史信息有相当程度的了解，并在询问中对来访者的情绪暴露给予充分的共情和支持。

（3）对来访者当前心理状况的评估。

当前心理状况评估包括对来访者当前的自杀想法、计划和自控力等进行评估。咨询师对自杀的态度会影响到其对来访者相关信息的收集和评估，咨询师最好能够保持不评判的温和态度，开放地和来访者谈及相关话题。可以采用的话术有："有时当人们感受到痛苦和沮丧时，他们可能会将自杀作为问题的一种解决方法，你是否有过类似的想法呢？"当来访者和咨询师谈及自杀想法时，咨询师应当立即探究其计划，考虑其计划的具体性、致命性、可行性（工具是否立刻可得？）和接近性（援助资源的远近）。此外，直接询问和间接评估来访者的自我控制感也非常重要。如果来访者较为害怕自己会失控，那么其自杀风险就相对较高。

3. 效果评估

咨询的效果会受咨询师的人格特质、自我觉知能力、咨询经验和对咨询的态度等的影响，而来访者的人格特质、求助动机、自省能力等也是影响咨询效果的重要因素。

在咨询过程中和结案前，咨询师可以通过评估技术对心理咨询的效果进行评估。效果评估包括评估每一次咨询的效果，评估咨询中涉及的问题是否已经得到妥善处理，评估咨询全程的一致性和连续性。当然，效果评估不一定非得在咨询时段进行，也可以在咨询结束后几周、几个月甚至几年后对来访者回访时进行。

心理咨询效果评估可以采用以下几种方法：

（1）来访者对咨询的满意度。

可以通过在会谈中与来访者讨论或通过相关量表得到。

（2）来访者的自我监测评估。

用于收集来访者与目标相关的心理与行为表现资料，通过数量化的方式对来访者的变化进行对比分析，有利于准确评价来访者症状的改善程度。

（3）来访者的社会生活适应状况的改变。

对来访者当前的社会功能、人际交往状况等方面进行现实层面的评估，有利于对其适应状况进行总结和对比，是评估咨询效果的一个有效指标。

（4）心理测量结果。

选用合适的心理测验，对来访者的得分进行前后测对比，也可以作为咨询效果的一个参照。

（5）周围人对来访者社会功能、人际关系改善的评价。

这类评价虽准确性不够高，但也更直观。

（6）咨询师的评定。

在心理咨询过程中，咨询师和来访者之间是联盟关系，双方共同制订了咨询计划，咨询师对来访者在咨询中发生的变化是有全面了解的。因此，可以通过临床观察对其目标实现程度进行评估。

第三节 个案概念化技术

一、个案概念化的概述

（一）定义和作用

1. 定义

个案概念化是指咨询师用某种心理学的理论假设来描述、理解来访者的过程。在这个过程中，咨询师会根据收集到的来访者的成长史、人际关系、行为模式、感受体验等诸多信息，结合自己的专业理论背景来形成对来访者的概要性理解。简单来说，个案概念化是一个能够解释来访者问题为何产生以及如何维持的假设。

2. 作用

个案概念化在心理咨询与治疗过程中起着非常重要的作用。首先，个案概念化有助于咨询师更好地组织和了解来访者的基本情况，形成对来访者的立体认识，并利用这些概念化的信息来促进咨询目标的达成。其次，个案概念化有助于咨询师进入来访者对世界的思考和感受框架内，对来访者进行准确的共情。再次，个案概念化常与咨询方案的制定有关，咨询师收集来访者的问题，对获取的信息进行有意义的综合，并利用这些信息进行临床假设，由这种假设进一步形成初步的咨询计划。因此，个案概念化可以使咨询更具方向性，帮助咨询师选择正确的切入点，确定适当的干预方向，更好地把握咨询进程。最后，个案概念化也有助于咨询效果的评估，能够使咨询师更清晰地看到来访者随咨询的推进发生变化的过程。

（二）历史发展[①]

1. 孕育期

对个案概念化的实质性研究最早起源于 19 世纪末，主要是由布洛伊尔和弗洛伊德开展的。早期的精神分析注重对个体的无意识、防御机制等方面进行深入的研究，将个案分析作为其主要的科学研究方式，个案概念化也由此诞生。

2. 产生与发展

随着认知行为主义的发展，个案概念化开始作为专业名词出现在学术研究及临床工作中。在英国，个案概念化对应的术语是"case formulation"，出现于 20 世纪 50 年代的临床心理学文献中，艾森克等人对其进行了开创性研究。1985 年，在《行为主义个案概念化》一书中，"case formulation"一词被正式采纳（Turkat，1985）。在美国，个案概念化也被称为"case conceptualization"，最早由佩平斯基（Pepinsky）在 1954 年提出。后研究者（Loganbill & Stoltenberg，1983）总结前人观点提出了"case conceptualization"的综合性定义，后续研究多参考该定义，而"case conceptualization"也逐渐替代了"case formulation"。

3. 现状

20 世纪 80 年代，《精神疾病诊断与统计手册》（第三版）（DSM-Ⅲ）出版，大众对心理诊断的需求日益增多，同时也促进了个案概念化研究的发展。到 21 世纪初期，个案概念化被应用于各种心理障碍（例如焦虑症、强迫症等）的诊疗和许多流派的心理咨询过程中。

（三）实施要点

1. 选择合适的理论视角

正如前文所见，对于不同流派取向的咨询师来说，进行个案概念化的理论视角可能

---

① 陈飞虎，赵广平.个案概念化：发展、困境及整合模型.心理技术与应用，2021，9（8）：495-503.

是不同的，而个案概念化的理论视角将决定咨询师询问来访者的问题以及咨询开展的方向，因此，咨询师在进行个案概念化之前，应当结合自身受训背景和来访者的实际需要来选取一个合适的个案概念化视角，这要求咨询师至少对一种理论模式有扎实的掌握。

2. 以来访者为中心

确保理论假设适用于来访者的具体情况，个案概念化应当立足于来访者自身所述与咨询师在咨询中的观察，切忌带入太多咨询师的主观因素。

3. 辩证思考的视角

对理论假设保持谨慎的态度，进行批判性思考。每个人都是复杂的，咨询师的个案概念化所能概括的只是个体的一部分，咨询师要始终保持开放的态度，在咨询实践中检验理论假设，对来访者的情况保持敏锐的观察，并及时进行澄清。

4. 接受不完美或错误的情况

个案概念化的过程需要实践、反馈和监督，咨询师可以在伦理规定范围内积极地寻求同行或督导师的建议，来获取对个案概念化的反馈。

5. 形成有针对性的治疗方案

利用个案概念化所收集的信息，设计一个适合来访者的治疗方案，并积极监督和检查与来访者的合作治疗，根据来访者的反馈主动且灵活地调整个案概念化与治疗方案。

二、不同取向的个案概念化

不同流派，个案概念化的理论依据和基本思路是不同的。接下来，我们将分别对不同流派取向的个案概念化进行介绍。

（一）心理动力学的个案概念化[①]

心理动力学的个案概念化认为，来访者前来寻求心理咨询的原因是其在潜意识的想法和情感上遇到了困扰，而咨询师可以做的，便是帮助他们意识到那些被忽视、被隔绝在意识之外的想法和情感，帮助他们理解这些想法和情感的发生发展过程、影响因素对他们自身的意义。心理动力学的个案概念化主要分三个步骤。

1. 描述来访者的问题和模式

首先对当下造成来访者困扰的事件及细节进行描述，从整体上把握来访者当前的问题；再从来访者的问题归因倾向、典型的行为模式（自我、认知、人际关系、适应、工作娱乐）、心理功能模式（优势和劣势）以及无意识模式（对自身问题的感知程度）等方面进行描述。

2. 回顾来访者的成长经历

心理动力学取向的咨询师认为，个体在成长的各个时期的自我发展，对其成年后的

---

① 卡巴尼斯. 心理动力学个案概念化. 孙铃，等译. 北京：中国轻工业出版社，2015：17 - 20.

问题和行为模式有着重要影响，因此在个案概念化阶段，应当对来访者的成长历程进行系统梳理。心理动力学的个案概念化遵循以下原则：考虑自然和环境因素、关系的关键性、心理创伤的决定性、事件发展年龄的相关性以及人的毕生发展性。由于个体在不同发展阶段有不同发展重点，咨询师对来访者成长经历的关注也应有所侧重。

例如，个体的精神疾病、认知和情感障碍、气质类型可能起源于胎儿期，因此，咨询师可以关注来访者从受精卵到出生时经历过的负性事件、母亲在怀孕期间的健康状况与习惯，以及家族精神病史和气质特点。又如，幼儿时期（0～3 岁）个体对他人的信任、依恋模式、情绪调节能力、语言理解和表达能力等基本能力处于重要的发展期，咨询师可以通过对来访者的出生环境、主要养育者的特征、与主要养育者的早期关系质量、分离和心理创伤经历等方面的了解来考察个体的自尊水平、与他人建立关系的能力等。再如，学前期（3～6 岁）的发展重点是家庭环境中的人际关系，成年后的性压抑、竞争恐惧等都与此有关，咨询师需要了解来访者在学前期与其家庭成员的关系质量，特别需要关注养育者如何回应来访者萌芽的性观念以及家庭成员之间的妒忌或竞争。

3. 联系问题模式与成长经历，构建假设

这个过程中需要将此前所描述和回顾的内容聚焦于来访者最有困难的领域，并借助一些系统的组织思路，重点关注以下六个方面：创伤经历，早期认知和情绪问题，冲突和防御，与他人的关系，自体发展，依恋模式。

总体来说，心理动力学的个案概念化，是通过描述来了解来访者的主诉和自我功能，通过回顾来访者的成长经历来深入探究其问题产生的原因，并通过联系将这些影响因素组合起来，形成一个因果性的理论假设。

（二）认知行为主义的个案概念化

在认知行为疗法中，个案概念化是指利用认知行为的观点去理解来访者的问题，并找到所有理论概念在个案中对应的具体内容。认知行为疗法的个案概念化是一种横向和纵向相结合的 T 型模型。

1. 横向概念化

横向概念化是对来访者当前存在的问题、症状及原因的理解和分析，表现为"情境-自动思维-反应（情绪/行为/生理）"。认知行为疗法认为，情境是引发情绪和行为后果的环境因素，认知是直接原因，情境和认知共同决定了来访者的消极情绪和行为后果。需要注意的是，情境和事件并不相同，情境是特定事件的具体表现，而事件是对事物的笼统表达。此外，认知行为疗法还认为，情境是客观存在的，但认知是可以调整的。因此，咨询师可以通过改变来访者的认知来进一步影响其情绪体验和行为反应。

横向概念化的具体操作流程是：第一步，咨询师需要确定来访者当前存在的症状，即其在情绪、行为和生理方面的问题；第二步，确定出现这些问题的具体情景，即询问来访者在什么时候会有这些症状表现；第三步，通过提问获取情景和反应之间的认知内容，并落实来访者的自动思维。

2. 纵向概念化

纵向概念化是针对来访者状况的历史成因进行分析，表现为"自动思维-中间信念-

补偿策略-核心信念-童年经历"。认知行为疗法认为，个体表层的认知是由更深层次的认知所决定的，因此，概念化的过程就是透过表层的自动思维去探究生成的核心信念，并在此基础上找到影响核心信念形成的童年经历。

纵向概念化的三个核心内容分别是：核心信念、童年经历和补偿策略。核心信念回答了"问题是什么"，童年经历说明了"为什么形成"，补偿策略则讨论了"如何应对"。

纵向概念化的具体操作流程是：第一步，以自动思维为起点，向下确认来访者的核心信念；第二步，收集早年父母教养等方面的童年经历，以便理解决定核心信念的个案资料；第三步，通过个人成长史资料来确定其补偿策略类型；第四步，根据补偿策略和当下的问题情景，确认中间信念。

（三）人本主义的个案概念化①

1. 对个案的看法

人本主义理论强调营造一种无条件积极关注的、非评价性的情感环境，这一环境是个体心理健康发展和自主改变的重要土壤，而个案概念化使咨询师处于主动的地位，这可能会对咨询氛围和咨访关系产生影响，使来访者产生不健康的依赖，阻碍来访者去为自己的问题承担责任。因此，人本主义的个案概念化并非对来访者整体模式的描述，而是对来访者此时此地体验的描述。在咨询过程中强调的是人，而不是干预方法；关注的是此时此刻正在发生的事情，而不是理智的概念。

2. 概念化过程中的关注重点

在对个案进行概念化时，人本主义流派认为应当关注个体的经历、当前症状和成长性因素、自我决定的能力、价值观的多元性或单一性等内容。不过，需要注意的是，对这些信息的收集是为了更好地关注来访者此时此刻的感受，而非对问题进行分析。

（四）家庭系统治疗的个案概念化

家庭系统治疗强调从系统观的视角将来访者的心理问题放到所处的环境中去看待，软化病理症状，并将问题的出现归因于系统中群体的互动方式。因此，个案概念化的目标是理顺家庭关系，发现并改变家庭内部不良的互动结构及成员间不良的互动方式。

家庭系统治疗的个案概念化主要分为三部分：四步模式、资源取向及寻找症状的继发性获益。

1. 四步模式

咨询师通过四个步骤勾画出家庭困境的维持方式和改变路径。第一步，拓展目前的主诉，透过症状去看家庭内部的关系，并使家庭成员承担起各自的责任；第二步，探索维持问题的互动，透过关系去看家庭互动模式；第三步，结构化地集中探索过去，透过现在的关系模式去看过去的关系模式，帮助来访者理解自身的某些观念和行为倾向是如何形成的；第四步，探索改变的办法，咨询师与家庭成员开始讨论谁需要改变，改变什

---

① 胡艳萍，崔丽霞. 案例概念化在临床上的应用. 心理科学进展，2010，18（2）：322-330.

么，以及谁愿意改变或者谁不愿意改变等问题。

2. 资源取向

这是家庭系统治疗的关键和重点，指的是咨询师和来访者共同去发现存在于家庭系统内部的、促进家庭运作和发展的因素，包括家庭成员的优点、长处、与问题无关的方面等。

3. 寻找症状的继发性获益

家庭系统治疗认为，症状是对于问题的一种特殊应对方式，而这种方式的产生与延续是因为有获益：可能是借此来吸引家庭重要成员的关注，从而获取更多资源；可能是降低期待，减免责任；也可能是避免冲突，调适关系；还可能是表达情感，释放压力。

（五）跨理论整合的个案概念化

约翰·斯佩里和莱恩·斯佩里（Jon Sperry & Len Sperry）长期从事个案概念化相关的教学、写作和研究工作。他们认为，个案概念化是一种方法和临床策略，用于理解和解释来访者的情况和适应不良的模式，并提供计划以指导咨询。他们构建了一个高效的综合性个案概念化模型，包含 9 个要素：表现（presentation）、起因（precipitant）、模式（pattern）、素质（predisposition）、维持因子（perpetuants）、人格-文化（personality-culture）、保护性因子和优势（protective factors and strengths）、计划（plan）、预测性因子（predictive factors），简称 9P。

1. 表现

表现即对来访者表现出来的问题和对起因的独特反应的描述性总结。通常情况下，包括症状、个人关切和人际冲突等。

2. 起因

起因指引起来访者出现反应的一般事件或压力源。一般有三种压力源：身体压力源包括疼痛、戒断反应、药物副作用等；心理压力源包括习得性无助、不确定性恐惧等；社会压力源包括失业、搬迁、被拒绝等。

3. 模式

模式指表现背后潜在的思维、感受、行为和应对方式等。它具有可预测性、自我维持性的特点，可能是适应的、灵活的、有效的，也可能是适应不良的、僵化的、无效的。包括个体的气质特征、依恋类型和社会联结等。

4. 素质

素质即促进适应性或适应不良的症状和模式发生的因素，包括生物因素、心理因素和社会因素等。生物因素包括脑损伤、遗传疾病等；心理因素包括完美主义、强迫性思维、缺乏社交技巧等；社会因素包括经济压力、社会支持系统不足、过度控制或疏离的家庭环境、竞争性或批判性的家庭价值观等。

5. 维持因子

维持因子即维持表现和模式的因素。可能是生物的，例如物质成瘾；也可能是心理的，例如绝望；还可能是社会的，例如受到长期虐待。

6. 人格-文化

人格-文化指来访者的人格和文化背景因素（身份、解释、应激源、文化适应等）对其表现的影响。

7. 保护性因子和优势

保护性因子和优势指促进改善临床症状的可能性因素。这些因素可能是环境的，例如社会支持系统；也可能是个体的，例如自尊、抗挫折力等。

8. 计划

计划涉及咨询的目标、拟采取的方案、相应的具体干预、文化敏感性和伦理决策因素等。需要注意的是，计划首先应当侧重于症状的改变，其次是模式的改变。

9. 预测性因子

预测性因子指根据模式预测出的、在咨询过程中可能会遇到的挑战和对预后的判断。这些因子来源于来访者的行为模式、改变动机、对咨询的期望等。

知识点案例①

孙霖，男，19 岁，某师范类高校大一学生。独生子，父母均为所在城市的重点高中教师。自高中以来，就一直受焦虑的困扰。从参加某项重要的考试、公开发表演讲到和陌生人讲话，都会引起他不同程度的焦虑，并伴有躯体化的症状，如腿脚发软、双手发抖、感到头晕目眩，严重时甚至会出现呕吐和休克。此外，他在高考之前的三个月因为情绪低落和睡眠问题，在母亲和班主任的要求下去学校的心理老师那里做过咨询，心理老师认为他有明显的焦虑症状，并可能伴随抑郁状态，推荐他去医院就诊。但因为母亲担心医生的诊断进入档案会影响他以后的发展，遂未去医院就医。

近期即将迎来大学的第一次期末考试，孙霖又出现了严重的焦虑反应，且每天晚上入睡困难，睡眠严重缺乏，第二天复习时又感到困倦，效率低下。母亲曾经多次交代他在大学一定要努力学习，绝对不能挂科，每当想起母亲的话，他就会呼吸加深、心跳加快。他来到心理咨询中心，希望咨询师可以帮助他缓解焦虑，顺利通过期末考试……

一、心理动力学的个案概念化

（一）描述

（1）问题：孙霖最近面临期末考试的压力，出现了与焦虑相关的躯体化症状，如发抖等。

（2）模式：在他人看来，孙霖非常优秀，一直是班上的学霸，从小学开始，每次期末考试成绩都在班上名列前茅。但是自从高中去到母亲任课的班级，他便开始

---

① 本案例根据作者心理咨询临床实践案例改编而成，非真实案例。

很不自信，每一次考试前都会出现失眠、紧张的状况（自我）。刚入大学的他并不喜欢所在高校的寝室环境，饮食和自己的家乡差异也比较大（适应），他平时的朋友不多（人际），更喜欢阅读、跑步这类独处的活动（娱乐）。

（二）回顾

孙霖的母亲 22 岁大学毕业后，开始任高中教师，25 岁怀孕。因所带年级为高三班级，且为年级里最好的班级，怕影响学生高考成绩，他的母亲在怀孕前一直未休假；幼儿时期，他父母的教养方式较为严格，多采用指导、命令式的口气与其相处；父母对孙霖的成绩都较为看重，他若是没能考到班上前三名，就会被训诫，即便得了第二，也会被质问，为何没有拿到第一名，被要求进行自我检讨，而这时的孙霖并不敢向父母表达自己的真实感受。

（三）联系

孙霖在出生前（即胎儿时期）一直处于高压的生长环境，因此养成了焦虑型人格倾向；而约束的成长环境也让其养成了较强的超我，动力附着于强大的自我控制之中。

二、认知行为主义的个案概念化

（一）横向概念化

当与孙霖讨论考试焦虑的问题时，咨询师可以先确认焦虑的具体反应，如手抖、心跳加快；再了解引发焦虑的各种情景，例如面临重要的期末大考；最后确定认知内容，如觉得时间不够用、担心成绩不好会受到父母惩罚等。

（二）纵向概念化

针对孙霖很少直接表达情绪的特点，可以看到，其自动思维是"我不能表现自己的负面情绪"，中间信念是"有负面情绪的人是不被喜欢的"，核心信念是"我不可爱"，补偿策略为"压抑"，原因是他的原生家庭中父母间缺乏有效的沟通，相互指责，无限制地在孩子面前释放自己的负面情绪，导致家庭关系破裂。

三、人本主义的个案概念化

价值条件化过程：孙霖长期处于一个高压的环境，这样严苛的教养环境让他总是对自己有过高的要求，且因为在家庭中表达自己的情绪和需要时总是无法得到积极反馈，他逐渐学会了隐藏自己的需要，避免表达情绪。中学时期，成绩优秀的他总是被周围人称赞，但在家庭内部，每当成绩有所下滑时，他都会受到父母的责骂。他认为只有自己取得最优异的成绩，才能得到他人的喜爱和父母的关注。

四、家庭系统治疗的个案概念化

孙霖的母亲对于孙霖每个选择的干涉和焦虑，延续到了孙霖身上；在这个家中，母亲操心着家庭的一切事务，父亲在孙霖对于家庭的叙述中是隐形的；在孙霖因焦虑而感到痛苦时，母亲担心病历会留档而不带他去就医，由于不确定的未发生影响而拒绝缓解当下已发生的确定的痛苦，在母亲这样的决定下，孙霖的无力与其父亲在家中的无力是相似的。母亲的高要求与自身的无力逐渐形成巨大的矛盾，使孙霖在现实层面忠诚于父亲的"无作为"，通过重要事件的躯体化症状体现出来。母亲以"为了孙霖好"的借口行使着控制，需要在咨询过程中让母亲从关注孙霖的成就转为关注其本身，从焦虑就医开始（四步模式）。

在孙霖的家庭系统中，母亲的控制其实也是其有力量的部分，当母亲转移对孙霖的成就关注后，卸下重压的孙霖有着良好的认知水平，可以很快开始发展其自身的能力（资源取向）。

孙霖的症状也是一种逃避手段，用来逃开来自母亲的令人难以承受的控制。当出现症状时，现实层面确实可以实现其对母亲期待的不完成，而且避免了与母亲的正面冲突（寻找症状的继发性获益）。

五、跨理论整合的个案概念化

孙霖出现了广泛性焦虑的情况（表现），最初的触发事件是，高一的地理课上，老师请他起来回答问题时他害怕得发抖（起因），他很担心回答错误会受到老师的批评，且他害怕如果被母亲知道了，会受到责骂和嘲笑。他呈现出焦虑型人格的特点，常害怕他人的评价或拒绝（模式）。父母均为中学老师，他从小在严格的、批评性的家庭教养观念下长大（素质）。

维持因子包括他认为自己是不可爱的、缺乏有效的社会支持系统；保护性因子和优势包括他很聪明，具有较强的学习能力，且热爱运动，有一定的自我调节能力。

从生物-心理-社会模型解释他的焦虑症状：他的母亲有完美主义倾向，曾患过强迫症（生物因素）；他是家中独生子，平时较少与他人交往，缺乏一定的社交技巧（心理因素）；他的朋友较少，父母对其控制、批评严重（社会因素）；此外，他的家庭处于中产阶级，面临的选择、机会和随之而来的挑战较多（文化因素）。

除了营造无条件积极关注的咨询氛围，温暖共情的咨访关系外，咨询还包括对其负性思维倾向的讨论、社交技巧的培养和压力缓解技能的练习等（计划）。考虑到他是自主预约的咨询，有较强的改变动机，因此认为咨询的效果向好（预测性因子）。

———————— ◀ **本章小结** ▶ ————————

本章系统地介绍了心理咨询与治疗过程中涉及的基本技能会谈、观察与评估，并讲解了如何在此基础上收集信息以进行个案概念化。希望通过学习，学习者不仅能了解心理咨询实践中所需的基本技能，更能将它们灵活而熟练地应用于咨询实践中。当然，必须强调的是，技术是为来访者和咨询有效性服务的，切忌生搬硬套和本末倒置。

———————— ◀ **课后思考** ▶ ————————

1. 参与性技术和影响性技术分别有哪些？它们的区别和联系是什么？
2. 精神状态检查涉及的内容有哪些？
3. 心理评估包括哪些方面？
4. 你更认可哪个流派的个案概念化理论和技术？请说明原因。

──────◀ **专业育人专栏-10** ▶──────

"心共勉"

合抱之木，生于毫末。九层之台，起于垒土。

——老子

课程启示：

自我成长与专业发展专题思考：技术与合理运用

问题	个人思考	自我成长启示	专业发展启示
分析你常用的专业技术			
如何理解基本技能在心理咨询与治疗中的作用			
你更倾向于采用哪种方式来进行个案概念化			
如何夯实与提升你的专业技能			

　　心理咨询与治疗领域的国内外常用疗法据统计已有上百种，咨询师在实践中应该如何选择合适的疗法和技术？几种经典的心理咨询疗法视角下如何系统开展咨询实践？在适当的情况下选择适合特定来访者的疗法和技术无疑会增强咨询与治疗的效果。本章将对精神分析疗法、行为疗法、认知行为疗法、来访者中心疗法四种经典疗法的治疗特点、治疗过程、治疗策略及技术进行系统介绍。

学习目标

1. 了解精神分析疗法、行为疗法、认知行为疗法、来访者中心疗法的治疗特点。
2. 掌握四种经典疗法的常用策略及技术。
3. 了解四种经典心理咨询与治疗技术的治疗过程，在实践过程中，结合咨询师本人特质及胜任力，选择适合不同来访者的疗法及技术。

第一节　精神分析疗法

导入案例①

　　露茜小姐是一位患有歇斯底里症的女士，年龄30岁，她患有慢性再发化脓性鼻炎，而遇到心理挫折时她会产生丧失嗅觉、被一两种主观嗅觉纠缠（主要报告了"烧焦的布丁味"和"雪茄味"），感到精力差、疲劳，头有沉重感，食欲不振等症状，因而被同事转诊到弗洛伊德处接受心理治疗。

　　在与露茜小姐的工作中，第一个阶段针对来访者主观嗅觉的分析发现，来访者先有一个客观的感觉，这个感觉与一个经历中的小场景密切相关，且存在两种对立的、相互冲突的情感：她要离开孩子们的内疚之情和促使她下决心离开孩子们的来自男主人的轻视。两种情感的冲突在母亲的信来到时上升为一种心理创伤，而气味的感觉与这种创伤联系起来，保留

---

① 本案例根据徐光兴主编的《西方心理咨询经典案例集》中的内容整理而成。

下来成为这种创伤的象征物。正是在那个时候，她的鼻子再次患重伤风，以致不能闻到任何气味。然而当她处于不安状态时，她能闻到烧焦的布丁味，这突破了她器质上失去的嗅觉。

弗洛伊德并不满足于第一阶段的解释，他还想了解以下重要问题：为什么这些不安和这样的情感冲突一定会导致歇斯底里，而不是其他疾病？为什么所有这些事没有保持在正常的精神生活水平上？

通过第二阶段的治疗，露茜小姐的问题症结逐渐浮出水面。

露茜小姐照顾两个失去母亲的女孩，在与男主人的相处中她爱上了他，憧憬着与他有进一步的接触。可是有一天男主人却责备了露茜小姐，原因竟然是她没有阻止一位女客人亲吻两个孩子。这使露茜小姐很伤心，压抑了她对男主人的爱。这是最根本的创伤，它引发了第二个和第一个创伤情景。过了一阵子，有一位客人到家中吃午饭，临走时想亲吻两个孩子，结果男主人对这位客人发火，这令露茜小姐想起了第三个创伤情景。当时男主人正在抽烟，于是雪茄烟味成了记忆象征物，这就是第二个创伤情景。接下来她想离开这个家和她的母亲生活在一起，一天她收到母亲的信，而此时她感受到两个孩子对她的依恋，露茜小姐不想走。两种对立的情感在收到信时上升为创伤，这时两个孩子做的布丁烧焦了，于是烧焦的布丁味成了记忆象征物。它掩盖了雪茄烟味，成为第一个创伤情景。为什么在创伤情景中，露茜小姐选择了气味作为一种象征物？弗洛伊德认为正是在那个时候，她的鼻子再次患重伤风，以致不能闻到任何气味，然而当她处于不安状态时，她觉察到了烧焦的布丁味或雪茄烟味，这突破了她器质上失去的嗅觉。通过三个创伤情景的揭示，露茜小姐认识到了她对男主人的情感。她爱着男主人，然而她的感情是不会得到回应的，她对男主人的爱只是一厢情愿罢了！最后她抛弃幻想，重新回到真实的生活中。

弗洛伊德发现，是"恋父情结"或者"三角关系症结"导致了露茜的歇斯底里症状的发作。露茜的"三角关系症结"主要表现在这个方面：迷恋父亲，而对母亲有逆反心理，这就形成一个家庭的俄狄浦斯三角。

思考问题：

问题1：弗洛伊德是如何一层层理解露茜小姐的症状的？

问题2：在对露茜小姐的治疗过程中，弗洛伊德使用了哪些技术？

一、精神分析疗法的咨询与治疗设置

精神分析是一种以谈话为主的非结构化治疗方法，对来访者采用事后回忆的记录方式，强调童年经历对人的影响，将成年人在生活中的心理困境归因于童年经历。

（一）精神分析疗法的基本设置

1. 精神分析疗法的疗程

（1）传统精神分析。

传统的精神分析治疗需要2～3年，每周不固定频次，多至4～5次，每次治疗50分钟。

（2）现代精神分析。

现代精神分析已大大降低会面频次，每周进行 1 次 50 分钟的治疗，约持续 6～18 个月。

2. 精神分析疗法的适用对象

（1）适合人群。

精神分析疗法由于其独特的治疗特点及治疗时长，适合有较好的领悟力及一定的言语表达能力、较强烈的改变愿望与动机的人群，适合神经症类患者。

（2）不适合人群。

精神分析疗法不适合语言表达混乱模糊及自主改变愿望低的人群，且不适合情感性精神病、精神分裂症、严重的人格障碍等患者。

（二）精神分析疗法的咨询与治疗目标、 特点及过程

1. 咨询与治疗目标[①]

精神分析的目标会因来访者的不同而有所不同，但它主要强调来访者的自我调整，通常会引发个体内部力量的重组。在大部分实例中，咨询的主要目标是帮助来访者更好地意识到其人格结构中的潜意识部分，以处理当前可能存在的功能失调的反应（Tursi & Cochran，2006）。

与第一个目标紧密相连的第二个主要目标，就是帮助来访者经历以前没有完成的发展阶段。如果目标完成了，来访者就会变得更加轻松并能更积极地投入生活。来访者可能需要基本的人格重组来完成以前没有完成的发展阶段。

精神分析的最后一个目标是帮助来访者处理他所处的社会对他提出的要求。精神分析理论认为，感到不快乐的人都与他们自己或社会不协调。精神分析理论强调对环境的适应，尤其是工作环境和私人环境。其焦点在于加强自我，从而使知觉和计划更加现实。

2. 咨访关系特点[②]

在传统的精神分析疗法中，咨询师往往采取一种无特色的姿态，这种立场有时被称为"空白屏幕"的方法。咨询师很少进行自我表露，并会保持一种中立的态度以促进移情关系的形成。在咨询过程中，来访者会对咨询师进行"投射"。其假设为：如果咨询师不讲述自己的情况，不和来访者分享自己的个人反应，那么来访者对咨询师的感受大部分都将是来访者在早期和重要他人交流过程中体验到的感受的产物。这些投射源于来访者的那些未完成的、被压抑的事件，对它们的捕摸和解释就是治疗过程的核心所在。

3. 咨询与治疗过程[③]

精神分析疗法中咨询师应鼓励来访者讨论所有想法，尤其是童年经历。咨询师要营

①　格莱丁 . 心理咨询导论：第 6 版 . 方双虎，等译 . 北京：中国人民大学出版社，2014：144.
②　科里 . 心理咨询与治疗的理论及实践：第 8 版 . 谭晨，译 . 北京：中国轻工业出版社，2010：48 - 56.
③　科里 . 心理咨询与治疗的理论及实践：第 8 版 . 谭晨，译 . 北京：中国轻工业出版社，2010：48 - 56；格莱丁 . 心理咨询导论：第 6 版 . 方双虎，等译 . 北京：中国人民大学出版社，2014：144.

造出一种自由的氛围让来访者表达他痛苦的想法。在几次面对面的会谈后，咨询师会让来访者躺在长沙发上，同时咨询师会保持沉默（通常会坐在靠近来访者头部的后面）。咨询师的任务是在交谈中通过让来访者重新体验并解决过去经历中未完成的事情而获得领悟。移情帮助来访者用潜意识的手段来处理现实的问题。精神分析疗法不同于一些别的方法，它提倡咨询师向来访者进行解释。

当接受精神分析的来访者与咨询师都认为来访者的症状及应该解决的冲突已经得到解决，来访者遗留的情感问题已经得到澄清和接纳，来访者问题的历史根源已经得到充分的理解，来访者的核心问题已经得到充分的掌握，来访者过去的问题和其当前的人际关系之间的关联已经得到证实之后，咨询与治疗过程就可以结束了。成功的精神分析咨询师会在联系来访者现实生活的前提下回答来访者关于"为什么"的问题。经历了成功的精神分析治疗的来访者会报告说自己已经理解了自己的症状和职责，明白了环境和自己是如何相互影响的，并且，来访者还将卸下自己的防御机制。

二、精神分析疗法的咨询与治疗技术[①]

（一）　与关系相关的技术

1. 共情

传统上精神分析中共情往往被忽视，更强调做"精确解释"的重要性。但在现代精神分析看来，最根本的干预是共情。自体心理学中强调替代性内省（vicarious introspection）的重要性。替代性内省指的是咨询师设身处地地为来访者着想并试图发展出一种有关来访者现象学经验（phenomenological experience）的理解的过程。此外，共情性反映（empathic mirroring）也被认为能够帮助来访者形成一致的自我感。

2. 防御机制的表现及处理

防御机制主要针对的是人格结构中自我的功能，是为了使自我可以在基本稳定的内在心理环境下工作而产生的一种自我保护功能。防御机制无所谓好坏，也无所谓优劣，每个人都有防御机制，不同的防御机制适合不同的人；其根本区别在于是否适合、是否有效。来访者的防御机制往往是比较僵化、效率低下的，可以在对防御与阻抗的分析过程中慢慢解释来访者的冲动、幻想和欲望。表 11-1 中介绍了 7 种常见防御机制及其具体表现。

表 11-1　7 种常见防御机制及其具体表现

防御机制	具体表现
压抑	作为最基本的防御机制，压抑运用潜意识排除悲伤和痛苦的思想和记忆。其他的防御机制都或多或少包括压抑

---

① 沙弗安，等. 精神分析与精神分析疗法. 郭本禹，方红，译. 重庆：重庆大学出版社，2015：99-120；格莱丁. 心理咨询导论：第 6 版. 方双虎，等译. 北京：中国人民大学出版社，2014：144-146.

续表

防御机制	具体表现
否认	在这个过程中，人们拒绝面对或接受生活中某些棘手的问题。否认在意识或前意识的水平上进行
退行	压力下的个体往往退回到不太成熟的行为方式上
投射	个体并不表现出自己真实的想法和感觉，他将自己不能接受的想法、感觉或动机归结于他人
合理化	这种防御机制以"理性的理由"来解释行为。某种特定的行为完成后，人们才会在大脑中建立原因和行为之间的联系
反向形成	反向形成是个体的行为与其实际的想法完全相反。这类行为通常比较夸张，如对自己非常讨厌的人却特别友善
移置	这种防御机制是一种将情绪反应转移到一个"安全的靶子"上的重新定向。情绪会投向替代的个体或物体而不是自身

资料来源：GLADDING S T. Group work：A counseling specialty. Upper Saddle River，NJ：Merrill，1999.

3. 对移情的处理

移情是指来访者把心理咨询师当作自己过去经历中的某些重要他人，一般是父母亲。精神分析师鼓励这种移情，并解释了移情的积极作用或消极作用。感情的释放具有治疗意义，是一种情绪的宣泄。但这种体验的真正价值在于来访者通过心理咨询师对移情的分析，不断增加对自我的觉知。那些曾经经历过移情并且理解所发生的事情的来访者将顺利进入另一个发展阶段。

（二）与意识相关的技术

1. 解释

咨询师在解释的过程中要帮助来访者理解过去和现在发生在他身上的事情的意义。解释包含对来访者的思想、感情和行为的解释和分析。咨询师可以通过解释让来访者了解到他之前意识不到的信息，帮助来访者觉察到其潜意识的内心经验和关系模式。具体的实践应用可参考以下案例。

琼斯女士：告诉我你在大学里遇到了什么困难。

萨克斯：我不够聪明。我一点用都没有。

琼斯女士：在范德堡大学你是班里的第一名。你在想到牛津大学时才会心烦意乱吧？因为你想成为最好的，你害怕自己不能做到最好。你感觉自己什么也不是。

萨克斯：我从现在开始要把窗帘拉上，因为街道对面有人在看我。他们可以听到我在说什么。他们在发火。他们想伤害我。

琼斯女士：你正在把你的愤怒和敌意投射在那些人的身上。是你在生气，你在批评我。而且，你想控制此时此地的咨询进展情况。

萨克斯：我就是在控制。我控制整个世界。这个世界就在我的想象之中。我能控制这个世界以及这个世界中的所有一切。

琼斯女士：你之所以觉得一切都在你的掌控之中，是因为事实上你觉得自己非常无助。

2. 梦的解析及运用

弗洛伊德认为，梦是"通向潜意识的捷径"。释梦方法是费尔贝恩（Fairbairn）提出的，他将梦中所有的人物概念化为代表自我（the self）的不同方面。当来访者在咨询过程中难以触及且难以表达自己的内心世界时，可以建议来访者开始注意自己所做的梦并把梦的内容写下来。梦是在来访者睡着的时候自然出现的，它们不会遭到同一种防御过程的限制（防御过程会在很大程度上限制经验的范围）。

在释梦过程中，来访者被鼓励去做梦并记住梦境。咨询师对梦的两个方面即显梦（表面的含义）和隐梦（隐藏却真实的含义）要特别敏感（Jones，1979）。精神分析师通过解释这两方面的意义来帮助来访者。当来访者讲述自己的梦时，可以问他对于自己的梦有什么看法，有时来访者的解释贴合咨询师的想法，有时又迥然不同，无论是哪一种，都可以继续与来访者讨论同与不同对来访者的意义。同一个梦，可能会有很多种解释方式，重要的是通过讨论梦，给咨询提供一个新的理解视角和议题。

3. 自由联想

弗洛伊德创立了"自由联想法"对梦进行分析工作，旨在由代替物（意象）出发，使来访者对梦的每个片段都进行背景联系，经由一连串的联想，得到其原本内涵。在工作形式上，自由联想要求来访者躺在沙发上，在整个过程中只需联想而不能引发身体活动，对身体感受完全忽视。在自由联想中，来访者应抛弃那些通过正常方式思考的、被意识压抑的想法，脑海中出现什么想法都说出来，不管这些想法看起来多么愚蠢、不合理、有暗示性或痛苦。在这个过程中，本我处于活跃状态，而自我则处于安静状态。当潜意识的内容进入意识后，咨询师再对其进行解释。

知识点案例

本节导入案例分析：本案例中的露茜小姐被诊断为患有歇斯底里症。她完全丧失嗅觉，而且持续受到一两种主观嗅觉的纠缠，但是这些症状并不符合来访者的生理特征。弗洛伊德首先了解了露茜小姐的求助原因，进而逐步引导露茜小姐回忆起三件重要的生活事件。在本案例中，弗洛伊德使用了按压法或称集中注意法，即让来访者斜卧在躺椅上，放松全身肌肉，闭上眼睛。弗洛伊德把一只手按放在她的前额，叫她集中注意于一个特殊症状，回忆与这个症状有关的经历。告诉她这样可以回忆起每件往事。来访者把意识不到的心理创伤事件逐个回忆出来，宣泄了被压抑的感情从而消除了症状。在对露茜小姐的治疗过程中，弗洛伊德用此法引出了三个创伤情景，最终使来访者恢复健康。按压法后发展为自由联想技术。

第二节　行为疗法

导入案例①

　　小刘是一位 16 岁的高一男生，最近在学习时会突然对学习内容产生怀疑。为了确保自己不出错，小刘会在头脑中反复进行思考，或者向老师、同学、家长求证。但反复确认并没有减少小刘的疑虑，而是需要更多的确认来让自己安心，甚至越确认越糊涂，题目根本无法做下去了。这种状况使小刘需要花费大量的时间和精力完成学习任务，小刘感到很痛苦，他也非常担心这种怀疑、想去确认的状态会一直持续下去，进而影响成绩，害怕老师和同学会因为他成绩不好而对他有看法。

　　小刘希望通过心理咨询与治疗来帮助自己在学习时能有轻松、自然的状态，不要总是怀疑自己，能按时完成学习任务。

　　治疗师认为，小刘在完成一项学习任务时突然会产生怀疑，这种不确定感会引起他强烈的焦虑，为了避免出错，小刘会反复思考、求证，导致不能顺畅地进行学习，这种状况引起来访者强烈的主观痛苦，符合强迫症的诊断标准。治疗师根据对来访者的评估和他的症状特点，采用认知疗法和行为暴露疗法。以激发来访者强迫症状的刺激情境为切入点，引出来访者的自动思维，分析导致适应不良的自动思维背后的认知偏差，进行认知矫正的治疗工作。在认知矫正的基础上进行暴露治疗，减轻强迫想法所引发的焦虑和痛苦，并最终消除强迫行为，恢复正常的社会功能。

思考问题：

问题 1：如果你是治疗师，你会如何规划对小刘的治疗？

问题 2：在对小刘的治疗过程中，治疗师使用了哪些技术？

一、行为疗法的咨询与治疗设置

　　行为疗法是以减轻或改善来访者的症状或者减少其不良行为为目标的一类心理治疗技术的总称。

（一）行为疗法的基本设置

1. 行为疗法的适用对象

　　行为疗法在公共机构情境例如精神病院或者收容所中特别流行。对有强迫症、进食障碍、物质滥用和心理性功能紊乱等特殊问题的来访者，行为疗法能发挥一定的治疗作用；对于处理焦虑、压力、教养和社会互动等问题也十分有效（Cormier & Hackney，2008；Seligman，1997，2006）。同时，行为疗法不作为解决较为抽象及发展性问题的主

---

① 刘稚颖，吴继霞. 心理咨询与治疗的案例评估和分析. 北京：中国轻工业出版社，2018：113 - 121.

要方法,如人生的意义、生命质量、人的价值、自我潜能开发、人生发展等问题。

2. 行为疗法的特点

行为疗法关注广义上的来访者的行为。来访者通常因自身的不足或错误的行为而产生困扰。行为疗法的治疗师帮助来访者学习新的、合适的行动方式,或者帮助他们调整或消除不当的行为。这样,适应性的行为将会取代那些不适当的行为。行为疗法已有上百年的历史,具有针对性强、易操作、疗程短、见效快等特点。

(二)行为疗法的咨询与治疗目标、特点及过程

1. 咨询与治疗目标[①]

在行为疗法中,咨询与治疗目标占据着极其重要的地位。行为疗法的总体目标在于提高来访者做选择的能力,并为来访者学习健康的、建设性的行为方式创建新的条件,调整或消除来访者所有的不适当行为,帮助来访者更好地适应生活环境,并实现个人和职业的目标。

在咨询与治疗初期,来访者会在治疗师的帮助下为自己设定合适的咨询与治疗目标。治疗师会通过一个正式的评估过程来决定咨询与治疗的目标行为,持续的评估过程可以检测目标的达成情况。这种目标必须清楚、具体、易于理解,并能获得治疗师和来访者的一致认可,在需要的时候也会对目标进行调整。治疗师和来访者将就与该目标相关的行为、改变所需的环境、相关子目标的性质以及为达成这些目标所需的行为计划进行探讨。

2. 咨访关系特点[②]

行为主义取向的治疗师可能会根据来访者的目标而扮演多重角色。一般来说,行为主义取向的治疗师在咨询过程中应当是积极的。这样,来访者就可以学习、不学习或者再学习某些特定的行为方式。治疗师在这个过程中,可以像顾问、教师、建议者、强化者和协助者一样发挥作用(James & Gilliland,2003)。他甚至可以指导和监督来访者周边环境中的人,这些人对来访者的变化过程起着一定的协助作用。一个有效力的行为主义取向的治疗师可以从广泛的角度开展工作,从而使来访者参与到治疗的每一个阶段。

3. 咨询与治疗过程[③]

行为主义取向的治疗师所使用的咨询与治疗程序一般是为特定来访者精心设计的,而不是简单地从一堆程序中随机选取。咨询与治疗的开始阶段,第一步便是弄清来访者当下所面对的问题,也就是寻求解决的问题。同时进行行为评估,首先确定靶症状,其次通过导前事件、继发行为、行为后效对行为的功能性进行分析。来访者决定其要解决的问题后,治疗师需要帮助来访者明确他们对咨询与治疗结果的期望。咨询与治疗目标

---

① 格莱丁. 心理咨询导论:第6版. 方双虎,等译. 北京:中国人民大学出版社,2014:161;科里. 心理咨询与治疗的理论及实践:第8版. 谭晨,译. 北京:中国轻工业出版社,2010:168.

② 同①160-161.

③ 斯宾格勒,格雷蒙特. 当代行为疗法:第5版. 胡彦玮,译. 上海:上海社会科学院出版社,2017:51-60.

应不会伤害他人，并且是具体、可测量的。接下来治疗师需要和来访者一起设计、实施咨询与治疗计划，在这个过程中需要与来访者讨论行为维持的条件，并商定改变维持条件的方法，有效地矫正行为。当咨询与治疗目标达成后，治疗终止。但治疗师和来访者可能还要安排回访检查（例如在 3 个月内、6 个月内和 12 个月内），以确保来访者的治疗效果能继续保持。如果跟踪评估的结果显示治疗效果没有保持，那么就需要进行额外的治疗。

二、行为疗法的咨询与治疗技术

（一）　操作性条件反射的技术[①]

1. 正强化、负强化、消退

正强化指的是向个体提供一些对其有价值的事物（比如，奖励、关注、钱或食物）来作为特定行为的结果。这种紧跟行为的刺激物即为正强化物。例如，有个孩子考了好成绩，因此获得了父母的夸奖。如果她很重视夸奖，那么她很可能会更努力地学习。当咨询与治疗的目标在于减少或消除个体不适宜的行为时，治疗师时常会采用正强化来提高那些适宜行为的频率，以此来取代个体的不适宜的行为。

负强化指的是让个体回避或逃离令其厌恶的（令人不愉快的）刺激。个体会为了避免不愉快的条件而表现出适宜的行为。例如，一个来访者不喜欢刺耳的闹钟铃声，于是她开始训练自己比闹钟早醒几分钟以逃避闹钟的刺耳铃声。

消退指的是撤去一个之前强化某种反应的强化物。在实际应用领域中，治疗师可以利用消退技术来消除那些曾被正强化物和负强化物强化的行为。例如，对于一个脾气暴躁的孩子，他的父母可能是通过自身对孩子的关注而强化了孩子的这种行为（脾气暴躁）。为了处理这一问题行为，可以通过削弱特定行为（发怒）和正强化（父母的关注）之间的联结，减少甚至消除这样的行为。不过，消退这一方法也有消极的副作用，比如导致个体产生愤怒和攻击行为等。

2. 正惩罚与负惩罚

惩罚通过负惩罚和正惩罚两个步骤减少不良行为。负惩罚是指移去一个令人愉悦的或令人满意的后果，就是撤去正强化物或者暂停正强化。在正惩罚中，通过引入一个令人不愉悦或不满意的后果作为惩罚物，使得它无益于来访者，从而减少不良行为。也可以利用厌恶条件反射，即运用厌恶刺激等方式减少不被期待的行为。

（二）脱敏类技术

1. 系统脱敏法

系统脱敏法利用深层肌肉放松技术实现对神经性焦虑的去条件化，大致分为三个阶

---

① 科里. 心理咨询与治疗的理论及实践：第 8 版. 谭晨，译. 北京：中国轻工业出版社，2010：170 - 172.

段：第一阶段，让来访者掌握放松技巧，训练肌肉完全放松的状态，使其达到焦虑情绪的自我抑制状态；第二阶段，确定来访者行为异常的原因，即引起异常反应的靶刺激，按照焦虑水平划分并排列刺激等级；第三阶段，采用联想或现实系统脱敏，使来访者在完全放松状态下，由弱到强逐步实现脱敏。在实际咨询与治疗过程中，治疗师需要根据来访者的反应不断调整刺激的强弱，循序渐进地消除焦虑反应（靶行为）。由于咨询与治疗疗程较短且效果显著，在实践干预中系统脱敏法得到了广泛的应用（俞国良，靳娟娟，2021）。

2. 暴露疗法①

现代行为疗法著作通常提及三种类型的暴露：实景暴露、想象暴露和内感受暴露。

（1）实景暴露。

实景暴露是指暴露于真实生活中的外部环境和物体之下（例如，通过练习开车来战胜驾车恐惧），同时减少像分心等任何形式的回避。这是以实证为基础的治疗的标准组成部分，用于治疗特定恐惧症、社交焦虑障碍、强迫症、创伤后应激障碍（PTSD）等个体容易放大对外部物体或环境的恐惧的病症。通常，暴露的难度随面谈次数增加而递增，但有些治疗在一开始就让来访者面对最紧张的刺激，被称为满灌（flooding）。

（2）想象暴露。

想象暴露是指暴露在对思想、记忆、意象、冲动和其他认知刺激的想象中，多用于基于实证的强迫症（如暴露在刺伤心爱的人的想法下）和创伤后应激障碍（如暴露在恐惧的创伤记忆中）的治疗中。想象暴露可能包括让来访者大声地说出或写下一个恐惧的刺激，或让来访者听一段恐惧刺激的描述或录音，抑或是治疗师大声朗读。治疗师鼓励来访者生动地想象这些刺激，带着其所有的感觉，放大所产生的新的联想（例如，对于当前条件刺激的非恐惧联想）。

（3）内感受暴露。

内感受暴露是指有目的地经历恐惧的身体感受，直到来访者不再感到害怕。它经常用于惊恐发作的治疗中，如通过稻草呼吸来引发呼吸困难，通过坐在椅子上旋转来引发头晕，通过过度换气来引发呼吸急促和头晕等。

（三）技能训练②

1. 放松训练

放松训练在应对紧张、焦虑等负性情绪中有着很好的效果。在会谈过程中，治疗师可以带领来访者进行渐进式肌肉放松训练，并让来访者自己在日常生活中有规律地练习，从而有效运用放松。放松训练既可单独使用，以克服一般的身心紧张和焦虑；也可以与其他技术（如系统脱敏、情绪想象）协作，以治疗有焦虑症状的心理障碍。放松训练的基本程序如下：

---

① 安东尼，罗默. 行为疗法. 庄艳，译. 重庆：重庆大学出版社，2016：66-120.
② 科里. 心理咨询与治疗的理论及实践：第八版. 谭晨，译. 北京：中国轻工业出版社，2010：172-175.

在放松训练中，来访者首先要学会深呼吸和有规律地呼吸。同时，来访者还要通过将注意力放在愉快的想法和图像上而学会心理上的"释放"。来访者将体验自己那种逐渐紧张的感觉，关注自己的肌肉是如何紧张起来的，充分了解这种紧张状态，接着保持这种紧张状态并充分体验它。此外，来访者需要体验紧张状态和放松状态之间的差异，这一点十分重要。之后，治疗师将教会来访者如何在形象化身体不同部位的同时放松这些部位的肌肉，尤其是面部的肌肉。首先放松的是胳膊上的肌肉，之后是头、脖子、肩膀、背部、腹部、胸部，之后是下肢。

2. 社交技能训练

受人际交往困扰而导致社会心理问题的个体十分适合进行社交技能训练。这一训练的优点在于它的适用范围极广，并且治疗师能很容易地根据每个来访者的特定需求为其量身定制适合的训练过程。社交技能训练包括心理训练、模仿、强化、行为排练、角色扮演以及反馈的过程。另外一个常用的社交技能训练便是愤怒管理训练，这项训练针对的是那些因自己的攻击行为而备感苦恼的个体。

> **知识点案例**
>
> **本节导入案例分析：** 本案例中的来访者小刘由于长时间高频次的侵入性想法前来寻求帮助，经过治疗师的评估和判断，决定分阶段对小刘强迫信念主题中的"高估威胁"以及强迫行为进行干预。干预方法主要为暴露疗法，通过不断地尝试暴露并记录完成情况，小刘的安全确认行为逐渐减少，他的强迫思维给他造成的困扰较之前也更少。为了确保及巩固治疗效果，治疗师还制定了回访方案。

第三节 认知行为疗法

导入案例①

来访者：小婷，女，19岁，是一所重点大学的大一学生。来咨询的主要原因是没有考入自己理想的大学，自上了大学之后（2个月），就总是开心不起来，几乎每天都以泪洗面，内心十分痛苦。她能够按时上课，也能参加一些学生社团活动，可一闲下来就开始伤心难过，感叹命运对自己不公平。

主要情绪是，悲伤、难过、抑郁，而且在上午非常明显，到了晚上就会轻松很多。

思考问题：

问题1：如果你是治疗师，你会如何规划对这位来访者的治疗？

问题2：这位来访者有哪些症状特点？

---

① 本案例根据作者心理咨询与督导临床实践案例改编而成，非真实案例。

一、认知行为疗法的咨询与治疗设置

传统的行为主义疗法逐渐有所扩展并且发展到了认知行为疗法的方向上来。认知行为疗法中有几个著名的疗法被广泛使用，本节将介绍其中三个主要的疗法：阿尔伯特·艾利斯的理性情绪行为疗法（REBT）、阿隆·贝克的认知疗法（CBT）以及唐纳德·梅钦鲍姆的认知行为矫正法（CBM）。

（一）认知行为疗法的基本设置

1. 认知行为疗法的疗程与适用对象①

认知行为疗法以短程、结构化、问题导向、聚焦当下为主要特征，是目前国际上实证数据最丰富、应用最广泛的心理治疗方法之一。大量研究已经证明，认知行为疗法对于许多心理行为问题或障碍，如各种类型的抑郁症、焦虑障碍、强迫症、创伤后应激障碍、进食障碍、物质滥用以及人格障碍等，都显示出疗程短、疗效好、效果稳定、复发率低等显著优势，因此成为临床工作者的必修课程之一。在处理一般心理问题的心理咨询工作中，认知行为疗法的基本原理以及核心技术也非常有助于咨询师理解来访者所面临的困境，并有助于减轻情绪困扰、缓解行为症状，因此普遍适用于各年龄阶段教育实践、社区工作、企业员工帮助、社会公益活动等。

2. 认知行为疗法的特点

和传统的行为主义疗法一样，认知行为疗法可谓是百花齐放、种类繁多，不过它们都拥有以下特点：（1）治疗师和来访者之间是协作的关系；（2）治疗的主要前提是，心理上的苦痛基本上都是由认知过程紊乱造成的；（3）治疗都旨在通过改变认知来改变个体的情感和行为；（4）治疗针对的基本上都是明确的、结构化的目标问题，并且是一种有时限的、以教育为导向的治疗过程。所有的认知行为疗法都基于心理学的教育模型，强调布置家庭作业的重要性，强调来访者在治疗内外的积极主动性，并会为促发改变而采取一系列的认知及行为策略。

（二）认知行为疗法的咨询与治疗目标、特点及过程

1. 咨询与治疗目标

认知行为疗法的治疗目标在于帮助来访者利用自己收集到的证据去挑战错误的信念，并且尽力消除它们，来访者将意识到自己的自动化思维并努力改变。此疗法也将帮助来访者发现自己的内在优势，探索哪种生活是自己想要的。

2. 咨访关系特点

在治疗师和治疗关系方面，认知行为疗法的治疗师也会关注一些与移情和反移情相关的有价值的问题，但是他们不会直接地处理它们，更不会把它们放到中心舞台的位置。

---

① 刘稚颖，吴继霞. 心理咨询与治疗的案例评估和分析. 北京：中国轻工业出版社，2018：80.

由于认知行为疗法的治疗师相信技术是改变的机制，因而咨询与治疗过程中对治疗关系的探讨十分稀少。与此相对，治疗师们可能会鼓励来访者对与任务有关的问题进行提问，这些提问可以帮助治疗师澄清来访者在使用某些策略过程中产生的疑惑。在决定怎么回应上，认知行为疗法的治疗师可能更容易直接说出问题的解决方案或者提供指导性的意见，帮助来访者学习新的策略。

3. 咨询与治疗过程①

认知行为疗法的咨询与治疗过程如下：

（1）建立求助动机。

首先治疗师可以带来访者了解到"适应不良的认知-情感-行为类型"这个模型，从而让来访者对其问题有更具体的认识，来访者和治疗师在认知解释上对其问题达成统一意见。在这个过程中需要识别不良的认知并对其做出反应，这些不良认知包括来访者的自动思维、意象或者是底层信念。当来访者报告其痛苦、情绪波动或出现功能不良的行为时，治疗师可以通过问"你刚刚在想什么？"来引导来访者说出他们的认知。

（2）制订治疗计划与会谈结构。

对不良表现给予解释并且估计矫正所能达到的预期结果。比如，可以让来访者自我监测思维、情感和行为，治疗师给予指导、说明和认知示范等。

（3）适应认知矫正。

在此过程中，要让来访者发展新的认知和行为，用来替代适应不良的认知和行为。比如，治疗师指导来访者不断练习并广泛应用新的认知和行为。

（4）处理日常问题。

在这个部分，来访者需要练习将新的认知模式用到社会情境之中，取代原有的认知模式。比如，可使来访者先用想象方式在一定的模拟情景中结合实际经历进行训练。

（5）改变自我认知。

作为新认知和训练的结果，来访者被要求重新评价自我效能以及自我在处理认知和情景中的作用。比如，在练习过程中，让来访者自我监察行为和认知并汇报。

二、理性情绪行为疗法②

（一）咨询与治疗过程

1. 咨询与治疗目标

理性情绪行为疗法的治疗目标是通过帮助来访者获得更加现实可行的人生观，从而帮助来访者减少其情绪困扰及自我挫败性的行为。在理性情绪行为疗法的治疗过程中，

---

① 贝克. 认知疗法基础与应用：第 2 版. 王建平，译. 北京：中国轻工业出版社，2013：28 - 32.
② 科里. 心理咨询与治疗的理论及实践：第 8 版. 谭晨，译. 北京：中国轻工业出版社，2010：194 - 200.

来访者和治疗师需要通力协作共同选择现实可行的、自我增强性的治疗目标。在治疗过程中，治疗师帮助来访者改变其机能不良的情绪和行为，并用健康的情绪和行为加以取代。艾利斯认为，理性情绪行为疗法的主要目标在于帮助来访者逐渐达到无条件自我接纳和无条件接纳他人的境界。

2. 咨询与治疗阶段

在治疗的第一阶段，治疗师需要向来访者说明来访者如何内化了众多非理性的"应该""必须"和"最好"等。治疗师会和来访者就其不合理信念进行辩论，并鼓励来访者去和自己的那些自我挫败性的信念对抗，进而找到可以替代他们原有的"必须"的其他选择。

在治疗的第二阶段，治疗师要向来访者展示来访者是如何通过让自己的非理性的、不现实的想法持续下来进而使自己陷入情绪混乱中的。换句话说，是来访者在不断地给自己灌输这些不合理信念，所以他们对自己的人格问题负有主要责任。

在治疗的第三阶段，为了让个体不再停留在认可不合理信念的阶段，治疗师会帮助来访者面对那些来访者不加质疑便接受的信念，并向来访者指明他是如何不断向自己灌输这些未经验证的假设的，以便修正其想法并减少其不合理信念。

在治疗的第四阶段，治疗师要帮助来访者发展出理性的人生观。之后，治疗师应该与来访者不合理思维的核心进行辩论，并教来访者如何用理性的信念与态度去取代非理性的信念与态度。

3. 咨访关系

理性情绪行为疗法的治疗师会无条件地接纳所有来访者，并帮助他们无条件地接纳自己和他人。然而，艾利斯认为，如果来访者因为治疗师过度的温暖和理解而对其产生依赖感，那么反而会使治疗达不到预期目标。艾利斯会向来访者展示自己对来访者能够改变抱有信心，此外，还会向来访者展示自己作为治疗师拥有哪些可以促进来访者改变的工具，从而增进与来访者之间的和谐关系。

（二）咨询与治疗技术

1. 认知技术

（1）驳斥非理性信念。

理性情绪行为疗法的治疗师最为常用的认知技术便是驳斥来访者的非理性信念，并教他们如何对这些信念进行挑战。来访者需要注意审视自己的"必须""应该""最好"等想法，直到不合理信念消失或者至少强度有所降低。以下是来访者可能学会的问题或陈述："为什么人们必须平等地对待我？""如果我在某项重要工作上付出努力却没有成功，我就会成为一个彻头彻尾的失败者吗？""如果我没有应聘成功，那的确令人感到失望，但是我依然能够承受。""如果生活并不总是按照我希望的那样发展，那的确让人感觉不好，不过也仅仅如此而已。"

（2）完成认知家庭作业。

在理性情绪行为疗法的治疗过程中，治疗师会要求来访者将自己的问题列出一份清单，审视自己那些绝对化的信念，并和这些信念进行辩论。来访者可以将这个表格带进治疗过程中，然后认真地评估自己对这些信念进行辩论的效果。家庭作业还会要求来访者将 ABC 模式运用到日常生活中的众多问题上。在治疗过程中，治疗师可以想办法努力为来访者创建可行的家庭作业，并想办法教授来访者用以完成这些作业的技能。

在完成家庭作业的过程中，治疗师鼓励来访者把自己放进冒险的情境中，以便能够挑战他们的那些自我限制性的信念。例如，一个有表演天赋的来访者却害怕在观众面前表演，因为他害怕失败，治疗师就可以要求他在舞台剧中扮演一个小角色。治疗师可以引导来访者使用更加积极的信息，如："虽然我有时可能会表现得有些笨拙，但这并不意味着我就是个笨蛋。我可以尽全力表演。尽管被人喜爱是件好事，但是即便不是所有人都喜欢我，天也不会塌下来。"

（3）改变个体的内在语言。

理性情绪行为疗法认为，不准确的内在语言是导致个体混乱思维过程的一个原因。来访者将通过治疗认识到，"应该""必须"以及"最好"可以被其他更好的语言代替。来访者将意识到，与其说"如果……那简直糟透了"，不如说"如果……那可能会有点麻烦"。采用无助和自我谴责语言模式的来访者可以学习采用新的自我暗示，这将帮助他以新的方式去思考和行动，由此他自然会获得新的感受。

2. 情绪技术

（1）理性情绪想象。

这种技术主要被用来帮助来访者建立健康的情绪模式。治疗师会让来访者想象自己在现实生活中按照自己希望的方式去思考、感觉及行为的情形。治疗师还可以向来访者说明如何想象在自己身上发生了一件最糟糕的事情，想象自己在这种情境下如何感受到了那种不健康的沮丧，如何激烈地体验这一感受，以及如何将这种体验转变为更健康的消极感觉。当来访者能够改变自己在逆境中的不安感觉时，他就能更好地改变自己在此类情境中的行为。这样的技术可以被运用到那些给个体造成困扰的人际关系情境或其他情境中。

（2）角色扮演。

角色扮演中含有认知的、情绪的和行为的成分，治疗师时常会在来访者进行消极自我暗示时打断他，并向来访者展示他自我暗示的内容多么令人困扰。并且，治疗师还会向来访者展示怎么做才能用健康的感受取代不健康的感受。来访者可以排练特定的行为从而使自己在某种情境下的感受浮出水面。此时的焦点在于处理与不愉快感受相关的不合理信念。例如，小李在完成心理统计课程的作业时一直拖延，因为他害怕自己的成绩达不到 75 分。这个"达不到以往的平均分"的念头使他得出了很多诸如"我很愚蠢"之类的结论，从而产生了巨大的恐惧感。小李进行了角色扮演，假设自己与心理统计课老师就成绩问题进行对话，他注意到了自己的焦虑以及导致这种焦虑的特定信念，接着，他对自己的绝对性信念——他必须每门课都拿到高分，如果有课程成绩达不到 75 分就意味着自己是个愚蠢而没有能力的人——进行了挑战。

三、认知疗法[①]

（一）咨询与治疗过程

1. 咨询与治疗目标

认知疗法的目标在于通过帮助来访者利用自己的自动化思维去走进自己的核心图式，然后对图式进行重构，从而改变来访者的思维方式。这就需要治疗师鼓励来访者收集支持其信念的信息并对这些证据进行权衡。

2. 咨询与治疗阶段

认知疗法的假设是：对机能不良的情绪和行为进行改变的最直接的方式便是修正个体那些不准确的、机能不良的思维。认知疗法的治疗师会教授来访者如何通过评估来识别那些扭曲的、机能不良的认知。通过共同的努力，来访者将会认识到认知对自己的感受、行为以及环境事件的影响。在认知疗法中，当来访者认识到自己那些不切实际的消极想法对自身造成的影响时，他将学会通过检验并评估那些支持/否定的证据来对这些与现实相悖的自动化思维进行检验。

3. 咨访关系

认知疗法相较于理性情绪行为疗法更强调咨访关系的作用。艾利斯将治疗师视为教师，他不认为治疗师和来访者之间有必要发展过于密切的人际关系。相反，贝克则认为咨访关系的质量是认知疗法的根本所在。除了要与来访者建立良好的治疗同盟，治疗师还必须对个案进行认知上的概念化，保持积极性和创造性，帮助来访者卷入苏格拉底式的对话中，熟练地运用认知和行为策略去引导来访者进行重要的自我发现，促成来访者的改变。认知疗法的治疗师十分注重来访者在其自我探索过程中的作用，治疗师认为，只有来访者积极主动、彻底理解、充分知觉并做出充分努力，思维和行为的持久变化才最有可能发生。

（二）咨询与治疗技术

1. 认知疗法相关技术[②]

（1）识别并评价自动化思维。

自动化思维存在于外部事件与个体对事件的不良情绪反应之间，大多数来访者并不能意识到自动化思维的存在，因为这些思维已经成为他们思考方式的一部分。来访者在认知治疗过程中首先要学会识别自动化思维，尤其是那些在愤怒、悲观和焦虑等情绪之前出现的特殊思维。治疗师可以采用提问、指导来访者想象和角色扮演的技术来帮助来访者探索和识别自动化思维。

---

① 科里. 心理咨询与治疗的理论及实践：第 8 版. 谭晨，译. 北京：中国轻工业出版社，2010：200 - 206.
② 贝克. 认知疗法基础与应用：第 2 版. 王建平，译. 北京：中国轻工业出版社，2013：157 - 306.

治疗师可以通过基本问题"刚才你在想什么"来引出来访者的自动化思维。如果来访者对基本问题的回答不能满足治疗师对其思维的探索，也可以尝试以下提问：

"你推测一下刚才在想什么。"

"你认为会是在想_____或_____吗？"（治疗师举两个似乎合理的可能性例子。）

"你是不是想象会发生什么事或想起已经发生的什么事？"

"这一处境对你意味着什么？"（或"谈谈你自己吧。"）

"你是不是在想_____？"（治疗师举一个与预期的回答相反的思维例子。）

（2）放松。

放松练习有许多类型，包括渐进式肌肉放松、想象以及呼吸控制。治疗师可以向来访者推荐已获得商业化生产的放松录音带，也可以在会谈中按照脚本为来访者制作录音。治疗师应该在会谈中教授放松练习，以便在过程中对问题进行处理并评估效果。治疗师可以建议来访者将放松练习当成一个实验：它可能会帮助来访者减轻焦虑，也可能会导致可供评估的焦虑性思维。

（3）使用"饼图"技术。

让来访者通过图表的形式看待自己的想法通常对他们很有帮助。饼图的用途很广，例如可以帮助来访者树立目标或者确定对已有结果自己所应承担的相关责任。图 11-1 对饼图树立目标的功能进行了说明。

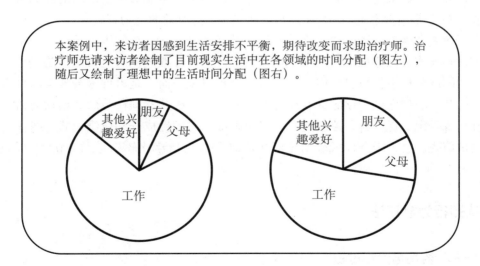

图 11-1　树立目标功能饼图

2. 认知疗法对抑郁的处理

贝克对抑郁的处理主要集中在抑郁的问题领域及其成因上。抑郁在行为方面的症状有消极、退却和回避。治疗师会采用类似这样的苏格拉底式问题对来访者进行检测："尝试一下会让你有什么损失？如果你继续消极下去难道不会令你更难过吗？你怎么知道尝试一点意义都没有？"治疗师需要制订一个任务级别不断递进的行为规划。

　　面对抑郁的来访者可能出现的自我批评倾向、夸大环境带来的压力以及自杀倾向，认知疗法的治疗师常会使用下列方法来帮助他。

　　（1）应对来访者的自我批评倾向。

　　来访者对自我的厌恶之下掩藏的是个体的软弱、缺乏自信和缺乏责任感的态度。对此，治疗师可以要求来访者识别自己的自我批评行为并寻找背后的原因。治疗师可能会这样询问来访者："假设我犯了和你一样的错误，你是否会像鄙视自己那样鄙视我呢？"治疗师也可以扮演抑郁的来访者的角色，模仿来访者的软弱和笨拙，向来访者展示他的认知扭曲和武断推论。治疗师还可以和来访者一起探讨来访者是如何让"应该"这个词充斥其生活，从而导致自身抑郁的。

　　（2）应对来访者对环境压力的夸大。

　　来访者可能会报告自己快崩溃了，自己面临着总也做不完的事情。认知疗法的治疗师可能会要求来访者列出自己需要完成的事情，按照重要性将这些事情进行排序，检查已完成的工作，并把外在问题细分为可控制的单元。在对其问题进行探讨之后，来访者往往能够意识到自己实际上夸大了这些困难的重要程度。通过理性地探索，来访者将能够对任务的界定和完成产生新的认知。

　　（3）应对来访者的自杀倾向。

　　认知疗法解决这一问题的可能策略有：揭露来访者的矛盾心理、产生备选方案、将问题减弱到可控制的水平。例如，治疗师可能会要求来访者列出生存还是死亡的理由。进一步，来访者如果能够对问题产生新的观点，那么自然能够发展出新的行为方案。这不仅能让来访者的感觉好起来，还能帮助他找到更为有效的行为方式。

　　当来访者产生自杀倾向时，治疗师也应做好危机评估。在危机干预中，认知疗法衍生出了认知模式心理危机干预理论。认知模式认为，心理危机的主要原因是当事人对危机事件和围绕危机事件境遇的错误认知与不合理思维，而不是事件本身或与事件有关的事实。因此，心理危机干预的重点在于帮助来访者分析其非理性观念或错误思维，帮助其战胜自我否定、提升自我控制能力、完善思维中的理性成分和思维模式、树立自信与正确的价值观。这种干预模式较适合经历心理危机后情绪比较稳定的来访者（马桂兰，2018）。

四、认知行为矫正法[①]

（一）咨询与治疗过程

1. 咨询与治疗目标

　　梅钦鲍姆的认知行为矫正法旨在改变来访者的自我言语。该疗法认为，自我陈述会影响个体的行为，就像他人的言语会对个体的行为造成影响一样。认知行为矫正法的基本前提是：对于来访者而言，要想改变其行为，就必须关注自己的思考、感受以及行为

---

　　①　科里．心理咨询与治疗的理论及实践：第 8 版．谭晨，译．北京：中国轻工业出版社，2010：207－211.

方式，并关注这些对他人产生的影响。来访者需要摆脱自己行为一成不变的模式，这样才能够在不同的情境中对自己的行为进行评估，促使改变发生。在成功的治疗中，来访者将找到自己的声音，为自己的成就感到骄傲并担负起改变的责任。

2. 咨询与治疗阶段

梅钦鲍姆描述了改变的三阶段历程，即教会来访者进行自我陈述（自我观察）、训练来访者修正他们赋予自己的指导（开始新的内在对话）、帮助来访者更为有效地应对自己遇到的问题（学会新的技能），这三个阶段是相互交织的。

阶段一：自我观察。在改变历程的第一个阶段，来访者需要学会对自己的行为进行观察。在来访者开始治疗时，他们的内在对话一般以消极的自我陈述和想象为主要特征。治疗的关键在于帮助他们愿意/能够倾听自己。在这个过程中，来访者会提高对自己想法、感觉、行为、生理反应以及对他人反应的敏感性。例如，如果存在抑郁问题的来访者希望产生建设性的变化，他们就必须先认识到自己不是消极感受和思维的"受害者"，他们其实是通过自我言语让自己抑郁的。随着治疗过程的推进，来访者将掌握新的认知结构，这能让他们以新的视角来看待自己的问题。这一重新概念化的过程需要治疗师和来访者共同完成。

阶段二：开始新的内在对话。通过和治疗师的早期接触，来访者将学会关注自己的适应不良行为，还会看到其他可选的适应性行为。如果来访者希望改变自己的自我言语，他们就必须开始一个新的行为链，一个与其适应不良行为并不相容的行为链。来访者会在治疗过程中学习改变自己的内在对话。新的内在对话将可以引发新的行为。这个过程又会对来访者的认知结构造成影响。

阶段三：学会新的技能。在第三个阶段，治疗师需要教给来访者更为有效的应对技能，来访者可以在现实生活中实践这些技能（例如，那些无法面对失败的来访者也许会因此而不敢采取任何行动。认知重构可以帮助来访者改变其消极观念，因此能够帮助来访者参与到自己希望的活动中）。同时，来访者还会继续进行新的自我言语过程，并对其结果进行观察和评估。当他们在情境中表现出不同的行为时，他们一般也会从他人身上获得不同的反应。来访者关于这些新行为及其结果的自我对话将会影响这些新行为的稳定性。

3. 咨访关系①

认知行为矫正法的理论和技术致力于挑战和修正来访者的功能不良的思维和行为，这种治疗通常不鼓励来访者依赖治疗师。这并不是说咨访关系是被忽略的，相反，认知行为矫正法依赖于治疗联盟中的非具体化的要素，例如和谐、真实诚恳和共情。来访者的提问会得到治疗师的共情，而且治疗师会去询问来访者的想法及其对行为的后续影响。

---

① 埃德尔斯坦，等. 心理治疗师该说和不该说的话：如何回答来访者的提问. 聂晶，陈瑞云，李扬，译校. 北京：中国轻工业出版社，2013：6-10.

（二）咨询与治疗技术

1. 压力免疫训练

来访者将通过一定的方式处理相对温和的压力刺激，然后逐渐学会容忍越来越强的刺激。这个训练的基本假设在于：我们可以通过矫正自己在压力情境中的信念和自我言语来提高我们应对压力的能力。梅钦鲍姆的压力免疫训练关注的不仅仅是教授来访者特定的应对技巧。他的方案主要用来帮助来访者为治疗做好准备、激发来访者改变的动机以及处理阻抗和回退等方面的问题。压力免疫训练（简称 SIT）具体包括给予信息、苏格拉底式对话、认知重构、问题解决、放松训练、行为排练、自我监控、自我教导、自我强化及改变环境情境等技术。这个方法旨在教授人们应对当前及未来问题的技巧。梅钦鲍姆提供了一系列例子来帮助大家理解在开展压力免疫训练过程中出现的应对性对话：

"我如何准备去应对压力？"（"我必须做些什么？我能拟订一套处理压力的计划吗？"）

"我如何面对并处理那些压力事件？"（"我可以用哪些方法来处理压力？我如何面对这个挑战？"）

"我如何应对崩溃感？"（"我现在能做什么？我如何阻止自己的恐惧感？"）

"我如何强化自己的内在对话？"（"我如何给自己奖励？"）

2. 建构主义评估治疗效果

梅钦鲍姆认为，认知行为矫正法的建构主义疗法和标准的认知疗法相比，其结构化水平较低，更多地以来访者的自我发现为导向。建构主义疗法更多强调个体的过去发展，注重个体的核心信念，并探索来访者为坚持某个基础隐喻而付出的行为和情绪上的代价。梅钦鲍姆会使用以下这些问题来评估治疗的效果：

来访者现在是否能够讲述出一个关于自己和世界的新故事？

来访者现在是否能采取更加积极的隐喻来形容自己？

来访者是否能预测高危情境并能采取应对技巧处理遇到的问题？

来访者是否因自己发生的改变而感到高兴？

3. 苏格拉底式提问

项红峰（2019）总结，在评价自动化思维这一环节常采用苏格拉底式提问。在评价过程中，一般会采用以下六步：

（1）支持这个想法的证据是什么？反对这个想法的证据是什么？

（2）有没有别的解释或观点？

（3）最坏会发生什么？如果发生了我能如何应对？最好的结果会是什么？最现实的结果是什么？

（4）来访者相信自动化思维有什么影响？如果来访者改变其想法会有什么影响？

（5）如果来访者的朋友或者家人处于相同的情境，来访者会对他说什么？

（6）来访者会做什么？

知识点案例

本节导入案例分析：本案例中来访者的主要症状为长达两个月的悲伤、难过、抑郁，这种情绪主要源于没有考入自己理想的大学。治疗师可以逐渐引导小婷认识到自己对于理想大学的不合理信念，帮助其与现实生活接轨，找到能够代替这些不合理信念的合理思维，从而帮助小婷摆脱抑郁情绪，逐渐适应、接纳自己的大学生活。

第四节　来访者中心疗法

导入案例[①]

奥克夫人是个年近四十的家庭主妇，她是因为感觉婚姻和家庭关系中出现了一些问题前来咨询的。她说虽然已经结婚多年，但仍然无法适应夫妻之间的亲密关系。她不喜欢爱和被爱的感觉，也没有强烈的性欲望。她觉得生活对她来说是一种束缚，她不能按照自己的愿望生活，感觉任何东西都是强加的。她觉得这样活着一点都不像自己，这种感觉似乎是从少女时代就有的，她一直在为了别人而活。因此，她变得不喜欢自己，更不喜欢现在的生活，她为此感到迷惑、痛苦，甚至有些绝望。问题似乎只出在自己的感觉上，可她自己实在无法控制。

在本案例中，治疗师罗杰斯认为，奥克夫人的问题主要是个人的成长和发展问题，所以治疗采取的策略绝不是传统的只针对某些具体问题或特殊病症，而是采用非指示性的言语，给来访者提供绝对的支持和理解，让来访者在这种安全关系中，考察自己以往经验的各个侧面，正视矛盾，懂得在许多时候，她不是在按照"我想"而是在按照"我应该"来生活，从而丧失了自我。

经过探索自己被掩盖起来的部分，奥克夫人最终找到了真正的自我，随之发生了一些人格上的改变：更开放地对待自己的机体经验；越来越相信自我的发展潜能，越来越能承认自己有责任成为一个有特点的人；最后意识到自己的生命是个不断流变的前进过程，并力图在这个经验的流程中不断发现自我的新内容。

思考问题：

问题1：奥克夫人的病症有哪些特点？

问题2：治疗师罗杰斯在与奥克夫人的工作过程中使用了哪些技术？

一、来访者中心疗法的咨询与治疗设置[②]

罗杰斯认为，有三种治疗师的品质有助于营造良好的治疗氛围，来访者将在这种氛

---

① 徐光兴.西方心理咨询经典案例集.上海：上海教育出版社，2003：125-144.
② 科里.心理咨询与治疗的理论及实践：第8版.谭晨，译.北京：中国轻工业出版社，2010：120-132.

围中不断前进并成为自己能够成为的那个人。这三种品质是：（1）真诚透明，包括真诚或真实；（2）无条件积极关注，包括接纳与关怀；（3）准确的共情理解，即一种能深入了解他人主观世界的能力。在罗杰斯看来，如果治疗师能表现出自己的这些品质，那么来访者将会减少对防御机制的使用，更加开放地面对自己和周围的世界，并能采取更加亲社会的、建设性的行为方式。

（一）来访者中心疗法的基本设置

1. 来访者中心疗法的过程设置

来访者中心疗法强调治疗师与来访者面对面互动的重要性，其中有的治疗师认为治疗师不应过度依赖专业方面的规程，而陷入那种"向来访者提供过于详尽的治疗契约、严格关注治疗边界、只采用自己经验中的有效技术"的假专业角色中。

来访者中心疗法的治疗师不会去诊断、设计治疗计划、制定治疗策略、借鉴治疗技术或者以任何形式去承担来访者的责任。来访者中心疗法的治疗师一般不会探讨来访者的历史，也不会使用启发性或是盘根究底式的问题，他们不会对来访者的行为做出解释，不会对来访者的观点或计划进行评估，更不会替来访者决定治疗的频率和长度。

2. 来访者中心疗法的适用对象

来访者中心疗法在解决很多问题时都能起作用，包括焦虑、酗酒、受心理影响的生理问题、恐惧症、交往困难、情绪低落、癌症以及人格分裂。特别适用于危机干预领域，如意外怀孕、疾病或者失去亲人的情况，倾听和理解能帮助处在危机状态的来访者，让他们在混乱中保持镇静，使他们能够考虑得更清楚，做出更好的决定。

有些来访者希望获得更加结构化的治疗；有些来访者寻求专业帮助的原因可能是需要处理某个危机、缓解某些身心症状，或者是为处理日常生活中的问题而想学习一些应对技巧，他们期待的是指导性的治疗师。面对这些情况时，来访者中心疗法的治疗师可能无法满足来访者的期待。

（二）来访者中心疗法的咨询与治疗目标、特点及过程

1. 咨询与治疗目标

来访者中心疗法的目标和其他传统疗法有所不同。来访者中心疗法的目标在于帮助来访者获得更高水平的独立与整合。该疗法注重的是人本身，而不是个体的问题。治疗的根本目标在于提供一种气氛，从而帮助来访者成为一个充分发挥自己功能的人。在来访者达到这个目标之前，他们必须首先摘下自己在社会化过程中不断发展出来的"面具"。在安全的治疗氛围中，来访者将意识到自己还有其他的选择。

治疗师并不会为来访者选择特定的目标。罗杰斯认为在治疗过程中，当来访者摘下自己的面具后，那个摆脱伪装后的人将具有如下特质：（1）对经验保持开放性；（2）信任自身；（3）拥有内在评估标准；（4）愿意继续成长。鼓励来访者发掘这些特质就是来访者中心疗法的目标。

2. 咨访关系特点

对来访者中心疗法的相关研究表明，治疗师的态度才是促进来访者人格改变的基础，而非其知识、理论或技术。基本上，治疗师会把自己作为促进来访者改变的工具。当治疗师与来访者进行面对面的接触时，他们的"角色"其实并不具有任何特定的角色特征。治疗师的态度以及对来访者内在力量的信念就能够创造出可以促进来访者成长的氛围来。

3. 咨询与治疗过程

来访者刚开始与治疗师接触时，会怀着不一致的态度。也就是说，他们的自我知觉与他们的现实经历之间存在着不一致。来访者寻求治疗的其中一个原因是，他们产生了无助、绝望或无力做出选择的感受。在来访者中心疗法的理论架构中，来访者在治疗中会迅速认识到自己可以为自己的人生负责，并且可以通过获取更高水平的自我理解来学会让自己获得自由。

随着治疗过程的推进，来访者将探索更多的信念和感受。他们可以表达自己的恐惧、焦虑、内疚、羞愧、憎恨、愤怒或其他那些他们觉得过于消极而不愿纳入自我结构中的情绪。在治疗过程中，他们的扭曲将会减少，他们的接纳水平将会提高，他们对冲突和混乱感的整合也会上升到更高的水平。来访者将逐渐发现曾经被自己隐藏起来的内心领域。当来访者觉得自己被理解和接纳时，他们会卸下自己的防御，并更加开放地面对自己的经历。因为他们有了安全感和抵抗力，因此会变得更加现实，能够更加准确地感知、理解和接纳他人。通过治疗，来访者将更加欣赏自己，其行为也将更具弹性及创造性。他们不再总是关注如何符合他人的期望，因此就能采取更加真实的行为方式。

二、来访者中心疗法的咨询与治疗态度及运用①

在娜塔利·罗杰斯（Natalie Rogers）看来，来访者中心疗法中不会出现诸如"技术""策略"以及"程序"等术语。她引导学生们放弃"干预"或"治疗"等术语，而用"来访者中心的哲学"或"来访者中心的价值观"取代。来访者中心疗法没有任何技术或策略的基础；相反，有效的治疗实践基于治疗师的经历及沟通时的态度。因此，我们将就来访者中心疗法治疗师需要拥有的态度进行介绍。

（一）咨询与治疗态度

1. 无条件积极关注

治疗师需要向来访者表达对来访者这个人的深入而真实的关怀，或者说是一种"我会接纳你，因为你是你"的无条件积极关注。这种关怀应该是无条件的，治疗师不应该对来访者的感受、思想与行为进行评估或判断。治疗师应尊重并温暖地接纳来访者，通过自己的行为告诉来访者：他们接纳来访者自身，来访者可以自由地表达自己的感受和

---

① 科里．心理咨询与治疗的理论及实践：第8版．谭晨，译．北京：中国轻工业出版社，2010：126.

体验而不必担心会失去治疗师的接纳。接纳是指认可来访者拥有自身信念和感受的权利，而不是无条件地赞同来访者的所有行为。治疗师并不需要接纳或赞同来访者所有的行为。

2. 真诚与一致性

真诚意味着治疗师要自然真实。也就是说，治疗师在治疗过程中要表现得坦诚、一致、可信赖。治疗师不会摆出虚假的外表，他们的内在体验与外在表现是一致的，他们会在治疗关系中坦然地表达自己的感受、想法、反应和态度。治疗师的这种真诚是治疗效果的关键。一致性意味着治疗师应该在治疗关系中表达生气、受挫、喜欢、吸引、关心、厌倦、烦恼等一系列感受。这并不意味着治疗师需要分享自己的所有反应，治疗师的自我表露也应恰到好处。

3. 准确的共情性理解

准确的共情性理解不仅包含理解来访者那些显著的感受，还包含理解那些相对不那么清晰的感受。共情性理解其实是治疗师对来访者经历进行思考的一部分。这种共情能帮助来访者进行自我理解，并能帮助来访者明晰自己的信念和世界观。

完全的共情需要治疗师理解来访者经历的含义以及来访者在其中的感受。治疗师需要能对来访者做出响应，并同时从认知、情绪和人际三个角度来理解来访者。

（二）评估来访者中心疗法的运用

1. 评估

来访者中心疗法重视的不是治疗师对来访者的评估，而是来访者的自我评估。卡尔·罗杰斯对在治疗初始阶段便采用心理测量工具或进行完整个案史的调查的做法提出了警告。他认为，如果治疗关系始于一大堆的测验和一系列生活史调查，来访者可能会留下这样的印象：治疗师将为自己提供问题的解决办法。如今，究竟是否需要在治疗实践中加入评估的过程似乎已不再是个问题了，关键在于来访者如何能完全参与到治疗和评估的过程中。

2. 危机干预

当人们遇到危机时，第一步应该是让他们有充分的机会进行表达。敏锐的倾听和理解在这里就十分重要。如果来访者感觉自己得到了倾听和理解，那么他就可以在混乱当中平静下来，并且能够做出清楚的思考和判断。在进行其他问题解决策略的干预之前，应该先向来访者传达自己对他的深切理解。

尽管伴随在人们身边并与其建立心理上的接触本身就具备一定的治疗效果，但是在危机情境中，即使是来访者中心疗法也需要提供更为结构化、指导化的干预。当来访者因危机事件无法恢复其正常机能时，建议、指导甚至指示的干预措施都可能会派上用场。例如，在某些情境下，治疗师可能必须采取措施让有自杀倾向的来访者住院治疗，以免他伤害自己。

3. 表达性艺术疗法

娜塔利·罗杰斯的方法是一种表达性艺术疗法，她为来访者中心疗法添加了新的内容：个体的自发创造性的表达。这种表达可以象征那些深入的感受和情绪状态，有时甚至可以表达出那些难以被个体察觉的感受和情绪。秉持来访者中心的表达性艺术疗法的治疗师会为来访者创造机会去创作动作、视觉艺术、日记、音乐等作品，从而表达个体的感觉并获得对这些行为的领悟。这对于那些闭锁在理性思考中的来访者而言可能更为有效。

知识点案例

本节导入案例分析：奥克夫人这种"剪不断理还乱"的情绪纠葛，似乎有一个核心的问题：她并不知道自己的真正感觉是什么，她在成长的过程中从来都没有真正明白自己，一直屈从于外在意志和感官感受，而忘却了自我意志。罗杰斯始终相信人有充分的潜力和自我实现的能力，他熟练运用倾听的技巧使咨询往深度发展，最后使该案例取得了成效。

除了本章介绍的四种经典心理咨询与治疗方法之外，还有其他许多心理治疗方法，这些方法也在心理咨询与治疗的发展过程中起到了重要的助推作用，至今在咨询过程中仍被使用。如国外的交往分析疗法（心理分析治疗）、现实疗法（认知行为治疗）、存在心理疗法（存在-人本治疗）、完形疗法（存在-人本治疗）、森田疗法、家庭治疗、表达性治疗、焦点短程治疗、经验心理治疗、团体治疗、超个人心理治疗等，我国本土的治疗方法包括认识领悟疗法、意象对话技术、悟践疗法、道家认知疗法、疏导疗法等。

◆ **本章小结** ◆

本章介绍了四种经典心理咨询与治疗方法的技术及咨询或治疗过程，综合了当前不同学者对几种经典疗法的应用及实践经验，内容既有不同疗法中关注的来访者的表现，也有方便直接用于实践的技术整理。从疗法的特点、技术到相应的治疗或咨询程序，内容较为概括，希望提供几种经典疗法的不同视角，帮助大家选择适合特定来访者以及咨询师自己的疗法深入学习，在实践中加以运用。

◆ **课后思考** ◆

1. 如何理解精神分析疗法中对移情的解释和处理？
2. 通过学习行为疗法的技术，谈谈你对行为干预的理解。
3. 认知行为疗法如何起效？
4. 四种经典疗法中，你更想就哪种疗法深入学习？为什么？

◀ **专业育人专栏-11** ▶

自我成长与专业发展专题思考：个性、社会环境与疗法选择

问题	自我成长	专业发展
你的特点更适合哪种疗法		
当下你所处的环境更推崇哪种疗法，为什么		
不同疗法的社会作用		
如何利用适合你的疗法服务社会		

第十二章

心理咨询与治疗整合技术

　　社会环境的复杂性与来访者问题的多样性对心理咨询师提出了新要求，即心理咨询师不能仅使用某一种疗法进行心理咨询，应该对其他流派持开放态度，依据来访者自身的特点灵活地整合多种疗法，从而为来访者提供最有效的治疗策略。有人认为，心理咨询与治疗中的整合指的是不同流派间的整合，还有人认为整合涉及更多的方面。本章对整合疗法概述、整合疗法的过程和策略以及常见的整合疗法进行细致讲解，以期帮助读者加深对心理咨询与治疗整合技术的理解。

学习目标

1. 了解整合疗法的发展历史，掌握整合的方法，掌握整合疗法的过程和策略，掌握常见整合疗法的原理和技术。
2. 在咨询过程中能够灵活地运用心理咨询与治疗整合技术。
3. 认识到整合疗法的重要性，培养自身开放、整合的意识。

导入案例①

　　李萱，39 岁，某公司产品经理，因与家人关系紧张前来咨询，来访时行为举止大方得体，但愁容满面。自述最近经常情绪失控、焦虑、烦躁，感觉压力大到喘不上气，自己为家庭付出了很多，但家人完全不理解自己，她和丈夫、婆婆、女儿的关系十分糟糕。

　　以下是咨询师采用整合疗法对此来访者进行治疗的咨询过程：

　　初始阶段：李女士详细描述了自己的婚姻状况和与家人的相处模式，谈到自己压力很大，情绪总是很差，感觉生活黯淡无趣，希望能够通过咨询消除自己的不良情绪，重拾生活信心。在这一阶段，咨询师耐心认真地倾听，广泛地收集资料。一方面让李女士宣泄了自己的情绪，另一方面为建立良好的咨访关系打下了基础。此外，咨询师还和李女士共同探讨并明晰了咨询方式和咨询目标。

　　中间阶段：在这一阶段，咨询师将重点放在了帮助来访者再次评估或重新看待其问

---

① 本案例根据作者心理咨询临床实践案例改编而成，非真实案例。

题上。通过整合精神分析、行为主义、认知疗法、格式塔疗法等多种理论和技术，咨询师了解到：李女士自身存在许多不合理信念，如绝对化、以偏概全等；李女士的性格及行为表现深受其童年成长经历的影响。咨询师借助行为主义疗法中的放松训练帮助李女士缓解了心理压力和焦虑情绪。咨询师还采用认知疗法中的识别自动化思维、辨别错误认知、真实性检验、去中心化、监控焦虑水平等技术帮助李女士从多种视角了解自己的认知模式，进而转变不合理认知。此外，咨询师借助精神分析及格式塔疗法中的经典技术，和李女士探讨了早期的童年成长经历（父母的相处模式、父母对自己的教养方式等），引导其觉察了自己对于家人的投射，使李女士理解了早期经历对自己当下行为模式及性格的影响，促进了自身行为的改变。

结束阶段：通过前两个阶段的咨询，来访者渐渐明白了早期经验是如何影响自己的，能够更加理性地看待自己的问题和行为。咨询师协助来访者制订了一系列行动计划，并帮助来访者对行动进行了回顾和评估。之后，和来访者探讨了结束咨询的想法，和来访者一同回顾了整个咨询过程，帮来访者明确了解了自身的改变。最后，和来访者达成一致意见，结束了咨询。

思考问题：

咨询师在此案例中采用了何种整合方法？整合了哪些心理疗法？

第一节　整合疗法概述

一、整合疗法的含义及发展历史

（一）整合疗法的含义

整合指根据一些规则或指导原则，通过整顿、协调予以重新组合。心理咨询与治疗领域中的整合疗法主要包括以下几种含义：

1. 不同流派间的整合

整合疗法的含义包括不同流派间的整合，指超越不同流派的限制，以开放的态度对各种心理疗法的理论和（或）技术进行整合（玛丽亚，2017）。例如，我们熟知的认知行为疗法就是将认知疗法和行为疗法进行整合的产物。

2. 理论和实践的整合

除了不同疗法之间需要整合，理论研究与临床实践也需要整合（刘陈陵，王芸，2016）。心理咨询师既要关注最新的理论研究，将新学习到的前沿理论整合到自己的临床实践中去；也要在自己的实践中不断反思，总结经验与教训，并将其整合到理论研究中去。

3. 个体的整合

整合疗法对于心理咨询师的个体成长也有重要意义。人是发展中的人，咨询师也不例外。在心理咨询的过程中，咨询师会不由自主地把以往学到的内容整合起来，从而形成更加完善的自我。

4、生物-心理-社会的整合

除了以上三种含义的整合外，心理咨询与治疗中的整合还指心理咨询师应突破具体的心理咨询流派的制约，从生物、心理、社会三方面综合、系统地评估和治疗来访者的问题（张道龙，2013）。忽视这三方面中的任何一方面都可能使治疗效果大打折扣。人是由生物因素、心理因素、社会因素三者共同构成的统一的整体。生物、心理、社会三者相互影响，共同制约着人的身心健康（见图12-1）。

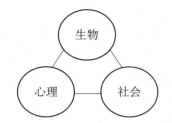

图12-1　生物-心理-社会的整合

（二）整合疗法的发展历史

纵观心理咨询的历史，各流派的发展过程其实就是一个整合的过程。短短百年的时间里，在无数心理学家的开拓探索下，心理疗法由最初经典的精神分析疗法、行为疗法、认知疗法、人本主义疗法，逐渐整合衍生出现如今成百上千种心理疗法。下面按照时间顺序对整合疗法的发展历史进行概述。

1. 20 世纪前期

20世纪前期，有学者开始尝试用某一流派的概念来解释另一流派的概念。如1933年弗伦希（French）提出，精神分析中压抑的概念和行为主义中消退的概念存在相似之处，这被视为整合的最初探索。1936年罗森茨威格（Rosenzweig）提出了"渡渡鸟效应"，指出不同的心理治疗取向都产生了相似的结果。也是他最早提出了共同因素的概念，他认为不同疗法间存在共同因素，是跨流派的共同因素使治疗产生了作用。

2. 20 世纪中期

1950年，多拉德和米勒（Dollard & Miller）尝试在精神分析流派和行为主义流派之间建立联系，这是整合运动的又一关键节点。20世纪中后期，有学者开始进一步探索影响心理治疗效果的共同因素。如1961年，弗兰克父女（Frank & Frank）通过比较研究发现，来访者的期望和求助意愿、错误概念的纠正都会影响疗效。1967年，保罗（Paul）提出问题："针对特定的问题，什么样的疗法和什么样的心理咨询师对治愈来访者最有效果？"这是技术折中主义者最为关注的问题。在同一年，折中主义的代表人物拉扎勒斯（Lazarus）提出了多模型疗法，建立了BASICID模型。他认为来访者的问题是多维的，咨询师应从行为（behavior）、情感（affect）、感觉（sensation）、表象（imagery）、认知（cognition）、人际关系（interpersonal relationships）以及药物（drugs）多方面评估来访者的问题，然后从各流派中选择适宜的技术。1977 年，瓦赫特尔（Wachtel）提出了循环性心理动力学，这是将精神分析和行为主义进行理论整合的经典代表。1979 年，贝克（Beck）将认知疗法和行为疗法进行理论整合，形成了现如今广为人知的认知行为疗法。

3. 20 世纪后期

到了 20 世纪 80 年代，整合趋势越来越具有影响力。整合疗法开始逐渐为人们所接受，逐渐应用于心理咨询实践中。1983 年，心理治疗整合探索协会建立了，这标志着整合疗法正式成为心理咨询领域的一种取向。在前人进行理论整合的过程中，有学者发现有些疗法的理论是相互矛盾的，难以进行整合。1992 年，梅瑟尔（Messer）提出了另一种整合方法——同化整合，这大大提高了整合的操作性。它既保留了心理咨询师原有的流派风格，又能够吸收其他流派的概念和技术。之后，施蒂克（Sticker）通过同化整合的方法提出了同化心理动力整合疗法。他以心理动力理论作为理论框架，同时吸收了认知、行为、经验、系统取向中的许多技术，认为咨询师的评估和治疗应围绕 ABCDEF（A 情感、B 行为、C 认知、D 动力学、E 环境、F 生物学）多个维度展开。

到如今，越来越多的心理咨询师意识到整合的重要性。在心理咨询领域，整合取向的心理咨询师的占比逐年攀升。我们相信，心理咨询领域的整合运动将会一直进行下去。

二、整合疗法的原则与意义

（一）整合疗法的原则

1. 开放原则

在整合过程中，心理咨询师应坚持开放原则。没有任何一种疗法可以有效解决所有来访者的问题（白福宝，杨莉萍，2012）。心理咨询师不应拘泥于某一固定的流派，而应秉持开放、包容的态度对其他流派的心理疗法进行整合。不存在完美的疗法，正是由于不同流派的疗法都有一定的局限性，新的疗法才会不断涌现出来。这些新的疗法都是在经典疗法的基础上发展演变产生的，这种发展过程的本质就是整合。

2. 实用原则

在整合过程中，心理咨询师应坚持实用原则。我们整合的目的是更好地服务于来访者，是为了向来访者提供更加有效、更加适用的咨询技术。咨询师不应刻板地为了整合而整合，这样反而会偏离目标，导致无效的技术堆积。咨询师应时刻谨记咨询每一阶段的目标，并根据相应的策略谨慎地选择整合的理论或技术。

3. 整合是一个动态的过程

整合是一个持续的、动态的过程，而不是一次性的、一步到位的（白福宝，杨莉萍，2012）。无论是新手咨询师，还是有经验的咨询师，都会发现自己现有的工作模式是有待完善的。心理咨询师要在临床实践和理论研究中，不断地进行反思和学习，不断整合不同流派纷繁的理论或技术，从而不断发展和完善自己的个人风格。

4. 整合是一种方法

整合是一种方法，而不是一种结果。创造一个新的流派并非整合的最终目的。无论是经过多少次整合才产生的新流派，都不是万能的，都无法解决所有来访者的问题。心理咨询师应该调整自己的心态，要意识到整合是一种用来帮助咨询师根据具体情况和实际需要更好地服务来访者的方法。

（二）整合疗法的意义

1. 提升咨询质量

在咨询实践过程中，心理咨询师尤其是新手咨询师经常会遇到困难。咨询师可能会发现对于某个来访者而言，自己经常使用的某一流派的咨询技术好像对他不起作用或作用微弱，而自己对于应该换成其他哪种技术毫无头绪。这时就体现出了学会整合的重要性。就好比用螺丝刀从木板上拧下螺钉，螺钉有一字槽的，也有十字槽的，只有学会如何从工具包中挑选、转换工具，才能找到合适的螺丝刀，从而顺利拧下螺钉。学会整合能够帮助咨询师避免误区，从而提升咨询质量。

2. 助力咨询师成长

心理咨询领域是不断发展变化的。心理咨询师有别于其他技术性职业，是需要不断学习、不断提升、不断成长的。掌握整合能够提升学习效率，助力咨询师实现个人成长。在咨询师能够灵活运用整合这一方法后，再去学习新的理论和技术，就好比将原本的自行车换成了电动车，不但节省了时间，而且节省了力气。

3. 拓宽视野和思路

学会整合除了能够助力咨询师的职业发展，还能够帮助咨询师拓宽其他领域的视野和思路。整合是一种方法，它不只适用于心理咨询，也可以迁移到生活中的方方面面。通过整合，咨询师还可以掌握许多咨询以外的知识和技能。在面对更多的选择和挑战时，思路会更多，视野也会更加宽阔。

三、整合的方法

（一）共同因素整合法的含义及评价

1. 共同因素整合法的含义

共同因素主张聚焦于不同疗法中共同的、对治疗效果起决定性作用的因素，并在此基础上整合出对来访者更有效的疗法（John，2002）。这种整合模式认为，尽管众多疗法彼此之间差异很大，但是对来访者的疗效起关键作用的因素是共通的、跨流派的、非特异性的。以往研究和临床实践中发现的共同因素包括来访者利用可用资源的能力、同盟关系、宣泄情绪、新体验等。

2. 对共同因素整合法的评价

共同因素整合法的出现时间较早，且受到了越来越多的关注。研究对于心理治疗有效的共同因素具有重要的实践意义。对共同因素整合法的批判主要在于这种整合方法过度关注不同疗法中的共同特征，忽略了不同疗法的特异性和丰富性。这会导致咨询师失去自身的特点和个人风格，变得千篇一律。

（二）技术折中整合法的含义及评价

1. 技术折中整合法的含义

技术折中主张聚焦于具体的技术的整合，旨在跳出不同流派理论的限制为来访者选择最有效的治疗技术（白福宝，杨莉萍，2012）。这种整合模式认为心理咨询师应该依据来访者的具体情况，灵活地借鉴各流派中的治疗技术。技术折中可能会使用到各个流派的技术，是一种不考虑理论背景只基于实证的整合。

2. 对技术折中整合法的评价

技术折中整合法不受各流派理论背景的限制，更加丰富，更加灵活自由。这种整合方法以结果为导向，更加注重实效。对技术折中的批判主要聚焦于这种随意借鉴来的技术忽视了背后的理论支撑，可能会导致一些消极后果。如果心理咨询师的个人风格与此技术不符，则可能会使来访者感到混乱和不适。咨询师对技术的把握不够准确可能会对来访者造成伤害。

（三）理论整合法的含义及评价

1. 理论整合法的含义

理论整合主张对两个及两个以上的流派的理论进行整合。这种整合模式认为要在已有的理论的基础上进行更高层次的整合，从而将更多的概念和理论纳入一个更加综合完善的理论框架中（宋焕霞等，2016）。这种方法认为整合后的理论比单一的理论更有效，强调不仅要将不同疗法的理论进行整合，还要对其技术进行整合。

2. 对理论整合法的评价

理论整合既吸收了不同流派的理论和概念，也整合了不同流派的技术，更加系统、更加全面。但这种整合方法是所有整合方法中最为困难的。有些流派在理论上存在很大的差异，甚至存在不可协调的矛盾。这大大限制了理论整合的适用范围。

（四）同化整合法的含义及评价

1. 同化整合法的含义

同化整合主张心理咨询师在保持自己原本的理论体系的基础上，吸收或同化其他流派的概念、观点和技术，并对这些概念、观点和技术进行新的解释（白福宝，严由伟，2009）。这种整合方法认为咨询师可以自由地、有选择性地将其他疗法的内容同化整合到自己原有的工作模式中，认为新吸收的内容和自己原有的主体框架会相互作用、相互融合，从而建构一种新的工作模式。

2. 对同化整合法的评价

同化整合是一种操作性很强的整合方法，它避免了教条主义，既保留了心理咨询师原有的经验和理论，又在一定程度上认可、吸收了其他疗法的精华，完善、提升了自己的工作模式。这种整合方法的劣势在于咨询师必须小心谨慎地使用同化整合法，在同化的过程中，咨询师原有的框架会受到挑战，可能会被新的技术或概念修正。

（五）不同整合方法的区别和联系

1. 不同整合方法的区别

共同因素、技术折中、理论整合和同化整合四种方法既有各自的优势，也有各自的劣势。两两比较可以发现，共同因素和技术折中的不同之处在于共同因素只关注各流派共通的、非特异性的因素，而技术折中主张从各流派中吸收各式各样的技术；技术折中和同化整合的不同之处在于技术折中不关注技术背后的理论支持，而同化整合需要关注技术背后的理论是否能够同化到自己的理论框架中去；理论整合和同化整合的不同之处在于，同化整合更多地保留了咨询师自身原有的理论框架，只是有选择性地从其他疗法中吸取概念、观点和技术，而理论整合要将不同流派的理论整合为一个更加综合完善的理论框架，相对更加困难。

2. 不同整合方法的联系

这四种整合方法具有一个相同点，即四者都涉及技术的整合。进一步两两比较发现，共同因素和技术折中的相同之处在于，理论在这两种整合过程中几乎不产生影响；技术折中和同化整合的相同之处在于二者都相对灵活自由，更关注哪些技术对来访者更有效果；理论整合和同化整合的相同之处在于二者都十分重视理论框架。

共同因素、技术折中、理论整合和同化整合之间的界限其实并不是十分清晰。四种方法既有区别也有联系。我们希望心理咨询师能够秉持开放的态度，根据自身的咨询风格以及来访者的情况，灵活地在实践中运用以上四种整合方法。

第二节　整合疗法的过程和策略①

整合疗法没有一套固定的操作步骤，心理咨询师针对不同来访者所整合的疗法、选取的策略往往不尽相同。新手咨询师由于缺少经验，在整合时容易感到混乱和不知所措。为帮助咨询师更加顺利地开展咨询工作，下面介绍一种整合技术模型。

这个模型会给我们提供一幅咨询过程而非内容的脉络地图。咨询过程包括初始阶段、中间阶段以及结束阶段。通过学习该模型，我们能够知道每个阶段我们希望出现什么样的结果，以及什么样的策略和技术对实现这些结果是有效的（见表 12-1）。心理咨询师在实践时不宜生搬硬套，而应持开放的态度灵活运用该模型。我们希望咨询师能够在临床实践中基于自身的技术所长、不同疗法的优缺点、来访者的个体特征以及问题的特点，不断进行反思，从而整合出最适合来访者的、个性化的治疗方法。

---

① 卡利，邦德. 整合性心理咨询实务：第 2 版. 方双虎，等译. 北京：中国人民大学出版社，2015.

表 12 - 1　整合疗法的过程和策略

阶段	目标	策略
初始阶段	建立良好的咨访关系；阐明和界定遇到的问题；进行评估；协定咨询协议	探索；优先和聚焦；交流核心价值；具体化和明确交流
中间阶段	维持良好的咨访关系；重新评估问题；按照咨询协议工作	挑战：面质、提供反馈、提供信息、给予指示、自我表露、即时性；交流核心价值
结束阶段	决定一个适当的改变；实行改变；迁移所学；结束咨访关系	设定目标；行动计划；评估行动和坚持改变；结束

资料来源：卡利，邦德．整合性心理咨询实务：第 2 版．方双虎，等译．北京：中国人民大学出版社，2015．

一、初始阶段

在初始阶段，重点在于咨访关系的建立和评估。我们总结了初始阶段的四个目标以及有助于实现这些目标的四个咨询策略。

（一）初始阶段的目标

1. 建立良好的咨访关系

心理咨询师与来访者建立良好的咨访关系是顺利、有效开展心理咨询的前提和基础。所谓良好的咨访关系是指心理咨询师与来访者之间相互尊重、相互信任、相互理解。咨询师要摒弃偏见，积极关注、包容、接纳来访者；来访者要能受到鼓舞，配合咨询，愿意同咨询师一起努力。

2. 阐明和界定遇到的问题

来访者需要解决的问题往往不止一个，他们通常并不清楚困扰自己的究竟是什么。在初始阶段，心理咨询师应该和来访者共同探讨来访者的问题和担忧都有哪些，并明确应该从哪一个问题开始。

3. 进行评估

心理咨询师需要评估两个方面：一是来访者是否适合进行心理咨询，并不是所有来访者都适合做心理咨询；二是咨询师是否有能力且愿意帮助此来访者。

4. 协定咨询协议

咨询协议有助于咨询师和来访者达成共识，从而有助于咨访关系的建立。一方面，咨询协议确定了咨询的频率、次数、收费要求等，可以指导咨询工作的有序开展；另一方面，咨询协议能够让双方明确自身的权利和责任，激发来访者的合作意识。

（二）初始阶段的策略

1. 探索

探索指的是帮助来访者进行探索，厘清自己的困扰。其目的在于向来访者说明问题，使咨询师与来访者对其问题本质达成共识。

2. 优先和聚焦

对来访者而言，立刻解决困扰他们的所有问题是不切实际的。优先和聚焦指的是要确定来访者想要优先处理哪个问题，以及决定问题的先后顺序。

3. 交流核心价值

交流核心价值指的是表明咨询师的接受、共情性理解、真诚等。核心价值是指那些构成咨访关系核心的态度和信念。

4. 具体化和明确交流

为了保护自己，来访者经常会说一些模糊、模棱两可的话。例如，对来访者而言，说"我觉得自己不够优秀"，要比说"我太矮了，我觉得其他人也是这么评价我的"，要少一些痛苦和羞耻。具体化和明确交流指的是咨询师需要对来访者言谈中的模棱两可给予关注，并小心谨慎地使用交流技术鼓励来访者进行明确交流，更具体、直接地说清楚自己的事情。

二、中间阶段

在中间阶段，重点在于帮助来访者再次评估或重新看待他们的问题。只有鼓励来访者重新诠释自己的问题，他们才有可能发生改变。我们总结了中间阶段的三个目标以及有助于实现这些目标的咨询策略。

（一）中间阶段的目标

1. 维持良好的咨访关系

维持良好的咨访关系对于整个咨询过程而言都是至关重要的。在推进咨询工作时，来访者可能会感到痛苦和沮丧，咨访关系也会面临挑战。咨询师应关注咨访关系的变化，并及时做出调整。咨询师应向来访者承诺一个足够安全的氛围，让他们不但可以探索积极的感受，也能放心地探索消极的感受。

2. 重新评估问题

重新评估问题指的是咨询师应帮助来访者跳出自己以往的视角，从不同的视角重新看待困扰自己的问题以及自身。

3. 按照咨询协议工作

随着咨询工作的推进，咨询师和来访者可能需要对协议的条款进行调整。但是，在整个咨询过程中，咨询师都应把咨询协议牢牢记在脑子里，并不断提醒自己和来访者，不要忘了最初确定的目标。

（二）中间阶段的策略

1. 挑战

挑战指的是提问、制造疑问、刺激、唤醒，能够使来访者进行更深层次的探索。在咨询过程中，挑战的使用涉及以下多种咨询策略。

（1）面质。

面质能有效帮助来访者确认并面对他们抑制改变的策略。

（2）提供反馈。

提供反馈可以让来访者知道咨询师是怎样体验到他们和他们的行为的。

（3）提供信息。

提供信息能激励来访者，用不同的方式评估他们自己和他们的处境。

（4）给予指示。

给予指示就是公开地去指引咨询过程的方向，指导来访者对一些事情产生不同的体验。这种不同的体验有助于来访者洞察自己的想法、行为方式以及当前讨论的事态。

（5）自我表露。

自我表露指的是谈论咨询师自己的体验。使用这种策略能够让来访者放松下来，从而以一种更开放和更有意义的方式来探索他们的问题。

（6）即时性。

即时性的焦点在于咨访关系及当前正在发生的事情。咨询师需要向来访者提供他对双方交流的看法，并鼓励他们对当前发生的事情给予反应。

2. 交流核心价值

交流核心价值贯穿于整个咨询过程。当咨询师对来访者使用挑战策略时，来访者一方面担心暴露自我，另一方面会觉得咨询师带有攻击性。咨询师只有努力让来访者感受到足够安全，来访者才有可能进行更深层的探索。因此，咨询师应展现更多的包容、接受及尊重。

三、结束阶段

在结束阶段，重点在于计划行动、采取有效的行动以及结束咨访关系。我们总结了结束阶段的四个目标以及有助于实现这些目标的四个咨询策略。

（一）结束阶段的目标

1. 决定一个适当的改变

来访者需要明确自己想改变的具体内容，并检验这些改变是否有利于他们解决问题。咨询师需要帮助来访者决定一个适当的改变，即这个改变既在来访者能力范围之内，又能带来好处和收获。

2. 实行改变

来访者要想改变，就必须要有切实的行动。咨询师要帮助来访者决定采取什么行动，还要帮助他们务必采取行动。这涉及对不同的选择进行探索，并从中挑选出一种恰当的选择，还要为行动限制时间并排列行动的先后顺序。

3. 迁移所学

来访者需要将他们在咨询中学习到的内容外化到咨询室以外的生活当中。这需要来访者逐渐完成每一个难度递增的小目标。可以让来访者先在咨询室中尝试改变，然后再让来访者尝试在咨访关系之外完成改变。

4. 结束咨访关系

来访者在这段咨访关系中体验到的支持和理解让他们获益匪浅，但是在结束阶段他们可能会体验到混乱或复杂的情感。结束咨询意味着结束这段关系，以及咨询协议的完满履行。

（二）结束阶段的策略

1. 设定目标

设定目标需要提供一个框架及一系列标准，使咨询师和来访者能明确了解和评估来访者想要的结果。这种策略需要咨询师整合不同的技术，如量表编制、角色扮演等。

2. 行动计划

设定目标后，咨询师需要考虑如何帮助来访者采取行动以实现目标。咨询师需要帮助来访者找出尽可能多的行动选项，并为他们制订行动计划。

3. 评估行动和坚持改变

咨询师要帮助来访者对行动进行回顾和评估。既要看这一行动是否有助于来访者应对其问题，也要回顾来访者的行动是否坚持下来了。

4. 结束

结束为来访者提供了一个机会来评估他们所学到的内容和自身的成长，更新对自己的认识。这个策略指的是回顾整个咨询过程，帮助来访者明确了解自身的改变，并让改变坚持下去。此外，来访者需要一定的时间和空间来解决自己失去这段咨访关系的失落感。

第三节　常见的整合疗法

没有任何一种心理疗法能够在所有情境下解决所有来访者的所有心理问题。为了更好地为来访者服务，无数心理学工作者结合自己的学习背景与临床经验，整合探索更加有效的心理疗法。心理咨询的发展过程就是一个整合的过程。短短百年的时间里，心理疗法由最初经典的精神分析疗法、行为疗法、认知疗法、人本主义疗法，逐渐整合衍生出成百上千种各具特色的心理疗法。限于篇幅，在此章节我们只介绍三种常见的整合疗法。

一、家庭治疗[①]

20 世纪 40 年代后期，有学者发现病人的发病、康复和复发与其家庭成员有着紧密联

---

① 雷秀雅. 心理咨询与治疗. 2 版. 北京：清华大学出版社，2017：170－178；曾文星. 家庭的关系与家庭治疗. 北京：北京医科大学出版社，2002.

系，开始将治疗聚焦于整个家庭。在这种时代背景下，精神分析学家阿克曼（Ackerman）提出治疗师应把焦点从病人"个体"拓展到"家庭"整体。阿克曼是最早提倡家庭治疗的人。20 世纪 60 年代以后，治疗师的规模迅速扩大，越来越多的人开始关注家庭治疗的相关研究，并逐渐扩展了家庭治疗的适用范围。1962 年，阿克曼和杰克逊（Jackson）创立了家庭治疗领域的第一本学术刊物《家庭历程》（*Family Process*），"家庭治疗"这一名称得到学术界的正式认可，这是家庭治疗发展史上的里程碑事件。到了 20 世纪七八十年代，女权主义的兴起让家庭治疗逐渐走进大众视野。家庭治疗的起源可以追溯到精神分析、系统论、控制论、团体治疗等，既整合了经典心理疗法，也吸收了无数前辈的临床经验。

（一）基本原理

1. 基本理念

家庭治疗的对象是"家庭"，而非"个人"。家庭治疗的焦点在于家庭各成员之间的人际关系。家庭治疗认为，家庭成员的心理行为问题或症状是由家庭成员之间不良的交往模式或者不良的家庭结构引起、维持和发展的，可通过改变此交往模式或者家庭结构来缓解家庭成员的心理行为问题或症状。家庭治疗主张通过家庭整个的改变来推动个人的改变。

家庭治疗认为，要想处理存在的症状，包括家庭和更大的机构在内的系统必须改变。家庭治疗师将系统观作为他们的理论基石，在治疗过程中非常重视家庭成员间的互动。不同家庭治疗师关于心理功能不良本质的理论假设、对家庭模式的看法以及治疗干预的策略存在较大差异，逐渐整合衍变出了众多各有特色的家庭治疗学派，如结构式家庭治疗、分析式家庭治疗、体验式家庭治疗、策略式家庭治疗、叙事式家庭治疗等。限于篇幅，我们不再对此做过多介绍。

2. 主要概念

（1）家庭生命周期。

家庭从形成、扩展、稳定、收缩、空巢到解体的过程，有其生命周期。一般把家庭生命周期划分为 6 个阶段（见表 12 - 2），每个阶段各有其特点和主要任务。家庭是动态发展的，随着家长和其子女年龄的增长，要经历不同的家庭发展阶段。在每个发展阶段，家庭都有特殊的任务需要去应对。家庭治疗师必须以"家庭发展"的观念来分析家庭在某个具体的发展阶段所面临的问题，从而提供有针对性的帮助。值得注意的是，家庭生命周期并不是固定的，世界上存在多种形式的家庭，如单亲家庭、重组家庭、同性伴侣家庭等。不同形式的家庭以及多元文化背景也会对家庭的发展过程造成一定的影响。

表 12 - 2　家庭生命周期的 6 个阶段

阶段	起始	结束
形成阶段	结婚	第一个孩子出生
扩展阶段	第一个孩子出生	最后一个孩子出生
稳定阶段	最后一个孩子出生	第一个孩子离开父母家

续表

阶段	起始	结束
收缩阶段	第一个孩子离开父母家	最后一个孩子离开父母家
空巢阶段	最后一个孩子离开父母家	配偶一方死亡
解体阶段	配偶一方死亡	配偶另一方死亡

（2）家庭结构。

家庭结构是指家庭中成员的构成及其相互作用、相互影响的状态，以及由这种状态形成的相对稳定的互动模式。主要包括两个方面：一是家庭人口要素，即家庭由谁组成以及家庭规模大小；二是家庭模式要素，即家庭成员之间怎样互动，以及因互动方式不同而形成的不同的家庭模式。家庭中人际关系网络的互动模式及其特征是家庭结构的基础。家庭结构是在互动中形成的，互动塑造了结构，结构形成后，又会影响互动。结构式家庭治疗认为家庭问题的根源在于家庭结构的问题，家庭治疗的关键在于调整存在问题的家庭结构。

（3）家庭界限。

家庭界限是指将个体、子系统或系统同外部环境分开的无形的边界，是一种情感的屏障和距离。界限既有助于保护子系统的独立自主，也能维持家庭子系统的相互联系。家庭界限可以分为三种类型：界限清晰（民主型）、界限混乱（溺爱型）和界限僵硬（专制型）。家庭界限决定了家庭子系统的功能，决定了家庭中的联盟和权力，从而决定了家庭的结构。了解和掌握家庭界限是结构式家庭治疗关注的主要问题。

（4）结盟。

结盟指的是家庭成员之间结成的同盟关系。在家庭中，经常会出现两个或者两个以上的家庭成员结成统一战线来反对其他家庭成员的情况。

（5）家庭权力。

家庭权力指的是家庭成员之间的权力分配，涉及每个家庭成员对家庭成员及家庭事务的影响力和控制力。家庭成员之间的权力大小是有差异的，且受到事件情景、背景及同盟方式的影响。有的家庭是以父亲为权力中心，有的是以母亲为权力中心，有的则是以孩子为权力中心，还有一些家庭属于平权家庭或缺乏权力中心的家庭。了解家庭的权力分配模式，对分析、处理和预防家庭问题非常关键。

（6）循环的因果关系。

家庭治疗认为，问题是由一系列正在进行的行动与反馈维系的，探讨谁是因谁是果是没有意义的。

（7）三角关系。

三个人组成的系统，是人类关系中变化最小的稳定团体。在家庭中，三角关系十分常见，如当父母发生争吵时，有时会将第三方——孩子牵扯进来，试图避免直面冲突从而稳定关系。家庭治疗需要让家庭成员愿意且能有效地打破这种三角关系，从而真正解决问题。

（二）操作技术

1. 凸显家庭结构和关系

家庭治疗师需要帮助家庭成员了解他们的家庭结构和关系，常用的技术有调整座位、比身高、家庭雕塑等。调整座位：家庭成员通常会根据自己的个性、成员间的关系及与治疗师的关系而选择座位。例如，和母亲关系亲近的孩子可能会贴着母亲坐。家庭治疗师可以指出选座位的模式给家庭看，帮助他们体会家庭关系；也可以通过调整座位的技术，象征性地调整家庭成员间的关系。当然，只是调整座位作用有限，座位起到的作用更多的是提醒他们时刻觉察彼此的关系。比身高：让孩子和家长站在一起比身高，能够让家长更深刻地体会到孩子已经不再是小孩了，从而有所领悟。家庭雕塑：在空间中摆置家庭成员的肢体，由其中一位家庭成员扮演导演，来决定每个人的位置，所形成的生动场面代表这个人对家庭关系的象征观点。这种技术反映了雕塑者眼中家人的关系，或在某一特定时刻他们与其家庭成员的关系，能够让来访者用新的视角去体会家庭关系。

2. 善用家庭成员

善用家庭成员，一方面可以帮助家庭治疗师更全面地了解家庭情况，另一方面可以借助家庭成员的力量获取更佳的治疗建议和思路。家庭成员在描述家庭情况和问题时经常会不够客观。相较于孩子，父母在描述时考虑的更多，顾虑会更大，不利于家庭治疗师了解真实情况。因此，家庭治疗师在咨询过程中可以让父母以外的其他家庭成员都说一说他们眼中的家庭情况和问题。需要注意的是，在运用此技术时要小心谨慎，要考虑到他人的反应，避免发生父母因过于气愤从而迁怒于描述者的情况。在开展家庭治疗时，治疗师有时可能会发现家庭中的某位成员较为成熟或提供了能够改善的方向或方法。这时治疗师就可以让其作为副辅导者，辅助治疗工作的进行。副辅导者既可以是成人，也可以是小孩，可视情况而变化。

3. 现场角色练习

治疗中最困难的便是心里明白，却难以在实际行为上做出改变。例如，丈夫心里知道要对自己的妻子体贴些，但跟妻子在一起时，却不知道在言行上具体应该怎样表现得体贴些。家庭治疗在角色练习方面具有极大的优势。在进行个体治疗时，来访者只能同咨询师进行角色练习，而在进行家庭治疗时，却可以进行真实的角色扮演。例如，在丈夫不知如何向妻子表示体贴时，家庭治疗师可以让妻子指导丈夫如何说，如何用行动来表达体贴。对丈夫而言，妻子提供的意见更加精准，也更具有价值。家庭治疗能够让家庭事件的当事人在现场进行互动练习，有助于家庭治疗师更好地观察家庭成员行为反应的本质，从而更有效地发现问题、解决问题。

4. 安排家庭作业

家庭治疗师经常会给家庭成员安排家庭作业。例如，要求他们在咨询结束回家后，复习在咨询时练习的行为，或讨论未曾讨论的话题等，到下次来咨询时，再就这些作业做报告。通过家庭作业看看家庭治疗师不在场时家人的反应，其差别在哪里，以便将来治疗结束后，家里人仍能继续实行且保持新改的行为反应，从而保证治疗效果的长期作用。治疗师安排的家庭作业可以有很多种，最简单的莫过于让他们讨论一家的周末活动要干什么。这样通俗的话题对于每个家庭都适用。而这样的家庭作业，不但可以在无形中让家庭成员去沟通、交流，也可以让他们去实际计划他们的家庭活动。而家庭治疗师则可以观察他们的家庭行为是如何转变的。

5. 积极再定义

积极再定义指的是帮助家庭成员给原本视为消极的行为重新赋予积极的含义。这是家庭治疗师常采用的技术之一。替家庭作转负为正的解释，能够帮助家庭成员更改对事情的看法，从而维护家庭成员之间的情感。例如，母亲责备孩子成天叽叽喳喳，吵吵闹闹。这时家庭治疗师可以重新解释为：孩子性格活泼很好，不用担心他很内向、没信心。每件事情都可以从不同角度来看待、来解释。从积极的角度重新对家庭成员的行为反应做出解读，能够有效改善家庭成员对其他家庭成员的态度。

二、格式塔疗法[①]

格式塔疗法，又称完形疗法，由德裔美国心理学家皮尔斯（Perls）创立于 20 世纪 60 年代。"格式塔"是德语单词"Gestalt"的音译，意为完形。1912 年，格式塔疗法诞生于德国，后来在美国得到进一步发展。格式塔心理学采取现象学观点，主张心理学研究现象的经验，在观察现象的经验时要保持现象的本来面貌，不能将它分析为感觉元素，并认为现象的经验是完形的。该流派的代表人物韦特海默（Wertheimer）、柯勒（Kohler）和考夫卡（Koffka）等人提出格式塔心理学的基本理论以后，在社会上和学术界逐渐产生了一定的影响。格式塔疗法在整合精神分析、东方佛教、语义学和存在主义的基础上，发展出了独具特色的格式塔治疗理论和技术。

（一）基本原理

1. 基本理念

身心健康的人往往能敏锐地觉察自己的躯体感觉、情绪和需要，从而妥当地组织自己的行为，使自己的情绪得到宣泄、需要得到满足、身心功能实现正常运转。而有心理障碍的人不但不能敏锐觉察自己的躯体感觉、情绪和需要，而且会压抑它们。他们会将那些不希望看到的心理活动压抑到潜意识中去。长期的压抑不仅使这些感觉、情绪和需要得不到正常的表达和满足，使人变得麻木和僵化，还会引起焦虑、抑郁等症状。感觉、情绪和需要长期与意识分离，会使患者逐渐丧失与周围环境积极沟通和保持建设性联系的能力。格式塔疗法主张对自己所作所为的觉察、体会和醒悟，是一种自我修身养性的疗法。该疗法认为每个人都有能力处理好自己的事情。来访者需要去觉察自己正体验到什么及正在做些什么，认识被压抑的情绪和需要，通过觉察达成自我了解，并得到足以修正自我的知识，从而学习到如何对自己的情感、思维和行为负责。

2. 主要概念

（1）完形。

任何一个人、一个物体或事件，都要整体地看，部分只有和整体相联系才有意义。

① 雷秀雅. 心理咨询与治疗. 2 版. 北京：清华大学出版社，2017：152－157；杨广学. 心理治疗体系研究. 长春：吉林人民出版社，2003.

如果只研究其中一部分，就不可能明白事物的全部和实质。格式塔疗法认为，人类最大的问题就是把自己分离得支离破碎。在这种残缺不全的情况下生活，就会出现很多矛盾、冲突和痛苦。咨询的目的就是要帮助来访者通过意识来揭示彼此分离的东西之间的联系，把过去分离的部分重新组合为一个整合的个体，从而生活得更加快乐，更加有意义。

（2）未完成事件。

未完成事件指的是未表达出来的情感，如愤怒、怨恨、痛苦、焦虑、悲伤等。这些情感虽然并没有表达出来，但却与鲜明的记忆及想象联结在一起。由于这些情感没有被觉察、被体验，因此它们就留存在潜意识中，在不知不觉中被带入现实生活里，消耗人们宝贵的时间和精力，妨碍自己与他人的有效接触。未完成事件会一直存在，直至个人勇于面对并处理这些未表达的情感。

（3）此时此刻。

格式塔疗法看重此时此刻。过去的已经过去了，而未来的尚未来临，只有此时此刻是最重要的。格式塔疗法的主要理念之一就是强调此时此刻，强调充分学习、认识及感受现在这一刻，认为留恋过去就是在逃避体验现在。许多来访者已经丧失了感受现在的力量。他们不懂得如何把握此时此刻，一味地将精力放在感叹过去所犯的错误，或将精力放在未来无止境的抉择与计划中。在咨询过程中，咨询师应聚焦于帮助来访者接触现在，鼓励来访者以现在式进行交谈。

（二）操作技术

1. 空椅子技术

空椅子技术是格式塔疗法中最著名且常用的技术。此技术有三种常见形式：倾诉宣泄式、自我对话式以及他人对话式。倾诉宣泄式一般只需要用到一把椅子。假定某人坐在这张椅子上，来访者把自己想要对他说却没来得及说的话表达出来，从而使内心趋于平和。椅子代表的人可以是由于某些原因离开自己的爱人、亲人或朋友，也可以是曾经伤害、误解或责怪过来访者的人。自我对话式一般需要两把椅子。来访者可以坐在一把椅子上扮演自己的某一部分，坐在另外一把椅子上扮演自己的另一部分，让自我存在冲突的两个部分进行对话，从而达到内心的整合。他人对话式一般也会用到两把椅子。来访者可以坐在一把椅子上扮演自己，坐在另外一把椅子上扮演他人，让两者展开对话，从而可以换位思考，更好地理解他人。这项技术本质上就是一种角色扮演，可使内射外显，使来访者充分地体验冲突，从而获得较高层次的整合。

2. 倒转技术

倒转技术要求来访者潜入会给他带来焦虑的事件中，去与他自己已经埋没和否认的部分进行接触。格式塔疗法强调"两极化"，认为所有的心理事件都是两极的。健康的人能够包容这两极，而有心理障碍的人无法接受这两极同时存在。该疗法认为，来访者的某些症状和言行常是其潜在行动的倒转表现。针对这种情况，咨询师可以要求来访者倒转自己过去的典型风格，尽量表现得与过去相反。该技术可以帮助来访者开始接纳从前被否定的某些个人属性，即能够认识和接纳自己消极的部分与积极的部分。

3. 夸张练习

夸张练习指的是要求来访者对自己的某些行为或言语加以夸张，以便能更敏锐地觉察自己的真正内心。格式塔疗法关注非言语信息，强调要使来访者更敏锐地觉察自己的身体语言所传递的信息。要求来访者夸张地重复其欲表达的动作，可使之与该行为有关的情感更加强烈，进而使自己内在隐藏的意义更清楚地表现出来。有一些行为非常适合使用夸张练习技术，例如，想要表达痛苦或愤怒的情感，以皱眉为例，如果来访者告诉咨询师他在皱眉，咨询师就可以要求来访者更夸张地紧皱眉头，然后为此动作进行说明。夸张练习也适用于语言行为。咨询师可以让来访者重复说出他想掩饰的话，且声音逐渐放大，这样做可以让来访者开始倾听自己真正的心声。夸张练习技术的原理是"矫枉过正"，既然来访者的格式塔已经破裂，不妨有意让其裂缝增大，从而实现对破裂处更加全面、深刻的觉察。

4. 感觉留置

感觉留置技术要求来访者在情感或情绪不愉快而想逃避的关键时刻，保持这样的感觉。来访者产生不愉快的感觉时，往往会想要逃避，咨询师在此时可以要求他们停留在目前体验到的不愉快的感觉中，鼓励他们趁机去深入探讨这些想要逃避的感觉。虽然留置这些感觉会使来访者感到痛苦，但鼓起勇气面对这些曾经一直逃避的感觉能帮助来访者有效去除障碍，从而获得成长。

5. 完形梦境治疗

皮尔斯认为，梦境里的每个人、物都代表做梦者投射的对象。完形梦境治疗技术不主张对梦境进行解析，强调要把梦当作一个剧本，将梦境带至现实生活中，以梦里的对话来做实验。格式塔疗法认为，梦代表着一个人存在的信息和内心的挣扎，如果梦境的全部都能被了解与同化，则梦里的每个事物都可以很容易地被觉察。来访者如果能表演出梦境里内在对立的冲突面，就能接纳它们的差异并整合这些对立的力量。在使用此技术时，咨询师会要求来访者谈论被他们遗漏的梦，回忆梦境里的人、事、物及心情，并将自己变成梦中的每一部分，展现梦境，引出对话。

三、现实疗法[①]

现实疗法是美国加州精神病学家格拉瑟（Glasser）于 20 世纪 60 年代创立的，是一种以存在主义和人本主义观点为基础的心理疗法。1965 年，格拉瑟出版了《现实治疗》，这标志着现实疗法的正式问世。1967 年格拉瑟建立了现实治疗研究所。此后，现实疗法在世界范围内迅速发展。现实治疗机构不仅遍布美国各州，还在包括中国在内的多个国家建立了分支机构，广泛应用于各种社会机构和多种文化背景。该疗法具有理论通俗、结构性强、易于操作等特点，受到了许多专业人士的青睐。

---

① 雷秀雅. 心理咨询与治疗. 2 版. 北京：清华大学出版社，2017：157 - 163；杨广学. 心理治疗体系研究. 长春：吉林人民出版社，2003.

（一）基本原理

1. 需要理论

格拉瑟认为人所有行为的目的都是满足其基本需要，包括生理需要和心理需要。我们重点看心理需要。格拉瑟在其早期的理论中提出，人类有两种最基本的心理需要：爱与被爱的需要，以及自我价值感的需要。当一个人能够满足以上两种心理需要时，其行为便是正确的、合乎道德的；而当一个人无法满足爱与被爱以及自我价值感的需要时，就会变得不负责任，产生各种各样的心理和行为问题。

20 世纪 80 年代后，格拉瑟将两种基本需要发展为五种基本需要：生存、爱与归属、权力、自由和娱乐。如果这些基本需要都能够得到较好的满足，就能体验到成功的统合感。而当这些基本需要没有得到较好的满足时，就会导致失败的统合感，他们会觉得没有人爱自己，认为自己卑微渺小，没有能力做任何有意义的事情，对自己的问题无能为力。

2. 选择理论

选择理论认为我们决定做的每件事情，包括所承受的痛苦，都是自己的选择。选择理论强调内部控制，反对外部控制（刘朝莹，江光荣，2005）。该理论认为，人的行为是由他自己控制和选择的，而不是像一台机器，受外部控制，只能对外部刺激做出反应。人们从外部接收和传递的都是信息，信息本身是不会让一个人做出反应的。信息传输到大脑，人们会对此进行加工，做出选择，进而转化为行动和思维。同样，人们也无法控制他人，只能向他人传递信息。选择理论认为，行为由行动、思维、情感及生理四部分构成。其中，行动和思维相对容易选择，人们可以通过选择或改变行动和思维，进而间接选择或改变情感和生理。

格拉瑟强调关系，认为人与人的关系是大多数来访者所面对的困扰。他主张反对容易破坏人际关系的外部控制，认为外部控制会让人觉得自己是受别人控制的，让人感到痛苦和无力。在人际关系中越依赖控制和惩罚，对关系的破坏就越大，严重的甚至会导致关系破裂。指责、批评、唠叨、抱怨、威胁、惩罚和利诱都是容易破坏关系的坏习惯。选择理论更像是一种新的内部控制理论，它让关系变得亲近，让人们在有矛盾时，采取协商的方式，而不是使用那些破坏性的坏习惯。选择理论主张人们不应控制和操纵他人，并相对应地提出了七个好习惯：支持、鼓励、倾听、接纳、信任、尊重和协商。

3. 责任

现实疗法强调责任的概念。责任指的是以不伤害他人为前提来满足自己需要的能力。格拉瑟认为学习负责任是人们终生的任务，主张在自己做错的时候能做到自我矫正，在自己做对的时候能做到信赖自己。格拉瑟认为，现实疗法的核心就是向来访者教导负责任的行为；强调咨询师应有教育功能，即探索来访者日常生活的特性，毫不掩饰地向来访者建议解决问题更有效的方法，使来访者学会面对现实，学会以更有效的方法在不剥夺他人满足他人需要的权利的前提下满足自己的需要。

（二）操作技术

1. 治疗目标与原则

现实疗法的目标包括：帮助来访者认识到他们真正需要什么，为什么有这些需要；协助来访者分析自己现在的行为是否满足了需要；协助来访者选择负责任的行为。

现实疗法的原则包括：发展相互卷入的、真诚、友好、信任的咨访关系；探讨当前的行为；帮助来访者评价自己的行为；帮助来访者选择、设计负责任的行为；帮助来访者承诺负责地履行行为计划；当来访者未能履行计划时，不接受任何解释和借口；不用惩罚手段，但要求来访者自己承担行为后果；鼓励来访者不要放弃。

2. WDEP 治疗模式

美国著名的现实疗法专家伍伯丁（Wubbolding）提出了 WDEP 治疗模式，包括需要（wants）、行为（doing）、评价（evaluation）、计划（plan）四个步骤（见图 12-2）。

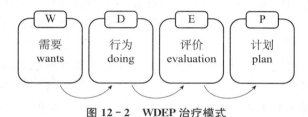

图 12-2　WDEP 治疗模式

（1）需要。

这一步骤聚焦于帮助来访者找到他最需要的是什么。咨询师可以向来访者询问：如果你已经成为你想要成为的人，你觉得自己会是一个什么样的人？如果你的需要和你家人的需要完全相符，你的家庭会是什么样的？如果你可以按照自己的意愿生活，你会做些什么？你的哪些愿望没有在生活中实现？你认为是什么在阻止你做出改变？

（2）行为。

这一步骤主要聚焦于来访者当前的行为。咨询师可以向来访者询问：你现在正在做出何种努力？你明天要做些什么？是什么阻止了你去做自己想做的事情？需要注意的是，在探讨当前行为时，要关注整体行为中的思维和行动，而不是情感和生理。

（3）评价。

这一步骤需要来访者评价自己的行为能否满足自己的需要，即对行为的效果做出判断。评价是来访者的责任，不是咨询师的。咨询师应鼓励、支持来访者自己做出评价。可以向来访者询问：你现在做出的行为对你有帮助吗？你做了什么使你这么难受？你这样看问题是否对你有所帮助？你当前的做法能被别人接受吗？

（4）计划。

这一步骤聚焦于协助来访者设计一种能够满足其需要的、切实可行的行动计划。在制订计划时，应注意：这个计划可以满足来访者的需求；这个计划是切实可行的；计划制订时应主要依照来访者的意愿，咨询师可以指导，但不能把自己的看法强加于来访者；计划应该是一致的、持续的；来访者必须认同这个计划，并愿意实施计划。

3. 常用技术

（1）角色扮演。

现实疗法中的角色扮演既不是对过去挫折的宣泄，也不是自我安慰，而是咨询师与来访者共同设计一个未来生活情境，让来访者对未来要做的行为进行一次尝试，体验成功的感觉。

（2）制订计划。

咨询师需要协助来访者制订一个切实可行的行动计划，将原本不负责任的行为改变为负责任的行为。在制订计划时，咨询师应考虑到来访者的动机及能力的限制，从较为简单、具体的目标开始设定，循序渐进，使来访者从较容易改变的层次到较困难改变的层次都能得到成功经验。

（3）承诺。

来访者坚定的承诺有助于计划的成功。现实疗法认为，当计划被执行而且完成后，来访者对咨询师做出的承诺，会自然而然地转化为来访者对自己做出的承诺。当来访者能够维持对自我的承诺时，就表示来访者已经实现成长，逐渐获得了自我价值感。

（4）拒绝借口。

当来访者未能成功执行计划，向咨询师解释未能实施或完成的缘由时，咨询师应拒绝接受来访者的任何借口，也不去探究来访者为什么失败。咨询师的任务是协助来访者重新制订并承诺完成一个新的计划，这个计划可以在原计划的基础上进行修改。

（5）幽默。

现实疗法重视幽默的力量，认为幽默在咨询中传达着有教育意味的正确的信息，能够帮助来访者更好地觉察自己的问题。

（6）提供榜样。

现实疗法强调咨询师要为来访者提供榜样。咨询师应当以身作则，在教来访者通过负责任的行为满足自身需要之前，咨询师自身必须是一个对自己行为负责的人。

（7）步步跟进。

这一技术要求咨询师紧盯着来访者制订的计划中的行为目标细节，并步步跟进地追问。咨询师追问得越细致、越清楚，来访者成功做出改变的可能性就越大。

（8）反论。

反论是一种有效的干预技术，但它通常在其他技术都无效的情况下才会被使用。该技术要求咨询师鼓励来访者夸大甚至强化他们的问题行为。例如，对于失眠的来访者，咨询师会要求他们努力坚持不睡觉。有些来访者接受了咨询师的指导保持住了问题行为，这会让来访者感觉自己能够控制自己的行为；有的来访者则会抵制指导，自发地对自己的问题行为产生抵触，从而改变行为。

知识点案例

本章导入案例分析：学习完本章内容后，我们回过头来分析导入案例。此案例充分展现了整合疗法的过程和策略。咨询师根据来访者在咨询的初始、中间、结束阶段的情况，采用技术折中的整合方法，灵活地整合了精神分析、行为主义、认知疗法、格式塔疗法中的多种咨询技术，成功缓解了来访者的焦虑情绪，改变了来访者的不合理信念，改善了其原本十分紧张的家庭关系，取得了较好的治疗效果。

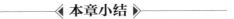

◀ 本章小结 ▶

　　本章共包含三节。第一节主要介绍了整合疗法的含义及发展历史、整合疗法的原则与意义、四种常见的整合方法，以及不同整合方法的区别和联系；第二节介绍了一种整合技术模型，阐述了整合疗法在咨询各个阶段的目标和策略；第三节则介绍了三种目前比较有影响力和代表性的整合疗法：家庭治疗、格式塔疗法和现实疗法。希望读者通过学习此章节，能够更加灵活地在咨询过程中实践心理咨询与治疗整合技术。

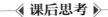

◀ 课后思考 ▶

　　1. 试论整合疗法的含义。
　　2. 谈谈不同整合方法的区别。
　　3. 家庭治疗的主要概念有哪些？
　　4. 试述整合疗法在咨询各个阶段的目标和策略。

———◀ **专业育人专栏-12** ▶———

"心共勉"

任何一个进步的体系，也都是开放的，不然就会丧失其发展的可能性，因而也就会丧失其进步性的特点。

——马尔科夫

课程启示：

自我成长与专业发展专题思考：开放、整合、发展

问题	个人思考	自我成长启示	专业发展启示
分析你个人的咨询风格			
如何看待保守与开放			
整合对于发展的意义			

实践篇

　　与西方国家相比，我国心理咨询与治疗职业发展缓慢，且有着独特的发展路径，在经济与信息高速发展的社会背景下，大众对心理咨询与治疗的需求不断增加，职业表现也呈多样化发展趋势。目前，我国心理咨询与治疗职业还处于发展的初级阶段，各种问题仍然存在。因此，作为学习者了解我国心理咨询与治疗实践现状，对于今后的职业规划与发展有着重要的意义。本篇主要包括第十三章线下心理咨询与治疗实践、第十四章线上心理咨询与治疗实践和第十五章心理咨询与治疗案例分析报告撰写三章。

线下心理咨询与治疗实践

作为历史最悠久、最传统的心理咨询形式，线下心理咨询有很多不可替代的优势，例如一个安全、温馨的咨询室环境能够帮助来访者很快放松，这是线上咨询和电话咨询所不具备的。不过，线下心理咨询也分为不同的场景和类别，心理咨询的场景和类别不同，咨询师所要关注和解决的重点也有所差别。本章针对我国线下心理咨询中常见的情境和类别进行介绍，帮助心理咨询师快速把握不同心理咨询的要点，提升实践能力。

学习目标

1. 通过学习，了解目前我国线下心理咨询涉及的主要领域和场景，掌握在不同领域开展心理咨询所需的基础知识。
2. 能够根据来访者的情况采取适宜的策略，做到"对症下药"。
3. 能够规范、灵活地运用所学到的知识，提升线下心理咨询胜任力。

导入案例①

李佳是一名新晋的注册助理心理师，最近她应聘到一所中学，从事心理咨询与心理健康教育工作。刚入职时李佳对自己能够胜任这份工作充满了信心，然而入职一个月后她却产生了困惑。首先，与她在入职前对于职业发展的设想不符，在完成既定的学生心理咨询与心理健康教育工作之后，她本想留下一些时间用于专业知识学习与技能提升，但是这些时间总会被别的工作占用，例如她需要配合其他老师完成学校的德育工作以及行政事务工作。其次，心理咨询对象的改变也让她有些不适应。与她之前面对的成年人来访者不同，来到学校咨询室求助的中学生，有的似乎没有明确的求助目的，只是想来聊聊天；有的十分叛逆。李佳在试图解决他们的心理问题时，他们都不太配合。这些问题让李佳很苦恼，她不知道这些问题是因为自身业务能力所致，还是因为这些问题在学校心理咨询中是普遍存在的。

---

① 本案例根据作者心理咨询临床实践案例改编而成，非真实案例。

第一节　我国线下心理咨询与治疗的发展

一、我国线下心理咨询与治疗的现状与展望

（一）我国线下心理咨询与治疗的现状

1. 我国线下心理咨询与治疗需求呈逐渐增长趋势

近些年来，我国线下心理咨询与治疗需求逐年增长。这一方面是因为，近年来随着我国社会经济的飞速发展，人民生活水平不断提高，但各类心理问题和精神疾病出现率也呈上升趋势，由此产生的心理咨询与治疗需求日益增长。2021 年 3 月 1 日，2020 版"心理健康蓝皮书"《中国国民心理健康发展报告（2019—2020）》发布会在京成功举行。报告指出，10 余年间青少年心理健康状况稳中有降，抑郁检出率与 10 余年前相比保持平稳，但睡眠不足现象日趋严重。与过去相比，遭受心理困扰主动寻求专业帮助的人数也呈上升趋势。

另一方面是因为党和国家高度重视。党的十九大报告中明确指出，要"加强社会心理服务体系建设，培育自尊自信、理性平和、积极向上的社会心态"。2018 年，国家卫健委、中央政法委、中宣部等十部委联合下发了《关于印发全国社会心理服务体系建设试点工作方案的通知》，要求试点地区建设社会心理服务模式和工作机制，到 2021 年底，试点地区逐步建立健全社会心理服务体系。"后疫情"时代，我国将心理工作放在了更重要的位置，线下心理咨询相继恢复并服务于人民大众。

2. 我国线下心理咨询与治疗的问题分析

心理咨询与治疗事业在我国的蓬勃兴起，是一个良好的开端。目前，发展形势良好，如何保持这一发展的良好势头，使我国的心理咨询与治疗事业向着更新更高的层次进军，是值得有关人士深思和努力的。毋庸讳言，我国线下心理咨询与治疗目前仍存在一些值得注意的问题。

（1）在开展心理治疗与咨询工作方面，从业人员缺少必要的专业训练。

在美国和欧洲，对于开展这项工作的人员是有严格的专业要求的。如美国要求专业人员具有临床心理学博士（心理治疗家）、哲学博士或教育学博士（咨询心理学家）的学位。相形之下，我国从事这方面工作的人员大多数没有接受过必要的专业训练。目前这方面的问题已引起专业人士的重视，一些有识之士提出心理咨询门诊不是随便什么人都可以开设的，开诊者至少应受过专业培训班的训练。

（2）心理咨询与治疗物质条件差，受到多种误解。

物质条件差、来访者及其亲友对此项工作的误解等，常常困扰着专业人员。一些发达国家的心理咨询与治疗事业，也曾面临过相似的困难，这一问题的出现与社会发展水平相关。因而需要加强对心理咨询与治疗的重视，使之获得更广泛的社会理解。

（3）从业者的专业工作水平亟待提升。

对心理咨询与治疗的宣传工作做得不到位，是造成这种局面的重要原因。因此，努

力提高专业工作水平，大力加强宣传工作，是改变现状的重要办法。

（二）我国线下心理咨询与治疗展望①

1. 建立对咨询师统一资质认证和督导制度

在过去一段时间里，我国缺少国家级的心理咨询师统一资质认证和督导制度。为了提高心理健康从业准入标准和机构本身的专业水平，定期对从业人员开展培训、评估和案例讨论是必要的。例如，以案例讨论作为同行督导的重要组成部分。心理咨询从业人员在对案例的分析讨论中，会发现自己原有专业知识技能的不足，在相互讨论中相互学习，从而使自己原有的水平有所提高。陈红等人（2009）认为，应该由有关部门牵头，挑出具备条件的候选者，参加一定的培训，经过考试获取督导员资格，建立相对独立的督导队伍；学员无论是在培训期间还是在获得咨询师证书以后，都必须接受督导；制定和完善在督导进程中操作性细节的要求和规范，确保心理咨询的服务质量。中国心理学会临床与咨询心理学专业机构和专业人员注册系统的出现，在很大程度上规范并引领了行业发展，为上述问题提供了解决方案。

2. 政府加大对心理咨询机构的扶持

目前我国心理健康服务工作采用的是以政府投资为主体的多渠道多方位多层次投入体系。但存在一些问题：首先，投入不足；其次，落实到地方的财政资助有限。因此，政府应增加资金投入，考虑税收减免。将市民的心理健康服务纳入社会健康保障体系，有效避免"有病不医"的现象，从而确保大众的身心健康。

3. 加强对民众的宣传力度

"家丑不可外扬"的心理，使很多受心理问题困扰的民众不愿意去心理服务机构求助。而且，民众对心理咨询服务缺乏了解，对心理咨询态度比较保守，认为心理咨询在帮助人处理内心困扰上没有任何作用，或是去心理咨询就代表有心理疾病，甚至觉得心理咨询师就是在说教。对待心理咨询，年轻人较年长者更容易接受，能表现出较为开明的态度，但倾向于在自己解决不了的情况下接受心理咨询（李箕君等，2002）。也存在有人需要心理咨询但不知道去哪里求助的情况。

因此，有必要加强心理健康知识和心理咨询的普及宣传，利用媒体向广大民众宣传心理健康的重要性，减少民众对心理问题的恐慌和误解，鼓励有需要的民众去心理咨询机构寻求帮助，提高民众对心理咨询的认同度。

二、线下心理咨询与治疗的常见领域

目前从事心理咨询与治疗工作的专业人员主要包括有医学背景的医务人员、有心理学或教育学等文科背景的学校人员以及心理学爱好者，他们的学科背景主要为医学、心

---

① 蒋超，娄梦雪，胡维芳. 我国社会心理咨询服务现状及发展对策. 常州工学院学报（社科版），2013，31（3）：82 - 86.

理学、教育学及其他学科。不同专业背景的训练有着很大的差异，这些差异对专业人员的培训和临床工作都有可能产生重要的影响，这就将线下心理咨询与治疗扩展至不同的领域。线下心理咨询与治疗的常见领域有以下几个。

（一）医疗机构[①]

1. 医院心理咨询与治疗模式

目前我国的心理咨询与治疗大体上分为两种类型：遵循"发展-教育模式"的心理健康咨询（psychological health counseling）和遵循"生物-心理-社会医学模式"的医学心理咨询（medical psychological counseling）。这两种类型可以类比为通常意义上的心理咨询和心理治疗，是两项本质上类似、实践中各有侧重而又联系紧密的活动，并不能截然分开。目前在综合性医院中采取的是医学心理咨询的模式。

2. 心理咨询与治疗专业人员

目前我国心理咨询与治疗专业人员主要有三个来源：一是对相近专业（如精神科、神经科）的合格人员进行正规心理学培训，使其取得执业资格后上岗。二是招收心理学专业人员，进行医学基础知识的培训后上岗。这部分人员无医师资格，没有处方权，但可以重点从事心理健康咨询和辅助的医学心理咨询工作。三是已取得执业资格证书，有志于心理咨询业的各级各类人员。由于我国心理咨询队伍的专业化程度较低，因而必须要强化督导工作，以保证咨询的质量和效果。

3. 医院心理咨询与治疗工作内容

医院的心理咨询，除了针对主动求医、科间转诊的精神疾病患者的工作之外，也有对其他病患的心理安抚，如对手术病人和孕产妇的心理支持，对慢性病、久治不愈者的心理抚慰，对身患绝症者的临终关怀，对经历灾难、交通事故等群死群伤事件者的心理介入，乃至向医务人员、病人的亲朋好友提供心理服务，都属于医院心理咨询与治疗的工作内容。

4. 心理咨询与治疗法规

国外发达国家已对精神健康政策进行了多角度、多层次的反思和研究，对精神健康体系的构造、精神疾病的医疗模式、收容条件及程序、医疗方案、家庭参与和社区关怀等重大问题进行了全面探讨，并提交立法建议。美国仅在1946—1980年间就颁布了12部与精神健康有关的法案，世界卫生组织的资料显示，约有70%的国家有精神卫生法。我国经过多年的酝酿和准备，在2013年5月1日施行了《中华人民共和国精神卫生法》，它的出现从国家法律法规层面规范了精神卫生服务，维护了精神障碍患者的合法权益。

（二）学校心理咨询领域

目前，我国城区大、中、小学校已普遍开展了学校心理健康教育。但由于很多学校

---

①　雷秀雅. 心理咨询与治疗. 2版. 北京：清华大学出版社，2017：278-279.

仍处在心理健康教育的摸索阶段，加之目前我国教育部门对这项教育内容还缺乏统一、规范的要求，因此，学校心理健康教育呈现出理论研究滞后于实践的状况。其中，学生心理行为问题矫正成为学校心理健康的一个重要内容，它面向少数具有心理、行为问题的学生，以行为矫正训练为教育内容，多属矫治范畴。

1. 学校心理咨询设置

（1）学校心理咨询室的性质。

学校心理咨询室是心理教师对学生进行心理咨询、心理辅导的地方。教师与学生在咨询室里就当前某一问题共同探讨，最终使学生做出正确的选择，从而达到促进学生成长的目的。

（2）学校心理咨询的对象。

学校心理咨询不仅限于大学生，还包括中、小学生。咨询的对象一般有三类：一是所有普通在校学生，当他们在学习、生活、发展、择业等方面遇到问题时，便可找学校心理咨询人员寻求帮助；二是有心理偏常的学生，他们在认知、情感、意志行为等方面有不同程度的障碍，或存在一定的心理疾病，需寻求学校心理咨询人员的帮助；三是学校的教师、行政人员和学生家长，学校心理咨询为他们提供心理学的知识和劝导，从而帮助他们明确学生的身心特点。

（3）学校心理咨询的内容。

学校心理咨询的内容包括三方面：一是以教育发展为中心的咨询内容，如不同年龄阶段学生的身心特点与发展规律，各个时期的发展目标与影响因素，促进学生最佳发展的教育、教学手段与途径等；二是以校园指导为中心的咨询内容，如学习方面的心理问题、良好学习习惯的培养与不良学习习惯的纠正、学习方法的掌握与调整、应试技能的提高、人际交往技巧的掌握与提升、升学就业的选择等；三是以心理卫生为中心的咨询内容，主要是常见心理疾病的诊断、治疗和护理问题。

2. 学校心理咨询工作的具体安排

（1）学校心理咨询室的责任人理所应当是学校领导或心理教师。咨询室负责人的职责范围应该包括实施个人及团体咨询、起草咨询室工作计划、协助学校开展大型心理活动等等。

（2）学校心理咨询室可下设分支机构，即企划室，职业指导室，集体、个人咨询室，调查、统计室等。学校可根据情况适当调整，主要业务包括进行个别及团体咨询、心理测试、心理评估、提供职业指导、个别学生特别指导等。

（3）咨询教师应与学校其他教师保持良好的人际关系。咨询室与团委、学工处等直接管理学生的部门联系最为密切，两者的业务内容有很多重叠部分，但是立场和角度不同，分别承担着不同的职责，应避免发生不必要的矛盾。

（4）咨询时间的安排。咨询时间一般安排在下午或课后时间，必要时可利用正常课时。

（三）社区心理咨询

社区心理咨询服务是社区组织为居民提供的一种服务工作，主要指在社区中心，心理咨询服务工作人员运用心理方面的知识和规律，帮助人们缓解心理矛盾，解决心理问题，保持与促进心理健康，从而达到预防心身疾病的目的。目前，我国已有许多地区开展了社区心理健康教育或心理咨询服务工作，少数地区政府或专业学会也已介入。社区心理健康工作要落到实处，有成效地开展工作，建立社区心身健康保健机构，并使之成为公民心身健康保健系统中一个重要的构成要素。因此，社区中心心理咨询服务工作人员需要具备什么样的资质和素质，如何培养和训练，就成为一个重要的课题。

1. 社区心理咨询师[①]

（1）社区心理咨询师的工作定位。

社区心身健康保健机构应是心理保健和身体保健两者统合的服务机构，两类工作是相互联系的，所以这一机构里的专业人员应包括社区医生和社区心理咨询师，较为理想的是兼有这两种专业资格的从业人员。

（2）社区心理咨询师的任务。

包括五个具体任务：一是担任心理健康宣传员，向居民宣传心身健康及保健知识，为居民开设有关讲座，编写有关宣传资料，组织一些群体性的、树立和加强心身保健意识的活动等。二是担任心理咨询员，社区心理咨询员的工作应纳入多级精神卫生预防保健层次内。主要工作内容有四个方面。首先，就居民较大众化的心理问题进行咨询、干预等，包括个别和小组咨询；其次，和社区医生合作，为心身疾病患者提供心理服务；再次，配合精神科医生，向回到社区生活的康复期精神疾病患者提供心理照护；最后，识别需要深入治疗的心理障碍者，转介到专门的心理咨询或治疗机构。三是担任基层危机干预员，对社区内可能出现的个人心理危机或公共心理卫生事件提供及时的心理干预，或者配合社会危机干预机构为本社区提供危机干预服务，保证居民的心理和人身安全。四是担任心理健康状况评估员，早期发现和预防是社区心理咨询师的核心工作，需要在本社区进行心理健康相关资料的搜集、调查与分析，适时掌握社区居民心理健康状况的变化情况，包括把握某时段社区典型心理刺激源及其影响，识别高危个体或群体等，并制定应对方案，或者报告给上一级专业机构或相关部门。五是担任支持系统协调员，以间接的促进者或咨询师的身份，协调包括志愿者在内的社区的各种支持性资源，提升社区已有机构的服务职能，结合居民常用的求助网络，发挥社区相关资源的效能，构建有效的社区支持系统或自助网络。

2. 社区心理咨询师的资质

专业规格和学历要求是有关资质问题的两个方面，而学历要求受专业规格的制约。社区心理咨询还有其独特的资格认证要求。

（1）专业规格。

专业规格大致应包括四个方面：一是人类心理与行为的生物学基础课程，包括生理学、解剖学、神经生理与解剖学、生理卫生学等内容；二是人类心理与行为的心理学基础课程，包括普通心理学、人格心理学、发展心理学、社会心理学、变态心理学、心理

---

① 雷秀雅. 心理咨询与治疗. 2版. 北京：清华大学出版社，2017：268-270.

测验等内容；三是人类心理与行为的社会基础的课程，包括社会学、家庭社会学、文化人类学、社会保障等内容；四是心理咨询基本理论与实务的课程，包括心理咨询基础理论、个别心理咨询、团体心理咨询、危机干预等内容。总体来说，前三个方面属于基础理论知识类，第四个方面属于实务技能类。至于这些课程如何整合，课程内容的深度和广度具体如何安排，怎样构成一个"社区心理学"或"社区心理咨询"专业的课程计划等，还需要专门的研究和尝试。

（2）学历要求。

社区心理咨询师至少应达到三年制专科水平，而且应该是心理咨询或临床心理学方向，或者社会工作的专科水平，获得其他专科以上毕业资格者，应从第二专业的角度接受学习和培训。当然，社区心理健康工作也需要更高学历层次的专业工作者参与，如本科生、研究生。

（3）资格认证。

对社区心理咨询师实行资格认证，首先是心理咨询专业性质的要求，这里不再赘述；其次是社区心理咨询的特殊性，社区心理咨询和传统心理咨询在包括价值追求和服务模式等根本方面有所不同，目前国内已开展的有关心理咨询与心理治疗的职业资格认证工作，都还不适合社区心理咨询的职业要求。

3. 我国社区心理咨询服务的现状[①]

（1）社区居民的心理咨询服务需求强烈。

随着生活水平的不断提高、生活压力的不断加大，人们在精神上的需求也越来越多，希望在生活中保持平和的心态，拥有良好的人际关系，掌握调控情绪的技巧，等等。在一项针对某社区居民的心理咨询服务需求的调查中发现，认为不需要心理咨询服务的人仅占14%，认为偶尔需要的人占43%，认为经常需要的人占13%，认为需要定期得到服务的人占28%。进一步对认为不需要心理咨询服务的人群进行深入调查后发现，他们不愿主动寻求心理咨询服务的原因主要有：对社区心理咨询服务还不太了解；因为住家附近缺乏服务机构；认为去看心理医生多半是精神有问题，怕别人发现后对自己产生误解；不相信社区心理咨询服务人员能够帮自己解决心理问题；认为自己确实没有心理问题等。由研究可看出，社区居民对心理咨询服务有比较强烈的需求，他们需要专业的心理咨询服务，因此开展社区心理咨询服务拥有较多的服务对象。但是由于目前社区心理咨询服务的机制还不够健全，服务人员的水平还有待提高，宣传的力度还不够大，导致居民对社区心理咨询服务还缺乏认识和理解，这妨碍了他们及时地解决自己的心理问题。

（2）社区心理咨询服务相对集中。

社区居民生活空间集中，有时会体现出较具一致性的心理问题，这时他们需要社区提供个别咨询服务或集体咨询服务，以免因心理问题积压而导致更为严重的心理障碍。社区心理咨询服务的内容主要集中于生活中的一些常见问题，如家庭矛盾、邻里冲突、老年心理调适等；还有一些重大的生活事件，如家庭成员死亡、生病、交通事故、地震、

① 仲宁宁. 我国社区心理咨询服务的现状及其思考. 社会工作下半月（理论），2009（10）：62-64.

失业等；另外还有预后保健工作，如对戒毒者、出狱者、出院的精神病康复者的预后保健等。对于特殊人群，社区心理咨询系统要切实做好追踪服务，同时还应该给他们提供和谐、宽松、愉快的家庭氛围和社区环境，促进他们的身心早日痊愈，尽快步入正常的生活轨道。

（3）社区心理咨询服务人员不足。

西方发达国家每 3 000 人有心理咨询师 1 人，成熟的社区都会配有专业的保健医师、社区工作者和心理健康咨询师。此外，非营利组织和特殊人群（如高中生、大学生）也是参与社区服务的主体。在加拿大，越来越多曾经接受过心理咨询服务的人，如今在社区提供心理咨询服务，这几乎占社区心理咨询服务从业人员的一半。而我国社区心理咨询服务人员无论从数量还是质量来看，都远远不能满足社会的需求。如果按照西方发达国家的比例，中国 14 亿多人口中获得心理咨询资格的专业人数起码应该有四十多万人，但我国目前通过国家心理咨询认证（目前已停止认证）的人数仅有几万人而已。而且即便是取得国家心理咨询认证的这些人员，其专业水平也是参差不齐，其中有长期实践咨询经验的人所占比例很低。心理咨询服务人员主要是来自心理学、医学、社会工作等专业的毕业生，而这些人员中很少有人愿意到基层社区开展专业服务，这对社区顺利开展心理咨询服务工作来说是很大的人才障碍。

（4）社区心理咨询服务人员对心理知识掌握不足。

在欧美发达国家，社区心理咨询服务机构早已成为人们治疗心理疾病的重要场所，社区心理咨询服务的水平得到了居民的认可，这种服务不仅在整个社区服务中有一定影响，而且在心理学研究领域也颇受重视。而在一项针对我国社区心理咨询服务人员的调查中发现，有 54.55％的医务人员对心理知识有一定的了解，而有 45.45％的人员不太明确所掌握的心理知识，甚至不太确定如何开展心理咨询服务工作。社区中从事心理咨询工作的人员对相关心理知识掌握得不扎实，这无疑制约了社区心理咨询服务的开展。如今在社区中从事心理咨询服务的人员大多不是心理学专业出身，而是由从事其他工作的人员兼任，或是由其他专业的人员担任，但他们只接受过短期培训，或者是通过自学等方式速成的，这些人员基本上没有接受过正规、系统的心理学知识的教育，所掌握的心理学知识还远没有达到解决他人心理问题的水平，所以目前社区心理咨询服务人员还较为缺乏专业授课和培训。

4. 我国社区心理咨询工作的改进对策[①]

通过对我国社区心理咨询服务现状的简单梳理，可以发现目前社区心理咨询服务工作还存在着很多困难，这些问题急需得到有效解决。通过对国外社区心理咨询服务的学习，结合对我国社区心理咨询服务现状的反思，提出以下一些改进对策。

（1）加大对社区心理咨询服务的政策扶持。

政府应以监察者和指导者身份，通过制定公共政策和公共服务的目标、标准、原则为社区心理咨询服务指明方向，为社区心理咨询服务提供资金支持，解决社区心理咨询服务中存在的缺乏人员、知识、技术、场所及待遇差等问题。在相关政策的保驾护航下，

---

① 仲宁宁. 我国社区心理咨询服务的现状及其思考. 社会工作下半月（理论），2009（10）：62－64.

我国社区心理咨询服务才能尽快步入正轨，健康、持续地发展下去。

（2）加强社区心理工作的宣传。

很多社区居民之所以不愿主动寻求心理咨询服务是由于对社区心理咨询服务不甚了解，或者对心理咨询本身存在误解，所以社区心理宣教工作亟待加强。可定期或不定期走进社区，举办心理健康教育方面的讲座及开展免费咨询活动，以深入浅出的方式向社区居民介绍简单、易行的心理保健方法，并集中解答居民共同关心和存在的心理问题，让老百姓近距离地接受心理教育，从而使社区心理咨询工作落到实处；也可利用板报、报纸等形式，图文并茂地介绍和宣传心理学知识，方便社区居民随时阅读，满足居民的实际需求；还可采用电视、互联网等多种宣传方式，加大对心理咨询服务的宣传力度，丰富社区居民的心理健康知识，帮助人民群众提高心理素质，正确认识心理问题，摒弃人们对心理问题的错误认识，避免因讳疾忌医而耽误了心理问题的及时解决。研究发现，相比很少或没有宣传心理咨询服务的社区，宣传心理咨询服务的社区中会有更多居民进行心理咨询，从而提高了整个社区居民的心理健康水平。

（3）加强对心理咨询服务人员的培训。

从事社区心理咨询服务的人员除了应具备良好的心理状态外，还应该系统学习心理障碍的诊断等与心理健康有关的知识，从而掌握基本的心理咨询知识和方法，这些理论知识是咨询实践的必备基础。另外，还要有一定的心理咨询实践和社会工作经验，在实践中更好地磨炼自己的咨询技术，发现自身的不足，这是从事社区心理咨询服务工作的前提。同时，心理咨询服务人员要不断学习才能获得成长，所以要经常参加一些学习班、工作坊等，一方面补充最新的心理咨询知识，另一方面与同行交流，学习他人的经验。另外，相关部门要重视对社区心理咨询服务工作的督导和管理，可以让每一区域的社区心理咨询服务与本区心理咨询服务技术力量较强的综合医院或专业机构紧密合作，加强双方的交流，组成心理服务网络，定期邀请医院或专业机构的专业人士到各服务点督导工作，协助社区心理咨询服务人员更好地为群众提供心理咨询服务。

（四）其他

1. 监狱[①]

心理咨询在监狱系统的工作主要指罪犯心理矫治工作。我国监狱对罪犯心理矫治的实践探索，以司法部监狱管理局的《关于加强监狱心理矫治工作的指导意见》为典型。该文件就监狱心理矫治做出如下定义：监狱心理矫治是指监狱心理矫治专业人员和社会心理学工作者运用心理学的原理、技术和方法，了解罪犯心理状况，帮助罪犯调节不良情绪，改变不合理认知，预防、改善和消除心理问题，矫治犯罪心理，促进心理健康的活动。监狱心理矫治工作的主要内容包括：对罪犯进行心理健康教育、心理评估、心理咨询与治疗、心理预测与心理危机干预等。

在监狱中开展心理咨询工作，需要注意以下几点：第一，心理咨询工作人员应当是监狱或社会的心理咨询师。无心理咨询师资质的人员不应开展罪犯心理咨询工作。第二，

---

① 邵晓顺. 罪犯心理矫治：涵义、内容与工作模式. 河南司法警官职业学院学报，2018，16（3）：22-28.

心理咨询对象是非精神障碍但心理不健康的罪犯，即有一般心理问题和严重心理问题的罪犯。第三，罪犯心理咨询有其特定的工作流程与规范，心理咨询师需要遵照执行。第四，罪犯心理咨询主要依据心理学特别是咨询心理学的理论、技术与方法。其他相关学科理论与技术在罪犯心理咨询中也可辅助应用，其目的在于帮助罪犯解决心理问题。第五，罪犯心理咨询是一种被动干预方式。罪犯如有心理问题，是否对其开展心理咨询取决于罪犯是否有主动寻求咨询的意愿。如果罪犯不愿意接受，那么不应强迫其接受心理咨询。

2. 军队[①]

军队心理咨询是为军人心理健康服务的，即通过运用心理学方面的理论知识与方法，解决军人心理存在的各种问题，确保军人身心健康。军队心理咨询工作日益受到重视，正发挥着越来越重要的作用。在多样化军事行动中，如抗击"非典"、汶川大地震救援、抗击新冠病毒感染疫情中，都能看到我军心理卫生工作者的身影，他们为完成多样化军事行动起到了积极的作用。

（1）军队心理咨询工作的意义。

第一，提高军人心理素质，促进军人的全面、健康、和谐发展。军人所处的环境较为封闭与独立，日常的体能训练强度高，身心时刻处在一种高度紧绷与高度警戒的状态，长此以往，可能会出现各种心理问题。而心理咨询能够使军人的心理压力得到释放，引导他们正确处理心理上出现的波动，提高他们的心理素质，这可以确保军人身心健康，也有助于其军旅事业的发展。第二，维护军队稳定，增强军队凝聚力、战斗力。通过心理咨询，可以有效疏导和化解军人的心理症结，使其保持高昂的个人斗志，并将这种正能量传递给身边的战友，这可以有效维护军队稳定，增强军队凝聚力、战斗力。

（2）如何提高军队心理咨询工作的质量？

第一，开展心理普查，为每位军人建立心理健康档案。第二，拓展心理咨询形式，满足每位军人的心理咨询需求，可以通过门诊、电话、专栏等形式开展心理服务。第三，加强心理健康教育，推广心理学常识，军队心理健康教育可取的形式多种多样，例如讲座、学习班、互帮互助学习小组等。第四，加强心理咨询工作队伍建设，提高心理咨询服务水平与质量。

第二节　线下心理咨询与治疗的基本类别

一、线下心理咨询与治疗的基本类别划分

根据来访者的人数，可分为个体心理咨询和团体心理咨询；根据来访者问题的性质，可分为健康心理咨询和发展性心理咨询；根据心理咨询的时程，可分为短程心理咨询、中程心理咨询和长程心理咨询。若从来访者的角度对个体心理咨询进行划分，根据来访

---

① 赵静. 军队心理咨询工作问题研究. 南方论刊，2015（10）：104-105.

者的年龄，可分为儿童期心理咨询、青少年期心理咨询和中老年期心理咨询；等等。

（一）按来访者人数划分

1. 个体心理咨询

个体心理咨询，是咨询师与来访者一对一的咨询。咨询活动与来访者所处的社会、集体及家庭无直接关系。在内容上，着重帮助来访者解决个人的心理问题。

2. 团体心理咨询

团体心理咨询是在团体情境中，向来访者提供心理帮助和指导。它是通过团体内人际交互作用，促使个体在交往中观察、学习、体验、认识自我、探讨自我、接纳自我，调整和改善与他人的交往，学习新的态度与行为模式，以促进个人发展良好的生活适应的助人过程。由于团体心理咨询有其独特之处和值得肯定的效果，所以在国内外已得到广泛的发展，应用于学校、企业、医院、社区、司法等各个领域（樊富珉，2005）。

（二）按来访者问题性质划分[①]

1. 健康心理咨询

当一个精神正常的人，因各类刺激引起抑郁、焦虑、紧张、恐惧等情绪问题，或者因各种困难或挫折引起行为问题，进而影响其正常社会功能的发挥时，他所要进行的心理咨询就是健康心理咨询。

2. 发展性心理咨询

在个体成长的各个阶段，每个人都可能产生困惑和障碍，如为适应新的生存环境、为选择合适的职业、为个人事业的成功突破个人弱点，等等，需要使个体达到更佳的状态，了解并开发潜能，这时所要进行的就是发展性心理咨询。

（三）按心理咨询的时程划分

1. 短程心理咨询

短程心理咨询一般在相对短的时间内（1～3 周以内）完成咨询。资料的收集和分析集中在心理问题的关键点上，就事论事地解决求助者的一般心理问题。追求近期疗效，对中、远期疗效不做严格规定。在做这类咨询时，要求咨询师的思维要敏捷，语言要准确，需要有较长期的临床经验。

2. 中程心理咨询

中程心理咨询一般在 1～3 个月内完成咨询，可涉及较严重的心理问题，要求有完整的咨询计划、咨询预后，追求中期以上疗效。

3. 长程心理咨询

在遇到严重心理问题或神经症性的心理问题时，可采用长程心理咨询，一般会用时

---

① 雷秀雅．心理咨询与治疗．2 版．北京：清华大学出版社，2017：235 - 236.

3 个月以上，要求制订详细的咨询计划，追求中期以上疗效，并要求采取疗效巩固措施。

二、线下心理咨询与治疗的年龄类别划分[①]

本部分从来访者的角度对个体心理咨询进行分类。来访者可能分属于不同的年龄段，因此，学习和掌握不同年龄段的心理咨询的特点及应用技术就显得尤为重要。以下将对儿童期、青少年期、中老年期三个时期的心理咨询展开讨论。

（一）儿童期心理咨询

1. 儿童期心理特征

儿童时期心理发展的主要特征有：认知能力逐步提高；情绪较为平稳；自我控制能力较弱；小集体的交往方式；等等。此阶段儿童的注意中心逐渐从自我转移到周围环境中的其他事物上，如学习、玩耍、兴趣活动等。道德观也从开始的无道德逐渐发展到道德相对主义阶段，逐渐接受社会界定的准则。

儿童期心理发展的健康与否，对个体后期的身心发展有着重要的影响。成年时期的许多心理障碍和心理问题，都可能与儿童时期的心理发展不良有关。而许多优秀的心理品质，如自信心、自主性，也以儿童和少年时期的心理健康发展为基础，因而关注儿童期心理的发展非常有必要。

2. 儿童期心理咨询常见问题

（1）行为问题：不合时宜的表现。

儿童行为问题是指在严重程度和持续时间上都超过了相应年龄所允许的正常范围的异常行为，多指儿童在成长中表现出的一些与活动任务、所处环境等不匹配的外显行为。常用分类法将行为问题分为单项行为或单项行为症状、行为障碍、品行障碍、行为问题。还有一种分类法将行为问题分为管教问题、攻击性行为问题、违法行为问题。行为问题是儿童成长中的主要问题，对儿童的身心发展具有重要影响，且这种异常表现容易被父母关注，是咨询中常见的问题。

（2）情绪问题：难以控制的情绪。

儿童的情绪问题，主要是情感的压抑或不适当表达而显现的问题。常以单一的症状为主，相对轻微，随着年龄的增长常可自行改善。多表现为：过分害羞；情绪不稳定，容易激惹；过分恐惧；有的儿童容易烦恼，紧张不安，出现分离焦虑。儿童情绪问题通常与精神刺激有关，如父母离异、亲人死亡、惊吓、恶劣环境等，慢性躯体疾病和某些气质因素也可增加情绪问题的易感性。情绪问题常常因其内在性而被父母忽视，但又对儿童的心理健康发展有着重要的影响，因此需要咨询师重点关注。

（3）认知经验问题：成长过程的经历。

儿童认知经验问题，主要是指儿童在成长的过程中所经历的一些事件或特定的情境

---

① 雷秀雅. 心理咨询与治疗. 2 版. 北京：清华大学出版社，2017：238.

无意识的长期影响，使个体出现了一些不良的社会适应。认知经验问题是由于人们对某些生活实践的解释带有消极的偏差，从而形成了认知的歪曲。该类问题常常因其潜在性和长期性而很难被父母察觉，但对孩子的健康成长影响很大，可能会影响到儿童社交能力的培养和社会生活的适应以及社会功能等。

（4）亲子问题：系统失衡的家庭。

亲子问题主要是家庭内部的教养观念以及彼此之间的互动交往不当而引发的亲子间的矛盾、疏离、敌对、缠绕等情感与行为问题。亲子关系作为家庭中最重要最紧密的一种连接方式，直接影响着儿童心理的发展，同时也会对其成年后人际交往等产生重要的影响。不良的亲子关系容易使儿童出现一系列的问题，因而也应该引起高度重视。

3. 儿童期心理咨询常用技术

（1）行为问题的咨询技术。

在行为问题的心理咨询常用技术中，最主要的理论依据是行为主义疗法理论、认知行为疗法理论等。在具体操作过程中要从不同的角度来分析行为问题，如要注重考察该行为问题产生的背景，个体的性格特征，此行为问题的出现、表现和变化的特征等。还要结合儿童各方面的功能期心理发展不完善、自我控制能力弱等特点对行为问题进行正确的定义和评估。在一些日常的儿童心理咨询方法中可以使用暗示法、反常规法、故事法、示弱法和积极定向法等。

（2）情绪问题的咨询技术。

在情绪问题的心理咨询常用技术中，最主要的理论依据是 ABC 理论与积极心理治疗理论等，也经常使用到合理情绪疗法和认知情绪疗法等。在具体的咨询操作中，需要注重深入分析该情绪产生的背景。从情绪问题儿童的个体特征、家庭关系、朋辈交往、学校表现等方面多层次地分析该情绪产生的原因，并对该情绪的表现及变化情况做合适的评估，制订合理有效的咨询计划。

（3）认知经验问题的咨询技术。

在认知经验问题的心理咨询常用技术中，最主要的理论依据是合理情绪理论和心理分析理论等。在具体的操作过程中，咨询师要注重从个体的性格特征、日常的认知模式、亲子关系、成长经历等多角度了解来访者不良认知的形成原因，要强调改变消极的想法、错误的认知，树立积极的信念。同时还要考虑到儿童期认知水平发展的局限，正确分析认知经验问题存在的社会功能，主要是使来访者重新获得积极的自我认知。在具体的操作方法中，常用到的有认知领悟疗法、合理情绪疗法、疏导法、游戏法和消退法等。

（4）亲子关系问题的咨询技术。

在亲子关系问题的心理咨询常用技术中，最主要的理论依据是家庭系统治疗理论。在咨询亲子关系问题的时候尤其要注重分析来访者的个体特性和情绪与行为表现，了解其家庭结构、互动模式和家庭状况，探讨儿童出现的问题表现与父母的态度和行为之间的相关性等。在具体的操作过程中需要确定亲子之间的关系性质，激发孩子与父母对改变不良的家庭互动模式的动机，鼓励家庭成员之间的互相关注等。常使用的方法有沙盘游戏法、画图法、故事法等。

4. 儿童期心理咨询的注意事项

（1）儿童期的心理咨询应该注重考虑儿童期独特的心理发展特点，关注儿童心理的健康发展。同时还要考虑到来访者的语言表达、认知发展等方面的能力，设计出适合的咨询方案。

（2）儿童期心理问题的解决往往是一个长期且易变的过程，在解决原有问题的同时要注意新问题的出现或原有问题的反复。

（3）儿童期心理问题的解决通常需要家长的协助，在咨询的过程中，咨询师要尽可能地获得家长的帮助。

（二）青少年期心理咨询

1. 青少年的心理特征

青少年期是指十一二岁至十七八岁的阶段。其中十一二岁至十四五岁的初中阶段为少年期，十四五岁至十七八岁的高中阶段为青年初期。青少年的心理特征往往要从青少年的认知和社会性两方面来讨论。

青少年的认知：抽象逻辑思维处于优势地位；辩证思维迅速发展；思维品质表现出矛盾性。青少年的社会性：追求独立自主；形成自我意识；适应性成熟；认同性别角色；社会化开始成熟，学习适应成人社会，形成社会适应能力；定型性格形成。而且青少年友伴关系中家庭关系、师生关系和友谊关系是最重要的三大社会关系，价值观和道德观也逐渐成熟。

2. 青少年期心理咨询常见问题

进入青少年时期，随着生理、认知和社会化等各方面的发展，与儿童期一样也会出现诸如行为情绪、认知和亲子关系的问题，只是在表现形式上会有所变化。在这一时期，由于青少年多处于学习阶段，学习问题会日益凸显出来。进入青春期后，很多青少年会出现叛逆的行为和情绪等，此时青少年学习和叛逆问题的解决就显得尤为重要。

3. 青少年期心理咨询常用技术

（1）学习问题的心理咨询。

青少年的学习问题主要是指在青少年阶段由于学习任务、学习习惯、学习态度等问题导致的厌学、逃学、考试焦虑紧张、学习成绩不佳等问题。在学习问题的咨询中，最主要的心理咨询理论是合理情绪理论、行为主义疗法理论和以来访者为中心的理论。在咨询过程中要全面分析来访者出现学习问题的内外因，了解其学习动机、学习习惯和学习态度等信息，把握来访者的个性特征和父母与孩子对学习的认知态度等。在具体操作过程中，要帮助青少年激发学习的动机和信心，并探讨切实可行的学习计划和学习方法。

（2）叛逆问题的心理咨询。

叛逆问题主要是指个体在进入青春期后出现的反叛心理、行为和思想。表现为不喜欢按照别人说的去做；认为绝大多数规章都是不合理的，应该废除；如果父母就同一件事再三叮嘱会使他感到厌烦；对于那些与老师对着干的同学大加赞赏；认为大人的话有漏洞，大人的批评常常引起他们的反感和愤怒；一旦决定做某件事，不管别人怎样劝阻也不会改变主意；情绪起伏不定，脾气暴躁；拖延；不想和父母沟通等。

在常用的咨询与治疗中所依据的理论有合理情绪理论、积极心理治疗理论、人本主义理论等。在具体的咨询操作中要注重分析叛逆行为形成的表层和内在原因，了解来访者的成长环境和家庭结构，分析来访者的个体性格特征和自我认知等。不可急于求成，要尽量取得家长的"合作"，关注青少年内心的需求，激发和鼓励他们积极努力地学习和生活。

4. 青少年期心理咨询的注意事项

（1）青少年的心理问题多与家庭和其成长环境有关，在咨询过程中，应注重考虑来访者的亲子关系状况、教养方式类型、人际交往情况等。

（2）青少年的心理发育不成熟，在面对正处于青春期的来访者时，咨询师更应该考虑周全，灵活运用咨询技术，切不可过快、过急。

（3）青少年的心理问题往往只是其家庭问题的一个反映。在此之外，可能还伴有家人的情感问题、父母自身的心理问题等，需要咨询师细致和敏锐地观察。

（三）中老年期心理咨询

1. 中老年的心理特征

中老年人随着身体机能衰退，认知能力也开始衰退。首先是感觉迟钝，听力、视觉、嗅觉、皮肤感觉等功能减退，导致听力减退、视力下降、灵敏度下降。然后是动作灵活性差、协调性差、反应迟缓、行动笨拙。不能适应变换的周边环境，缺少思想和情感交流，尤其是老年人容易产生孤独和依赖感；情感不稳定，易伤感、易激怒；也常出现恐惧的心理状态，表现为害怕、受惊的感觉。当恐惧感强烈时，还会出现血压升高、心悸、呼吸加快、尿频、厌食等症状，易抑郁和焦虑。

2. 中老年期心理咨询常见问题

中老年期心理咨询常见的问题多是由于这一时期生理机能、工作与家庭的变化所致。中老年人身体机能衰退、大脑功能发生改变、中枢神经系统递质的合成和代谢减弱，导致感觉能力降低、意识性差、反应迟钝、注意力不集中、记忆力减弱、出现睡眠障碍等。身体疾病导致的心理问题在这一时期容易出现。

3. 中老年期心理咨询常用技术

（1）工作压力问题的咨询。

对于中年人来说，工作是生活的重心，在工作中往往会面临很多的压力，工作压力过大且自己调节不当时就容易出现身心问题。如对工作不满意、产生厌倦感、无责任心，并导致工作效率低、缺勤率高、失误增多；失眠、疲劳、情绪激动、焦躁不安、多疑、孤独、对外界事物兴趣减退等，并会导致高血压、冠心病、消化道溃疡等；还可导致危害行为，如吸烟、酗酒、滥用药物、上下级关系紧张，以及易迁怒于家庭成员等。因此，工作压力问题必须引起高度重视，在具体的咨询中要注重分析工作的压力源和个体对压力源的认知与紧张程度等，可运用行为主义疗法、合理情绪疗法等。引导来访者正确地对待自己的工作压力，并学会正确地认识自己、评价自己和肯定接纳自己，鼓励来访者学会制定合理的工作目标，调整好自身状态，从而缓解工作压力。

（2）生活压力问题的咨询。

日常生活中总会有很多琐事令人心烦。尤其是人到中年，上有老下有小，生活压力比较大，即便是到了晚年，也依旧有很多家庭难题、生活困扰。咨询师在具体的咨询过程中，可以运用合理情绪疗法、人本主义疗法、疏导疗法等，耐心地倾听来访者描述所遇到的生活压力，理解和接纳来访者，缓解来访者的不良情绪，并积极引导来访者关注生活中美好的一面，调整好自己对生活的期待和树立正确的自我评价，鼓励来访者积极面对生活、主动寻求亲友支持等。

（3）情感压力问题的咨询。

中年人的婚姻多处于 U 形曲线的底端，夫妻二人在一起生活了多年，早已过了"七年之痒"，夫妻间没有了新鲜感，日常的矛盾逐渐消磨了彼此之间的感情。再加上工作与生活的压力，需为子女和父母操劳等耗费了各自大量的时间和精力，夫妻二人都无暇用心经营感情。处于人生中年时期的夫妻容易产生情感问题，出现婚姻危机。进入老年期，夫妻俩的感情反倒会有好转，共同经历了人生大半时光的老两口的爱情慢慢转变为亲情，不再争吵打闹，变得更加亲密、相依相伴、不离不弃。但随着其中一方的离世，另一方容易感到孤独、抑郁和苦闷。无论是针对中年时容易出现的婚姻危机，还是老年时丧失配偶的孤苦，咨询师在咨询中都应该尊重和理解来访者，结合具体的情况采用恰当有效的咨询方法进行咨询。

4. 中老年期心理咨询的注意事项

中老年人的心理问题往往较为复杂，涉及较多的方面，咨询师需要具体案例具体分析，灵活地使用各种咨询方法。在涉及家庭情感等问题时，咨询师应该保持中立，善于倾听，尊重和理解来访者。

第三节 人际关系问题与其他问题

一、人际关系心理咨询

（一）大学生人际关系心理咨询

1. 大学生的人际交往

人际交往是人类的一种需要，每一个人都有与他人交往的需要，也有与他人进行交往的必要。心理学的研究表明，在社会生活中的人们，都希望被别人喜欢。因此，学习人际关系心理学就非常重要。而对于正处于身心全面发展期的青年大学生来说，学习如何进行人际交往尤为重要，这不仅有助于大学生形成自我价值感，还能增强其人格魅力，为自己的人生发展增添色彩。

2. 大学生人际交往的心理咨询

在大学生人际交往的心理咨询中，来访者多在人际交往中存在着心理障碍，比如认知障碍、情绪障碍和能力障碍。对于不同的问题类型，需要采用不同的咨询方法。

出现认知障碍的个体在人际交往过程中，无法客观、公正地认知交往对象，正确地对待交往对象。在此类心理咨询中，咨询师要帮助来访者了解各种认知偏差，形成正确的认知。在因自卑、羞怯、妒忌、愤怒、恐惧等负性情绪引起的人际交往困难的咨询中，咨询师要帮助来访者学会克制和宣泄情绪，并鼓励来访者培养和发展正当需要，提高抵抗挫折的能力。而对于具有能力障碍的来访者，咨询师应该鼓励其树立信心，克服自卑感，多实践、多总结，并帮助其学习一些基本的人际交往原则和方法、技巧等。

3. 建立良好的大学生人际关系

大学就是一个小社会，人际关系是非常重要的。要建立良好的人际关系，首先，应注重自己的仪表，保持着装整洁。其次，脸上应常挂微笑，都说爱笑的人运气不会差，脸上常挂笑容，怎么会没有好的人缘呢？再次，还应该待人坦诚，能够宽以待人。待人处事热情大方，真诚地对待身边的同学和老师，必定能收获良好的人际关系。最后，要保持自信，相信自己一定能经营好人际关系；并坚韧不拔，在交往中即使遇到困难，也依旧坚持，勇敢面对。

（二）职场人际关系心理咨询

1. 职场人际交往

职场人际交往是指人们一经就业，就会加入某一特定的职业群体，成为其中的一员，并同其他成员建立起相应的人际关系。在职场人际交往中形成的职业群体人际关系，是职业群体存在的基本条件和重要特征，它直接或间接地影响着人们的职业活动和工作效率。

在职场中，应该讲究人际交往的艺术：注重对人的称呼，对长辈的称呼要表现出尊敬，对同辈的称呼要表现出平等、友好；讲究谈话的艺术，谈话时的语气、语调、表情、手势等都要注意；保持适当的交往距离；选择合适的沟通方式。

2. 职场人际交往的心理咨询

在职场人际交往中有各种各样的问题，比如：无法处理好与上司的关系（害怕权威人物）；害怕与性格强势的人相处；想要和每个人都处好关系，害怕发生矛盾冲突；无法处理好亲密关系；和陌生人交流很好，交往深入就退缩等。人际关系问题往往与童年期的原生家庭、成长经历、性格特征等有关系，咨询师可以通过与来访者交流，了解来访者的早期经历、家庭关系、交往模式等，帮助来访者更好地认识和了解自己，共同探讨职场人际交往中问题形成的原因，并引导来访者寻求解决问题的办法，从而获得良好的职场人际关系。

3. 建立良好的职场人际关系

在职场中最重要的就是人脉关系，那么如何在人际交往中做到游刃有余，妥善地处理职场交往问题？这就需要了解职场中几条重要的人际交往原则。

（1）换位思考。

处理自己和他人的人际关系时，要改变从自我出发的单向观察与思维，应从对方的角度观察对方，替对方着想。

（2）平等待人。

平等待人是古往今来都适用的人际交往之道，人生而平等，每个人都应该受到尊重。

（3）学会分享。

在职场生活中，应该学会多与他人分享，这样有利于获得他人的信任和维护好人际关系。

（4）欣赏他人。

每个人都希望得到欣赏与鼓励，因为这可以激发人们奋斗的激情、提高自尊水平，使人身心愉悦。在职场中，获得领导和同事的欣赏无疑是工作的重要动力之一。而善于欣赏他人，就是给予他人的最大善意，他人也多会以友好作为回报。

（5）乐于付出。

世上没有免费的午餐，天上也不会掉馅饼，有付出才有回报。无功受禄、不劳而获古往今来都为人所不齿。因而在职场中，不妨多付出一些。如能慷慨地对别人付出，在自己困难的时候，也必定会得到很多真诚的回报。

（6）诚实守信。

诚实守信是人与人之间相处的首要原则。明礼待人，诚信做事，可以使我们理直气壮、胸怀坦荡。讲诚信的人可以使人产生信赖感，值得他人托付，容易获得认可和赞许。在职场中，做到这一点有利于形成良好的人际关系。

（三）人际交往障碍心理咨询

1. 影响人际交往的主要因素

（1）个体因素。

人是人际交往的主体，因而在考虑影响人际交往的因素时最先考虑的就是个体的因素。个体因素又包括不同的方面，其中人格心理特征、个体交往素质和人际认知对人际交往关系又起着重要的作用。

（2）社会因素。

作为一种社会性的活动，人际交往除了会受到个体自身的影响，也会受到社会环境，如社会背景、文化观念、社会角色、社会资源和社会群体等因素的影响。

（3）其他因素。

在现实生活中，人际交往还会受到其他因素的影响，比如时间、空间等的影响。在日常生活中，个体对时间的把握也会影响到人际关系，如约会不守时会使人产生不信任感，从而不利于良好关系的发展。个体之间的距离也会限制其关系的发展，如长期分居两地的夫妻容易产生矛盾。

2. 人际交往中的心理障碍及克服方法

在人际交往中，有心理障碍的主体，往往无法拥有和谐、友好和可信赖的人际关系，在与人相处中，既无法得到快乐满足，也无法给予别人有益的帮助。心理障碍是人际交往中直接、普遍、主要的障碍，如自卑、嫉妒、猜疑、自私等心理都会影响人际交往，局限交际范围，损害人际关系。因此，正确地认识人际交往中的心理障碍，学习和掌握正确的应对方法，对建立良好的人际关系具有重要的作用。下面，先具体了解人际交往中几种主要的心理障碍，并分析其成因、提出具体的解决方法。

（1）自卑心理。

自卑是一种自我评价，一种在认知上产生的偏差，即认为自己是无能软弱的。要克服自卑心理，首先要正确认识自己，提高自我评价；其次要善于自我满足，消除自卑心理；再次要坦然面对挫折；最后应该增强社会交往，以及生活的勇气。

（2）嫉妒心理。

嫉妒是指人们为竞争一定的权益，对相应的幸运者或潜在的幸运者怀有的一种冷漠、贬低、排斥，甚至是敌视的心理状态。嫉妒心理对良好人际关系的危害巨大，应该努力加以克服。首先，要认清嫉妒的危害；其次，要形成正确的认知，合理地评价自己和他人；再次，要树立正确的竞争意识；又次，要学会去体会和理解他人的感受；最后，要不断地努力提高自己，克服嫉妒心理。

（3）猜疑心理。

猜疑心理在交往过程中，会表现成自我牵连倾向太重，总觉得其他什么事情都会与自己有关，对他人的言行过分敏感、多疑。猜疑心理多和作茧自缚的封闭思路，对环境、对他人、对自己缺乏信任有关系，也会受之前失败交往经历与听信他人谣言的影响。为了克服猜疑心理，要注重提高个人的心理品质，增强自信；学会安慰自己，摆脱错误的思维方法；还要综合分析被猜疑对象的长期表现，及时与其进行沟通。

（4）自私心理。

自私是指只顾自己的利益，不顾他人、集体、国家和社会的利益。表现为计较个人得失、有私心杂念、不讲公德；严重的还表现为侵吞公款、诬陷他人、杀人犯罪等。在人际交往中，应该多进行自我反省，多做利他的事情，克服自私心理。

（5）偏见心理。

偏见是人们以不正确或不充分的信息为根据而形成的对其他人或群体的片面甚至错误的看法与印象。团体冲突理论、社会学习理论、认知理论和心理动力理论对偏见心理的形成有不同角度的解释。偏见心理会阻碍正常的人际交往，应当通过与人有更多的直接接触、加深双方的了解等方法来消除。

（6）自大心理。

自大表现为自以为是。自大、自傲的人，往往在社交场合显得高傲，对其交往对象不屑一顾。之所以有自大心理，主要是由于个体在自我认知上存在偏差，对自己的认知不合理，认为自己高人一等。因而要克服自大、骄傲自满的心理也要先从调整自我的认知开始，正确地看待自己和他人。

此外，虚伪心理、孤僻心理、报复心理、固执心理等都会阻碍正常的人际交往，人们应该重视和反省自己的心理状态，克服心理障碍，从而与他人建立起良好的人际关系。

3. 建立良好的人际关系

首先，为了建立良好的人际关系，要学习和掌握一些人际关系的原则。人际交往的基本原则主要有平等原则、尊重原则、诚信原则、礼貌原则、关怀原则、互利原则、道德原则、适度原则、相容原则、积极原则。在交往的过程中要按照以上原则做到平等待人、尊重他人、诚实守信、注重礼节、关爱他人、互帮互助、遵守道德、言行得体、相互宽容、积极主动，真诚地与他人建立起良好的人际关系。

其次，为了更好地维系和发展真正的人际关系，还需要交往双方的共同努力和密切配合。"金无足赤，人无完人"，交往主体的双方都会有缺陷，要学会彼此接纳，多理解、多沟通。交往主体双方应该怀着真挚的情感，且要彼此信任，维护双方良好的人际关系。

最后，要不断优化人际交往的大环境，努力建立新型人际关系。随着当今社会的不断进步，世界日益呈现出"一体化"的发展趋势，人类需要在文化及价值取向多元的社会中共存。因此，要努力建立"和谐共处"的人际关系，构建"和而不同"的多元人际关系格局。

二、婚恋家庭心理咨询

婚姻被看作是人的一种社会责任和家族责任，个体履行这种责任能够获得幸福。然而，在通往美好的爱情、婚姻和家庭的道路上总会遇到一些不美好，常常会发生一些矛盾和冲突。因婚恋家庭问题而寻求咨询的案例不计其数，本部分将对此类咨询进行分析探讨。

（一）恋爱问题心理咨询

1. 爱情的构成

斯滕伯格（1986）认为，爱情由三部分——亲密（intimacy）、激情（passion）、承诺（commitment）构成。亲密是指在爱情关系中能促使双方接近、志同道合和不分彼此的情感。激情意味着一种强烈地渴望跟对方结合的状态。承诺，从短期来看，是指一个人做出了爱另一个人的决定；从长期来看，则是指能维持这一爱情关系的保证、投入、忠心、义务感或责任心。根据斯滕伯格的爱情观，爱情是由这些成分所构成的。例如，伴侣之爱由亲密和承诺构成，最完美的爱情则由亲密、激情和承诺共同构成。

2. 恋爱问题心理咨询

现实生活中伴侣之间的爱情往往是不完美的，会有许多的缺陷或容易产生矛盾，在度过美好的热恋期后，情侣双方容易互相抱怨对方的缺点，产生情感上的摩擦。但这往往不是单方面的问题，需要情侣双方共同面对和解决。咨询师要尽量全面地了解来访者间的互动模式，帮助来访者更清晰地了解各自的性格类型和处事风格，引导来访者学会包容和理解对方。

恋爱成败的关键是看在这段感情中来访者是否完成了两项重要的心理任务：一是更了解自己。除拥有正确的自我认知外，还要让两性恋爱中的自己更加清晰完整地呈现出来。二是培养爱人的能力。咨询师在处理关于恋爱问题的心理咨询时，要引导来访者清晰地认识到恋爱的心理任务，分析来访者在恋爱过程中两项心理任务完成到了什么阶段、水平，鼓励来访者更好地经营自己的感情。

在与失恋相关的心理咨询案例中，由于来访者处在失恋状态，他们虽然喜欢寻求建议，但实际上很难真正地接受其他人的建议，因此咨询师应该做一个很好的倾听者，为来访者提供心理支撑。来访者失恋后还常常面临忘却和回忆的困扰，对方可能会提出复合的请求，这些问题都需要来访者自己在冷静的情况下考虑清楚再做决定，咨询师需要鼓励来访者自己从失恋的痛苦中走出来，抚平心理伤痛。

（二）婚姻问题心理咨询

1. 何谓婚姻

婚姻是为当时社会制度所认可的、男女两性互为配偶的结合。它强调两性、配偶身份及"婚姻是家庭产生的前提"。原始时代就有了所谓的婚姻，这是群居高等生物的本能属性，自然法则会用异性相吸的力量，使哺乳类生物繁衍生息。人类的婚姻存在形式以及结合方式，受人类社会环境的影响。不同时代和地区的社会环境，造就了多样的婚姻模式和结合方式。从社会学的意义上看，如果没有婚姻，血统就会混乱，不利于人类的繁衍和社会的发展，因而婚姻对个体乃至人类社会的发展都有着重要的作用和意义。

2. 婚姻问题心理咨询

通常，夫妻间往往会因为金钱、孩子、工作、家务以及性等问题而争吵抱怨。咨询师在面对此类咨询时，可对来访者进行婚姻诊断和评估，这可以帮助来访者更加全面地认识自己和配偶，以及婚姻状态，也能更好地分析婚姻问题的症结，解决婚姻中存在的问题。咨询师需要通过与来访者进行互动，或是观察夫妻双方的现场互动，帮助来访者看清其真实的婚姻状态、夫妻互动模式等，与来访者共同建构良好的夫妻沟通模式，建立合理有效的婚姻规则，从而减少婚姻矛盾和冲突，提升婚姻质量。

对于婚姻危机的预防和干预，咨询师也要做到冷静、理性。婚姻中诸如婚外情、家庭暴力、婆媳矛盾等都是容易引发婚姻危机的因素。以婚外情为例，心理咨询师应与来访者共同探讨婚外情的起因、发展及夫妻关系恶化的过程，帮助来访者重新认识婚外情的本质及发展规律，学会冷静处理这个危机，而不是受情绪左右，采取一些过激的行为，导致危机进一步加剧。

对于离婚、再婚等问题，咨询师的主要任务就是帮助来访者最大限度地降低离婚对彼此的伤害，保护他们的孩子不受伤害，正确面对再婚的复杂家庭结构等。咨询过程中咨询师要及时关注来访者的不良情绪，安抚其受伤的心，在尽可能保持中立的情况下，鼓励来访者走出情感的阴影，过上美好的新生活。

（三）家庭问题心理咨询

1. 家庭的形成

家庭是指在婚姻关系、血缘关系或收养关系基础上产生的，由亲属构成的社会生活单位。家庭有狭义和广义之分。狭义的家庭是指一夫一妻制构成的社会单元；广义的家庭则泛指人类进化的不同阶段的各种家庭利益集团，即家族。心理学家对家庭的定义是："在现代社会里，家庭是个体合情、合理、合法地满足三种基本需要的特殊社会功能组织。"若能满足三种基本心理需要（自主需要、胜任需要和关系需要），就能称之为家庭；若不能满足，家庭则亡或名存实亡。这个定义，在心理咨询师进行家庭诊断时，是很有价值的。

2. 家庭问题心理咨询

知识点案例①

小 A，女，初中二年级学生，学习成绩优异，母亲负责她的学习和生活，对小 A 要求十分严格。爸爸长期在外地上班，约半年回来一次，回来后会因为家中事务和母亲吵架，只在家中留三四天，和小 A 交流较少。

期末考试快到了，小 A 在考试前一周一反常态，装病不去学校，直至考试都没有去学校。母亲带其去医院检查发现她身体各方面都没有问题，于是强迫小 A 去学校上学。之后小 A 与母亲冷战一个月，直到父亲回来也总将自己一个人关在屋里，不与父母交流。小 A 母亲在亲戚的介绍下带小 A 来做心理咨询。

案例分析：小 A 的问题除了源自自身外，也有可能源于其家庭问题，母亲的严厉管教、父亲的陪伴缺失都可能是导致其逃避学业、逃避生活的原因。可以通过家庭咨询找到家庭因素对小 A 的影响，从而促进家庭和谐和小 A 的健康成长。

家庭是温暖的代名词，是幸福的港湾；是心灵的栖息地和最终的归宿。人人都渴望有一个温馨和谐的家庭，然而，现实中却有很多家庭不那么温暖和谐，总是充满冲突和矛盾。关于家庭问题的心理咨询往往不只与来访者本人有关，还会涉及其他家庭成员，因此，咨询师在做家庭问题咨询时需要客观、谨慎。

家庭心理咨询中要遵守几个重要的原则：必须正确判断来访者的家庭问题是属于"破裂家庭"还是"死亡婚姻"；将来访者的问题具体化、客观化，以来访者的想法为核心进行讨论；只向来访者说明几种解决问题的可能性，不替来访者做选择；必须为来访者绝对保密；尽量让夫妻双方共同参加咨询。

与个体咨询相比，家庭咨询中通常会遇到充满激烈冲突的两个或多个个体。所以，个体咨询中最常用的共情，此时变得最具有挑战性："应该共情哪一方呢？"认同了一方就意味着否定了另一方，所以咨询师一定要保持中立，切不可把平衡的咨访关系变成了与来访者的结盟。要作为一名"观众"，置身于来访者的家庭之外，客观地评价和分析来访者的家庭互动模式和成员性格特征等，为来访者制订合理有效的咨询方案。

家庭是一个系统，每一位成员的悲欢离合都会影响到其他人，这是因为家庭关系是所有人际关系中最为亲密的关系。而对亲密关系的渴求和依赖是出于内心，源自本能的，因此咨询师应该努力帮助来访者经营好家庭关系。

---

① 本案例根据作者心理咨询与督导临床实践案例改编而成，非真实案例。

三、特殊问题心理咨询

（一）性心理咨询

性心理健康是指内部性心理协调与外部性行为适应相统一的良好状态。它包括良好的性认知、正确的性态度、健康的性行为三方面的内容。

1. 基本宗旨

性心理咨询工作的宗旨是：依据科学及原则，对人类性行为做出本质的说明，以便帮助来访者将自己的性行为从愚昧转向文明；使来访者借助对性行为的科学认识，破除自己的心理障碍，澄清种种性道德的混乱，从而使自己从苦闷、冲突与迷惑中解放出来。

2. 基本原则

在性心理咨询中坚持性道德、性法律、性心理、性生理、性医学五位一体的结合。吴阶平（1993）曾经指出：在宣传普及性知识教育的时候，坚持性知识教育与性道德以及性法制教育的统一应当是一个重要原则。可以说，没有法制及文明道德观念约束的"纯性知识教育"，可能会腐蚀危害社会。相反，否定性教育的必要性，试图划出禁区，单纯依靠法律或道德观念代替性教育，则可能禁锢人们的思想，影响到人类本应享有的健康文明、和谐美满的生活。因此，在性教育中如何正确选择宣教内容很重要。以法代教的简单做法固然不可取，无视人类共同的道德标准，迎合少数人猎奇寻秘、追求刺激的低级趣味，则更是有害的。

3. 在性心理咨询工作中需要注意的事项①

（1）心理学科本身的发展需要以开放的姿态吸收本学科和其他学科最新的研究成果和发展理念，并在此基础上反思自身发展的动向。尤其是在基本的研究方法和研究取向方面，心理学家更应该以包容的心态来面对现实发展的需要。除了那些确实需要治疗的疾病外，人类很多的性选择也都被医学诊断标准进行了类化和治疗，这样做虽然实现了心理学科作为社会控制的政治规训作用，也加深了业内和业外人士对"性变态"术语的认可，但与性学研究的最新成果相比，它又显得不合时宜。如果心理学家能够借鉴性权的开放性视角，那么心理学会发展得更好。

（2）咨询师应该避免对来访者造成二度伤害。心理咨询的目的是帮助来访者解决心理问题，而不是相反。但在实际的心理咨询中，由于个体咨询师和整个心理学界的价值取向问题，仍然会出现咨询师有意无意地再次伤害到来访者的情况。一个坚持传统性观念的咨询师，遇到一个拥有与其相左性观念的来访者，就有可能出现冲突，咨询师或许会试图帮助来访者"回归正道"。针对这个问题的解决方法有很多，比如进行转介咨询，但根本的问题还是没有得到解决，因为无法保证新的咨询师就能够接受来访者的性观念。

① 刘燕平，杨志红. 性与性别研究：第2辑：性别的触角. 北京林业大学性与性别研究所，2011：63-71.

所以，需要在制度层面加以改进，如培训具有性权视角的咨询师等。

（3）咨询师的培训应该引入社会性别视角，并有必要培养专门的具有社会性别视角的性咨询师。弗洛伊德的泛性论虽然遭到了多方面的反对，但不可否认的是，心理咨询中确实会遇到相当比例的性心理困惑的来访者，对这部分人进行的咨询就需要具备专门的性知识和性理念。

（二）精神疾病恢复期的辅助心理咨询与治疗

1. 心理咨询与治疗的范围

无论是心理咨询还是心理治疗，都需要明确能够处理的问题，选择合适的来访者进行咨询和治疗。一般来说，神经症性心理障碍、某些性心理障碍、行为障碍、心身疾病等都属于心理咨询与治疗的范围。由脑器质性病变导致的心理问题，以及发作期的精神病人是不适合进行心理咨询与治疗的。而精神疾病恢复期的来访者，是可以接受心理咨询与治疗的。心理咨询与治疗在精神疾病康复中也会起到推动患者康复进程、让患者更好地融入社会的作用。

2. 精神疾病恢复期进行辅助心理咨询与治疗的原因

精神疾病患者在正规治疗2周至2个月后，其精神症状逐渐减轻，甚至消除，各种认知能力开始逐渐恢复正常，这时，他们逐渐回归社会，参与现实。但现实中的很多问题又开始困扰他们，固有的认知模式使他们内心矛盾重重，各种心理反应不断出现。这时，如果只用药物维持治疗，而忽略了患者的心理功能和社会功能的恢复，将会使患者旧病复发。因此，在精神疾病恢复期，不但要继续服用药物巩固治疗，还要充分考虑患者的心理和社会功能的恢复，应将生物治疗转变为以心理治疗为核心的"生理-心理-社会"医学模式，使之成为精神疾病恢复期的主要治疗手段。

有研究发现，精神疾病患者在进入恢复期后，其认知功能逐渐得到恢复，但其在现实当中仍有很多矛盾和冲突，主要表现在以下几个方面：第一，认为自己病情好转，对继续服用药物持怀疑态度。第二，担心药物引起的副反应，害怕长期服药。第三，既想参与社会现实，又担心自己能力不足，社会适应性低，无生存能力，无法面对残酷的现实；既害怕面对过去的环境和熟人，又害怕孤独寂寞，担心社会和家庭的接纳度低；同时，表现出强烈的自卑、焦虑、抑郁甚至一定程度的敌对（乔玮，2013）。所以在精神疾病恢复期，以心理咨询与治疗作为辅助是必要的。

───────── ◀ **本章小结** ▶ ─────────

本章主要介绍了线下心理咨询与治疗的常见领域、基本类别和人际关系问题的心理咨询与治疗。在心理咨询与治疗过程中，会遇到不同场景、不同年龄段、不同问题的来访者，所以我们用到的理论方法会有所差异，这就需要我们具备在不同领域开展心理咨询所需的基础知识，要能够根据来访者的具体情况采取恰当的策略，做到"对症下药"。

◀ **课后思考** ▶

1. 线下心理咨询与治疗的常见领域有哪些？
2. 结合监狱的特殊性，思考监狱心理咨询的注意点。
3. 针对不同年龄段的心理咨询问题常见的处理方法有哪些？
4. 如何进行家庭问题心理咨询？
5. 如何在精神疾病恢复期开展辅助心理咨询与治疗？

───────◀ **专业育人专栏-13** ▶───────

"心共勉"

　　人生在世是短暂的，对这短暂的人生，我们最好的报答就是工作。

——爱迪生

课程启示：

自我成长与专业发展专题思考：实践、敬业和专业

问题	个人思考	自我成长启示	专业发展启示
你对心理咨询与治疗职业发展的看法			
如何在职业学习中重视实践			
成为一个合格的咨询师应该做哪些努力			

第十四章

线上心理咨询与治疗实践

随着互联网技术的发展，特别是移动互联技术的迅速普及，心理咨询与治疗的渠道得到拓展，线上心理咨询与治疗应运而生。越来越多的人通过网络、电话等途径进行求助，因此越来越多的咨询师也开始通过线上方式开展心理咨询与治疗工作。但以往的心理咨询与治疗相关教材中对线上心理咨询与治疗的介绍较少。因此，本章将重点介绍线上心理咨询与治疗的现状、类型和伦理要求，以期帮助更多的心理咨询工作者熟悉线上心理咨询与治疗。

学习目标

1. 通过学习本章，掌握线上心理咨询与治疗的现状，了解当前线上心理咨询与治疗的发展历程，掌握线上心理咨询与治疗的常用方法，掌握线上心理咨询与治疗的基本流程，了解线上心理咨询与治疗的常见类别，掌握线上心理咨询与治疗的伦理要求。
2. 通过学习，培养线上心理咨询与治疗的实践能力。
3. 通过学习，习得网络规范行为，为网络的健康有序发展做出贡献。

导入案例①

孙鹏，男，40岁，2012年春季通过了国家心理咨询师资格考试，获得了"国家二级心理咨询师"资格。此后，孙鹏作为一名个体营业的心理咨询师从事心理咨询与治疗工作。随着事业的发展，他租了一个小铺面，将其改造成了一个包括前台接待和咨询室的咨询工作室，平时就在这间咨询室接待来访者，开展心理咨询与治疗工作。2019年底2020年初，新冠病毒感染疫情突然来袭，由于咨询室属于室内密闭空间，孙鹏无法在咨询室开展咨询与治疗工作了，这可急坏了他。一方面要交房租，咨询工作室会入不敷出；另一方面受疫情影响，人们对心理咨询与治疗的需求激增，频频有人联系孙鹏询问是否能提供心理咨询服务。思来想去，孙鹏决定将线下咨询与治疗转移到线上，利用电话和网络开展线上心理咨询与治疗工作。不过，孙鹏之前只是偶尔会在贴吧、微博等社交媒体

---

① 本案例根据作者心理咨询与治疗临床实践案例改编而成，非真实案例。

上回复一些心理求助的帖子，从来没有正式接触过线上心理咨询与治疗。因此，他现在很苦恼，不知道该如何开展线上心理咨询与治疗工作。让孙鹏最头疼的是以下几个问题：

一是线上心理咨询与治疗似乎与线下心理咨询与治疗不一样，但是他又把握不好线上心理咨询与治疗的特点。

二是不了解线上心理咨询与治疗的主要流程，担心自己擅长的咨询技术不适用于线上心理咨询与治疗。

三是不了解线上心理咨询与治疗的主要类别，不知道哪种方式的线上心理咨询与治疗适合自己。

四是不清楚线上心理咨询与治疗的伦理要求，担心在进行线上心理咨询与治疗的时候出现伦理规范问题。

第一节　线上心理咨询与治疗现状

一、线上心理咨询与治疗的界定和特点

（一）线上心理咨询与治疗的概念

1. 咨询形式上界定

（1）一般意义上，线上心理咨询（online counseling）也被称为网络心理咨询（E-therapy）、计算机咨询（cyber counseling）、远程咨询（online therapy）、网络咨询（web counseling）等。

（2）美国注册心理咨询师协会（NBCC）在 1998 年对线上心理咨询做出以下定义："线上心理咨询是当咨询师与身处异地或身处远方的求助者运用电信方式在网络上沟通时所从事的专业咨询与信息提供的实务工作。"

（3）苏勒（Suler，2000）将网络治疗（cyber therapy）定义为由心理健康专业人员通过电脑进行计划、帮助或诊断的心理治疗环境。

2. 咨询内容上界定

（1）崔丽霞等人（2007）认为广义的线上心理咨询应该包括来访者通过专业网站提供的信息，学习掌握有关心理健康的知识和技能；支持线上心理咨询的咨询师通过网络的各种互动功能，向来访者介绍心理学知识，提供心理咨询服务和心理援助。有研究者认为线上心理咨询不应该仅具备提供心理健康知识和技能、提供咨询服务等功能，而是应该将重点放在对来访者的指导上。

（2）熊敏秀等人（2014）认为："线上心理咨询是心理咨询的一种新形式，是咨询师与来访者通过网络进行心理咨询活动的信息互动，是指受过专业训练、具备专门资质的咨询师，运用一定的心理学理论、方法和技术，借助于电子邮件、BBS、QQ、微信、博客、聊天室、网络电话、网络语音、网络视频等网络技术媒介，解决来访者的心理问题，

帮助其成长和发展的过程。"其实，除了利用网络这一媒介外，通过电话等方式开展的咨询也可以满足来访者线上心理咨询的需要。

无论是广义的观点，还是狭义的观点，线上心理咨询与治疗都具有以下几个特征：以网络代表的数字信号为媒介；远距离的互动；由专业的心理咨询师提供心理咨询与治疗服务。

（二）线上心理咨询与治疗的特点

为什么线上心理咨询与治疗受到越来越多人的青睐呢？客观原因是：一方面，新冠病毒感染疫情的暴发导致传统的线下心理咨询与治疗被迫暂停；另一方面，疫情所引发的恐慌、焦虑等负面情绪深深影响了每个人，疫情给工作、生活带来的巨大负面影响让大家渴望有一个倾诉的地方。因此，线上心理咨询与治疗成为人们的最佳选择之一。同时，线上心理咨询与治疗还有不同于线下心理咨询与治疗的特点。

1. 隐匿性

线上心理咨询与治疗提供了一个更加隐蔽的工作环境，网络使用者可以隐藏自己的身份与个人信息，因而来访者不必担心身份曝光，也不用背负现实生活中真实身份的包袱，从而在咨询过程中有较强的自我暴露的意愿。这种隐匿性对于性格内向，有焦虑障碍、体像障碍或饮食障碍的来访者更具有吸引力。同时，隐匿性也可以减少种族、社会阶级、性别等的影响，从而让咨询师与来访者间更容易建立信任关系。

不过隐匿性也并非没有缺点，因为来访者可能选择不主动透露自己的个人隐私，从而降低责任感，在咨询中不能全身心地投入。另外，隐匿性也让心理咨询的真实性打了折扣，因为线上心理咨询可以隐藏身份，减少求助时的焦虑，而这可能对咨询师获取来访者的真实思维、情感造成干扰。

2. 便利性

网络的便利性体现在可以突破空间的限制，让行动不便或者交通受到限制不方便前往心理咨询室的来访者，如需要在家照顾小孩的母亲、住在偏远山区的人等，不必出门就能够享受到正式的心理咨询与治疗服务。

线上心理咨询与治疗节省了交通费、场地费、材料费等费用，可以让咨询服务的价格更加低廉。这对于收入不高的人，特别是年轻人具有很大的吸引力，扩大了接受心理咨询与治疗的群体范围。

另外，由于网络的丰富资源和强大的存储功能，咨询师可以有效地记录咨询的各项内容，方便后续的督导，也可以为来访者提供大量的相关网站、影音材料作为心理咨询的辅助工具，从而提升了咨询的效果。

3. 去限制性

通过电子邮件、微信、QQ等交流工具进行交流，咨询师和来访者可以有足够的时间进行思考，明确来访者遇到的问题，确定心理咨询想要达成的目标。在思考的过程中，来访者或许对问题有新的认识和感悟，从而增强其参与心理咨询的动机。而在咨询过程中输入文本时，来访者也是在整理自己的思绪，体会自身的情绪，这有助于来访者将问题进一步具体化。

二、线上心理咨询与治疗的发展

（一）线上心理咨询与治疗发展的总体状况

1. 热线电话

线上心理咨询与治疗兴起于 20 世纪。在 20 世纪 50 年代，通过电话进行的心理咨询就已经在英国和美国等国家出现了，重点是预防自杀和缓解情绪危机。随后多个欧洲国家相继开设了多种形式的电话心理咨询与治疗服务。

1987 年，我国首次在天津设立电话心理咨询点。从 20 世纪 90 年代开始，上海、广州、北京等地的电话心理咨询点也相继设立。

2. 互联网

利用计算机作为咨询主要设备的心理咨询与治疗服务在 20 世纪 60 年代就在美国出现了。而随着互联网的出现与崛起，特别是 1991 年万维网（world wide web，www）的出现，网络成为连接全球的信息服务平台，线上心理咨询与治疗乘着互联网发展的东风得到迅速发展。

在我国，2000 年以后心理咨询与治疗网站开始大量出现。仅仅到 2006 年，中文互联网上跟心理咨询与治疗有关的网站就超过了 330 个，其中内地开设的网站约 248 个，80％的网站通过各种形式开展心理咨询与治疗服务。

3. 手机

自 2010 年起，移动互联网和智能手机的出现，使线上心理咨询与治疗进一步摆脱了空间的限制，为线上心理咨询与治疗提供了新的发展条件。2015 年提出的"互联网＋"行动计划更是为线上心理咨询与治疗在中国的发展打了一剂强心针，大量的手机 App 盯上了线上心理咨询与治疗这片蓝海。目前，网上已有接近 30 种心理服务类 App 存在，其中超过 60％的 App 可以提供线上心理咨询与治疗服务。

4. 音视频交流软件

通过 QQ、MSN、微信、腾讯会议、Zoom 等音视频交流软件均可以开展线上心理咨询与治疗服务。

（二）线上心理咨询与治疗发展的四个阶段

1. 初创时期（1980 年前）

这一时期，线上心理咨询与治疗以电话心理咨询与治疗为主体，主要集中在欧美等国家，受众范围相对较小。1966 年，约瑟夫·魏泽堡（Joseph Weizenbaum）以罗杰斯学派的心理治疗模式设立和发展了电脑程式 ELIZA。这是一种可以和人对话的软件，它用预设好的问题向来访者提问，模拟真人对话，从而达到咨询服务的效果。

2. 平稳发展期（1980—1989 年）

这一时期，电话心理咨询与治疗在全世界范围内传播，中国的电话心理咨询与治疗于这一时期出现。人们开始逐渐接受通过电话等方式，在不面对面的情况下接受心理咨询与治疗。这也为后续的线上心理咨询与治疗的大面积铺开奠定了基础。此时网络的基础环境初步形成，但还有诸多不完善的地方。因此，心理咨询师们更多还是通过电脑上的各种软件对来访者进行测试和咨询，如人格测试、生涯辅导等。虽然无法直接替代咨询师为来访者提供咨询，但是电脑可以为咨询提供辅助服务。

3. 快速发展期（1990—1998 年）

这一时期互联网快速发展，网络社会初步形成，大量的咨询网站如雨后春笋般出现在网络上。1995 年，墨菲（Murphy）和米切尔（Mitchell）正式提出"网络心理咨询"这一概念，并开始提供专业的网络心理咨询服务。而美国注册心理咨询师协会于次年正式成立网络咨询委员会，开始着手研究网络对咨询专业造成的影响，并于 1998 年制定了网络咨询伦理守则。线上心理咨询与治疗开始在互联网上如火如荼地发展起来。

4. 高峰期（1999 年至今）

网络功能进一步加强，民众开始大量接触和使用互联网。1999 年，美国心理咨询协会制定了线上心理咨询的伦理标准。"9·11"事件后，为了帮助学生缓解恐怖袭击带来的恐慌情绪，借助网络的线上心理咨询开始被广泛应用于学生群体，促进了线上心理咨询与治疗的发展。

第二节　线上心理咨询与治疗两大常用疗法

在线上心理咨询与治疗中，来访者希望咨询可以更有效率，在尽可能短的时间内取得咨询效果。同时，线上心理咨询与治疗以语言信息为主，较难获取到表情、行为等非语言信息。另外，线上心理咨询与治疗的来访者主动性更强，对自己更有信心，也更愿意尝试改变自己。而焦点解决短程治疗和叙事疗法快捷高效、重视语言信息、强调来访者在咨询过程中的作用与地位，因而与线上心理咨询与治疗十分契合。也因此，这两种疗法在线上心理咨询与治疗中被广泛使用。

一、焦点解决短程治疗

焦点解决短程治疗是 20 世纪 80 年代由美国威斯康星州密尔沃基的短期家庭治疗中心的史蒂夫·德·沙泽尔（Steve de Shazer）等人发展出来的一种以寻找解决问题的方法为核心的短程心理治疗模式。沙泽尔于 1982 年出版了《短期家庭治疗的范式：一个生态系统的取向》，这标志着焦点解决短程治疗的诞生。

（一）基本理论

1. 问题应对观点

焦点解决短程治疗基于构建解决问题的方式，而非解决问题本身：治疗应该聚焦于来访者所期望的未来，而不是过去的问题或者当下面临的问题；问题不会一直出现，在没有出现问题的时间里，可以将其视为问题的例外，是咨询师用来构建解决问题的方式的例外资源。

2. 对来访者的态度

应当鼓励来访者提高当下有效行为的出现频率；咨询师应当协助来访者探索和发现除了目前不想要的行为方式外的模式。焦点解决短程治疗更强调相关的行为方式和资源本来就存在于来访者身上；坚信小的改变可以带来大的改变；咨询师引导来访者来构建解决问题的方式所用的沟通技巧和其他针对问题本身的沟通方式有很大区别。

（二）如何在线上使用

1. 设定问句

（1）预设问句。

预设问句在咨询开始或者咨询陷入困境时使用，引导来访者向可以改变的方向去思考。例如，可以这样来提问："你希望自己成为一个什么样的人呢？""你可以讲讲当你充满自信的时候是什么样的吗？"

（2）例外问句。

例外问句用于探究来访者在生活中没有出现各种问题的时候的行为方式，探究过去成功的经验，由过去的例外发展出解决问题的方式。例如："你提到你感觉很糟糕，那么有没有什么时候你的感觉没有那么糟糕呢？""你在什么情况下不会感到紧张焦虑呢？"

（3）奇迹问句。

奇迹问句用于帮助来访者想出解决问题的情景。例如："假如有一天你睡醒以后发现，你担心的各种问题都被解决了，你想想你会有什么样的感受？""假如你获得了魔力，可以帮助你解决所有的问题，让你心想事成，那你会如何看待自己呢？"在使用奇迹问句时，咨询师要多给来访者一些引导，让来访者可以想象问题解决后的情景。

（4）评量问句。

评量问句用于给来访者提供具体评估他们自己状况的方式，要将感受、态度、动机等转化为可以量化的数字。例如："如果让你给自己的焦虑水平打分，1～10分，分数越高越焦虑，你会给自己打几分？""你觉得自己的人际交往能力如何？你给自己打个分吧，满分是10分。"

（5）应对问句。

应对问句用于引导来访者发现一些细小的、不易察觉的理所当然的行动或想法，特别是在来访者被问题卡住时，引导来访者发现解决问题过程中隐藏的力量，注意到自身已经取得的微小成功和进步、运用到的一些解决问题的方法。例如："在这段让你失望的两性关系中，你是如何做到不让它影响到你的工作的？""面对这么艰苦的条件你都能坚持下来，你是怎么做到的？"

（6）关系问句。

使用关系问句是为了找出来访者的重要他人，这个人曾经给予来访者鼓励或者肯定。

常用的方式是激发来访者的现实感，让来访者从人际关系中寻找到外部资源，思考自己和别人期待中的自己有什么不同，从而思考如何实现目标、解决问题。例如："你很尊敬你的父亲，如果你的父亲知道你现在面对的问题，他会给你什么建议呢？"

（7）追踪问句。

在来访者已经找到愿意尝试的方向后，咨询师通过追踪问句进一步追问，确定具体实施行动的细节。例如："你找到了新的方向，那么你怎么保证自己一直在这个方向上前进呢？你有什么办法证明自己在不断前进呢？"

2. 赞美与重新建构

（1）赞美。

赞美是咨询师使用欣喜、兴奋的声调、动作、表情或文字，传递对来访者的支持和鼓励，尤其是当来访者有行动上的改变或找到问题解决办法时。赞美的目的是让来访者领悟自己是如何做到改变的，让来访者可以将以往的成功经验进一步意识化。例如："你是如何做到这一点的呢？""你是如何做到当别人对你恶语相向时，还能这么冷静地、对事不对人地与他交谈的？"

（2）重新建构。

重新建构是赋予来访者所经历的情景一个新的架构，从而改变这个情景的意义。可以让来访者从不同的视角去看待事情，运用自己的潜能和资源，达到咨询目标。

在线上使用这些问句和技巧时要注意，预设问句、例外问句、评量问句使用起来较为容易，可以取得良好的效果。而一些需要进行引导的问句，如奇迹问句、关系问句等，则需要花更多时间在说明上，这样才能更好地使其发挥作用。

二、叙事疗法

叙事疗法是后现代主义中具有代表性的理论，它由澳大利亚心理学家迈克尔·怀特（Michael White）和新西兰心理学家大卫·爱普斯顿（David Epston）创立。他们认为生活是丰富而复杂的，人生故事之所以是单薄的，是因为人们没有意识到，是语言、真理将他们牢牢地束缚在了困惑中。怀特和爱普斯顿认为，人们如何叙说他人和自己的生命故事将在很大程度上影响其如何理解世界、选择生活方式、定义自我认同，而这些生命故事常常为未被关注的社会规则和专家知识所扭曲。因此，叙事疗法的咨询师要丰富来访者的生命故事。

（一）基本理论

1. 关于来访者问题的认识

（1）问题是问题，人不是问题。

（2）有时来访者未能完全摆脱问题的影响，但是来访者也不会一直受这些问题影响。

（3）在咨询开始前，来访者就已经开始尝试减少问题在其生活和人际关系中的影响了。

2. 引导来访者

（1）来访者是自己的专家，探究来访者的知识、本领、技能，加以发挥，其实可以填补问题带来的缺憾。

（2）来访者的问题通常是从生活和人际关系中得出的结论，而这些结论往往阻碍着来访者拥有解决问题的知识、能力和本领。

（二）如何在线上使用

这里引用北京林业大学孙诗雯的硕士毕业论文中的案例来介绍叙事疗法在线上心理咨询与治疗中的使用方法（孙诗雯，2021）。

1. 问题外化

在咨询中，可以将来访者的感觉（例如疲惫、害怕、愤怒等）、人与人之间的关系（比如冲突、冷战等）、文化风俗和社会标准等拟人化、具体化，将这些问题排除在来访者的生活之外。通过将人和问题分离，使来访者明白问题是问题，人不是问题。

例如，咨询师可以通过运用问题外化技术让来访者将"把自己看得比别人低"看作是一个问题，而非自己本身性格的一部分。

> 咨询师："你觉得习惯把自己看得比别人低算是一个问题吗？"
>
> 来访者："当然算是一个问题了，这让我在感情里很卑微。"
>
> 咨询师："所以这应该是我们需要去解决的一个问题，而不是你性格的一部分，对吧？"
>
> 来访者："嗯……确实是这样，是我性格里的问题，而不是我的性格只能这样了。"

2. 改写对话

故事由行为蓝图和意识蓝图组成。在改写对话的时候，咨询师会鼓励来访者讲述自己的故事，让行为蓝图具体化，并从行为蓝图中挖掘出背后的意识蓝图。咨询师引导来访者在这两个蓝图中不断穿梭，借此帮助来访者不断构建更符合自己期望的自我认知。

在以下案例中，咨询师与来访者就来访者在驾校时的情景和从小受到老师表扬的情景进行连接，帮助来访者构建更加自信的自我。

> 咨询师："我感觉你在驾校学习的状态很像你之前说的自己小学时的状态，不在意其他人的眼光，和老师相处得不错，你有这种感觉吗？"（意识蓝图）
>
> 来访者："是有点这种感觉，我来这里就是学习的，管他们怎么想。"
>
> 咨询师："如果概括一下这种感觉，你觉得应该叫什么呢？"（意识蓝图）
>
> 来访者："嗯……应该叫自信吧，我在驾校里是很自信的，不，或许应该叫自我。我并没有考虑别人的感受，只关注自己。"
>
> 咨询师："那关于这种自我除了在小学时还有在驾校里，你还在什么地方体验过呢？"
>
> 来访者："在我感受到自己是被男友爱着的时候也体验过。"

咨询师："在他送你东西的时候?"（行为蓝图）

来访者："是，但除了送东西的时候还有其他的时候，比如一起做饭的时候。"

咨询师："看来这种自我出现的场景还挺多的，那有没有可能让它在以前没有出现过的地方出现呢? 比如说和爸爸妈妈相处的时候或者在工作里。"（重要他人对来访者生活的贡献）

来访者："应该可以吧，我有机会的话就试试。"

3. 重塑对话

每个人对于自己的身份认同大多来自他人对自己的评价。重塑对话就是有目的地塑造来访者与生活中出现的重要他人的关系，重新塑造来访者对当下生活以及未来生活的认识。

在以下案例中，来访者通过打扫家里的房间，为他的重要他人——父母做出了贡献，塑造了对未来生活的新认识。

咨询师："那你觉得如果家里发生什么变化，你就愿意回去住?"

来访者："可能是家里没有那么多以前的东西吧。"

咨询师："那么，为此你需要做什么样的努力呢?"

来访者："应该学会断舍离，并对我的房间进行一次彻底的大扫除。那些东西虽然留存着很多以前的回忆，但现在也成为我不愿回去的最大原因。一些东西虽然承载着美好的回忆，但物是人非，现在留给我的只有遗憾。"

咨询师："那你对这些东西现在抱有什么样的感觉呢?"

来访者："有点舍不得，但也有点厌烦了，觉得自己应该整理整理它们了，该丢就丢，要不然我没法往前看。然后我要按自己的想法给家里添置新家具，等我爸妈再回来的时候就能看到焕然一新的家了。"

4. 界定仪式

界定仪式是让来访者在精心挑选的外部见证人面前讲述自己的生活故事，这些外部见证人会结合自己的经验和感受给予来访者回应。通过这种方式，来访者可以获得一种新奇的生活体验，从而提高对自身的认同。在一个案例中，来访者与自己在网上认识的朋友"掌柜的"就自己的改变进行了沟通。来访者表示"掌柜的"对她的改变持称赞的态度，"掌柜的"也会把自己生活中发生的事情和她分享，两人互相支持，十分投缘。

第三节　线上心理咨询与治疗的流程、类别及伦理

一、线上心理咨询与治疗的一般流程

（一）基本流程

1. 预约咨询

在开始咨询前，来访者需要先进行咨询预约。预约可以通过专业的预约平台，也可

以通过电话或者邮件的方式联系咨询机构或者个体营业咨询师。在预约时，来访者需要提供自己的一些个人基本信息，如姓名、性别、年龄、联系方式和求助的问题等。在预约时，来访者可以提出自己的要求，如合适的咨询时间，指定某一位咨询师或者说出自己对咨询师的要求，如咨询师的性别、年龄、擅长的咨询方向等。

2. 确定咨询、签订知情同意书和咨询协议书

机构或者个体营业咨询师在对预约的来访者进行初步评估后，会做出是否接受其咨询的决定，并按照来访者提供的联系方式告知其预约结果。初步评估包括来访者的咨询问题是否在机构或个体营业咨询师的服务范围内，是否能够满足对咨询师的要求，是否能够满足来访者提出的时间要求。

来访者在收到回复后，平台或者个体营业咨询师应当提供知情同意书，告知来访者线上咨询的注意事项，特别是保密和保密突破的相关规定。同时，还需要向来访者提供咨询协议，上面包括咨询的时长、频率、收费标准等。来访者在仔细阅读知情同意书和咨询协议后签署确认。如果有必要，在签署知情同意书和咨询协议后，平台或个体营业咨询师可以为来访者做一些心理测评，为后续的咨询提供参考资料。

3. 初始咨询

咨询师通过邮件、电话或者视频等方式，在平台给定的账号或者设备中与来访者开始初始咨询。

初始咨询的目的是让咨询师了解来访者的具体问题，对来访者的心理问题进行评估，特别是要评估是否存在危机情况。

初始咨询结束后，咨询师根据来访者叙述的内容、心理测验的结果等，判断来访者是否可以继续接受心理咨询，是否需要转介或接受危机干预。

4. 正式咨询

在初始咨询后，如果来访者可以继续接受咨询，那么咨询师需要根据来访者的求助问题、对于咨询的期待和希望，结合自己的理论取向，与来访者一起设定心理咨询的目标（直接目标、中间目标和最终目标），确定咨询的方案，之后开始咨询。

在咨询的过程中，咨询师要时刻关注来访者的精神状况，当出现危机情况时，需要立刻转介和进行干预。同时，也要根据来访者的思维、情绪和行为的改变情况，及时和来访者商量调整咨询方案。

在每次咨询后，咨询师都要和来访者约定下一次的咨询时间，如果涉及更改咨询设置，则要及时通知咨询机构中的咨询助理。

5. 结束咨询

心理咨询应该有明确的结束时间，咨询师和来访者都应该清楚具体的咨询结束时间，如第几次咨询是最后一次咨询。咨询结束时，咨询师要再次对来访者进行评估，根据设立的咨询目标评估咨询效果，也可以使用心理测验作为评估的工具。

6. 回访

如果有需要，咨询师在咨询结束时会与来访者约定进行咨询回访，回访同样要注意遵守保密原则。

7. 督导

咨询师应当定期接受专业督导，频率可以为两周一次或一月一次。根据咨询师的需要，可以选择接受个体督导或者团体督导。

（二）线上心理咨询与治疗的特殊情况

1. 意外终止

意外终止是指由于意外情况的出现心理咨询被迫终止的情况。意外情况可能来自咨询师、来访者或者提供咨询平台的机构。来自咨询师的意外情况包括咨询师因为身体原因或其他个人原因无法继续为来访者提供咨询，这时需要为来访者安排转介。多数的意外终止是因为来访者的脱落，即来访者因各种原因不再参与咨询，咨询师也无法通过其他方式与他取得联系，导致咨询终止。也有因为平台机构出现了网络问题、设备问题，来访者无法正常接受咨询，在故障排除后，来访者未继续接受咨询而导致的咨询终止。

2. 转介

当出现下述情况时，咨询师应当为来访者安排转介：
（1）咨询师因个人问题无法继续为来访者提供咨询。
（2）咨询师因能力不足、取向和观念不合无法继续帮助来访者。
（3）来访者觉得咨询效果不好。
（4）来访者想要接受线下咨询。
（5）来访者需要接受精神科的评估。

当出现转介情况时，可以将来访者转介给机构中的其他合适的咨询师，或者转介至线下心理咨询机构中合适的咨询师，抑或转介至精神科。

3. 危机干预

在咨询的过程中，当来访者出现自杀、自伤、他伤等行为和明显意图时，应当由专业的危机干预人员进行危机干预。

二、线上心理咨询与治疗的类别

（一）按照时间周期来分

1. 即时性线上心理咨询与治疗

即时性线上心理咨询与治疗中，咨询师和来访者间的交流是同步的，咨访双方可以通过电话、网络通信工具（微信、QQ、腾讯会议等），进行即时性的交流互动。在交流时，可以使用文本交流，如通过微信打字进行交流，也可以通过语音交流，如通过电话或者网络语音信息，抑或利用视频进行交流，如使用腾讯会议、Skype等软件的视频功能。即时性线上心理咨询与治疗与传统的线下心理咨询与治疗较为相似，优点是交流及时、节约时间，咨询师可以及时发现来访者的变化。但缺点是受网络、设备等因素影响，这种咨询对咨询环境的要求较高。

2. 非即时性线上心理咨询与治疗

非即时性线上心理咨询与治疗也称延迟性咨询，咨询师与来访者的交流不是发生在同一时间，双方的交流不是实时反应的。当然，非即时并非是由网络信号中断或电话断线等引起的，而是咨访双方使用的交流工具不支持即时交流功能。

最常见的非即时性线上心理咨询与治疗是通过电子邮件完成的，来访者通过电子邮件将自己想和咨询师交流的问题发送至咨询师的邮箱，咨询师收到邮件后，阅读邮件并通过电子邮箱回复来访者。

非即时性线上心理咨询与治疗的优点：一是来访者在写邮件的同时，也对自己的问题进行了一次梳理，这有助于来访者深刻认识自己的问题和需要，使来访者认识到自己处在治疗过程中，从而起到情感倾诉和心理减负的作用；二是咨询师在收到来访者的信件后，有更充足的时间进行思考。但这种咨询方式也有其缺点：因为有延迟性，在出现突发情况的时候，咨询师难以做出反应；对来访者的要求较高，来访者需要能够熟练使用电脑或智能手机等设备进行输入，而这对一些老人或者文化水平较低的人不友好。

（二）按照互动方式来分

1. 文本互动线上心理咨询与治疗

这种方式主要通过文字进行交流互动。常见的文本互动线上心理咨询与治疗是使用QQ、微信等聊天软件，或者通过电子邮件通信进行咨询的。将文字作为咨询媒介时，咨询师可以一对一提供咨询，也可以一对多提供团体咨询。文本互动的优点是可以形成文字记录，方便咨询师在每次咨询结束后快速整理咨询记录。

2. 语音互动线上心理咨询与治疗

语音互动线上心理咨询与治疗要求咨询师和来访者同时在线，利用电话、网络语音软件进行交谈，不涉及使用文本或者图像。

3. 视频互动线上心理咨询与治疗

视频互动是来访者和咨询师之间互动的理想形式。咨询师与来访者通过网络视频设备（如麦克风与摄像头）交流，它让来访者和咨询师之间可以实现完整声音和完整视频的动态交谈。视频互动这种形式最接近于面对面的心理咨询与治疗。这种互动方式依赖于微信、腾讯会议、Skype 等聊天软件或者会议软件，会受到网络环境、设备和来访者自身意愿的影响。受新冠病毒感染疫情影响，这种咨询互动方式在线上心理咨询与治疗中迅速铺开。

（三）按照参与人数来分

1. 个体线上心理咨询与治疗

个体线上心理咨询与治疗通常是由一位咨询师（也可以是多位咨询师）通过线上形式为一位来访者提供咨询服务。

2. 团体线上心理咨询与治疗

团体线上心理咨询与治疗则有多个来访者，这些来访者可以来自一个家庭或者一个集体。一般是通过聊天软件或会议软件由一位咨询师（或者多位咨询师）为多个来访者开展咨询服务。

三、线上心理咨询与治疗的伦理

（一）线上心理咨询与治疗伦理守则

线上心理咨询与治疗具有其独特的优势，但是仍存在一些伦理问题，这些伦理问题也引起了国内外心理学工作者的重视。

1. 美国的心理咨询与治疗伦理守则

（1）美国心理学会《远程心理学实践指南》。

美国心理学会在 2013 年制定并通过了《远程心理学实践指南》，主要包括八个部分：咨询师的专业胜任力，远程心理服务中的关怀标准，知情同意，数据和信息的保密性，数据、信息的安全性和传输，数据、信息和技术的处理，心理测量与评估，司法实践。

（2）美国注册心理咨询师协会《关于提供远程服务的政策》。

美国注册心理咨询师协会在 2016 年对《关于提供远程服务的政策》进行了修改，修改后包含 20 条准则，涵盖了专业胜任力、法律法规、保密性和安全性、知情同意、社交软件的使用、电子记录的保存等方面的内容。

2.《中国心理学会临床与咨询心理学工作伦理守则》（第二版）

中国心理学会临床心理学注册工作委员会于 2018 年修订通过了《中国心理学会临床与咨询心理学工作伦理守则》（第二版），其中第 8 节为远程专业工作的伦理细则。具体内容如下：

心理师有责任告知寻求专业服务者远程专业工作的局限性，使其了解远程专业工作与面对面专业工作的差异。寻求专业服务者有权选择是否在接受专业服务时使用网络/电话咨询。远程工作的心理师有责任考虑相关议题，并遵守相应的伦理规范。

（1）心理师通过网络/电话提供专业服务时，除了常规知情同意外，还需要帮助寻求专业服务者了解并同意下列信息：

第一，远程服务所在的地理位置、时差和联系信息；

第二，远程专业工作的益处、局限和潜在风险；

第三，发生技术故障的可能性及处理方案；

第四，无法联系到心理师时的应急程序。

（2）心理师应告知寻求专业服务者电子记录和远程服务过程在网络传输中保密的局限性，告知寻求专业服务者相关人员（同事、督导、个案管理者、信息技术员）有无权限接触这些记录和咨询过程。心理师应采取合理预防措施（例如设置用户开机密码、网站密码、咨询记录文档密码等）以保证信息传递和保存过程中的安全性。

（3）心理师远程工作时须确认寻求专业服务者真实身份及联系信息，也需确认双方具体地理位置和紧急联系人信息，以确保后者出现危机状况时可有效采取保护措施。

（4）心理师通过网络/电话与寻求专业服务者互动并提供专业服务时，应全程验证后者真实身份，确保对方是与自己达成协议的对象。心理师应提供专业资质和专业认证机构的电子链接，并确认电子链接的有效性以保障寻求专业服务者的权利。

（5）心理师应明白与寻求专业服务者保持专业关系的必要性。心理师应与寻求专业服务者讨论并建立专业界限。寻求专业服务者或心理师认为远程专业工作无效时，心理师应考虑采用面对面服务形式。如果心理师无法提供面对面服务，应帮助对方转介。

2020 年，由于新冠病毒感染疫情的肆虐，线上心理咨询与治疗的需求量激增，相关伦理问题也大量出现。为此，中国心理学会临床与咨询心理学注册系统发布了《热线心理咨询伦理规范（初稿）》和《网络心理咨询伦理规范（初稿）》，以进一步帮助心理救援工作者科学、规范、有序、有效地开展抗疫时期的心理救援工作。这两份规范对线上心理咨询与治疗中的专业关系、知情同意、隐私权和保密性、专业胜任力和专业责任、心理测量和评估、教学培训和督导等伦理问题做出了细致、明确的界定。

尽管不同组织对线上心理咨询与治疗的伦理规定不完全相同，但其中有四点是被广泛提及的，也可以被认为是线上心理咨询与治疗伦理中的重点内容，即咨询师的资质、咨访双方的身份确认、保密与知情同意。

（二）咨询师的资质与咨访双方的身份确认

咨询师的资质与咨访双方的身份确认是线上心理咨询与治疗的一个重要伦理问题。目前，在线上核实咨询师的资质与咨访双方的身份变得十分困难。

1. 咨询师的资质

关于咨询师的资质，如何建立线上心理咨询师的执照制度还有待进一步商榷。首先，就算咨询师拥有相应的资质，如心理咨询师二级证书或者注册心理师证书等，想要在线上进行核实也很困难。在传统的线下心理咨询与治疗中，来访者可以要求咨询师出具相关证书、证明或材料，并当场验证。而在线上心理咨询与治疗中，这个操作就变得很困难。咨询师往往只能出具电子版的证明，来访者很容易对证明的效力产生怀疑。其次，在跨文化的环境下，还要看咨询师的资质是否被来访者的当地政府承认，如果不被承认，咨询师是不能通过线上开展心理咨询与治疗工作的（杨晶，余林，2007）。最后，咨询师在独立从业前应当完成一定的培训和获得相应的认证，例如接受一定时间的培训，在有督导和独立操作的情形下分别进行若干时间的临床实践等。

除了必备的咨询技能外，咨询师还应该具有足够的线上沟通能力，例如，可以熟练地使用键盘打字，或者使用语音、会议软件等开展语音或视频咨询。咨询师还应该熟练掌握电子设备的使用办法，做好应对各种意外情况，如机器故障、网络或电话信号中断的心理准备，并制定相应的预案。

2. 咨访双方的身份确认

前文在介绍线上心理咨询与治疗的特点时提到了隐匿性，这一特点有效保证了来访者的隐私安全。然而，这一特点也造成了另一个重要问题，那就是咨访双方的关系难以被确认。例如，咨询师是使用电子设备与来访者开展咨询的，在文本互动咨询或语音互动咨询的情况下，来访者有时甚至无法确定使用设备的是否是咨询师本人。这也造成了对咨询师资质和专业胜任力认定的困难。同时，在线上心理咨询与治疗中，许多咨询师提供匿名服务，但这种做法是不正规的。咨询师必须提供全名给来访者，必须公开自己的真实身份或者资格，只有这样才能保证这是规范的线上心理咨询与治疗，而不是普通的网络心理互助或者一般性的聊天。来访者可以通过一些方法来确认咨询师的真实身份，如看咨询师是否有系统地持续地发布具有专业特征的信息，是否上传了自己的专业执照，并经过专业人才数据库的确认。

对于来访者来说，隐匿性让来访者可以刻意隐藏自己的个人信息、真实身份。但这与心理咨询的目标相违背，因为只有真实的信息和资料才能让咨询师对来访者的问题、症状和需要进行诊断评估。因而有必要对来访者的身份进行确认，这大致是出于以下三方面的考虑：一是为来访者的安全考虑。咨询师有责任保护来访者不受到伤害，在紧急情况下有必要联系来访者的家属、监护人或医院，因此必须知道来访者确切的联系方式。二是确认来访者的身份有助于避免双重关系。三是为咨询师的安全考虑。来访者的匿名身份会降低其求助问题的真实性，部分来访者甚至利用线上心理咨询与治疗的隐匿性特点，把线上心理咨询与治疗当成发泄自己欲望或者负面情绪的平台，对咨询师进行性骚扰，言语攻击甚至人身威胁的情况也不时出现。因此，需要找到相应的对策对来访者的身份进行确认。

（三）保密与知情同意

1. 线上心理咨询与治疗和线下心理咨询与治疗在保密原则上的区别

与传统的线下心理咨询与治疗一样，线上心理咨询与治疗也要遵守咨询伦理中的保密与保密突破规定。前面的章节已介绍过由中国心理学会发布的《中国心理学会临床与咨询心理学工作伦理守则》（第二版）中有关保密和保密突破的规定，这里就不再赘述，仅介绍线上心理咨询与治疗在保密原则上的不同之处。

（1）个人信息的保密。

值得注意的是，线上心理咨询与治疗因其隐匿性、便利性等特点，会有不同于线下心理咨询与治疗的保密要求。来访者的个人信息，如姓名、性别、家庭情况、财产情况、教育背景、工作环境等信息都以符号的形式通过电话或者网络进行传递，并且这些信息被储存在咨询师使用的电脑、智能手机等电子设备中。电子病毒以及黑客入侵、咨询设备的操作不当等都可能造成资料的泄露、损坏或丢失，而需要保密的资料遭到无关人士的阅读、复制、修改、删除等也会威胁到网络信息和资料的保密与安全。因此，对资料进行加密很有必要。由于设备的公用问题，咨询师最好在电脑上设置单独的账号，将来访者的相关资料储存在专门的账号中，避免来访者的相关资料被无关人员浏览。同时，咨询师也可以让来访者知道自己是如何保护其资料安全的，以最大限度保护来访者的隐私。

（2）社交媒体的保密隐患。

社交媒体兴起后，不少咨询师开始在社交媒体上对来访者开展心理咨询。这里需要注意的是，社交媒体的运营公司往往会收集用户使用社交媒体时产生的各项数据，因此，通过社交媒体进行心理咨询极有可能导致咨询师和来访者的个人信息被其他机构获取。另外，由于社交媒体具有社交特性，通过加好友、分享、评论等方式，咨询师在与他人进行网络互动时，极有可能有意或无意地传播来访者的个人信息。例如，在微博上分享自己来访者的一些情况，甚至在网络上直播咨询的过程。这些行为都是违反保密规定的，应当极力避免。

（3）保密突破。

由于线上心理咨询与治疗具有隐匿性，因而当出现需要进行保密突破的情况时，咨询师可能无法获取来访者的真实地址、联系方式等信息，无法通知来访者的监护人或者警察来预警或采取必要的措施。即便咨询师要求来访者提供了真实的姓名、地址和联系方式等，但是由于信息的真实性难以保证，加之线上心理咨询与治疗的非接触性，一旦来访者出现自伤、自杀、他伤的意图或行为，咨询师也难以通过线上方式及时处置，不能很好地保护来访者。因此，咨询师需要与来访者进行约定，约定的方式主要为知情同意。

2. 知情同意

知情同意是指咨询师在咨询前应该将线上心理咨询与治疗的相关特点和可能出现的问题告知来访者，并获得其同意。咨询师应该提供一个有关知情同意政策和信息的网页或者相关软件，方便来访者了解线上心理咨询与治疗的特点、性质、保密的程序、相关的限制、咨询人员的专业资格、收费方式等信息。如果来访者是未成年人，咨询师还应获得其家长或监护人的同意。来访者需要提供身份和住址证明，而咨询师也要提出提高安全性的建议等。

> **知识点案例**
>
> ### 线上心理咨询伦理问题的案例①
>
> 冯力，21 岁，男，目前是应用心理学专业的大四本科生。本科就读期间，冯力在学校系统学习了心理咨询与治疗、变态心理学、心理测量等课程。在大三时，冯力为了完成课程作业，曾为本校的一位同学提供过模拟的心理咨询。这次的模拟咨询经历让冯力坚定了将心理咨询与治疗作为自己未来的职业的信念。大四时，冯力在学校的心理咨询中心实习，主要负责处理本校同学的咨询预约。但是他还想接触更多与心理咨询相关的工作，于是他联系了校外的一家线上心理咨询机构，希望可以到该机构实习。在此之前，他从未接触过线上心理咨询。这个机构同意了冯力的实习申请，为他提供了约 1 周的培训，培训期间为他详细介绍了该机构对于线上心理咨询的相关规定和流程，随后安排他担任咨询师助理，协助咨询师开展线上咨询工作。
>
> 在这家机构实习了 3 个月后，冯力认为自己对线上心理咨询已经有了足够的了

---

① 本案例根据作者心理咨询临床实践案例改编而成，非真实案例。

解。于是，他通过在网络上的心理求助帖子下面回复信息的方式，招募到了一位来访者，开始了有偿心理咨询。冯力的来访者是一位 33 岁的已经有两个孩子的全职妈妈，她的大儿子已经 6 岁了，而二胎才 8 个月大。她咨询的问题是夫妻关系不和。最近来访者的丈夫回来后都显得很疲惫，在家里也不愿意和来访者过多地交流。来访者也知道丈夫的工作压力很大，整个家庭的开支都要靠丈夫来维持。但是来访者每天要照顾两个孩子，特别是因为新冠病毒感染疫情，她的大儿子不能去幼儿园，每天白天都会把家里搅得天翻地覆的，来访者疲于应付，还要做家务。她心力交瘁，想要找个人聊聊，吐一吐苦水。但是她的丈夫每次听到她的倾诉，都会显得不耐烦，甚至有一次说"有什么好抱怨的，在家待着能有多累"，来访者听到后非常生气，认为丈夫根本不体谅自己的辛苦，和丈夫大吵了一架。从那之后，来访者感觉自己的脾气越来越坏。这一点冯力在咨询过程中也感觉到了，来访者情绪容易激动，甚至有一次还冲冯力发脾气了。

在最近的一次咨询中，来访者提到她厌倦了现在的生活，感觉这样的生活很无趣。原因是前两天她的大儿子在家里疯跑，结果一不小心摔倒，脑袋磕在了桌子边上，肿了个大包，孩子哇哇大哭。来访者急忙带孩子去医院看急诊，所幸没有什么大事。来访者把这件事告诉丈夫后，丈夫在电话中回应说："知道了，我今晚有事，不回家吃饭了。"来访者在家一直等到晚上 10 点多，她的丈夫醉醺醺地回来了，一到家倒头就睡，连孩子都没有去看一眼。来访者说"当时自己的心都死了"，感觉"活着很累，没什么意义，还不如死了一了百了"。还说自己第二天就去不同药店买了几瓶安眠药。冯力推断来访者不是简单说说的，因为在咨询的时候他听到了像药瓶晃动发出的"哗啦""哗啦"的声音。

思考问题：

问题 1：冯力是否有资质开展线上心理咨询？

问题 2：来访者透露了自己的自杀计划，冯力是应该继续遵守保密原则，还是应该保密突破？

问题 3：你认为冯力的这次线上心理咨询存在哪些伦理问题？

◆◆ **本章小结** ▶▶

线上心理咨询与治疗开始于 20 世纪 50 年代，自 90 年代开始进入高速发展期，在 21 世纪进入了发展高峰期。隐匿性、便利性和去限制性是线上心理咨询与治疗的特点，这些特点让线上心理咨询与治疗在保护来访者隐私、降低咨询成本上具有巨大的优势，但同样也让线上心理咨询与治疗面临难以确认身份、缺乏真实性等问题。焦点解决短程治疗和叙事疗法是常见的线上心理咨询与治疗方法。线上心理咨询与治疗的基本流程包括：预约咨询，确定咨询、签订知情同意书和咨询协议书，初始咨询，正式咨询，结束咨询，回访，督导等。按照时间周期来划分，线上心理咨询与治疗分为即时性线上心理咨询与治疗和非即时性线上心理咨询与治疗；按照互动方式来划分，可以分为文本互动、语音互动和视频互动等咨询方式；按照参与人数来划分，则可以分为个体线上心理咨询与治疗和团体线上心理咨询与治疗。在线上心理咨询与治疗的伦理原则中，得到普遍认可的四项分别是咨询师的资质、咨访双方的身份确认、保密与知情同意。

◀ 课后思考 ▶

1. 线上心理咨询与治疗的主要特点有哪些？
2. 在线上心理咨询与治疗中，常用的疗法有哪些？
3. 线上心理咨询与治疗的基本流程有哪些？哪些情况会导致咨询终止？
4. 即时性线上心理咨询与治疗和非即时性线上心理咨询与治疗各有哪些优缺点？
5. 线上心理咨询与治疗面对的主要伦理问题有哪些？

◀ **专业育人专栏-14** ▶

"心共勉"

用学术诚信涵养科技创新。

——《人民日报》人民时评

课程启示：

自我成长与专业发展专题思考：网络诚信与环境适应

问题	个人思考	自我成长启示	专业发展启示
你对网络中的诚信的理解是什么			
网络环境对人的影响有哪些			
如何做一个文明的网络用户			

第十五章
心理咨询与治疗案例分析报告撰写

　　撰写心理咨询与治疗案例分析报告是咨询师必备的专业技能，也是心理咨询与治疗工作的重要组成部分。高质量完成报告撰写，不仅能体现咨询师的专业素养，而且也是其专业成长不可缺少的手段与桥梁。本章将介绍案例分析报告的写作规范，帮助学习者初步掌握案例分析报告撰写的基本要求。

学习目标

1. 通过学习，理解心理咨询与治疗案例分析对咨询师职业发展的重要性；掌握案例分析报告的撰写规范及内容；掌握心理咨询与治疗案例分析报告的不同类别及其撰写要求。
2. 正确运用案例分析报告书写方式，具备撰写心理咨询与治疗案例分析报告的技能。
3. 发扬求实精神，增强规范意识，诚实做人。

▶ 导入案例①

　　王滢，女，32岁，毕业于一所师范院校，目前任中学数学老师。王滢在工作中认识到心理学知识对自己开展学生工作很有帮助，于是参加了培训机构的学习。在经过一年多的心理咨询师培训课程学习后，2016年春季，王滢通过了国家心理咨询师资格考试，获得了"国家二级心理咨询师"资格。王滢说，二级考试的面试环节需要提交心理咨询与治疗案例分析报告，当时自己按培训机构给的模板，撰写并提交了报告。但在实际工作中需要撰写案例分析报告时，自己还是感觉无从下手。

　　王滢在撰写案例分析报告时产生的困惑主要有四个：

　　一是不是特别清楚心理咨询与治疗案例分析报告的基本结构如何安排。

　　二是不太清楚案例分析与治疗需要重点交代什么，如何保证报告的规范性和质量。

　　三是不了解案例分析报告类别，不清楚经验交流案例分析报告、接受督导案例分析报告和研究发表案例分析报告间的区别。

---

　　① 本案例根据作者临床心理咨询工作实践中的案例改编而成，非真实案例。

四是对案例分析报告的伦理要求不是特别明确，不清楚如何保证在完成报告过程中不出现违反伦理规范的问题。

第一节 心理咨询与治疗案例分析

一、心理咨询与治疗案例分析概述

（一）案例分析的定义

案例是指生活和工作中具有代表意义的典型事件。案例分析是以案例为切入点，对相关问题进行深入探究，期待用这一相对快捷的方法，达到揭示事物发展规律的目的。

"案例"一词，作为现代职业专业用语，最早出现在医学界，是对典型病例的统称。目前，在心理学、管理学、教育学、法学、建筑学、艺术学、体育学等很多领域，案例分析作为重要的研究手段与方法被广泛使用。

（二）有分析价值的案例的特点

案例可以分为三大类别：一类是具有特殊意义的案例；一类是具有前瞻价值的案例；一类是分析者自身比较感兴趣的案例。有分析价值的案例必须具备独特性、复杂性和前瞻性三大特点。

1. 独特性

案例的独特性是指案例在内容、形式及呈现方式上具有一定的特点。要重视案例的特殊性，首先，特殊状况很容易启动人的对比思维①，对比思维活动会促使人将自己的原有经验与新事物进行比对，从而达到刺激人们积极主动参与讨论的目的。其次，以独特性作为标准选择案例时，必定要考虑案例是否具有典型性。具有典型性的案例容易引起共鸣，让人能快速熟悉事物本身，把人自然带入问题思考中。由此可见，对具有独特性的案例进行分析，不仅可以获得事物特殊存在的意义，也可以获得其与普遍性之间的联系和区别，是全面了解事物存在与发展的有效手段。

2. 复杂性

案例的复杂性是指案例不是按照人们常规的感受和认识呈现的，其发展具有跌宕起伏的冲突环节。简单案例过于明显的发展脉络，使得分析缺少意义感，而复杂案例会让人们不断发现新事物，或不断加深对事物的理解，从而体现出案例分析的价值。

3. 前瞻性

所谓前瞻性是指案例中存在很多不确定因素，也预示着事物发展存在多种可能性。

---

① 对比思维：通过对两种相近或是相反事物的对比，寻找事物的异同及其本质与特性的思维活动。

案例的前瞻性会不断启发人们思考，从而呈现出仁者见仁、智者见智的开放性分析状况。

知识点案例

咨询师小白选择案例的过程①

咨询师小白有着近十年的家庭心理咨询与治疗的工作经历，最近要参加一个同行经验交流会，并要在会上进行案例分享。小白决定选一个具有分享价值的案例，她做了如下工作：

首先，鉴于自己要参加的是家庭心理咨询与治疗经验交流会，小白选择了家庭心理咨询与治疗中常见的但又极具个性差异的青春期青少年问题的案例（基于案例独特性的考虑）。

其次，在青春期心理咨询与治疗案例中，小白选择了一个自己工作起来最艰难的案例。在这个案例中，她做了很大的努力才与来访者孩子及其家庭建立起良好的咨访关系，但就咨询效果来说并不理想（基于案例复杂性考虑）。

最后，小白把关于这个案例的反思作为案例分享的一部分，准备和同行进行探讨（基于案例前瞻性的考虑）。

小白的案例分享取得了良好的效果，不仅与同行分享了宝贵的工作经验，自己也在讨论中获得了成长。

思考问题：

问题1：小白选择案例的方法哪些是可借鉴的？

问题2：你认为除此之外还有哪些好方法？

（三）心理咨询与治疗案例分析的特点

心理咨询与治疗案例分析既具有一般案例分析的特点，又有其独特之处。具体表现为以下几点：

1. 以咨询师取向为基础，结合案例独特性选择案例

心理咨询与治疗相对于其他工作，个体差异较大，每个案例都具有较强的特点，加之心理咨询与治疗有着明显的取向划分，大多数咨询师会根据自己的治疗取向选择案例。如精神分析取向的咨询师一般会选择有深层心理问题的来访者案例，认知行为取向的咨询师倾向于选择认知失调来访者案例。因此，咨询师依据自身的理论取向选择具有独特性的案例，会极大提升案例分析的专业意义与价值。

2. 较强的时代性和文化性

心理咨询与治疗中，来访者的问题具有较强的时代性和文化性，如，同是家庭关系

---

① 本案例根据作者临床心理咨询工作实践中的案例改编而成，非真实案例。

问题，不同时代、不同文化背景下，问题的内容表现、形式都存在较大差异。因此，相对于其他领域，在心理咨询与治疗中案例的时代性与文化性更受重视。

3. 突出关系重要性

心理咨询与治疗是在来访者与咨询师建立的工作同盟中完成的，良好的咨访关系是咨询取得良好效果的前提。因此，对二者之间工作关系的描述与分析会贯穿案例分析全过程。

4. 以来访者问题为中心

心理咨询与治疗的主要任务是解决来访者的问题。因而，其案例分析也会以来访者问题为中心。例如，关于人际交往焦虑的案例分析，主要围绕来访者的交往焦虑问题展开工作。案例分析中要以来访者问题为中心，将来访者问题的症状表现、咨询师针对问题制定的方案作为案例分析的主要内容。

5. 强调尊重客观事实

心理咨询与治疗案例分析的目的是对典型案例做进一步探究，以提升咨询师的职业素质。如，咨询师在接受督导时，目的是希望督导师发现自己工作中的问题，解决自己的工作难题，这就需要其客观如实地描述工作经过。客观地描述工作过程，尽量还原真实咨询过程，才能进一步明确来访者问题，发现咨询师自身存在的问题，达到提升其专业技能的目的。

二、心理咨询与治疗案例分析的作用与意义

对典型案例进行分析是促进咨询师成长和提升咨询效果的重要方法，其作用与意义主要表现在以下三个方面。

（一）案例分析是心理咨询与治疗的重要工具

1. 案例分析过程是对心理咨询与治疗反思的过程

首先，心理咨询与治疗个案极具差异性，每个咨询过程都是探索不同生命价值的过程。例如，同是考试焦虑问题，不同的个体在症状表现和形成原因上会存在一定差异，这就需要咨询师具有较强的应变能力。其次，咨询是由咨访双方共同参与的，在工作中容易出现关系方面的问题，使工作陷入困境。例如，咨访双方中的一方由于不可控制的外在因素，情绪出现波动，导致暂时性沟通不良等问题，而这些问题的解决对于来访者和咨询师而言都是人际关系能力提升的过程。对咨询过程的不断反思，是应对上述问题的重要方法之一，而对过程的反思本身就是案例分析过程。

2. 案例分析的过程是疑难问题探讨的过程

来访者的问题大多与现实生活关联密切，加之来访者在陈述问题时带有主观倾向性，因而会给咨询师的分析带来困难。如恋爱问题，因为恋爱中的两人期待不同，所以难免会产生矛盾，而当矛盾出现时，一方可能会根据自己的感受不自觉地为自己辩护、指责

对方，这种带有强烈主观倾向性的描述，对咨询师是一个很大的考验。在心理咨询与治疗过程中，遇到难度大、解决起来较为棘手的来访者问题是常态。许多情况下，要解决心理咨询与治疗过程中的难题，需要寻求督导或同行的帮助，此时，案例分析作为必要的手段，就发挥着不可替代的作用。

3. 案例分析的过程是咨询与治疗效果评估的过程

来访者问题的确定和疗效评估是心理咨询与治疗过程中的重要工作，其评估工具也非常多。案例分析可以运用测量等方法对来访者的问题进行再评估，也可以通过深入探究对咨询与治疗效果进行评估。所以，在某种意义上，案例分析也是心理咨询与治疗效果评估的重要工具，如咨询师对成功或失败案例的分析过程，就是对咨询与治疗效果再评估的过程。

（二）案例分析是咨询师综合能力的表现

案例分析需要咨询师具有较高的专业技能，是其综合能力的具体表现。

1. 心理评估

案例分析需要对来访者问题进行客观描述并做出准确判断，这就需要咨询师具备问题评估与诊断的相关技术，如变态心理学的知识与技能。

2. 咨询与治疗技术

案例分析需要对来访者问题的应对过程进行分析，咨询师不仅需要掌握心理咨询与治疗技术，还要能很好地运用这些技术。

3. 语言能力

撰写案例分析报告需要咨询师具有较好的语言文字表达能力，能够精确、逻辑地描述案例。

4. 研究能力

案例分析本身是一种研究方法，报告人要利用自身较强的专业知识，通过案例分析方法取得一定的研究成果。所以，案例分析也是咨询师研究能力的重要体现。

（三）案例分析是提升咨询师专业素养的重要手段

1. 案例分析可以提升咨询师的技术应用能力

案例分析与咨询师专业技术是相辅相成的，案例分析需要有咨询师的专业知识作为支撑，同时也能不断提升咨询师的专业知识理解和运用能力。通过案例分析，咨询师对案例会有更深入的理解，还会不断了解自身专业的特点，进而提升技术应用能力。

2. 案例分析可以提高咨询师的自省能力

自省能力不仅是案例分析的必备能力，也是咨询师胜任力不可缺少的要素。案例分析过程是咨询师对自己工作不断反思和提升的过程，在此获得的思考，不仅有利于咨询师对个案本身的理解，更有助于其职业发展。

3. 案例分析可以提升咨询师的研究能力

案例分析作为心理咨询与治疗领域一种重要的研究方法，是咨询师必备的研究技能，它不仅对咨询师的职业发展起着重要作用，也有利于促进行业的整体性发展。

> **知识点案例**
>
> ### 案例分析助力咨询师职业成长[①]
>
> 张阳，女，40岁，心理学专业研究生毕业，2007年获取了国家二级心理咨询师资格，是一位有着十几年从业经验的资深心理咨询师。
>
> 提问：请简单介绍一下你的心理咨询师职业发展。
>
> 张阳：在持证最初的三年，我和大多数心理咨询师一样，因不会做咨询而未从业，一直在某心理服务机构从事项目培训工作。一个偶然的机会，我接到了心理咨询职业生涯中第一个案例，之后咨询量不断增加，就辞去公司工作，成为一名专职咨询师。目前我是几个大学心理咨询中心的外聘咨询师，并通过网络等形式接受咨询预约，工作相对稳定。
>
> 提问：作为心理咨询师，你如何看待案例分析和你职业发展的关系？
>
> 张阳：大约在2009年，我参加了一个团体心理咨询督导班，第一次通过别人的案例分析，体会个案分析对咨询师成长的作用。那时，自己因为要接受督导，必须完成受督个案的梳理，就开始下功夫学习如何完成案例分析报告。在学习中发现，撰写案例分析报告，使自己的专业能力有了很大提升，如对咨访关系的反思、对技术的理解和对心理咨询职业本身的理解，等等。
>
> 提问：你目前对自己的案例分析能力如何评价？
>
> 张阳：与刚入行时相比，自己的能力有了很大提升，基本能满足日常工作需要，如接受督导、经验分享、相关案例教学等，但是还没发表过相关案例分析报告，这是今后仍要努力的方向。
>
> **思考问题：**
>
> 在张阳的职业成长中，案例分析发挥了巨大作用。案例分析在咨询师成长中发挥的积极作用具有普遍性吗？

三、心理咨询与治疗案例分析的伦理规范

在进行心理咨询与治疗案例分析时，伦理是一个不可忽视的问题。案例分析的伦理规范具体表现为案例分析的善行原则、案例分析的文化尊重原则和案例分析的保密原则。

（一）案例分析的善行原则

善行是心理咨询与治疗的总则之首，是咨询师工作伦理中最为重要的守则。在案例

[①]　本案例根据作者临床心理咨询工作实践中的案例改编而成，非真实案例。

分析中，遵循善行原则具体表现为如下三点。

1. 案例分析过程对来访者的无伤害原则

这一原则要求咨询师在案例分析中，懂得尊重来访者，不得使用嘲笑、污蔑及攻击性的语言。比如，不得使用类似于下列表达的语言："他（来访者）的举动像一只正在行走的狗熊，笨笨的。""她（来访者）哭的时候很难看。""他（来访者）反应很慢，无法理解我的语言。"等等。

2. 秉承专业分析原则

要客观、专业地描述和分析来访者的问题，不得对问题进行非客观性描述。如不得使用下列描述："我（咨询师）感觉她不信任我，一直处于阻抗中。""他（来访者）好像在说谎，无法让我相信他说的是真的。"等等。要根据具体事实，充分运用专业知识有理有据地解释和分析来访者的问题。例如，来访者处于阻抗状态，咨询师描述时一定要将来访者阻抗的具体表现，如"她（来访者）一言不发，眼光躲闪"等描述出来。

3. 避免伤害读者的原则

案例分析结果发表时，要充分考虑到对读者的无伤害性。案例分析报告很多情况下会公开发表，读者中既有专业学习者，也有普通大众，因此，咨询师在案例中使用的概念和词汇一定要科学准确，避免给读者造成误导等。

（二）案例分析的文化尊重原则

1. 对来访者的文化价值观要理解

文化尊重和价值中立是心理咨询与治疗中的重要伦理议题，案例分析也应对此高度重视，对来访者的文化价值观要给予充分理解。

2. 重视咨访关系间的文化价值观差异

高度警觉咨询师和来访者之间文化与价值观存在差异的状况，咨询师不得以自己的文化与价值观为标准，评价或否定来访者。

（三）案例分析的保密原则

保密原则是心理咨询与治疗的重要原则，咨询师有责任保护来访者的隐私，同时明确认识到隐私权在内容和范围上受国家法律和专业伦理规范的保护和约束。案例分析各环节中保密原则的注意点如下：

1. 案例选择时的保密原则

在选择工作案例时，首先，咨询师必须征得案例中来访者的同意，并与其签署正式的知情同意书，将案例用途、分析涉及的内容告知来访者。其次，咨询师要承诺在分析报告中不暴露个人身份信息，使读者无法从案例分析中推测到个人信息，避免出现侵犯来访者权益的违法行为。

2. 案例分析结果使用时的保密原则

首先，咨询师在案例分析结果使用时，要注意对个案记录、测验资料、信件、录音、录像等进行保密处理，防止通过这些细节间接泄露来访者的个人信息。其次，需要与参加结果分享的个人和组织签订保密协议，避免来访者信息被他人泄露。

3. 案例分析研究发表时的保密原则

咨询师将工作案例用于研究时，首先，选择研究被试时要尊重来访者意愿，不得以任何方式强迫其参加研究。其次，不能为了达成自己的研究目标而不顾来访者的利益。如在治疗方法的选择上，要依据来访者本身的问题选择适合的方法，而不能为了满足咨询师的研究需要而选择对来访者不适用的方法。再次，研究结果要尊重咨询与治疗的真实过程与结果，不得以自己的研究期待任意篡改过程与结果。最后，研究结果发表时，要注意来访者个人信息的保密。

知识点案例

咨询师在微信朋友圈发布咨询感慨[①]

咨询师 M 做完了一天的咨询，当天最后一个咨询案例的内容十分有冲击力。该案例的来访者终于相信与咨询师的连接关系是安全的，并对咨询师吐露了许多心声。这让一直与这位来访者艰难工作的咨询师有不少感慨，情绪一时间无法消化。于是她打开手机，想刷一下微信朋友圈，缓和一下自己的心情。但是来访者说的一些话一直在她脑海中浮现，她真的很共情来访者曾经历过的艰难。

接着她便在微信朋友圈发布了一条信息，说自己今天做了一个咨询，在咨询中听来访者说了一些话，觉得太精彩了，让自己感受到了人类生命的苦难等，并随手配了一张图。当夜，微信朋友圈这条信息获得了几十个点赞，还有人截屏转载了这条信息。

思考问题：

问题 1：你如何看待咨询师 M 的这种行为？

问题 2：咨询师 M 违反了哪些伦理规范？

第二节　心理咨询与治疗案例分析报告

一、案例分析报告

（一）案例分析报告的定义

案例分析报告是指报告主体（可以是单位，也可以是个人）把自己的典型案例分析以书面形式表达出来所形成的案例分析材料。

---

① 本案例借鉴自上海市心理卫生服务行业协会《关于心理咨询师在微信朋友圈发布咨询感慨的反思》一文（2021 年 12 月 10 日）。

1. 案例分析报告类别

案例分析报告一般包括以下几种。

（1）工作总结类案例分析报告。

以日常工作中的典型案例为素材，对其进行分析的案例分析报告。

（2）研究类案例分析报告。

以探究某一事物发展规律为目标的案例分析报告。

（3）教学类案例分析报告。

采用案例分析方式来达到示范教学目的的案例分析报告。

（4）社会调查类案例分析报告。

针对社会生活中的某一典型情况、事件或问题，进行深入细致的调查研究，得出情况描述、矛盾揭示、问题应对等结论，从而形成的书面报告，是社会调查实践中常用的一种报告形式。

2. 案例分析报告的特征

无论哪一种案例分析报告都必须具备标题明确、案例背景清晰、分析过程严谨有新意和结论明了等特征。

（1）标题明确。

标题内容明确，让读者通过标题了解案例的重要内容和主旨，掌握案例分析的关键点。

（2）案例背景清晰。

基于客观事实，对案例的时间、地点、人物、事件经过做描述性介绍，让读者清晰了解案例背景。

（3）分析过程严谨有新意。

严谨是报告脉络清晰、合乎逻辑的保障，而分析过程中的创新是报告的灵魂，二者结合可以让读者从新的视角全面深入地了解案例。

（4）结论明了。

结论是报告的点睛之处，结论应当清晰明了，让读者通过直接了解案例分析报告的价值。

（二）案例分析报告的要求

1. 立意要新

案例分析报告应在合理规范的基础上有独特立意。首先，在对问题进行综合分析时，既要有深度，又要有自己独特的视角，这样才能真正体现案例分析的意义。其次，在论及问题的解决方式时，不仅要重视方法的有效性和可行性，更要有创新性，充分体现案例分析的价值。最后，在预测问题发展趋势上要有前瞻性和独到性，给该类问题提供进一步探讨的空间。

2. 内容主次分明

案例分析报告的内容要主次分明、层次清晰，特别是在运用理论对问题进行分析时，要在尊重客观事实的基础上，在分析成分安排上做到主次分明，在内容安排上体现由浅入深的层次感，突出对重点问题分析的广度与深度。

3. 结构和文字要清晰

案例分析报告的结构安排要清晰明了，保证段落衔接合理，每个段落在内容上既有联系又有区别，体现每一段落的意义；报告使用的文字要精准，既要有专业性又要让人容易理解和接受。

4. 方案要有可操作性

案例分析报告非常重视问题解决，因此，多数报告都会提出问题解决方案。好的问题解决方案必须具有可操作性，过于笼统的方案会削弱方案的实际意义。因此，报告要对问题解决方案的具体实施过程、操作步骤做详尽的说明。

（三）案例分析报告的写作步骤

写作案例分析报告一般要经过以下几个步骤（见表 15 - 1）。

表 15 - 1　案例分析报告的写作步骤

步骤	作用
了解报告的写作规范	保证报告的规范性
搭建报告的基本框架	使报告书写顺利进行
精准理解报告中运用的理论	使报告做到理论与实践相结合，具有较高的理论水平
明确报告的重点	突出重点
突出报告的创新点	使报告具有创新性
完成初稿撰写	初步完成报告
修稿后定稿	确保报告的完成质量

1. 了解报告的写作规范

首先，不同的案例分析报告，在写作规范上有不同的要求，因此，完成案例分析报告的第一步就是掌握其写作规范要求。其次，案例分析报告的读者一般是专业相关人士，他们对案例分析报告有着基本的认知，如果报告写作不规范、与同行认知水平不贴合，读者在阅读时便无法快速系统地了解报告内容，从而降低对报告价值的评价。最后，遵守写作规范撰写案例分析报告，可以在内容、形式和过程上保证报告的系统性、完整性，充分展现案例分析的价值和意义。

2. 搭建报告的基本框架

根据报告的写作规范，搭建基本框架是报告写作过程中关键的一步。作者要在对案例做认真分析的基础上，对报告各要素间的排序进行设计，为报告后面的工作奠定良好的序列基础，确保后续书写工作顺利完成。

3. 精准理解报告中运用的理论

案例分析需要有相关理论的支持，这就要求作者对所用理论进行全面而深入的学习，精准理解理论，并结合案例进行探讨，体现出理论联系实际的原则，从而确保报告在理论上达到较高的水平。

4. 明确报告的重点

一篇优质案例分析报告要重点明确，这是报告书写的点睛之处。报告重点明确的关键在于：

（1）对报告中涉及的所有问题进行分析，确定作者陈述的问题的重心。

（2）对重点问题与其他问题之间的关系进行梳理，以确保报告有主有次，层次分明。

（3）对设定重点问题的分析价值做适当说明，让读者对重点问题的实践意义有更深刻的理解。

5. 突出报告的创新点

是否有创新，是案例分析报告质量评定的一个重要标准。创新的主要元素包括新颖性、原创性和价值性。案例分析报告突出创新，可在案例分析报告选题、案例分析视角、案例分析方法及问题解决方案的新颖性、原创性和价值性等各个方面体现。创新的一个重要前提是作者必须具有较高的创新意识与理念，注重寻找案例的创新之处。

6. 完成初稿撰写

上述工作结束后，作者就可以对报告进行整合，完成报告初稿。在这一过程中，要关注以下几点：

（1）斟酌语言文字，注意用语规范、准确、通顺、简洁。

（2）注意段落之间的逻辑关系，使段落间层次清晰、关联合理。

（3）注意标题、图表等细节问题。

7. 修稿后定稿

好的报告需要打磨。常见的打磨稿子的方法有两种：一是作者反复阅读稿件，细细打磨加工修改；二是与同行一起讨论，发现问题，修订报告。

二、心理咨询与治疗案例分析报告的核心要素

国家二级心理咨询师资格考试中有过一个流传较广但不具有专业权威性的案例分析报告模板。严格意义上说，心理咨询与治疗案例分析报告是否需要统一的模板，目前尚存争议。

从专业性看，以下内容都是评估心理咨询与治疗案例分析报告质量的重要标准，也是报告的核心要素。

（一）确定题目

题目可以让读者一目了然地了解案例分析特点与报告宗旨。因此，作者需要斟酌选出一个切题并有新意的题目。

1. 确定题目的常用方法

在心理咨询与治疗案例分析报告题目确定上，常用的方法有四种。

（1）以问题命名。

所谓以问题命名，就是以来访者的问题直接命名，如"一例无法走出失恋痛苦的来访者的案例分析报告""一例儿童攻击性行为心理干预案例分析报告""亲人离世哀伤心理咨询案例分析报告"等等。目前在心理咨询与治疗案例分析报告中，这类题目较为常见，占比在40%左右。选择来访者问题为报告题目，应该满足两个条件：一是问题本身具有分析价值。也就是，问题存在普遍性，且问题的解决具有较高的现实意义，案例分析结果可为此类问题的解决提供借鉴。二是案例分析是以该问题为中心进行的。报告无论从理论层面，还是从实践层面，都是围绕该问题本身进行深入分析的。

（2）以心理咨询与治疗理论或方法命名。

有些报告以心理咨询与治疗理论或方法直接命名，如"团体辅导在心理干预中的作用案例分析报告""以积极心理学视角应对心理问题的案例分析报告""以 ACT 疗法对心理问题进行干预案例分析报告"等等。这类题目占比为15%左右。选择以心理咨询与治疗理论或方法作为案例分析报告的标题，需要满足两个条件：一是对某种理论或方法的探讨有一定的现实意义。如围绕一种新的理论或方法，以案例分析方式，就其疗效和可行性进行探讨。二是心理咨询与治疗理论或方法对某种心理问题的解决有较高的价值。如 CBT 疗法是一种较为成熟的疗法，但在我国本土化心理咨询与治疗实践中，仍然有很大探索空间，对一些心理问题的治疗也有一定的价值。

（3）问题与方法混合命名。

问题与方法混合命名，就是以来访者的问题结合所采用的治疗方法对案例分析报告进行命名，如"走出创伤———一例人本治疗取向的案例分析报告""ABC 理论缓解职场压力的案例分析报告""认识领悟疗法对一例强迫症的治疗案例分析报告"等等。这类题目也较为常见，占比为40%左右。一般情况下，作者在强调某一种方法对某一种问题独特的干预效果时，会使用这种命题方法。

（4）以咨询目标命名。

有一部分案例分析报告会以咨询目标直接命名，如"渴望走出焦虑———一例高中生心理咨询案例分析报告""构建良好家庭关系———一例家庭心理咨询案例分析报告"，等等。这类题目占比5%左右。这类命题方法，多是在作者想突出心理咨询与治疗取得了良好的效果时使用。

除以上四种常用的命名方法之外，有些咨询师会根据个人兴趣和来访者问题特点，采用伦理问题来命名，如"保密例外原则的案例分析报告"，或使用带有文学色彩的题目，如"默默地关注，生活原本是美丽的———一例心理咨询案例分析报告"等。

2. 确定题目的步骤

案例分析报告题目的确定，一般要经过三个步骤（见图 15-1）。

第一步，认真分析案例资料。对案例资料本身要做专业分析。

第二步，分析报告的主要目标，确定案例分析报告的宗旨。

第三步，在上述两个工作完成的基础上确定题目。

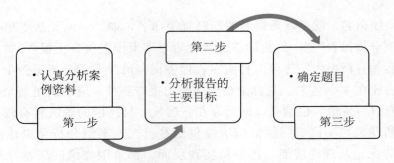

图 15 - 1　案例分析报告确定题目的步骤

（二）介绍咨询设置

心理咨询与治疗的设置是咨询师或治疗师对具体工作过程的安排。案例分析报告通过对咨询设置的介绍，可以使读者了解案例的工作实施计划，而这是理解整个报告内容的基础。案例分析报告中，咨询设置部分重点介绍如下内容：

1. 心理咨询与治疗基本设置情况

（1）时间安排。

如，是长程、中程还是短程，具体每周几次，每次多长时间，等等，同时需要说明时间安排的依据。如一个以大学生学业压力为主要内容的心理咨询，依据来访者的问题，咨询师判断属于发展性心理问题，在时间设置上安排为，短程咨询 2～4 次，一周一次，每次 50 分钟左右。

（2）地点安排。

根据来访者和咨询师的具体情况来安排地点。如果是线下咨询，应说明具体地点；若是线上咨询，则应说明具体用什么网络平台等。

（3）咨询师设置。

要说明是独立咨询师还是有助理咨询师，并说明设置理由。如一例儿童行为问题的咨询，依据来访者的问题，设置咨询师和助理咨询师两人，满足家庭咨询的需要。

（4）来访者确定。

要说明是一位来访者还是多位来访者。如，因夫妻关系问题前来咨询，来访者一般为夫妻双方。

2. 案例在咨询设置上的特征

案例分析报告一般要介绍案例在咨询设置上的特征。

（1）来访者是否存在人格障碍。

如果来访者存在人格问题或者障碍，案例分析报告中要就此做出说明。如在应对边缘型人格障碍患者的情绪控制问题时，在咨询设置中考虑到人格层面的障碍问题，对于整个咨询过程及疗效会产生积极作用。

（2）来访者是否处于精神疾病发病期。

如果案例中涉及精神疾病问题，一定要在咨询设置中做说明。一是说明来访者是否适合做心理咨询，要避免出现违反《精神卫生法》的情况。二是说明在面对处于精神疾病康复期的患者时，如何处理医学治疗和心理治疗的关系。

（3）来访者有无服药问题。

如果来访者正处于服药过程中，在咨询设置中就必须介绍关于复诊、服药等问题的处理与应对。

（4）咨询治疗取向。

如果咨询师本身有明确的治疗取向，在咨询设置中就应该结合案例问题做分析。

（5）伦理问题思考。

案例中是否会出现某类伦理问题，该如何应对，要根据需要在咨询设置中做分析。如学校的心理老师与来访学生之间是否会出现双重或多重关系，咨询过程中如何处理可能出现的双重或多重关系等，在案例分析报告中要予以说明、分析。

3. 知情同意书内容

知情同意是良好咨访关系建立、咨询过程顺利进行及取得良好效果的保障。咨询设置部分，要对知情同意的签署方式及常规知情同意以外本案例特殊附加协议部分进行说明。如在对康复期抑郁症患者进行心理辅导时，关于就医和服药问题、关于社会支持利用问题均要做出相关个案附加规定，以确保心理咨询与治疗工作的顺利开展。

（三）个案概念化

个案概念化是案例分析报告中的一个重要内容，是咨询师对个案症状表现及其持续存在原因的分析和解释。案例分析报告中的个案概念化一般有如下两种方式：

1. 治疗取向个案概念化

依据个案症状，使用某种或多种咨询理论对个案进行概念化。如，以"描述-回顾-联系"为框架进行个案概念化的心理动力学方法；以"思维、情绪和行为"为主体的"认知概念化模型"；基于家庭治疗理论，包括诊断概念化、临床概念化、文化概念化和治疗概念化的家庭治疗个案概念化等。

2. 常规个案概念化

依据个案症状，从生理因素、心理因素和社会因素等三个方面进行个案概念化。这种个案概念化的方式具体操作可分四步：首先，对来访者的症状及诱因进行描述与分析；其次，从生理、心理和社会三个方面对症状产生和持续的原因进行分析，明确问题产生的主因；再次，对症状、诱因及主因三者进行关联性分析；最后，依据上述分析，明确问题，制定咨询与治疗方案。具体操作步骤如图15-2所示。

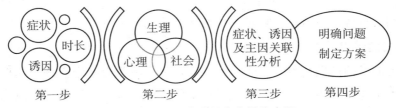

图 15 - 2 常规个案概念化操作步骤

（四）心理咨询与治疗过程撰写

1. 心理咨询与治疗过程撰写的主要内容

心理咨询与治疗过程撰写的主要内容：一是问题确定阶段的评估方法及结果；二是问题解决阶段的治疗方法及实施；三是咨询与治疗结束阶段的疗效评估与总结工作。

2. 心理咨询与治疗过程撰写方式

（1）按心理咨询与治疗过程三阶段撰写。

根据心理咨询与治疗三个阶段（问题确定阶段→问题解决阶段→咨询与治疗结束阶段）的主要工作，将案例分析报告中关于过程的内容划分为三部分，撰写内容可以按报告需要，选择描述工作重点，也可以逐阶段呈现各项工作。

（2）按具体咨询次序撰写。

可以按咨询次序撰写，如第一次咨询、第二次咨询，以此类推。当然，也可以按顺序选择重点咨询内容进行介绍。

3. 心理咨询与治疗过程撰写流程

对心理咨询与治疗过程的撰写，一般采用如下流程：明确来访者的问题，说明确定问题的依据和操作过程；说明解决问题的具体方法、实施过程及反思；评估咨询效果，说明结束咨询的方法与操作过程（见图 15-3）。

| 明确来访者的问题，说明确定问题的依据和操作过程 | | 说明解决问题的具体方法、实施过程及反思 | | 评估咨询效果，说明结束咨询的方法与操作过程 |

图 15-3　心理咨询与治疗过程撰写流程图示

三、心理咨询与治疗案例分析报告的类别

心理咨询与治疗案例分析报告主要有经验交流、接受督导及研究发表三个类别。

（一）经验交流案例分析报告

通过经验交流促进专业进步是一种被广泛采用的方式，案例分析报告是经验交流的常用方法之一。心理咨询与治疗领域，案例分析报告是同行间工作经验交流的重要媒介。心理咨询与治疗中用于经验交流的案例分析报告，必须根据经验交流的目的、形式和规模撰写，如用于单位内部的经验交流案例分析报告、用于大范围同行间的经验交流案例分析报告等。

下面介绍心理咨询与治疗经验交流案例分析报告的撰写。

1. 聚焦关键问题

经验交流的目的是提升团队专业能力，一般情况下都会确定主题，如聚焦某一心理问题、某一治疗方法或职业规范等，因此，在撰写报告时首先要聚焦交流主题。除此之外，对关键问题的分析要在有理有据表明自己观点的基础上，抛出新问题，引发同行间

的探讨。

2. 报告主体结构

心理咨询与治疗经验交流案例分析报告一般包括以下三个部分。

（1）案例背景。

这一部分要对整个案例的背景资料做简要的描述，如来访者的主要症状、咨询设置、咨询经过及疗效等基本事实资料。

（2）主要问题。

这部分内容需要对关键问题做个案概念化分析，提出问题解决方案，并说明方案实施过程及结果。

（3）探讨问题。

这一部分要基于上述两个部分的陈述，提出对问题新的思考，并表达希望和同行交流讨论的想法。

知识点案例

关于"断亲"① 的矛盾心理问题案例分析报告撰写过程②

咨询师小吴从事心理咨询与治疗工作 6 年，最近要参加同行间一个关于"断亲"主题的专业交流。小吴打算以自己工作中的相关案例分析参与交流，便开始准备案例分析报告。

首先，小吴选择两个"断亲"表现突出的案例，就案例的基本情况分别做了描述，包括来访者的人口学信息、主要问题表现及心理咨询的大概过程。

其次，小吴就两个案例的共同点进行归纳，得出两个案例均属"断亲"行为引发的心理问题。

再次，小吴依据案例，就"断亲"心理进行个案概念化分析，得出了自己关于"断亲"心理的主要观点。

最后，小吴提出自身关于"断亲"心理仍存在的一些疑问，希望与同行讨论。

（二）接受督导案例分析报告

接受督导是咨询师成长的重要手段与途径，接受督导的过程也被称为受督过程。在受督过程中，督导师依据受督者的案例分析报告（一般都会提前提交纸质报告，团督时偶尔会使用口头报告）对其进行专业督导。所以，完成案例分析报告是受督的必要条件。接受督导案例分析报告（也称"受督案例分析报告"）的真实性是实现受督宗旨的前提。

1. 案例材料的真实性

（1）如实呈现问题。

督导的目标在于发现问题，案例材料真实，督导师才能客观了解受督者的工作状况，

---

① 断亲是近些年出现的网络名词，泛指不愿意与亲戚走动的想法或行为。

② 本案例根据作者临床心理咨询工作实践中的案例改编而成，非真实案例。

实现督导目标。

（2）还原咨询过程。

受督案例材料的真实性要求受督者在撰写报告时还原事实和咨询过程，不可有过多的主观再加工，只有这样督导师才可接触到相对原始的资料，客观评价受督者的个案工作。

（3）可使用原始资料。

受督案例可呈现逐字资料、相关咨询音频或视频资料。

鉴于上述材料的真实性，受督案例分析报告在使用时一定要有严格保密措施作保障，以确保来访者个人信息及咨询资料不被泄露。

2. 报告主体结构

受督案例分析报告主体可分为四部分，具体内容如下：

（1）咨询设置。

督导工作首先要对受督案例的咨询设置进行分析，从而了解受督咨询师的伦理规范履行情况，了解受督咨询师对来访者问题的分析与评估能力等。所以，受督案例分析报告中必须要有对咨询设置的客观描述。

（2）个案概念化。

督导师一般通过了解受督者的专业素养现状，来帮助受督者提升专业能力，其中个案概念化能力是受督者专业素养的一个非常重要的表现，因而案例分析报告要重视个案概念化。另外，对于具有明显治疗取向的督导师，提升受督者的个案概念化能力是督导工作的一个重要组成部分。

（3）咨询过程原始资料。

受督案例分析报告，特别是在介绍咨询与治疗过程的部分，原始资料是最应该呈现的资料。

（4）咨询困难与受督期待。

受督案例分析报告必须有咨询困难分析部分，并且根据困难提出希望受督的问题。

（三）研究发表案例分析报告

关于研究发表案例分析报告对咨询师的重要性，前文中已经多处提及，这里就不再赘述了。该类案例分析报告最为重要的考量是其是否具有学术价值，因此在撰写上也有其特殊性。研究发表案例分析报告除了与一般论文一样有标题、摘要、关键词以外，其主体结构由引言、咨询师资质和伦理遵循、案例分析过程、案例分析结果与讨论、结论五部分组成。

1. 引言

案例分析报告的引言部分主要包括三方面内容。

（1）案例研究的意义。

也就是陈述该案例的学术意义与价值。

（2）研究依据的主要理论综述。

就案例的核心症状、相关概念、理论综述，表明研究的学术基础及创新点。

（3）案例分析目的。

就案例分析想要达到的目的进行陈述。

2. 咨询师资质和伦理举措

（1）资质和胜任力。

对咨询师的资质与胜任力情况做客观说明。

（2）治疗取向。

就咨询师的治疗取向做具体介绍。

（3）伦理举措。

就案例分析中必要的伦理举措进行说明，并对案例中可能出现的伦理问题进行分析，提出预防策略。

3. 案例分析过程

前文已对该部分内容做过相关讲解，这里就只列出要点。

（1）咨询设置。

（2）个案概念化。

（3）咨询过程。

4. 案例分析结果与讨论

（1）结果讨论。

对案例分析得出的主要研究结果进行讨论。

（2）案例反思。

对案例存在的问题进行反思，并给出可能的应对方案。

（3）研究展望。

基于本研究的不足，给出今后有研究价值且可能有突破的研究方向。

5. 结论

通过结果分析与讨论得出最有价值的结论。

第三节　心理咨询与治疗案例分析报告框架

一、心理咨询与治疗案例分析报告基本框架

从严格意义上说，心理咨询与治疗案例分析报告并没有统一的撰写格式要求，这也是很多咨询师在书写报告时感觉困难的原因之一。正如前文所述，心理咨询与治疗案例分析报告包括经验交流、接受督导和研究发表等不同形式，其侧重点各不相同。尽管如此，案例分析报告的基本框架还是有共同点的。目前，心理咨询与治疗案例分析报告普遍被认可的基本框架，如表15-2所示。

表 15 - 2 案例分析报告的基本框架

排序	框架	具体内容
1	论文题目	标题、摘要、关键词
2	背景资料	咨询师资料与接案情况
3	来访者资料	来访者人口学资料、主诉和个人陈述
4	问题确定	问题表现、问题性质、确定依据（也可以表述为症状评估、诊断与鉴别诊断）
5	个案概念化	问题症状及持续存在的可能性原因分析
6	咨询设置	时间、地点、知情同意书及特殊伦理策略
7	咨询方案	咨询目标与方法
8	咨询过程	咨询具体实施过程
9	咨询反思	咨询存在的问题、是否需要督导等
10	参考资料	报告引用的文献等

二、心理咨询与治疗案例分析报告撰写要素

关于表 15 - 2 中的内容，这里主要对背景资料、来访者资料、问题确定、咨询方案等撰写要素进行说明。

（一）背景资料

案例分析报告的背景资料主要包括咨询师资料与接案情况两部分。

1. 咨询师资料

（1）基本信息。

包括姓名、性别、年龄、从业年限等。

（2）资质资历。

包括教育背景、职业资质（咨询师还是实习咨询师）等。

（3）专业学习。

包括参加的专业技术理论学习、临床实习及接受督导情况。

（4）工作现状。

当前从事心理咨询工作的性质（专职或兼职）和工作单位。

2. 接案情况

（1）来访者求助方式。

说明来访者是主动求助、被动咨询还是强迫求助。

（2）来访者预约途径。

说明来访者是直接在心理咨询机构预约咨询，还是通过网络信息预约咨询，抑或是通过其他途径预约咨询。

（3）咨询方式。

对是采用线上还是地面咨询等具体情况进行介绍。

（二）来访者资料

1. 人口学资料

（1）姓名（化名）、性别、年龄。

（2）职业、收入、经济状况、受教育状况。

（3）宗教信仰、民族、婚姻状况。

（4）家庭成员及居住地大致描述（注意遵守保密原则）。

2. 主诉和个人陈述

（1）主诉。

主诉的写作方法借鉴自医学领域，重点从诱因、主要症状表现（情绪、行为及功能受损程度）及时长等三个方面概括，一般在200字以内。

（2）个人陈述。

通过摄入性访谈资料整理，从成长经历、重要生活事件、目前困难与问题、人际关系及社会支持状况等多方面总结概括来访者的个人陈述。

（三）问题确定

问题确定也可以称为症状评估，或诊断与鉴别诊断。症状评估、诊断与鉴别诊断也可以说是问题确定的不同环节。鉴于心理咨询对象的特点，用问题确定会更合适一些。问题确定的撰写要点如下：

1. 症状评估

（1）目标。

针对来访的问题，如人格特质、心理与症状、认知特性、社会支持等，确定评估目标。

（2）工具。

说明采用什么评估方法，访谈、观察还是测量。如果使用测量方法，要说明具体的测量工具。

（3）过程。

介绍评估的具体实施过程。

（4）结果。

呈现结果，如人际关系焦虑问题等。

2. 诊断与鉴别诊断

如果来访者有病理性表现，则要做诊断与鉴别诊断。此处需要说明诊断标准、诊断过程、诊断结果。如果依据诊断标准，来访者存在高度疑似精神疾病的可能，应立即提出就医转介建议。

（四）咨询方案

1. 咨询目标

关于心理咨询与治疗的目标，本教材在第九章做了详细介绍。在撰写案例分析报告时，要说明确定的咨询目标及其依据。

2. 咨询方法

根据咨询目标，选择具体的应对方法，并解释具体理由。

知识点案例

因防疫要求而被集中隔离处于应激状态的女大学生案例分析报告①

摘要：本案例运用恐惧管理理论，对一位因防疫要求而被集中隔离处于应激状态，进而产生过度焦虑情绪的女大学生进行心理疏导，取得了良好的咨询效果。心理咨询为一对一线上咨询，在干预过程中，综合运用了共情技术、认知矫正技术和自我评价理论。经过 3 次咨询，来访者的焦虑情绪得到缓解，积极配合隔离工作，顺利结束隔离生活。

关键词：集中隔离　恐惧管理理论　合理情绪疗法　过度焦虑

1. 背景资料

1.1　咨询师资料

咨询师刘静，女，37 岁，从事心理咨询工作 8 年。

刘静本科和研究生均读应用心理学专业，毕业后就职于某大学学生心理咨询中心，为专职心理咨询师，具有 CPS 注册咨询师资格。

1.2　接案情况

来访者艾佳是刘静就职学校的大三学生，2022 年 1 月 12 日通过学校寒假心理咨询热线电话预约心理咨询，与刘静建立了咨访关系，利用腾讯会议平台，进行了 3 次咨询。

2. 来访者资料

2.1　人口学资料

艾佳，女，21 岁，某高校大三学生。家庭成员：爸爸、妈妈和弟弟。家人关系良好。

2.2　艾佳主诉

前天刚刚从北京回到家，还没有和家人好好叙旧，昨天就被集中隔离。因此失眠，感觉紧张、不安还有点难过，觉得自己运气很差，担心后面的隔离生活对自己的心理产生不良影响。

2.3　艾佳个人陈述

艾佳说，本想着假期回家能好好和家人团聚，没想到回到家第二天就被集中隔离了。在回家之前，艾佳按学校防疫要求做了核酸检测和社区报备，没想到刚刚回家第二天就接到要求集中隔离的通知。当时，爸爸、妈妈和自己都觉得很突然，也和社区做了沟通，但最终还是被隔离在宾馆。当天晚上到宾馆一夜没睡，越想越难过，和妈妈通话时还哭了。也和宿舍其他回家的同学联系了，感觉大家情况差不多，

---

① 本案例根据作者临床心理咨询工作实践中的案例改编而成，非真实案例。

但只有自己被集中隔离。第二天早上起来，一直很难受，妈妈一直在安慰自己，但一想还让父母难受，自己更焦虑了。没有食欲，早上和中午都没有吃饭。所以，就拨通了学校心理咨询中心的电话想预约咨询。

自己从小在别人眼里就是听话懂事的乖孩子，和爸爸、妈妈及弟弟感情很好。自己家住在距离县城不远的镇上，家里经济状况挺好的。爸爸性格很好，从来都是跟自己讲道理，没有打骂过孩子。妈妈脾气比较急，但很爱自己，和妈妈也是无话不说。自己从小身体不是很好，胆子比较小，也没遇到过什么事。和周围同学、老师及其他人关系也不错。

3. 问题确定

3.1　主要症状

以焦虑情绪为主，伴随暂时性睡眠与饮食问题及抑郁情绪问题。

3.2　问题性质

通过访谈得到，艾佳思维清晰，有较好的沟通理解能力，尽管存在系列心理状况，但与所处应激事件关联密切，也在常态反应中，故排除精神疾病的可能性，确定为一般性应激反应心理问题。

4. 个案概念化

艾佳的主要问题是，因突发性不可抗拒因素，导致过度焦虑并伴随暂时性睡眠与饮食问题，问题呈现出较为明显的可控制性和暂时性。

原因分析：首先，被隔离这一应激事件是艾佳出现心理症状反应的诱因。就环境因素看，由于应激事件本身具有可控制性，只有14天，加之艾佳的家庭支持非常好，是她可及时快速地获得的摆脱心理困境的社会支持，所以，艾佳的问题是暂时性一过问题的可能性较大。

其次，相对于一般人群，艾佳对隔离事件的反应有些过于激烈，这很可能与其自身体质较弱有一定关联。基于生理与心理相互影响理论，一般体质偏弱的个体遇到压力事件，会出现过于敏感与激烈的情绪或身体反应，艾佳有很大可能性符合该类情况。

最后，艾佳的性格因素也可能是导致其出现这一程度心理状况的主要原因之一。艾佳从小胆子就比较小，在某种程度上可能存在性格敏感度较高的特性，而这类人一旦遇到压力事件，就会产生比一般人表现激烈的生理、情绪或行为反应。

从认知视角分析，依据恐惧管理理论[①]，艾佳对隔离的认知存在一定偏差。从某种意义上看，艾佳对待隔离的态度，本身就有因隔离恐惧产生的焦虑，同时对自尊的维护不仅没有降低焦虑，反而产生了一定的抑郁。如艾佳在个人陈述中所说，情况相似的同学中只有自己被隔离了，她的委屈由此而生。

---

① 恐惧管理理论（terror management theory，TMT）：1986年由杰夫·格林伯格（Jeff Greenberg）、谢尔登·所罗门（Sheldon Solomon）和汤姆·匹茨辛斯基（Tom Pyszczynski）创立的理论。该理论的核心贡献是对自尊的解释，认为自尊是人对事物、自身或他人价值的评价和感受。自尊具有降低人们因恐惧而产生的焦虑的作用，但如果过度强调自尊，则不仅不会降低焦虑水平，反而还会产生抑郁问题。

5. 咨询设置

5.1 咨询时间

根据艾佳的情况，本咨询在时间上设置为短程咨询，第一周 2 次，中间间隔 3 天，第二周一次，共计三次，每次 50 分钟左右。第一周 2 次是因为艾佳处于隔离中可能会出现应激情况，故频次较一般高。

5.2 咨询地点

根据艾佳的情况，选择采用线上咨询的形式，咨询是通过腾讯会议平台进行的。

5.3 知情同意书

因艾佳是咨询师刘静所在学校的学生，二人存在间接双重关系，因此，除了常规心理咨询与治疗的知情同意条款以外，还添加了由间接师生关系建立的咨访关系的相关注意事项，又因该咨询为线上咨询，所以添加了网络咨询的风险告知。

6. 咨询方案

6.1 咨询目标

根据该案例的应激、短程及其他（良好社会支持、自身主动求助等）因素，在咨询目标设定上，首先是给予来访者焦虑情绪高度共情，使其平复情绪，恢复理性思维；其次，对来访者个性因素在其应对压力事件中的作用做分析，使其人格趋于完善。

6.2 咨询方法

针对应激状态下激烈的情绪反应：共情技术。

应对感性思维：认知矫正技术。

提升自我理解：运用自我评价理论增加自我理解与接纳。

7. 咨询过程

7.1 确定问题阶段

第一次咨询的主要工作有两个：一是通过访谈法，了解艾佳的问题，根据问题进行个案概念化分析，确定艾佳的问题属于一般性应激反应。二是针对艾佳的焦虑情绪反应，运用共情技术，缓解焦虑情绪带给她的困扰。

7.2 心理干预阶段

第二次咨询的主要任务有三个：一是继续情绪疏导工作；二是对于艾佳的心理反应高于一般人的情况，从对隔离事件本身的认知层面进行探究；三是从艾佳敏感的性格方面分析，与艾佳探讨其反应的主观因素。引导艾佳举一反三，思考自己在遇事时的习惯性反应，让艾佳学会自我分析，提升自身应对压力的能力。

7.3 咨询结束阶段

第三次咨询：艾佳马上就要结束隔离，情绪平稳，也能应对隔离期间发生的一些困难。咨询达到了预期的效果，艾佳自我反思悟性很好，能够理解咨询师的分析，并表示在今后遇事时要学会从个性因素分析出发，不断自我调整，提升自身应对压力的能力。

8. 咨询反思

作为应激类心理支持，咨询师刘静认为，自己的咨询从整体上看没有明显的专业性问题，本次咨询达到了预期效果。

反思中，刘静还有两点困惑。一是通过这次咨询，艾佳在今后再遇到压力事件时是否能够做到自我调适？二是艾佳是否还需要后续的心理咨询？就此，刘静决定寻求一次督导帮助。

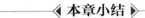

◁ 本章小结 ▷

本章从案例分析开始讲起，以心理咨询与治疗案例分析报告框架搭建结束，重点介绍了案例分析时如何选择案例、案例分析对心理咨询与治疗的作用与意义、心理咨询与治疗案例分析报告撰写要点及类别等应用性较强的知识。希望通过学习，读者不仅能够掌握案例分析报告撰写的知识，胜任各类案例分析工作，更能撰写出高质量的案例分析报告。

◁ 课后思考 ▷

1. 有分析价值的案例的特点是什么？
2. 案例分析报告对心理咨询与治疗的作用与意义是什么？
3. 在撰写心理咨询与治疗案例分析报告时应遵循的伦理规范有哪些？
4. 心理咨询与治疗案例分析报告的核心要素有哪些？
5. 常见心理咨询与治疗案例分析报告有哪几种类别？各类别间的区别与联系是什么？

◀ **专业育人专栏-15** ▶

"心共勉"

欲成方圆而随其规矩，则万事之功形矣。而万物莫不有规矩，议言之士，计会规矩也。

——韩非

课程启示：

自我成长与专业发展专题思考：求实、规范与创新

问题	个人思考	自我成长启示	专业发展启示
尊重客观事实的意义			
思考求实与创新的关系			
规范意识的启示			

参考文献

英文文献

Abu-Raiya, H., & Pargament, K. I. (2015). Religious coping among diverse religions: Commonalities and divergences. *Psychology of Religion and Spirituality*, 7 (1), 24 - 33.

Adolphs, R., Gosselin, F., Buchanan, T. W., Tranel, D., & Damasio, A. R. (2005). A mechanism for impaired fear recognition after amygdala damage. *Nature*, 433 (7021), 68 - 72.

Akamatsu, T. J. (1988). Intimate relationships with former clients: National survey of attitudes and behavior among practitioners. *Professional Psychology Research and Practice*, 19 (4), 454 - 458.

Allen, E. I., & Mary, B. I. (2005). *Intentionai interviewing and counseling* (3rd ed.). California: Thomson Brooks/Cole Publishing Co.

American Association for Marriage and Family Therapy. (1991). *AAMFT code of ethics*. Washington, DC: Author.

American Association for Marriage and Family Therapy. (2015). *AAMFT code of ethics*. Washington, DC: Author.

American Counseling Association. (1995). *ACA code of ethics*. Alexandria, VA: Author.

American Counseling Association. (2014). *ACA code of ethics*. Alexandria, VA: Author.

American Psychological Association. (2017). Ethical principles of psychologists and code of conduct. Retrieved from https://www. apa. org/ethics/code/ethics-code-2017. pdf.

Ancis, J. R., & Szymanski, D. M. (2001). Awareness of white privilege among white counselor trainees. *The Counseling Psychologist*, 29, 548 - 569.

Anderson, S. K., & Kitchener, K. S. (1998). Nonsexual posttherapy relationships: A conceptual framework to assess ethical risks. *Professional Psychology: Research and Practice*, 29, 91 - 99.

Aponte, J. F., & Wohl, J. (2000). *Psychological intervention and cultural diversity*. Boston, MA: Allyn & Bacon.

Appell, M. L. (1963). Self-understanding for the guidance counselor. *The Personnel and Guidance Journal*, 42 (2), 143 - 148.

Arredondo, P., Toporek, R. L., Brown, S. P., Jones, J., Locke, D. C., Sanchez, J., & Stadler, H. A. (1996). Operationalization of the multicultural counseling competencies. *Journal of Multicultural Counseling and Development*, 24, 42 - 78.

Arthur, A. R. (2001). Personality, epistemology and psychotherapists' choice of theoretical model: A review and analysis. *European Journal of Psychotherapy, Counselling & Health*, 4 (1), 45 - 64.

Baer, B. E. & Murdock, N. L. (1995). Nonerotic dual relationships between therapists and clients: the effects of sex, theoretical orientation, and interpersonal boundaries. *Ethics & Behavior*, 5 (2), 131 – 145.

Barnett, J. E. (2014). Sexual feelings and behaviors in the psychotherapy relationship: An ethic perspective. *Journal of Clinical Psychology: In Session*, 70 (2), 170 – 181.

Barnett, J. E., Lazarus, A. A., Vasquez, M. J. T., Moorehead-Slaughter, O., & Johnson, W. B. (2007). Boundary issues and multiple relationships: Fantasy and reality. *Professional Psychology: Research and Practice*, 38 (4), 401 – 410.

Bemak, F., & Chung, R. C-Y. (2015). Cultural boundaries, cultural norms, multicultural and social justice perspectives. In B. Herlihy & G. Corey, *Boundary issues in counseling: Multiple roles and responsibilities* (3rd ed., pp. 84 – 89). Alexandria, VA: American Counseling Association.

Benuto, L. T., Gonzalez, F. R., & Singer, J. (2020). *Handbook of cultural factors in behavioral health: A guide for the helping professional*. New York: Springer International Publishing.

Bergin, A. E. (1980). Psychotherapy and religious values. *Journal of Consulting and Clinical Psychology*, 48, 95 – 105.

Bernsen, A., Tabachnick, B. G., & Pope, K. S. (1994). National survey of social workers' sexual attraction to their clients: Results, implications, and comparison to psychologists. *Ethics & Behavior*, 4, 369 – 388.

Beutler, L. E. (1979). Values, beliefs, religion and the persuasive influence of psychotherapy. *Psychotherapy: Theory, Research, Practice Training*, 16, 432 – 440.

Beutler, L. E., & Bergan, J. (1991). Value change in counseling and psychotherapy: A search for scientific credibility. *Journal of Counseling Psychology*, 38, 16 – 24.

Beutler, L. E., & Karno, M. P. (1999). Psychotherapy research: basic or applied? *Journal of Clinical Psychology*, 55 (2), 171 – 180.

Beutler, L. E., Machado, P. P. P., Neufeldt, S. A. (1994). Therapist variables. In A. E. Bergin & S. L. Garfield (Eds.), *Handbook of psychotherapy and behavior change* (pp. 229 – 269). New York: John Wiley & Sons.

Borys, D. S., & Pope, K. S. (1989). Dual relationships between therapist and client: A national study of psychologists, psychiatrists, and social-workers. *Professional Psychology: Research and Practice*, 20 (5), 283 – 293.

Bridges, N. A. (1994). Meaning and management of attraction: Neglected areas of psychotherapy training and practice. *Psychotherapy*, 31, 424 – 433.

Brown, D. E. (1991). *Human universals*. New York: McGraw-Hill.

Budman, S. H., & Gurman, A. S. (1988). *Theory and practice of brief therapy*. New York: Guilford Press.

Burroughs, J. E., & Rindfleisch, A. P. (2002). Materialism and well-being: A conflicting values perspective. *Journal of Consumer Research*, 29 (3), 348 – 370.

Cavanagh, M. E. (1982). *The counseling experience: A theoretical and practical approach*. Monterey, CA: Brooks/Cole.

Chwast, J. (1978). Personality and opportunity in psychotherapist's choice of theoretical orientation or practice. *Psychotherapy: Theory, Research & Practice*, 15 (4), 375.

Coleman, E. & Schaefer, S. (1986). Boundaries of sex and intimacy between client and counselor. *Journal of Counseling & Development*, 64 (5), 341 – 344.

Corey, G., Corey, M. S., & Corey, C. (2019). *Issues and ethics in the helping professions* (10th ed.). Boston, MA: Cengage.

Corey, M. S., & Corey, G. (2021). *Becoming a helper*. Boston: Cengage Learning, Inc.

Cormier, L. S., & Hacky, H. (2008). *Couseling strategies and interventions* (7th ed.). Boston: Pearson/Allyn & Bacon.

Cormier, W. H., & Cormier, L. S. (1985). *Interviewing strategies for helpers*. Monterey, CA: Brooks/Cole.

Cottone, R., & Tarvydas, V. (2016). *Ethics and decision making in counseling and psychotherapy* (4th ed.). New York: Springer Publishing Company.

D'Andrea, M., & Heckman, E. F. (2008). A 40-year review of multicultural counseling outcome research: Outlining a future research agenda for the multicultural counseling movement. *Journal of Counseling and Development*, *86* (3), 356 – 363.

Division of Counseling Psychology, APA. (1956). Counseling psychology as a specialty. *American Psychologist*, *11*, 282 – 285.

Eysenck, H. J. (1952). The effects of psychotherapy: An evaluation. *Journal of Consulting Psychology*, *16*, 319 – 324.

Farnsworth, J. K., & Callahan, J. L. (2013). A model for addressing client-clinician value conflict. *Training and Education in Professional Psychology*, *7* (3), 205 – 214.

Fickling, M. J. (2016). An exploration of career counselors' perspectives on advocacy. *The Professional Counselor*, *6* (2), 174 – 188.

Fischer, A. R., Jome, L. M., & Atkinson, D. R. (1998). Reconceptualizing multicultural counseling: Universal healing conditions in a culturally specific context. *The Counseling Psychologist*, *26*, 525 – 588.

Fisher, C. D. (2004). Ethical issues in therapy: Therapist self-disclosure of sexual feelings. *Ethics & Behavior*, *14* (2), 105 – 121.

Fisher, M. A. (2016). Confidentiality limits in psychotherapy: Ethics checklists for mental health professionals. VA: American Psychological Association.

Ford, M. P., & Hendrick, S. S. (2003). Therapists' sexual values for self and clients: Implications for practice and training. *Professional Psychology: Research and Practice*, *34*, 80 – 87.

Fowers, B. J., & Richardson, F. C. (1996). Why is multiculturalism good? *American Psychologist*, *51*, 609 – 621.

Francis, P. C., & Dugger, S. M. (2014). Professionalism, ethics, and values-based conflicts in counseling: An introduction to the special section. *Journal of Counseling and Development*, *92*, 131 – 134.

Frankl, V. (1984). *Man's search for meaning*. New York: Pocket Books.

Gabbard, G. O. (1994). Teetering on a precipice: A commentary on Lazarus's "How certain boundaries and ethics diminish therapeutic effectiveness." *Ethics & Behavior*, *4*, 283 – 286.

Garnets, L., Hancock, K. A., Cochran, S. D., Goodchilds, J., & Peplau, L. A. (1991). Issues in psychotherapy with lesbians and gay men. *American Psychologist*, *46*, 964 – 972.

Gelso, C. J., Pérez Rojas, A. E., & Marmarosh, C. (2014). Love and sexuality in the therapeutic relationship. *Journal of Clinical Psychology*, *70* (2), 123 – 134.

Giacomantonio, S. G. (2012). Three problems with the theory of cognitive therapy. *American Journal of Psychotherapy*, *66* (4), 375 - 90.

Gibson, W. T., & Pope, K. S. (1993). The ethics of counseling: A national survey of certified counselors. *Journal of Counseling and Development*, *71*, 330 - 336.

Giovazolias, T., & Davis, P. (2001). How common is sexual attraction towards clients? The experiences of sexual attraction of counselling psychologists toward their clients and its impact on the therapeutic process. *Counselling Psychology Quarterly*, *14*, 281 - 286.

Glaser, R. D., & Thorpe, J. S. (1986). Unethical intimacy: A survey of sexual contact and advances between psychology educators and female graduate students. *American Psychologist*, *41*, 43 - 51.

Goodyear, R. K., & Shumate, J. L. (1996). Perceived effects of therapist self-disclosure of attraction to clients. *Professional Psychology: Research and Practice*, *27* (6), 613 - 616.

Gutheil, T. G., & Brodsky, A. (2008). *Preventing boundary violations in clinical practice*. New York: Guilford Press.

Hancock, K. A. (2014). Student beliefs, multiculturalism, and client welfare. *Psychology of Sexual Orientation and Gender Diversity*, *1*, 4 - 9.

Hansen, N. B., & Lambert, M. J. (2003). Formulating the problem in psychotherapy: A practical guide. *Journal of Clinical Psychology*, *59* (2), 235 - 246.

Hardy, G. E., Llewelyn, S. (2015). Introduction to psychotherapy process research. In Gelo, O., Pritz, A., Rieken, B. (eds). *Psychotherapy research*. Springer: Vienna.

Hariri, A. R., Tessitore, A., Mattay, V. S., Fera, F., & Weinberger, D. R. (2002). The amygdala response to emotional stimuli: A comparison of faces and scenes. *Neuroimage*, *17* (1), 317 - 323.

Hartl, T. L., Zeiss, R. A., Mariño, C., Zeiss, A. M., Regev, L. G., & Leontis, C. (2007). Clients' sexually inappropriate behaviors directed toward clinicians: Conceptualization and management. *Professional Psychology: Research and Practice*, *38*, 674 - 681.

Herlihy, B., & Corey, G. (2014). *ACA ethical standards casebook* (7th ed.). VA: American Counseling Association.

Herlihy, B., & Corey, G. (2015). *Boundary issues in counseling: Multiple roles and responsibilities* (3r ed). Alexandra, VA: John Wiley & Sons.

Herlihy, B., Hermann, M. A., & Greden, L. R. (2014). Legal and ethical implications of using religious beliefs as the basis for refusing to counsel certain clients. *Journal of Counseling and Development*, *92*, 148 - 153.

Howard, K. I., Kopta, S. M., Krause, M. S., & Orlinsky, D. E. (1986). The dose-effect relationship in psychotherapy. *American psychologist*, *41* (2), 159 - 164.

Huang, Y., Wang, Y., Wang, H., Liu, Z., Yu, X., Yan, J., Wu, Y. (2019). Prevalence of mental disorders in China: A cross-sectional epidemiological study. *The Lancet Psychiatry*, *6* (3), 211 - 224.

James, R. K., & Gililand, B. E. (2003). *Theories and strategies in counseling and psychotherapy* (5th ed.). Boston: Allyn & Bacon.

James, S., & Foster, G. (2006). Reconciling rules with context: An ethical framework for cultural psychotherapy. *Theory & Psychology*, *16*, 803 - 823.

John, S., & Rita S. (2014). *Foundations of therapeutic interviewing*. Boston: Allyn and Bacon.

Jones, R. M. (1979). Freudian and post-Freudian theories of dreams. In B. B. Wolman (ed.). *Hand-*

book of dreams：*Research，theories，and applications*. New York：Litton.

Kaslow, N. J., Rubin, N. J., Bebeau, M. J., Leigh, I. W., Lichtenberg, J. W., Nelson, P. D., Portnoy, S. M., & Smith, L. R. (2007). Guiding principles and recommendations for the assessment of competence. *Professional Psychology：Research and Practice*, *38* (5), 441 – 451.

Kasser, T., & Ahuvia, A. (2002). Materialistic values and well-being in business students. *European Journal of Social Psychology*, *32*, 137 – 146.

Kelly, T. A. (1990). The role of values in psychotherapy：A critical review of process and outcome effects. *Clinical Psychology Review*, *10*, 171 – 186.

Kelly, T. A., & Strupp, H. H. (1992). Patient and therapist values in psychotherapy：Perceived changes, assimilation, similarity, and outcome. *Journal of Consulting and Clinical Psychology*, *60*, 34 – 40.

Kitchener, K. S., & Harding, S. S. (1990). Dual role relationships. In Herlihy, B. & Golden, L. *Ethical standards casebook* (4th ed., pp. 146 – 154). Alexandria, VA：American Association for Counseling and Development.

Kocet, M. M., & Herlihy, B. (2014). Addressing value-based conflicts within the counseling relationship：A decision-making model. *Journal of Counseling and Development*, *92*, 180 – 186.

Koocher, G. P., & Keith-Spiegel, P. K. (2016). *Ethics in psychology and the mental health professions：Standards and cases.* (4th ed). Oxford, NY：Oxford University Press.

Lamb, D. H., & Catanzaro, S. J. (1998). Sexual and nonsexual boundary violations involving psychologists, clients, supervisees, and students：Implications for professional practice. *Professional Psychology：Research and Practice*, *29* (5), 498 – 503.

Lamb, D. H., Woodburn, J. R., Lewis, J. T., Strand, K. K., Buchko, K. J., & Kang, J. (1994). Sexual and business relationships between therapists and former clients. *Psychotherapy*, *31*, 270 – 278.

Lazarus, A. A. (1994). How certain boundaries and ethics diminish therapeutic effectiveness. *Ethics & Behavior*, *4*, 255 – 261.

Lazarus, A. A. (2015). Transcending boundaries in psychotherapy. In Herlihy, B., & Corey, G. *Boundary issues in counseling：Multiple roles and responsibilities* (3rd ed., pp. 27 – 31). Alexandra, VA：John Wiley & Sons.

Lazarus, A. A., & Zur, O. (eds.). (2002). *Dual relationships and psychotherapy*. New York：Springer.

Leong, F. T., Pickren, W. E., & Vasquez, M. J. (2017). APA efforts in promoting human rights and social justice. *The American Psychologist*, *72* (8), 778 – 790.

Luborsky, E. B., O'Reilly-Landry, M., & Arlow, J. A. (2008). Psychoanalysis. In R. J. Corsini & D. Wedding (eds.). *Current psychotherapies* (8th ed., pp. 15 – 62). Belmont, CA：Thomson Brooks/Cole.

Magnani, L. (2001). *Abduction, reason, and science：Processes of discovery and explanation*. New York：Kluwer Academic/Plenum Publishers.

Matthews, C. H., & Marshall, L. L. (1988). Self-monitoring and intake interviewers' therapeutic orientations. *Professional Psychology：Research and Practice*, *19* (4), 433.

McGeorge, C. R., Stone Carlson, T., & Farrell, M. M. (2016). To refer or not to refer：Exploring family therapists' beliefs and practices related to the referral of lesbian, gay, and bisexual clients. *Journal of Marital and Family Therapy*, *42* (3), 466 – 480.

Mintz, L. B., Jackson, A. P., Neville, H. A., Illfelder-Kaye, J., Winterowd, C. L., & Loewy, M. I. (2009). The need for a counseling psychology model training values statement addressing diversity. *The Counseling Psychologist*, *37* (5), 644 – 675.

Moleski, S. M., & Kiselica, M. S. (2005). Dual relationships: A continuum ranging from the destructive to the therapeutic. *Journal of Counseling and Development*, *83* (1), 3 – 11.

Moyer, M. & Crews, C. (2017). *Applied ethics and decision making in mental health*. Los Angeles, CA: Sage Publications, Inc.

Muran, J., C., & Lutz, W. (2015). A train of thought: 25 years of psychotherapy research. *Psychotherapy Research*, *25* (3), 277 – 281.

Nadal, K. L., Griffin, K. E., Wong, Y., Hamit, S., & Rasmus, M. (2014). The impact of racial microaggressions on mental health: Counseling implications for clients of color. *Journal of Counseling and Development*, *92*, 57 – 66.

Nathan, P. E., & Gorman, J. M. (eds.). (1998). *A guide to treatments that work*. New York: Oxford University Press.

Neukrug, E. S., & Milliken, T. F. (2011). Counselors' perceptions of ethical behaviors. *Journal of Counseling and Development*, *89*, 206 – 216.

Nickell, N. J., Hecker, L. L., Ray, R. E., & Bercik, J. M. (1995). Marriage and family therapists' sexual attraction to clients: An exploratory study. *American Journal of Family Therapy*, *23*, 315 – 327.

Nuttall, J. (2002). Imperatives and perspectives of psychotherapy integration. *International Journal of Psychotherapy*, *7* (3), 249 – 264.

Ogunfowora, B., & Drapeau, M. (2008). Comparing counseling and clinical psychology practitioners: Similarities and differences on theoretical orientations revisited. *International Journal for the Advancement of Counselling*, *30*, 93 – 103.

Orange, D., Atwood, G., & Stolorow, R. (1997), *Working intersubjectively: Contextualism in psychoanalytic practice*. Hillsdale, NJ: The Analytic Press.

Overholser, J. C., & Fine, M. A. (1990). Defining the boundaries of professional competence: Managing subtle cases of clinical incompetence. *Professional Psychology: Research and Practice*, *6* (21), 462 – 469.

Pargament, K. I., & Mahoney, A. (2009). Spirituality: The search for the sacred. In S. J. Lopez & C. R. Snyder (eds.). *Oxford library of psychology: Oxford handbook of positive psychology* (2nd ed., pp. 611 – 619). New York: Oxford University Press.

Patterson, C. H. (1967). *The counselor in the school: Selected readings*. New York: McGraw-Hill.

Patterson, C. H. (1989). Values in counseling and psychotherapy. *Counseling and Values*, *33*, 164 – 176.

Pederson, T. (1991). Psychological anthropology. In J. B. Stirling (ed.). *Handbook of human symbolic evolution* (pp. 741 – 765). New York: Oxford University Press.

Phan, L. T., Hebert, D. J., & DeMitchell, T. A. (2013). School counselor training with LGBTQ clients: A constitutional conflict. *Journal of LGBT Issues in Counseling*, *7* (1), 44 – 64.

Pinker, S. (1997). *How the mind works*. New York: W. W Norton & Company.

Pope, C., & Vasquez, M. J. T. (1998). *Ethics in psychotherapy and counseling: A practical guide*. New York: John Wiley & Sons Inc.

Pope, K. S. (1988). How clients are harmed by sexual contact with mental health professionals: The syndrome and its prevalence. *Journal of Counseling & Development*, 67, 222 – 226.

Pope, K. S. (1990). Therapist-patient sex as sex abuse: Six scientific, professional, and practical dilemmas in addressing victimization and rehabilitation. *Professional Psychology: Research and Practice*, 21, 227 – 239.

Pope, K. S., & Vetter, V. A. (1991). Prior therapist-patient sexual involvement among patients seen by psychologists. *Psychotherapy: Theory, Research, Practice, Training*, 28 (3), 429 – 438.

Pope, K. S., Keith-Spiegel, P., & Tabachnick, B. G. (1986). Sexual attraction to clients: The human therapist and the (sometimes) inhuman training system. *American Psychologist*, 41 (2), 147 – 158.

Pope, Vasquez, Chavez-Dueñas, & Adames. (2021). *Ethics in psychotherapy and counseling: A practical guide* (6th ed). Hoboken, NY: John Wiley & Sons, Inc.

Poznanski, J. J., & McLennan, J. (2003). Becoming a psychologist with a particular theoretical orientation to counselling practice. *Australian Psychologist*, 38 (3), 223 – 226.

Rabow, J. & Manos, J. J. (1980). Values in psychotherapy. *Humboldt Journal of Social Relations*, 7 (2), 32 – 54.

Remley, T. P., & Herlihy, B. P. (2019). *Ethical, legal, and professional issues in counseling* (6th ed). New York: Pearson Education.

Rodgers, N. M. (2011). Intimate boundaries: Therapists' perception and experience of erotic transference within the therapeutic relationship. *Counselling and Psychotherapy Research*, 11, 266 – 274.

Rodolfa, E., Hall, T., Holms, V., Davena, A., Komatz, D., Antunez, M., & Hall, A. (1994). The management of sexual feelings in therapy. *Professional Psychology: Research and Practice*, 25 (2), 168 – 172.

Rokeach, M. (1971). Long-range experimental modification of values, attitudes, and behavior. *American Psychologist*, 26, 453 – 459.

Rokeach, M. (1973). *The nature of human values*. New York: The Free Press.

Rosenthal, D. (1955). Changes in some moral values following psychotherapy. *Journal of Consulting Psychology*, 19, 431 – 436.

Salisbury, W. A., & Kitchener, R. T. (1996). Posttermination friendship between counselors and clients. *Journal of Counseling and Development*, 74, 495 – 500.

Schwartz, S. H. (1992). Universals in the content and structure of values: Theoretical advances and empirical tests in 20 countries. In M. P. Zanna (ed.). *Advances in experimental social psychology* (Vol. 25, pp. 1 – 65). New York: Academic Press.

Sehl, M. R. (1998). Erotic countertransference and clinical social work practice: A national survey of psychotherapists' sexual feelings, attitudes, and responses. *Journal of Analytic Social Work*, 5 (4), 39 – 55.

Shapiro, D. E., & Schulman, C. E. (1996). Ethical and Legal issues in E-Mail therapy. *Ethics & Behavior*, 6 (2), 107 – 124.

Sherman, D. K., & Cohen, G. L. (2006). The psychology of self-defense: Self-affirmation theory. *Advances in Experimental Social Psychology*, 38, 183 – 242.

Shiles, M. (2009). Discriminatory referrals: Uncovering a potential ethical dilemma facing practitioners. *Ethics & Behavior*, 19 (2), 142 – 155.

Slife, B. D., Smith, A. M., & Burchfield, C. (2003). Psychotherapists as crypto-missionaries: An exemplar on the crossroads of history, theory, and philosophy. In D. B. Hill & M. J. Kral (eds.). *About psychology: Essays at the crossroads of history, theory, and philosophy* (pp. 55 – 72). Albany, NY: SUNY Press.

Smith, M. B. (1954). Toward scientific and professional responsibility. *American Psychologist*, *9*, 513 – 516.

Somer, E., & Nachmani, I. (2005). Constructions of therapist-client sex: A comparative analysis of retrospective reports. *Sex Abuse: A Journal of Research and Treatment*, *17* (1), 47 – 62.

Spencer, L. M., & Spencer, S. M. (1993). *Competence at work: Models for superior performance.* New York: John Wiley & Sons Inc.

Sperry, L., & Sperry, J. (2020). *Case conceptualization: Mastering this competency with ease and confidence.* London: New Routledge.

Sperry, L., & Sperry, J. (2021). *The 15 minute case conceptualization: Mastering the pattern-focused approach.* Oxford, NY: Oxford University Press.

Spruill, J., Rozensky, R. H., Stigall, T. T., Vasquez, M., Bingham, R. P., & Olvey, C. D. V. (2004). Becoming a competent clinician: Basic competencies in intervention. *Journal of Clinical Psychology*, *60* (7), 741 – 754.

Srivastava, A., & Grover, N. (2016). Reflections about being offered gifts in psychotherapy: A descriptive case study. *Psychological Studies*, *61* (1), 83 – 86.

Stake, J. E., & Oliver, J. (1991). Sexual contact and touching between therapist and client: A survey of psychologists attitudes and behavior. *Professional Psychology: Research and Practice*, *22* (4), 297 – 307.

Steen, R. L., Engels, D., & Thweatt, W. T. (2006). Ethical aspects of spirituality in counseling. *Counseling and Values*, *50*, 108 – 118.

Steiner, G. L. (1978). A survey to identify factors in therapists' selection of a therapeutic orientation. *Psychotherapy: Theory, Research & Practice*, *15* (4), 371.

Sue, D. W., & Sue, D. (2012). *Counseling the culturally diverse: Theory and practice* (6th ed.). New York: John Wiley & Sons.

Sue, D. W., Bingham, R. P., L Porché-Burke., & Vasquez, M. (2000). The diversification of psychology: a multicultural revolution. *American Psychologist*, *54* (12), 1061 – 1069.

Suler, J. R. (2000). Psychotherapy in cyberspace: A 5-dimensional model of online and computer-mediated psychotherapy. *Cyber Psychology and Behavior*, *3* (2), 151 – 159.

Tasca, G. A., Sylvestre, J., Balfour, L., Chyurlia, L., Evans, J., Fortin-Langelier, …Wilson, B. (2015). What clinicians want: Findings from a psychotherapy practice research network survey. *Psychotherapy (Chicago, Ill.)*, *52* (1), 1 – 11.

Tjeltveit, A. C. (1986). The ethics of value conversion in psychotherapy: Appropriate and inappropriate therapist influence on client values. *Clinical Psychology Review*, *6*, 515 – 537.

Tjeltveit, A. C. (2004). The good, the bad, the obligatory, and the virtuous: The ethical contexts of psychotherapy. *Journal of Psychotherapy Integration*, *14*, 149 – 167.

Tomm, K. (2002). The ethics of dual relationships. In O. Zur & A. A. Lazarus (eds.). *Dual relationships and psychotherapy* (pp. 32 – 43). New York: Springer Publishing.

Tursi, M. M., & Cochran, J. L. (2006). Cognitive-behavioral tasks accomplished in a person-centered relational framework. *Journal of Counseling and Development*, *84*, 387 – 396.

Vasco, A., Garcia-Marques, L., & Dryden, W. (1993). "Psychotherapist know thyself!": Dissonance between metatheoretical and personal values in psychotherapists of different theoretical orientations. *Psychotherapy Research*, *3* (3), 181 – 207.

Vasco, A. B. (2008). Psychotherapy integration in Portugal. *Journal of Psychotherapy Integration*, *18* (1), 70.

Vasquez, M. J. T. (1991). Sexual intimacies with clients after termination: Should a prohibition be explicit? *Ethics & Behavior*, *1* (1), 45 – 61.

Vasquez, M. J. T. (2012). Psychology and social justice: Why we do what we do. *The American Psychologist*, *675*, 337 – 46.

Vervaeke, G. A. C, Vertommen, H., & Storms, G. (1997). Client and therapist values in relation to drop-out. *Clinical Psychology & Psychotherapy*, *4* (1), 1 – 6.

Vieten, C., & Lukoff, D. (2021). Spiritual and religious competencies in psychology. *The American Psychologist*, *77* (1), 26 – 38.

Walter, J. L., & Peller, J. E. (1992). *Becoming solution-focused in brief therapy*. New York: Brunner/Mazel Publishers.

Welfel, E. R. (2015). *Ethics in counseling and psychotherapy: Standards, research, and emerging issues* (6th ed). Boston, MA: Cengage Learning.

Welzel, C., & Inglehart, R. F. (2010). Agency, values, and well-being: A human development model. *Social Indicators Research*, *97* (1), 43 – 63.

Williams, D. C., & Levitt, H. M. (2007). A qualitative investigation of eminent therapists' values within psychotherapy: Developing integrative principles for moment-to-moment psychotherapy practice. *Journal of Psychotherapy Integration*, *17*, 159 – 184.

Wolf, C., & Stevens, P. (2001). Integrating religion and spirituality in marriage and family counseling. *Counseling and Values*, *46* (1), 67 – 75.

Wrenn, G. (1962). *The counselor in a changing world*. Washington, DC: American Personnel and Guidance Association.

Younggren, J. N., & Gottlieb, M. C. (2004). Managing risk when contemplating multiple relationships. *Professional Psychology: Research and Practice*, *35* (3), 255 – 260.

Zakaria, M. , Asyraf, H. A. R., & Wan, I. (2011). Factors affecting theory choice amongst muslim counsellors in Malaysia. *International Journal of Humanities and Social Science*, *1* (14), 170 – 174.

Zinnbauer, B. J., & Pargament, K. I. (2000). Working with the sacred: Four approaches to religious and spiritual issues in counseling. *Journal of Counseling and Development*, *78* (2), 162 – 171.

Zook, Walton, A., & Joseph, M. Theoretical orientations and work settings of clinical and counseling psychologists: A current perspective. *Professional Psychology: Research and Practice*, *20* (1), 23.

Zur, O. (2004). To cross or not to cross: Do boundaries in therapy protect or harm? *Psychotherapy Bulletin*, *39* (3), 27 – 32.

Zur, O. (2007). *Boundaries in psychotherapy: Ethical and clinical explorations*. Washington, DC: American Psychological Association.

Zur, O. (2012). Dual relationships, multiple relationships, boundaries, boundary crossings and boundary vi-

olations in psychotherapy, counseling and mental health. Retrieved from http://www.zurinstitute.com/du
alrelationships. html.

中文文献

安芹.（2006）.个案概念化在心理咨询中的应用.中国心理卫生杂志，20（2），133-135.

白福宝，严由伟.（2009）.心理治疗整合新趋向：同化模式及其超越.福建师范大学学报（哲学社会
科学版），（6），144-149.

白福宝，杨莉萍.（2012）.当代心理治疗整合的反思与展望.医学与哲学，33（5），33-34.

蔡曙山.（2013）.科学发现的心理逻辑模型.科学通报，58（34），3530-3543.

蔡曙山.（2019）.科学研究与科学论文写作.贵州民族大学学报（哲学社会科学版），（5），59-77.

常建霞，李君轶.（2021）.新冠肺炎疫情和公众焦虑情绪的时空分异研究——基于微博数据的分析.
人文地理，（3），47-57.

陈飞虎，赵广平.（2021）.个案概念化：发展、困境及整合模型.心理技术与应用，（8），495-503.

陈冠宇，刘恕华.（2020）.卡尔·罗杰斯人本理论对现代教育观的启示.吉林工程技术师范学院学报，
（3），48-52.

陈红，赵艳丽，高笑，等.（2009）.我国高校对心理咨询与治疗人才的培养现状调查.心理科学，32
（3），697-699.

陈苏明.（2003）.几种心理治疗方法概述.临床荟萃，（24），1422-1423.

陈晓惠，葛明贵.（2006）.心理咨询与治疗理论发展概述.巢湖学院学报，（1），21-24，30.

陈晓科，李祚山，王婧.（2021）.困境儿童孤独与社交焦虑对抑郁的影响——自尊的中介作用.心理
科学，44（1），199-204.

陈仲庚.（1989）.心理治疗与心理咨询的异同.中国心理卫生杂志，3（4），184-186，190.

陈仲庚.（1989）.心理治疗与咨询.沈阳：辽宁人民出版社.

程明明，樊富珉.（2010）.生命意义心理学理论取向与测量.心理发展与教育，（4），431-437.

崔丽霞，雷雳，蔺雯雯，郑日昌.（2007）.网络心理咨询的疗效与展望.心理科学进展，15（2），350-
357.

达马西奥.（2009）.寻找斯宾诺莎：快乐、悲伤和感受着的脑.北京：教育科学出版社.

段兴华，张星杰，侯再芳.（2003）.理性情绪疗法的理论及应用.内蒙古农业大学学报（社会科学
版），（3），100-102.

樊富珉.（2005）.我国团体心理咨询的发展：回顾与展望.清华大学学报（哲学社会科学版），20
（6），62-69，109.

樊富珉.（2018）.心理咨询师核心能力之我见.心理学通讯，1（3），177-180.

方新军.（2017）.一项权利如何成为可能？——以隐私权的演进为中心.法学评论，（6），109-118.

冯杰，吕锐，杨君.（2015）.军队心理卫生工作者从业状况调查.解放军医院管理杂志，22（5），436-
439.

弗洛伊德.（2019）.自我与本我.天津：百花文艺出版社.

付艳芬，黄希庭，尹可丽，张爱莲，苏丹.（2010）.从心理学文献看我国心理咨询与治疗理论的现状.
心理科学，（2），439-442.

付艳芬，罗鸣春，尹可丽.（2013）.我国心理健康服务理论研究30年文献计量学分析.现代预防医
学，40（8），1459-1461，1463.

关文平.（2015）.坠机调查：飞行员被锁驾驶舱外 副驾驶疑有抑郁症.https://www.guancha.cn/
broken-news/2015-03-27-313835.shtml.

郭仁露，胡瑜，范玲霞，李静静，王志临．(2015)．我国心理咨询与治疗领域热点知识图谱．中国心理卫生杂志，29（7），510-515.

贺斌．(1999)．关于心理咨询与治疗中的会谈技术．天中学刊，(S1)，60-63.

胡姝婧，江光荣，鲁艳桦，张莎莎，陈锐娟，于丽霞，杜睿．(2014)．当事人对领悟的看法：质化分析．心理学报，46（7），960-975.

黄佳雨，张君睿，李尧，黄甜，马丽萍，钱铭怡．(2021)．心理咨询知情同意呈现内容与求助意愿关系的实验研究．中国心理卫生杂志，35（11），896-901.

黄伟红，汪澜，杨文登．(2020)．具身心理治疗：原理与技术．心理学探新，(6)，489-494.

黄悦勤．(2019)．迎接精神病学研究的曙光．中国心理卫生杂志，33（7），2.

吉尔伯特，奥兰斯．(2017)．整合疗法：100个关键点与技巧．北京：化学工业出版社．

吉明明．(2012)．生态发展观视域下心理咨询师的个人成长．南通大学学报（社会科学版），28（5），104-109.

贾晓明，岳晓东，陶来恒．(2002)．心理咨询师与治疗师和治疗理论取向的关系的讨论．中国心理卫生杂志，(11)，801-804.

江光荣．(2001)．当事人中心治疗取向在中国文化中的效度．中国临床心理学杂志，9（3），228-232.

江光荣．(2012)．心理咨询的理论与实务（第2版）．北京：高等教育出版社．

蒋超，娄梦雪，胡维芳．(2013)．我国社会心理咨询服务现状及发展对策．常州工学院学报（社科版），31（3），82-86.

蒋奖，李强，杨眉．(2004)．心理咨询师与治疗师的枯竭（Ⅱ）．中国心理卫生杂志，18（2），138-141.

蒋京川，叶浩生．(2005)．后现代心理治疗及其伦理问题思考．心理学探新，(4)，21-25.

金翠梅，孙晓花，宋海东．(2022)．新冠肺炎疫情期间社区精神卫生防治人员自我效能感及与焦虑抑郁的关系．中国临床心理学杂志，30（1），162-163，181.

卡巴尼斯．(2015)．心理动力学个案概念化．(孙玲译)．北京：中国轻工业出版社．

卡利，邦德．(2015)．整合性心理咨询实务．北京：中国人民大学出版社．

科里．朱智佩，陆璐．(2021)．心理咨询与治疗的理论及实践：第七版．(李滢译)．北京：中国轻工业出版社．

孔德生，付桂芳，郑崇辉．(2003)．折衷整合心理咨询理论与实践探索．学术交流，106（1），149-153.

雷秀雅．(2017)．心理咨询与治疗．北京：清华大学出版社．

李崇培，李心天，陈仲庚，张伯元．(1958)．神经衰弱的快速治疗：北京大学神经衰弱学生（80人）四周快速治疗经验的介绍．中华神经精神科杂志，4（5），351-356.

李洁，赵雨菡，高岚，申荷永，董圣鸿．(2021)．依恋取向的亲子沙盘游戏治疗个案研究：以一例活跃退缩幼儿为例．中国临床心理学杂志，29（4），862-868，886.

李金珍，王文忠，施建农．(2003)．积极心理学：一种新的研究方向．心理科学进展，(3)，321-327.

李美英，李全英．(2012)．心理咨询师的自我成长策略．当代教育理论与实践，4（2），37-38.

李明，杨广学．(2005)．叙事心理治疗导论．济南：山东人民出版社．

李晓虹，杨蕴萍．(2005)．基于大学生创新思维培养的探索与实践．教育研究，(10)，76-79.

林秉贤．(2008)．心理咨询的技术与方法．天津：天津科学技术出版社．

林孟平．(1988)．辅导与心理治疗．香港：商务印书馆．

刘彬彬，贾林，江舒曼，黄耀星，许鸣，王胜炳，耿庆山．(2013)．广东地区难治性肠易激综合征患者抑郁焦虑状况的大样本、多中心调查．中华行为医学与脑科学杂志，22（2），140-143.

刘朝莹，江光荣．(2005)．现实治疗法的新进展——选择理论述评．心理科学进展，(2)，194-200.

刘陈陵，王芸．(2016)．来访者动机：心理咨询与治疗理论与实践的整合．心理科学进展，24 (2)，261-269.

刘丹，张婕．(2014)．个案概念化在系统家庭治疗中的应用．中国临床心理学杂志，22 (4)，746-748.

刘慧，高旭．(2013)．高校心理咨询教师多重关系的伦理态度与伦理行为调查．现代教育科学，26 (1)，53-57.

刘明矾，雷婧，肖梦芹，周丽．(2022)．表象修编与认知重建对具有侵入性表象亚临床抑郁个体的疗效比较．中国临床心理学杂志，30 (3)，703-709.

刘晓敏，曹玉萍，胡力，侯言彬，张迎黎，张亚林．(2012)．心理治疗师理论取向选择的相关因素（述评）．中国心理卫生杂志，26 (11)，871-876.

刘燕平，杨志红．(2011)．性权视角下的性心理咨询：方法与取向．见方钢（编）．性与性别研究（第2辑），63-71.

刘运合，杨伊生．(2008)．心理防御机制的研究综述．内蒙古师范大学学报（哲学社会科学版），(1)，88-92.

龙晓东．(1996)．评罗杰斯以患者为中心治疗的理论．长沙水电师院社会科学学报，(1)，53-58.

卢佳，周甦，刘娜，孙越异．(2021)．国内认知行为治疗本土化典型流派述评．医学与哲学，42 (22)，28-31.

陆雄文．(2013)．管理学大辞典．上海：上海辞书出版社．

罗鸿．(2007)．行为主义和人本主义关于异常心理的探究．成都大学学报（教育科学版），21 (1)，80-82.

马桂兰．(2018)．大学生认知模式心理危机干预理论概述．甘肃科技纵横，47 (12)，50-53.

马莹，顾瑜琦．(2009)．心理咨询技术与方法．北京：人民卫生出版社．

马越．(2016)．消极伦理及其当代形态．伦理学研究，(2)，123-127.

茆正洪，赵旭东．(2011)．《中国心理卫生杂志》心理咨询与治疗类文献（2000—2009年）的综合分析．中国心理卫生杂志，25 (4)，254-258.

米切尔，布莱克．(2007)．弗洛伊德及其后继者．北京：商务印书馆．

聂衍刚，蒋洁．(2011)．当代心理咨询与心理治疗的特点与发展趋势．广州大学学报（社会科学版），10 (8)，21-25.

彭凯平．(1989)．心理测验：原理与实践．北京：华夏出版社．

钱铭怡．(2011)．心理咨询和心理治疗研究：国外发展及国内研究现状．中国心理卫生杂志，25 (12)，881-883.

钱铭怡．(2016)．心理咨询与心理治疗．北京：北京大学出版社．

钱铭怡．(2021)．中国心理学会临床与咨询心理学工作伦理守则解读．北京：北京大学出版社．

乔玮．(2013)．心理治疗对精神病恢复期的临床意义．中国实用医药，8 (20)，259-260.

邱海颖．(2015)．弗洛伊德精神分析学及其贡献和缺点．文化学刊，(12)，75-78.

全国卫生专业技术资格考试用书编写专家委员会．(2022)．心理治疗学．北京：人民卫生出版社．

任志洪，赵春晓，卞诚，朱文臻，江光荣，祝卓宏．(2019)．接纳承诺疗法的作用机制——基于元分析结构方程模型．心理学报，51 (6)，662-676.

邵晓顺．(2018)．罪犯心理矫治：涵义、内容与工作模式．河南司法警官职业学院学报，16 (3)，22-28.

申丽洁．(2009)．做好半个心理咨询师——在情感倾诉采访中运用心理咨询的方法与技术．新闻爱好者，（10），35.

沈逸明，钱大雁，杜中良，冯维濂．（2006）．社区心理诊所 1 570 例初诊者资料分析．中国健康心理学杂志，（6），716 - 717.

舒尔兹，舒尔兹．（2005）．（叶浩生译）．现代心理学史．南京：江苏教育出版社．

斯佩里．（2012）．心理咨询的伦理与实践．（侯志瑾译）．北京：中国人民大学出版社．

宋焕霞，朱瓒，李荐中．（2016）．心理治疗整合的取向及新趋势．中国全科医学，19（10），1222 - 1224.

孙诗雯．（2021）．叙事及理性情绪疗法对婚恋焦虑个案的干预研究（硕士学位论文）．北京：北京林业大学．

檀有志．（2021）．全球化的阶段性特征及未来方向．人民论坛，（13），17 - 21.

汤芳．（2014）．中国心理咨询与治疗中熟人双重关系的社会文化研究（硕士学位论文）．广州：南方医科大学．

汪卫东，李桂侠．（2013）．心理治疗本土化与本土心理治疗的发展．心理技术与应用，（1），16 - 19.

王重鸣．（2001）．心理学研究方法．北京：人民教育出版社．

王利明．（2012）．隐私权概念的再界定．法学家，（1），108 - 120，178.

王铭，柳静，孙启武．（2022）．心理治疗中的真实关系及其近十年研究进展．中国临床心理学杂志，30（4），778 - 783.

王燕，白雪苹，张世平．（2007）．解读心理咨询中的共情技术．重庆交通大学学报（社会科学版），（3），85 - 88.

王一丹，王雅琦，于笑晗，蒋婧琪，贾艳杰，马亚静，钱铭怡．（2018）．高校心理咨询中自伤自杀相关保密突破议题的初步访谈．中国心理卫生杂志，（3），227 - 232.

王中杰．（2005）．咨询师的个人特质对心理咨询效果的影响．中国心理卫生杂志，19（11），786 - 787.

王中杰，王淑敏．（2008）．从人性观看三大心理治疗流派——精神分析疗法、行为主义疗法与以人为中心疗法．教书育人，（18），76 - 78.

温培源，霍大同，张日昇，梁耀坚．（2001）．谁适合做心理治疗师？对心理咨询与心理治疗专业人员资格的讨论（Ⅱ）．中国心理卫生杂志，15（3），214 - 216.

吴朝晖，潘纲．（2015）．脑科学的新手段新技术：信息＋系统＋智能视角．科学通报，60（10），912 - 916.

夏烨，丁建略．（2008）．罗洛·梅的焦虑理论述评．医学与哲学（人文社会医学版），（7），71 - 72.

项红峰．（2019）．走出不良情绪的阴霾———一例用苏格拉底式提问矫正信念的心理咨询手记．大众心理学，（6），15 - 17.

谢博，林举达，焦桂花．（2009）．当代认知疗法述评．公共卫生与预防医学，（2），56 - 58.

谢金凤．（2007）．心理咨询技术与应用．武汉：华中师范大学出版社．

辛自强．（2021）．心理学研究方法．北京：北京师范大学出版社．

熊敏秀，黄渊基．（2014）．网络心理咨询：含义、类型及其发展．邵阳学院学报（社会科学版），13（6），115 - 120.

许又新．（1999）．心理治疗基础．贵阳：贵州教育出版社．

亚隆．（2004）．给心理治疗师的礼物：给新一代治疗师及病人的公开信．（张怡玲译）．北京：中国轻工业出版社．

杨广学．（2003）．心理治疗体系研究．长春：吉林人民出版社．

杨加青，赵兰民，买孝莲．（2005）．中国道家认知疗法并用盐酸米安色林与单用盐酸米安色林治疗老年抑郁症的对照研究．中国神经精神疾病杂志，（5），333 - 335.

杨晶，余林．（2007）．网络心理咨询的实践及其存在的问题．心理科学进展，15（1），140-145.

杨晓翠，王滔，陈建文．（2021）．残疾儿童心理健康问卷的初步编制．中国健康心理学杂志，29（1），112-118.

叶浩生．（1998）．西方心理学的历史与体系．北京：人民教育出版社.

尹可丽，黄希庭，付艳芬．（2009）．从心理学杂志相关文献看我国心理咨询与治疗方法的现状．心理科学，32（4），783-787.

游琳玉，贾晓明．（2014）．心理咨询与心理治疗督导伦理的定性研究．中国心理卫生杂志，28（12），920-925.

于鲁文．（1997）．论有效的心理咨询者．心理学动态，5（4），43-47.

于鲁文．（2000）．心理咨询导论．北京：清华大学出版社.

余苗，柳之啸，卢映月，宋琨，戚丽娇，李文萍，钱铭怡．（2014）．心理咨询师在价值冲突情境中的价值参与程度调查．中国心理卫生杂志，28（12），897-901.

俞国良，董妍．（2012）．我国心理健康研究的现状、热点与发展趋势．教育研究，33（6），97-102.

俞国良，靳娟娟．（2021）．行为主义学派对心理健康问题的研究．黑龙江高教研究，39（3），136-140.

曾文星．（2002）．家庭的关系与家庭治疗．北京：北京医科大学出版社.

曾文星，徐静．（2000）．心理治疗：原则与方法．北京：北京大学医学出版社.

曾兴华．（2007）．简评贝克认知疗法．黑龙江教育学院学报，（12），60-62.

曾昱．（2011）．罗杰斯心理治疗观述评．淮北师范大学学报（哲学社会科学版），（1），168-171.

翟书涛．（2005）．危机干预的现状和展望．中国行为医学科学，14（4），289-291.

张爱莲，王宗谟，黄希庭．（2017）．国内心理咨询与治疗收费的现况调查．中国心理卫生杂志，（1），40-45.

张道龙．（2013）．整合式短程心理咨询．北京：北京大学出版社.

张迪，于猛，刘霞．（2020）．神经调控技术简述．山东大学学报（医学版），58（8），50-60.

张海波．（2018）．临床研究实施应关注的要点．中国循环杂志，33（4），402-403.

张厚粲．（2003）．行为主义心理学．杭州：浙江教育出版社.

张日昇．（1999）．咨询心理学．北京：人民教育出版社.

张日昇，徐洁，张雯．（2008）．心理咨询与治疗研究中的质性研究．心理科学，（3），681-684.

张松．（2007）．心理咨询师的个人成长问题研究．许昌学院学报，26（1），153-156.

张文显．（2011）．张文显法学文选．北京：法律出版社.

张小乔．（1998）．心理咨询的理论与实践．北京：中国人民大学出版社.

张新宝．（2015）．从隐私到个人信息：利益再衡量的理论与制度安排．中国法学，（3），38-59.

张又文，周莉，谢悦，路智鹏，郭潇萌，林孟晖，钱铭怡．（2019）．心理咨询师网络咨询保密伦理相关意识与行为．中国心理卫生杂志，（9），647-652.

赵芳．（2010）．家庭治疗的发展：回顾与展望．南京师大学报（社会科学版），（3），93-98.

赵健．（2022）．中国画之于听障大学生心理疗愈本土化研究．南京艺术学院学报（美术与设计），（2），179-183.

赵静．（2015）．军队心理咨询工作问题研究．南方论刊，（10），104-105，79.

赵静波，程文红，付深省，张岚，王玲，孙丽华…季建林．（2009）．心理咨询和治疗师与来访者的双重关系多中心调查．中国医学伦理学，22（5），37-40.

赵幸福，张亚林，李龙飞．（2004）．435名儿童的儿童期虐待问卷调查．中国临床心理学杂志，（4），377-379.

郑伯埙，黄敏萍．(2012)．实地研究中的案例研究．见陈晓萍，徐淑英，樊景立（编）．组织与管理研究的实证方法．北京：北京大学出版社．

郑日昌，江光荣，伍新春．(2006)．当代心理咨询与治疗体系．北京：高等教育出版社．

中国大百科全书总委员会．(2004)．中国大百科全书：心理学．北京：中国大百科全书出版社．

中国心理学会．(2007)．中国心理学会临床与咨询心理学工作伦理守则（第一版）．心理学报，39 (5)，947 - 950.

中国心理学会．(2018)．中国心理学会临床与咨询心理学工作伦理守则（第二版）．心理学报，50 (11)，1314 - 1322.

中国心理学会临床心理学注册工作委员会．(2021)．网络心理咨询伦理规范实施细则．心理学通讯，(2)，78 - 79.

中国心理学会临床心理学注册工作委员会伦理修订工作组，中国心理学会临床心理学注册工作委员会标准制定工作组．(2018)．中国心理学会临床与咨询心理学工作伦理守则．心理学报，50 (11)，1314 - 1322.

钟友彬．(1991)．中国国内心理治疗与咨询工作概况．中国心理卫生杂志，5 (1)，38 - 40.

周忠英，江光荣，林秀彬，夏勉．(2018)．当事人的投入与会谈效果、咨询效果的关系研究．心理科学，41 (6)，1457 - 1463.

朱唤清，黄妹，邓云龙．(2010)．西方心理治疗理论的哲学思考．医学与社会，(1)，89 - 91.

朱立元．(2005)．当代西方文艺理论．上海：华东师范大学出版社．

朱智贤．(1989)．心理学大词典．北京：北京师范大学出版社．

邹海蓉，刘辉．(2005)．罗杰斯"以人为中心"治疗理论的述评．湖北社会科学，(12)，123 - 124.

邹渝．(2004)．婚姻观念的变迁与中国法律制度的完善．法学研究，(3)，58 - 66.

后　记

本教材能够按计划顺利提交给出版社，得益于全体参编人员的共同努力。其间，大家在繁重的学习、教学、科研和临床工作中，给教材编写留足了精力与时间，以积极饱满的热情、认真求实的态度，较好地完成了各自承担的编写任务。

本教材编者之一雷秀雅作为国家级一流课程"心理咨询与治疗"的主讲人，将自己在课程建设中的举措毫无保留地呈现在教材中，希望在国家心理咨询与治疗人才培养中贡献自己的绵薄之力。

希望通过本教材，心理咨询与治疗职业始发阶段的学习者，能够系统地学习基础且规范的专业知识，为日后成为优秀的心理咨询师打下良好的专业基础。

感谢在本教材编写过程中所引用和参考的所有资料的研究者，正是因为专业同人的丰硕成果，本教材的科学性、前沿性、理论性及系统性才有了保证。

感谢与所有编者一起完成心理咨询与治疗临床实践工作的每一位来访者，正是他（她）们的存在，让本教材的编写过程充满了意义感，也让本教材具有更强的实践性和操作性。

感谢在本教材编写过程中帮助查阅资料并参与课件制作的北京林业大学心理学学科雷妈 family 在校生团队，是他（她）们的贡献，让本教材融入了现代元素和前沿观念。

最后，感谢中国人民大学出版社编辑们的付出，其认真细致的工作，为本教材的高质量出版保驾护航。

编者

2023 年 3 月 20 日

图书在版编目（CIP）数据

心理咨询与治疗 / 雷秀雅等主编 . -- 北京：中国
人民大学出版社，2023.5
新编 21 世纪心理学系列教材
ISBN 978-7-300-31605-5

Ⅰ.①心… Ⅱ.①雷… Ⅲ.①心理咨询-高等学校-
教材②精神疗法-高等学校-教材 Ⅳ.①R395.6
②R749.055

中国国家版本馆 CIP 数据核字（2023）第 059278 号

新编 21 世纪心理学系列教材
心理咨询与治疗
雷秀雅　吴宝沛　杨　阳　孟泽龙　主编
Xinli Zixun yu Zhiliao

出版发行	中国人民大学出版社			
社　　址	北京中关村大街 31 号		**邮政编码**	100080
电　　话	010 - 62511242（总编室）		010 - 62511770（质管部）	
	010 - 82501766（邮购部）		010 - 62514148（门市部）	
	010 - 62515195（发行公司）		010 - 62515275（盗版举报）	
网　　址	http://www. crup. com. cn			
经　　销	新华书店			
印　　刷	北京市鑫霸印务有限公司			
开　　本	787 mm×1092 mm　1/16		**版　　次**	2023 年 5 月第 1 版
印　　张	24.75 插页 1		**印　　次**	2023 年 5 月第 1 次印刷
字　　数	556 000		**定　　价**	59.80 元

关联课程教材推荐

书号	书名	作者	定价（元）
978-7-300-28095-0	心理学基础	白学军	55.00
978-7-300-27100-2	普通心理学（第2版）	张钦	65.00
978-7-300-28928-1	发展心理学（第4版·数字教材版）	雷雳	58.00
978-7-300-30451-9	认知心理学（第3版）	丁锦红 等	58.00
978-7-300-25882-9	生理心理学（第2版）	隋南	49.90
978-7-300-24309-2	实验心理学（第2版）	白学军	59.90
978-7-300-30715-2	社会心理学（第4版·数字教材版）	乐国安	68.00
978-7-300-25588-0	变态心理学（第3版）	王建平	59.80
978-7-300-27212-2	教育心理学：原理与应用	刘儒德	58.00
978-7-300-24308-5	人格心理学导论	许燕	55.00
978-7-300-24516-4	管理心理学	孙健敏	58.00
978-7-300-28096-7	学校心理健康教育课程设计与教法	刘宣文	49.00
978-7-300-30670-4	学校心理健康教育（第2版）	郑希付	58.00
978-7-300-30251-5	心理咨询与治疗伦理	安芹	49.80
978-7-300-17190-6	助人技术：探索、领悟、行动三阶段模式（第3版）	克拉拉·E. 希尔	69.00
978-7-300-15395-7	心理咨询的伦理与实践	莱恩·斯佩里	68.00
978-7-300-29975-4	儿童心理咨询	杨琴	59.00

配套教学资源支持

尊敬的老师：

衷心感谢您选择使用人大版教材！相关配套教学资源，请您到人大社网站（http：//www. crup. com. cn）下载，或是随时与我们联系，我们将向您免费提供。

欢迎您随时反馈教材使用过程中的疑问、修订建议，并提供您个人制作的课件。您的课件一经入选，我们将有偿使用。让我们与教材共成长！

联系人信息：

地址：北京海淀区中关村大街31号507室　　翟然 收　　邮编：100080

电子邮件：lgcbfs@crup. com. cn　　电话：010 - 62511967　　QQ：492788991

如有相关教材的选题计划，也欢迎您与我们联系，我们将竭诚为您服务！

选题联系人：张宏学　电子邮件：zhanghx@crup. com. cn　电话：010 - 62512127

人大社网站：http：//www. crup. com. cn

心理学专业教师QQ群：259019599

欢迎您登录人大社网站浏览，了解图书信息，共享教学资源

期待您加入专业教师QQ群，开展学术讨论，交流教学心得